全国中医药行业高等教育"十三五"创新教材

中医整脊学

（供中医整脊学专业用）

总主编　韦以宗

中国中医药出版社
·北　京·

图书在版编目（CIP）数据

中医整脊学 / 韦以宗总主编 . —北京：中国中医药出版社，2016.11（2020.11 重印）

全国中医药行业高等教育"十三五"创新教材

ISBN 978 – 7 – 5132 – 3540 – 2

Ⅰ．①中… Ⅱ．①韦… Ⅲ．①脊椎病—按摩疗法（中医）—
中医药院校—教材 Ⅳ．① R244.1

中国版本图书馆 CIP 数据核字（2016）第 173170 号

中国中医药出版社出版

北京经济技术开发区科创十三街31号院二区 8号楼
邮政编码 100176
传真 010 64405750
河北省武强县画业有限责任公司印刷
各地新华书店经销

开本 787×1092 1/16 印张 35 字数 761 千字
2016 年 11 月第 2 版 2020 年 11 月第 4 次印刷
书号 ISBN 978 – 7 – 5132 – 3540 – 2

定价 85.00 元
网址 www.cptcm.com

如有印装质量问题请与本社出版部调换（010 64405510）
版权专有 侵权必究

社长热线 010 64405720
购书热线 010 64065415 010 64065413
微信服务号 zgzyycbs

书店网址 csln.net/qksd/
官方微博 http://e.weibo.com/cptcm

淘宝天猫网址 http://zgzyycbs.tmall.com

全国中医药行业高等教育"十三五"创新教材

《中医整脊学》专家委员会

序

脊柱疾病及其防治在我国有着悠久的历史，早在商代甲骨文中便有对脊椎骨形状的记载，从此开启了一条防治脊柱疾病研究的历史长河。华夏文明上下五千年，加之中国地域辽阔广大，各地区各民族有着不同的生活习俗及不同的劳作方式和产业差异，形成了众多的防治疾病的方法和内容。但由于历史条件的限制，交通、信息流通不畅，因而形成了众多各具地方特色和优势的医学流派，可谓万紫千红、万花齐放，成为我国非物质文化遗产的重要组成部分，也为我国中医整脊学学科的建设和发展奠定了厚实的历史、文化和学术基础。

随着现代化进程的加快，包括我国在内的世界众多国家普遍出现由于人口老龄化带来的慢性退行性疾病增多，繁忙的交通日新月异带来的复杂性创伤疾病增多，环境变化带来的非典型感染性疾病增多。在这个"三多"的背景下，西医学以靶点治疗为要素的防治方法已经远远不能适应患者和社会的综合需求，而中医学往往可以从众多方面弥补其不足，而彰显特色和优势。当前我国已进入全面建设小康社会的历史时期，为广大人民群众提供优质的健康服务是每一个医务工作者的神圣职责。这也为包括整脊学在内的中医学各个学科的加速建设和发展提出了新的挑战和历史机遇。

21世纪必将是生命科学快速发展的时代，从而要求中医药事业必须遵循继承、创新、现代化、国际化的基本方针和思路前行。作为一个学科或学术流派，我们正面临着五"大"挑战，即"大科学"的全方位、大体量的快速发展，并且联系或触动越来越多的专业学科，出现了日新月异的巨变；"大西医"，可以这样认为，原来固守单纯"生物－医学"模式的西方医学现在正快速转向"生物－心理－社会－环境"这一新的模式，由于多学科结合，众多工程技术的群体力量融入，从而进入了一个"大西医"时代，原有的缺陷正逐渐被克服，新的优势正在增长；"大数据"，正从宏观和微观上成为当代一切科学技术发展的重要元素和支撑，而且现在已经出现并将快速发生医疗行为"一对一"模式的转变。"大数据"互联网时代，必然是一个医生所面对的病人，以及一个病人所寻求的医生，往往都不是少数的对接，有可能是成百上千。这不仅敦促医务人员必须真正自觉地进入"终身教育"的角色，同时也要不断萌生许多创新思维，如此，就更能体现"学而优则仕"的古训了。生命科学的"大发展"为临床和基础研究提供了新的思路、方法和技术条件。在许多生命的奥秘不断被揭示的同时，又有许多新的研究难点被提出，推动着医学科学技术不断攀登新的高峰。我国中医药事业正处在一个"大中医"时代，在坚持本体化的前提下，突出个性化的同时，逐渐重视群体化，引入大数据，开始推动标准化的探索。包括中华中医药学会整脊分会在内的多个学术团体已经形成了初步成果。宋代杨万里有《晓出净慈寺送林子方》诗曰："毕竟西湖六月中，风光不与四时同。接天莲叶无穷碧，映日荷花别样红。"科学在发展，时代在进步，中医药事业发展的潮流势不可挡。我们要加强整脊学科的建设，在应对五"大"挑战的同时，必须努力将传统与现代对接；将民间医术、流派特色与学科内涵建设、国家战略需求对接；将口传身授的师承育人模式与现代学校教育模式对接，从而实现新的历史性跨越。岁月蹉跎，大浪淘沙，中医药事业正接受着时代的洗礼，中医整脊学也必将浴火重生，走向繁荣。

改革开放以来，中医整脊学作为一个学科体系，已经形成并获得新的发展，众多专家学者为之付出辛勤劳动。从脊柱的生理、病理探索，临证经验总结，以及应用基础研究等均取得显著成就。近30年来，韦以宗教授围绕脊柱伤病学的研究进行了许多开创性工作，先后提出了脊柱圆运动规律、圆筒枢纽学说、脊柱轮廓平行四维平衡理论、椎曲论，以及脊柱常见疾病中医诊疗技术等，为推动中医整脊学的学科创立和发展做出了杰出的贡献！

我国中医药高等教育，包括中医整脊学科在内，都应该为培养"面向现代、面向世界、面向未来"的新世纪创新人才服务；而作为临床应用类教材还应当充分体现"基本理论、基本知识、基本技能"的素质培养要求。教材虽然是学术性很强的书籍，但毕竟不同于一般的学术专著或文献研究，传统的观点要求，教材在编写的过程中，以及成书后的内容均能体现知识的"思想性、科学性、先进性、启发性、适用性"。虽然这种严谨性必须遵守，但在新时代的背景下，教材还必须充分体现创新性和包容性，使中医学教材成为具有"中医特点、时代气息"的新型教科书。十分欣喜的是，韦以宗教授为总主编的《中医整脊学》在各分卷主编、副主编及编委的共同努力下，即将付梓。全书体现了中医整脊学的发展历史、中医整脊学的理论体系，以及丰富的且较为成熟的各家的临证经验，汇集了当代许多重要的临床和基础研究成果，是一部授人以渔的好教材，奉献当代、引领未来，为我国中医药高等教育的发展做出了新的探索。斯以为序。

上海中医药大学脊柱病研究所

2016 年 7 月 1 日

编写说明

全国中医药行业高等教育"十三五"创新教材《中医整脊学》，全书分上、中、下三篇，上篇基础学、中篇诊疗学总论、下篇疾病学，是为适应高等中医药院校教材立足改革、更新观念、与时俱进、学以致用的需求，在韦以宗编著的《中国整脊学》（第二版）基础上改编而成的。

中医整脊学是 21 世纪继承创新的学科，是在以韦以宗教授为首的我国专家学者的共同努力下，在发掘整理中医历代有关脊柱伤病的理论经验的基础上，运用现代医学科学研究技术，通过一系列的尸体解剖、动物实验、X 线动态观察和临床研究，创立了富于中医特色的脊柱运动生物力学理论，即椎曲论、脊柱四维弯曲体圆运动规律、脊柱圆筒枢纽学说和脊柱轮廓平行四边形平衡理论（简称"一圆一说两论"）。在此理论指导下，运用整体方法论，整合传统中医疗法，形成了以"理筋、调曲、练功"为三大治疗原则，包含"针灸推拿、正脊调曲、内外用药、功能锻炼"四大疗法，以及"医患合作、筋骨并重、动静结合、内外兼治、上病下治、下病上治、腰病治腹、腹病治脊"八项措施的中医整脊治疗学理论体系，使脊柱伤病诊疗上升到一个新的科学平台。著名脊柱外科学家葛宝丰院士誉为："富有中国传统文化内涵的'中医整脊学'，是我国脊柱外科里程碑中一个很大的进步。"

新版《中华人民共和国职业大典》于 2015 年 7 月发布，中医整脊科医师成为中医行业一个新的职业。其职业定义为：运用中医药和脊柱运动力学理论，以调曲复位为主要技术，对人体脊柱伤病及脊源性疾病进行预防、诊断和治疗的专业人员。中医整脊科医师已是社会的急需，本教材也是顺应社会需求而编写的。

2009 年，人民卫生出版社曾在韦以宗编著的《中国整脊学》第一版的基础上，出版了高等中医药院校教材《整脊学系列》。该教材出版后，已经有多所中医药院校采用，甚至有部分院校作为培养硕士学位研究生的教科书，培养了近千名本科生和数十名硕士研究生，获得好评。本次编写，既以《中国整脊学》第二版为主要依据，也结合《整脊学系列》教材的内容进行编写。

本教材的编写，以中华中医药学会整脊分会为承办单位，由北京以宗整脊医学研究院和广西中医药大学、河南中医药大学牵头，联合北京中医药大学、天津中医药大学、长春中医药大学、上海中医药大学、广州中医药大学、贵州中医学院、湖北中医药大学、甘肃中医药大学和河北中医学院，共同组织专家编写的。本教材是创新学科教材，若存在不足之处，请读者提出宝贵意见，以便再版时修订提高。

《中医整脊学》编委会

2016 年 6 月 31 日　北京

目　录

上篇 基础学

第一章　中医整脊学发展史

第一节　古代整脊技术的形成和发展简介

一、早期对脊椎损伤疾病的认识（公元前 2 世纪～公元 6 世纪，秦、汉、三国、晋、南北朝）

（一）对脊椎损伤症状体征的描述及对病因、病机的认识

对于现代临床常见的颈椎病、腰腿痛，早在公元前 2 世纪成书的《五十二病方》中已有描述。《五十二病方·足臂十一脉灸经》中描述"肩脉"病："不可以顾，肩似脱、臑似折……颔痛、喉痹、臂痛、肘痛。"此类症状体征类似现代常见的颈椎病。又如，该书描述足太阳脉发病，"病足小指（趾）废，喘痛、脚挛、睢痛、腰痛、夹脊痛、项痛"，与现代的腰椎间盘突出症或腰骶神经根损伤相似。

公元前 1 世纪的《黄帝内经》和公元 3 世纪的《针灸甲乙经》均有类似描述，将颈肩臂痛称为"臂厥"，腰腿痛称为"踝厥"。《素问》列"刺腰痛"专篇，论述腰痛各种症状和体征，如"项脊尻背如重状""循循然不可以俯仰，不可以顾""腰痛，腰中如张弓弩弦""腰下如有横木居其中""侠脊而痛至头几几然"等，并且指出腰腿痛由外感湿邪、外伤劳损，如"衡络之脉，令人腰痛，不可以俯仰，仰则恐仆，得之举重伤腰，衡络绝，恶血归之"，以及肾虚等病因引起。《灵枢·厥病》还指出"厥头痛，项先痛，腰脊为应"，揭示了头颈病变与腰脊的整体关系。

现代研究已证实，《黄帝内经》所论的"肾"，其功能包含了西医学所称的内分泌系统，包括生长激素、性激素等的功能。而《黄帝内经》特别强调"肾"功能与"腰脊"的关系，认为"腰者，肾之府，转摇不能，肾将惫矣"（《素问·脉要精微论》）；

"因而强力，肾气乃伤，高骨乃坏"（《素问·生气通天论》）；"故肾为腰痛之病也"（《素问·病能论》）。《黄帝内经》有关腰脊与肾关系的理论，贯穿历代文献，成为传统中医学认识脊椎疾病的重要理论，为今天研究脊椎骨质疏松症、退行性病变提供了十分珍贵的历史经验。

（二）功能体育、按摩、针灸、内外用药疗法应用

功能体育疗法，属于古代"导引"的范畴。传统中医学早就应用此法防治脊椎疾病。据史料记载，公元前2世纪刘安的《淮南子》已介绍了"六禽戏"，有"熊经、鸟伸、凫浴、猿跃、鸱视、虎顾"的锻炼动作。马王堆汉墓出土的《导引图》，绘制年代也是公元前2世纪前后，图中运动式样多为锻炼颈、腰、背的屈曲、过伸、侧弯、左右旋转的运动（图1-1-1）。公元3世纪华佗的"五禽戏"更明确了"熊经鸱顾，引挽腰体，动诸关节"（《后汉书·方术传·华佗》）。这种名为"导引"的功能体育疗法一直延续了两千多年，成为传统中医学防治脊椎疾病的主要康复方法之一。

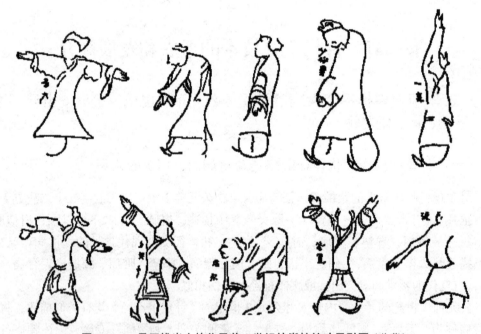

图1-1-1　马王堆出土的公元前2世纪的脊柱练功导引图（临摹）

按摩是传统中医学最古老的疗法，《史记·扁鹊仓公列传》记载的"臣闻上古之时医者俞跗，治病……镵石跻引案抚"，即推拿按摩法。《黄帝内经》已将按摩作为与针灸并列的第二大疗法："按摩勿释，着针勿斥，移气于不足，神气乃得复。"（《素问·调经论》）。黄帝时代，岐伯著有《按摩十卷》。《演系露》说："医有按摩法，按以手控捏搽病处也，摩者按搓之也。"当时宫廷富人家中常有牙雕，妇人做按摩时，用牙雕指出疼痛部位（图1-1-2）。

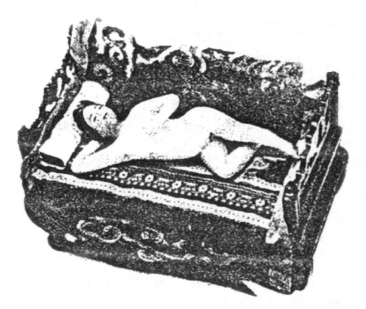

图 1-1-2　公元 1 世纪的牙雕

（现藏美国堪萨斯大学）

　　针灸治疗脊椎病，最早记载见于《五十二病方·足臂十一脉灸经》对臂厥、踝厥运用灸法治疗，《黄帝内经》列"刺腰痛"专篇论述针灸治腰背痛。《素问·缪刺论》云："令人拘挛背急，引胁而痛，刺之从项始，数脊椎夹脊，疾按之应手如痛，刺之傍三痛，立已。"华佗治"足躄不能行"，"点背数十处，相去或一寸……灸此各一壮，灸创愈即行"，后世称之为"华佗夹脊灸"。《针灸甲乙经》更详尽地论述了脊椎疾病的辨证选穴和针灸疗法。如"腰痛怏怏不可以俯仰，腰以下至足不仁，入脊，腰背寒，次髎主之"。针灸疗法是治疗腰腿痛行之有效的疗法，至今仍广泛应用于临床。

　　葛洪首创后世称为"独活寄生汤"的内服方药，治"肾气虚衰、腰脊疼痛或当卧湿，为冷所中，不速治，流入腿膝为偏枯冷痹"。还介绍了用之捣烂杜仲酒调外敷治外伤腰痛。内服外敷药物治疗脊椎疾病，张仲景、葛洪的辨证论治内服药物和外敷摩膏疗法，成为后世治疗脊椎疾病的重要疗法。药熨疗法也是当时的治疗方法，如《素问·调经论》曰："病在骨，焠针药熨。"公元 2 世纪，张仲景在《伤寒论》中已介绍药物内服治"肾着腰痛""虚劳腰痛"，创著名的"肾气丸"。公元 4 世纪，葛洪著《肘后备急方》，介绍用药物配合按摩治疗颈腰痛，称之为"摩膏"，还发明了多种"摩膏"。

二、整脊技术形成（公元 7 世纪～17 世纪，隋、唐、宋、元、明）

　　公元 7 世纪，隋唐时期，国家太医署设立"按摩科"，"掌教导引之法以除疾，损伤折跌者正之"，后宋、元、明（10 世纪～16 世纪）时期将按摩科分为按摩推拿科、折疡科（宋）、正骨兼金镞科（元）、接骨科（明），传统中医学骨伤科学及其诊疗脊椎损伤疾病的整脊疗法形成独特体系。

（一）整脊手法的应用

公元 610 年，巢元方编《诸病源候论》，书中"养生方导引法"介绍用引、伸、摇、振、压、努、挽等治疗颈腰病痛。公元 640 年，孙思邈著《备急千金要方》，书中载"老子按摩法"，介绍推、捺、捻、掘、捩、细、抱、托、筑、挽、振、摇、搦、伸等手法治脊椎病及四肢病痛，这些手法一直沿用、发展至今。

（二）脊椎牵引法、旋转法等整脊技术的发明

公元 610 年《诸病源候论》首次应用旋转法治疗颈椎病，后人将巢氏此法绘图传授。公元 640 年，孙思邈著《备急千金要方》，其在"老子按摩法"中介绍用抱头旋转法治腰背痛，书中还介绍了牵引屈伸法治疗急性腰扭伤。

宋、金时期，外治疗法兴起，《圣济总录》介绍淋、熨、贴、爆技术治疗腰背痛。当时名画家李唐（公元 1066—1150 年）绘"铃医图"（图 1-1-3），反映了当时铃医为患者施行整脊并外贴膏药。

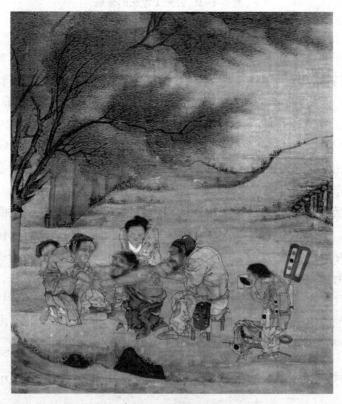

图 1-1-3　铃医整脊图（宋朝）

公元 1331 年，李仲南著《永类钤方》，在卷二十二中首次记载应用"兜颈坐罂法"以布带悬吊牵引快速复位颈椎骨折脱位。而法国人 Glisson 氏应用布带牵引颈椎是在 17 世纪，比李仲南的发明晚 400 年。到 1937 年，Crutchfield 才应用颅骨牵引快速复位法。

同时，《永类钤方》还报道了"攀门拽伸法"的过伸牵引复位腰椎骨折。美国外科医生Watson-Jones报道应用类似方法治疗脊椎骨折，是在20世纪40年代，较之李氏晚600多年。

公元1337年，危亦林著《世医得效方》，首次记载应用悬吊牵引复位法治疗脊椎骨折（图1-1-4），并主张对脊椎骨折复位后，用腰围夹板外固定（图1-1-5）。危氏的悬吊牵引，也即过伸法之一，而美国外科医生Davis-graft于1927年报道悬吊复位脊椎骨折，较之危亦林晚600年。

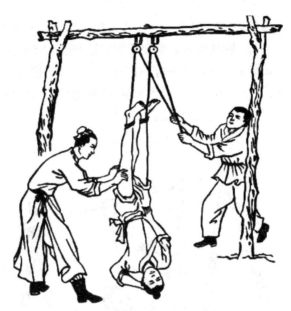

图1-1-4 危亦林用悬吊法治疗脊椎骨折

（原载《中国骨科技术史》）

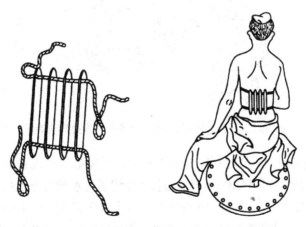

图1-1-5 危亦林用腰围夹板固定法治疗脊椎骨折

公元1368年，元代太医院回回医编《回回药方》，介绍卧位牵引治疗颈椎损伤，

《回回药方·折伤门》曰："若脖项骨节脱了，其治法，令患者俯卧，一人扯其头向前，一人于骨节上缓揉令至软，然后入本处。"《回回药方》首次描述了脊椎骨折脊髓损伤合并截瘫。对脊椎骨折复位，主张应用杠抬按压法。用夹板固定或腰背垫枕保持过伸位。英国外科医生 H.O Thomas 应用此法是 19 世纪中叶，较之《回回药方》晚 500 年。中国中世纪一系列的整脊疗法，充分利用了脊椎的解剖生理、生物力学的原理，至今还不同程度上应用于临床。

三、整脊技术的发展和传播（18 世纪以后）

公元 1742 年，吴谦等编《医宗金鉴·正骨心法要旨》，该书介绍治疗脊椎骨折用"攀索叠砖法"（图 1-1-6）、胸腰椎骨折整复后固定法和腰背垫枕法。公元 1815 年，胡廷光著《伤科汇纂》，介绍牵头踏肩法治疗颈椎损伤，并首次报道脊椎伸直型骨折脱位，用"腹部枕缸法"屈曲复位。传统中医学发展到 19 世纪初，对脊椎的复位既有过伸法，也有屈曲法，形成了一套完整的整脊疗法。

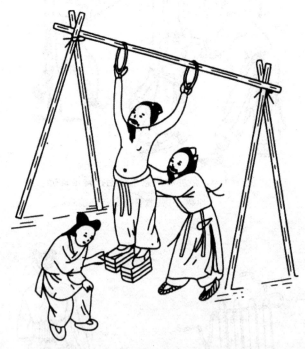

图 1-1-6　原载公元 1742 年，《医宗金鉴》攀索叠砖法治疗脊椎骨折

中国的整脊疗法由 18 世纪移民日本大阪的高志凤最早传入日本。他于日·延享三年（公元 1746 年）编著《骨继疗法重宝记》，介绍了《永类钤方》的"兜颈坐罂法"和《回回药方》的颈椎牵引复位法。19 世纪初，日本著名柔道整骨大师吉原元栋，派他的弟子二宫彦可到中国学习整骨术。二宫彦可于 1808 年著成《中国接骨图说》（又名《正骨范》），介绍了自《诸病源候论》《备急千金要方》传下来的颈椎、腰椎的旋转复位法（图 1-1-7A、B）。

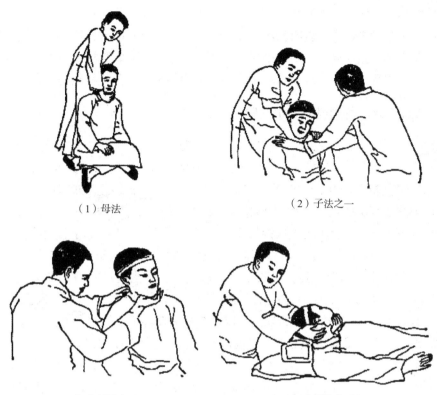

（1）母法

（2）子法之一

（3）子法之二

（4）子法之三

A 公元 1808 年,《中国接骨图说》牵引旋转复位法治疗颈椎损伤（临摹）

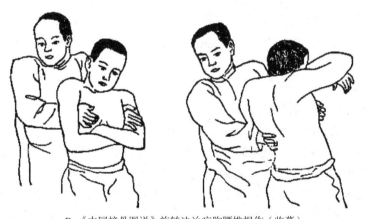

B 《中国接骨图说》旋转法治疗胸腰椎损伤（临摹）

图 1-1-7

第二节 脊源性疾病简史

源自脊柱骨关节错位，并发脊髓、脊神经、交感神经等损伤引起的内脏、器官疾病为脊源性疾病，也称"脊柱源性疾病"或"脊柱相关疾病"。

传统中医学有史以来，就有按摩踩跷治病，《史记·扁鹊仓公列传》记录上古之时，治病用"跷引案（按）抚"；汉墓帛画《导引图》则绘有多个脊柱导引法。对脊源性疾病，历代文献均有论述，为继承传统中医学这方面的理论经验，特整理简介如下。

一、中医学对脊源性疾病的认识

《黄帝内经》对脊柱、脊椎、脊髓形态已有认识，而且对脊神经及行走于脊柱旁的交感神经用"经脉"一词进行了论述。"经脉为始，营其所行，知其度量，内次五脏，外别六腑"（《灵枢·经脉》）。即是说经脉有长短，是营养支配五脏六腑的。还有对行走于脊柱中线的督脉的论述，如："督脉者，起于少腹以下骨中央……绕篡后，别绕臀，至少阴与巨阳中络者。合少阴上股内后廉，贯脊，属肾；与太阳起于目内眦，上额，交巅上，入络脑，还出别下项，循肩髆内，夹脊抵腰中，入循膂，络肾。"（《素问·骨空论》）"督脉之别，名曰长强，夹膂上项，散头上，下当肩胛左右，别走太阳，入贯膂。"（《灵枢·经脉》）"督脉者，起于下极之俞，并于脊里，上至风府，入于脑。"（《难经·二十八难》）指出督脉行走的方位，以及与足太阳经、少阴经的相互联络。督脉总督手足之阳经，而手足阳经行走方位与现代脊神经支配区大体相似。

《素问·气府论》论述"脊椎法"曰："督脉气所发者二十八穴：项中央二；发际后中八；面中三；大椎以下至尻尾及傍十五穴。"明确指出脊柱旁开的十五穴是"督脉气所发"。因此，《黄帝内经》以后，历代文献皆认为督脉穴位及足太阳膀胱经与脊柱旁的穴位主病，为督脉所发的疾病，同时还指出，脑、头面、五官、咽喉、胸、肺、心、肝、脾、肾、胃肠及生殖器官的病变，都与督脉、脊椎有关。如"小腹控睾，引腰脊，上冲心，邪在小肠者，连睾系，属于脊，贯肝肺，络心系"（《灵枢·四时气》）。又如《素问·刺热篇》论述热病："三椎下间主胸中热；四椎下间主膈中热；五椎下间主肝热；六椎下间主脾热；七椎下间主肾热。"《灵枢·杂病》曰："厥夹脊而痛者，至顶，头沉沉然，目眈眈然，腰脊强，取足太阳腘中血络……心痛引腰脊，欲呕，取足少阴。"等。

在《黄帝内经》的基础上，《针灸甲乙经》对脊柱、督脉源性病变有更详细的记载，已认识到某些疾病是源自督脉及脊柱旁足太阳膀胱经穴位的病变，主张对这些穴位施行针灸治疗。如"头痛项急，不得倾倒，目眩，鼻不得喘息，舌急难言，刺风府。""伤寒热感烦呕，大椎主之；心胀者，心俞主之，亦取列缺；肺胀者，肺俞主之，亦取太渊；肝胀者，肝俞主之，亦取太冲；脾胀者，脾俞主之，亦取太白；肾胀者，肾俞主之，亦取太溪；小肠胀者，中髎主之。"明确指出内脏的病变与脊柱督脉及督脉旁之穴位的关系。总之，《针灸甲乙经》对督脉及督脉旁之太阳经所有腧穴与脏腑、器官病变的关系有了明确论述，后世在此基础上不断丰富发展，形成了传统中医学运用经络穴位学说论述脊源性疾病的独特理论。

西医学是从脊神经及交感神经与内脏器官的关系来认识脊源性疾病的。督脉的循行类似脊髓的走向；足太阳经行走于脊柱两旁1.5寸的旁线，类似交感神经在脊柱旁的位置；脊柱两旁3寸的旁线，几乎与脊神经后支的皮神经通路相一致。可见，传统中医学有关督脉、足太阳经（背部）穴位与相关脏腑器官病变的关系的论述，应是传统中医学对脊源性疾病的认识史。我们根据历代经验确认的督脉、足太阳经穴位的主治病变，与现代脊源性病变相对照，发现二者是大同小异的（图1-1-8）。

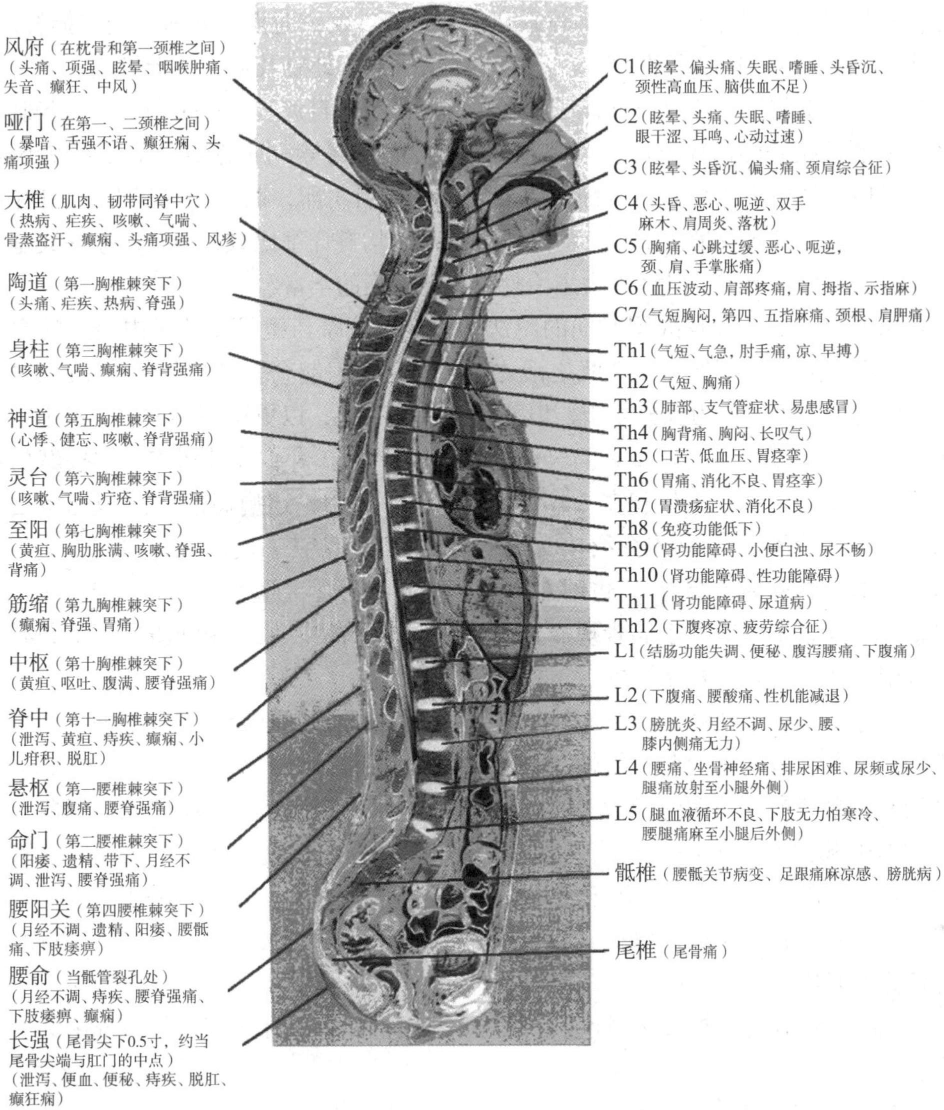

风府（在枕骨和第一颈椎之间）
（头痛、项强、眩晕、咽喉肿痛、失音、癫狂、中风）

哑门（在第一、二颈椎之间）
（暴喑、舌强不语、癫狂痫、头痛项强）

大椎（肌肉、韧带同脊中穴）
（热病、疟疾、咳嗽、气喘、骨蒸盗汗、癫痫、头痛项强、风疹）

陶道（第一胸椎棘突下）
（头痛、疟疾、热病、脊强）

身柱（第三胸椎棘突下）
（咳嗽、气喘、癫痫、脊背强痛）

神道（第五胸椎棘突下）
（心悸、健忘、咳嗽、脊背强痛）

灵台（第六胸椎棘突下）
（咳嗽、气喘、疔疮、脊背强痛）

至阳（第七胸椎棘突下）
（黄疸、胸胁胀满、咳嗽、脊强、背痛）

筋缩（第九胸椎棘突下）
（癫痫、脊强、胃痛）

中枢（第十胸椎棘突下）
（黄疸、呕吐、腹满、腰脊强痛）

脊中（第十一胸椎棘突下）
（泄泻、黄疸、痔疾、癫痫、小儿疳积、脱肛）

悬枢（第一腰椎棘突下）
（泄泻、腹痛、腰脊强痛）

命门（第二腰椎棘突下）
（阳痿、遗精、带下、月经不调、泄泻、腰脊强痛）

腰阳关（第四腰椎棘突下）
（月经不调、遗精、阳痿、腰骶痛、下肢痿痹）

腰俞（当骶管裂孔处）
（月经不调、痔疾、腰脊强痛、下肢痿痹、癫痫）

长强（尾骨尖下0.5寸，约当尾骨尖端与肛门的中点）
（泄泻、便血、便秘、痔疾、脱肛、癫狂痫）

C1（眩晕、偏头痛、失眠、嗜睡、头昏沉、颈性高血压、脑供血不足）

C2（眩晕、头痛、失眠、嗜睡、眼干涩、耳鸣、心动过速）

C3（眩晕、头昏沉、偏头痛、颈肩综合征）

C4（头昏、恶心、呃逆、双手麻木、肩周炎、落枕）

C5（胸痛、心跳过缓、恶心、呃逆、颈、肩、手掌胀痛）

C6（血压波动、肩部疼痛、肩、拇指、示指麻）

C7（气短胸闷，第四、五指麻痛、颈椎、肩胛痛）

Th1（气短、气急、肘手痛，凉、早搏）

Th2（气短、胸痛）

Th3（肺部、支气管症状、易患感冒）

Th4（胸背痛、胸闷、长叹气）

Th5（口苦、低血压、胃痉挛）

Th6（胃痛、消化不良、胃痉挛）

Th7（胃溃疡症状、消化不良）

Th8（免疫功能低下）

Th9（肾功能障碍、小便白浊、尿不畅）

Th10（肾功能障碍、性功能障碍）

Th11（肾功能障碍、尿道病）

Th12（下腹疼凉、疲劳综合征）

L1（结肠功能失调、便秘、腹泻腰痛、下腹痛）

L2（下腹痛、腰酸痛、性机能减退）

L3（膀胱炎、月经不调、尿少、腰、膝内侧痛无力）

L4（腰痛、坐骨神经痛、排尿困难、尿频或尿少、腿痛放射至小腿外侧）

L5（腿血液循环不良、下肢无力怕寒冷、腰腿痛麻至小腿后外侧）

骶椎（腰骶关节病变、足跟痛麻凉感、膀胱病）

尾椎（尾骨痛）

图1-1-8 脊源性疾病示意图

二、对脊源性疾病的治疗

对脊源性疾病的治疗，《黄帝内经》中就有了"脊椎法"（《素问·气府论》），认为"督脉生病治督脉，治在骨上"（《素问·骨空论》），明确指出通过调整脊椎骨关节可治疗督脉病变，同时还实施"令人拘挛背急，引胁而痛，刺之从项始数脊椎侠脊，疾按之应手如痛，刺之傍三痏，立已"（《素问·缪刺论》），即针刺加以手法按压脊旁穴位的治法。《灵枢·背腧》还明确指出对背腧穴如有病变可施行"皆挟脊相去三寸所，则欲得而验之，按其处，应在中而痛解，乃其腧也"。背俞腧穴病变疼痛"按其处，应在中而痛解"，指用按压相应穴位治病，乃按脊法之一。

到隋唐时期，《诸病源候论》和《备急千金要方》将《黄帝内经》的"脊椎法"发展为脊柱导引法和"老子按摩法"等系列整脊疗法。明清时期，儿科运用"捏脊疗法"治疗疾病，如1846年的《理瀹骈文》载："无论风寒、外感及痘疹，皆可用……背后两饭匙骨及背脊骨节间，各捏一下，任其啼叫，汗出肌松自愈。"《黄帝内经》对督脉、太阳经背俞源性疾病的治疗方法，更多是针灸疗法。如《素问·骨空论》云："大风颈项痛，刺风府，风府在上椎。""腰痛不可以转摇，急引阴卵，刺八髎与痛上。"到《针灸甲乙经》对督脉各穴及足太阳经背俞穴源性疾病，均有详细记载，后代医家在此基础上进一步丰富发展，形成了以针灸为主治疗脊源性疾病的丰富经验。

膏摩药熨疗法，源自战国时期的摩法和熨法。按摩药熨是《黄帝内经》的主要疗法，《素问·至真要大论》云："摩之浴之。"《史记·扁鹊仓公列传》云："疾之居腠理也，烫熨之所及也……为五分之熨，以八减之剂和煮之，以更熨两胁下。"《灵枢·寿夭刚柔》治寒痹"以药熨之。"《素问·调经论》云："病在骨，焠针药熨。""按摩勿释。"到公元3世纪的晋代，王叔和在《脉经·卷二》一书中论述痹痛治疗："以药熨之，摩以风膏，灸诸治风穴。"首先介绍按摩配以药膏的治疗方法。葛洪在《肘后方》将"摩以风膏"的药膏称为"摩膏"，也即专供配合按摩的药膏，此疗法经唐、宋、元、明几个时期的发展，不仅应用于筋骨痹痛，而且注重"治脊"。如《理瀹骈文》记载有"寒邪在太阳膀胱，用羌活擦背"等。

膏帖疗法，在《灵枢·经筋》即介绍用白酒和桂制成"马膏"贴治筋痹。唐代《备急千金要方》将膏药贴法名"傅帖"，如"芥子末汤和傅纸上帖之"（卷二十二）。历代方书均有膏贴背俞穴治病的记载。《理瀹骈文》一书介绍诸多膏药贴督脉、背俞穴位治病。如书中载："膏药贴法：玉枕、天柱、天杼、膺俞、缺盆、背俞即风门穴八者，泻胸中之热；五脏俞旁五十者，泻五脏之热；贴心俞与心口对，命门与脐眼对……外症除贴患处外，用一膏帖贴心口以护其心，或用开胃膏使进饮食，以助其力，可以代内托。治外病亦不必服药者。"

用正脊（按穴位、捏脊）、针灸、膏帖、药熨治疗脊源性疾病，是传统中医学的宝贵经验。

第三节　中医整脊学现代发展史

一、学术和社会背景

（一）学术背景

20世纪60年代后，随着中国中医骨伤科的振兴，中西医结合治疗骨折和软组织损伤的兴起，中国学者用现代解剖生理学、生物力学等方法研究传统的整脊疗法，用科学理论阐明其机理。例如，尚天裕、顾云伍对攀索叠砖法、腰背垫枕法的生物力学研究；冯天有等对旋转复位法的研究和推广等，使传统的整脊疗法得到了发扬光大。

21 世纪初，韦以宗在研究《中国骨科技术史》的基础上，开展中医整脊技术史研究。他整理、发掘、总结自春秋战国以来，中医学对脊柱伤病的认识及诊疗经验，发掘历代正骨、针灸、推拿、内外用药及练功经验，发现自公元 7 世纪，我国医学对颈椎采取旋转正骨、颈椎布兜牵引、悬吊牵引及各种颈腰正骨手法，厘清了历代诊疗脊柱伤病的历史源流。这不仅有利于进一步继承发扬，且挽回了我国脊柱手法的历史地位，产生了国际影响，此研究荣获"2004 年中华中医药学会科技成果奖"。

（二）社会背景

目前，脊柱劳损病一方面是高发病率，另一方面由于都是局部对症治疗，因此，复发率较高。据资料表明，颈腰痛的人群罹患率现在已高达 30%，在中老年人中罹患率高达 70%，就个体来讲我国人群腰背痛在一生的流行率是 70%，其年发生率是 7.4%。《健康报》曾报道我国目前有五千万颈椎病患者，而且正波及青少年。据武汉市调查的 8 所小学、9 所初中的 4681 名学生，有颈椎问题的学生占 70.5%，其中有 18.8% 的学生颈椎发生颈椎曲度异常；而青少年脊柱侧凸症患病率占 7‰。据北京市调查，老年人患颈腰病者居老年病第二位，占 43.02%，而且，中老年人颈椎病导致颈椎管狭窄症和腰椎管狭窄症引起瘫痪已十分常见。因此，如何提高脊柱劳损病的防治水平，给患者提供专科的诊疗医师，已是社会的迫切需求。

（三）国际背景

美国脊骨神经医学（Chiropractic）（创立于 1895 年，发明人 D.D.Palmar）是以手法矫正脊椎关节为主的技术，以脊柱保健、防治脊柱相关疾病为主。世界卫生组织于 2005 年出版的《世界卫生组织脊骨神经医学基础培训和安全性指南》一书，确定 Chiropractic 中文翻译为"脊骨神经医学"。

自 1934 年美国哈佛大学医学院 Mixter 和 Barr 合写的"累及椎管的椎间盘破裂"一文在《新英格兰医学杂志》发表，将 19 名腰背痛患者归因于髓核疝并经手术证实和命名"椎间盘破裂"以后，被人誉为开创了"椎间盘时代"（dynasty of the disc）。半个多世纪以来，椎间盘突出引起腰腿痛成为主要的病因病理学说。随之而起的手术切除疗法风靡全球。

在国外已有专家认识到椎间盘手术缺点，据 2001 年美国骨科医师协会报道，其成功率分别是 45% 和 54%，其中有 35% 需再次手术。

但现实告诉我们的是椎间盘手术后，由于椎间盘摘除或者消融，椎间隙变窄，椎体塌陷。另外，椎间盘突出症引起的结构力学紊乱，如腰椎侧弯，椎曲变直未能纠正，继发多个椎间盘突出、退变；手术创伤及出血引起的椎管内瘢痕组织增生及粘连；手术破坏了脊柱的稳定性，引起脊柱滑移；手术破坏了脊柱的生物力学，从而继发创伤性骨、纤维结构增生；全椎板或半椎板切除后，后方软组织突入椎管并与硬膜粘连；脊柱融合术后引起的椎板增厚；手术不慎，椎管内遗留碎骨块。这一系列手术并发症、后遗症已经不断出现在报刊报道及学术期刊的论文中。

毋庸置疑，椎间盘学说为很多患者解除了痛苦，但也导致诸多并发症、后遗症的出现。而传统的中医正骨、推拿也可治愈不少颈腰痛，但由于未能恢复正常颈腰曲而复发率高，特别是对于椎曲消失侧弯者治疗困难，而致高手术率，晚年椎管狭窄高发病率。这些问题有待研究发展。

二、中医整脊学的创立和形成

中医整脊学科的创立是在 21 世纪初，韦以宗在研究继承中医对脊柱伤病诊疗经验的基础上，根据中医的原创思维理论，用整体思考代替片段思考，用系统思考代替机械思考，用动态思考代替静态思考，从研究脊柱功能解剖作为切入点，运用科学的研究方法进行脊柱运动生物力学研究，于 2003 年在《中国中医骨伤科杂志》发表"脊柱机能解剖学研究"，首先提出了"中医整脊学"这一学科名词，并首创"理筋、调曲、练功"三大原则疗法，通过一系列科学实验创立了著名的中医脊柱运动力学理论：用有机论思维研究脊柱运动力学，提出"脊柱四维弯曲体的圆运动规律"；用系统思维研究脊柱机能解剖学，创立"椎曲论"；用整体思维研究，提出"圆筒枢纽学说"和"脊柱轮廓平行四边形平衡理论"，为整脊法提供科学依据。

以创新的中医脊柱运动力学理论为指导，运用整体方法论整合中医传统疗法，形成了"理筋、调曲、练功"为三大治疗原则；包含"正脊调曲、针灸推拿、内外用药、功能锻炼"四大疗法，以及"医患合作、动静结合、筋骨并重、内外兼治、上病下治、下病上治、腰病治腹、腹病治脊"八大策略的中医整脊治疗学。同时，通过总结既往脊柱正骨推拿导致严重并发症的经验教训，对历代正脊骨手法进行实验研究，提高其科学性，筛选出正脊骨十法和六种牵引调曲法，明确严格的适应证、禁忌证及注意事项。

用上述"一圆一说两论"做指导，采取上病下治法取得治疗颈曲变小类颈椎病、颈椎管狭窄症的成功；运用调曲法治疗椎间盘突出症、腰椎滑脱症和椎管狭窄症取得 90% 以上的疗效。"中医整脊理论与临床研究"获得中华中医药学会科技成果奖。集上述创新理论与临床经验于一体的《中国整脊学》荣获中华中医药学会学术著作一等奖。中医整脊学作为一门中医学专科所具备的基本理论和诊疗技术基本形成。

与此同时，上海中医药大学脊柱病研究所王拥军、施杞开展的中医防治椎间盘退变及椎间盘基因表达谱的研究和中国中医科学院朱立国等对颈椎旋提手法作用机理的生物力学研究，此两项研究均荣获"国家科技进步二等奖"。广西中医药大学骨伤科研究所韦贵康等专家研究脊柱相关疾病，荣获"广西科技成果二等奖"。这些科研成果也丰富、发展了中医整脊学。

三、学会成立及其对学科发展的促进

国家中医药管理局继续教育委员会自 2003 年起，将中医整脊学列入国家级继续教育项目。此后，在全国举办"中国整脊学高级研修班"，至 2015 年办班 62 期，各省市自治区办班 18 次，共培训了 5100 多名整脊医师，学员队伍不断扩大。经国家中医药管理局、中国科学技术协会和民政部批准，于 2006 年 9 月 24 日，中华中医药学会在北京人民大会堂召开"中华中医药学会整脊分会成立大会暨《中国整脊学》首发式"。

分会成立后，明确了中医整脊学的学科概念，《2008—2009 年中医药学学科发展报告》载："中医整脊科，是运用中医原创思维研究人体脊柱系统功能解剖、运动力学，用手法为主的中医疗法调整气血、筋骨，使气血协调并恢复或改善脊柱力学平衡以防治脊柱劳损病的学科。中医整脊科以'一圆一说两论'，即脊柱四维弯曲体圆运动规律、脊柱圆筒枢纽学说、脊柱轮廓平行四边形平衡理论和椎曲论为基本理论，以理筋、调曲、练功为三大治疗原则，用正脊调曲、针灸推拿、内外用药和功能锻炼四大疗法；在整体观和辨证思维的指导下，实施'以人为本'的'医患合作、筋骨并重、动静结合、内外兼治、上病下治、下病上治、腹病治脊、腰病治腹'八大措施以防治脊柱劳损病。"

整脊分会成立后，为推动发展中医整脊学，开展了以下工作。

行业标准化研究：2007 年开始，学会启动中医整脊学科的行业标准化研究工作，历时 5 年，在 60 多位专家共同努力下完成了《中医整脊常见病诊疗指南》25 个病种指南的研究工作，于 2012 年 10 月由中华中医药学会向全社会发布。

中医整脊科医师成为中医行业：2011 年《中国职业大典》（以下简称《大典》）修订工作启动，学会受国家中医药管理局职业技能鉴定中心委托，申报中医类行业——中医整脊科医师，脊柱保健类行业——脊柱保健师，将中医整脊科医师列为与中医内、外、妇、儿、中医骨伤科并列的行业。《大典》对中医整脊科职业的定义是："运用中医药和脊柱运动力学理论，以调曲复位为主要技术，对人体脊柱伤病及脊源性疾病进行预防、诊断和治疗的专业人员。"

开展国内外学术交流：分会成立后，每年均组织一次全国性年会，先后在北京市昌平区、江苏省连云港市、重庆市、浙江省温州市、湖南省湘潭市、广东省深圳市、广东省潮州市、甘肃省兰州市、广东省广州市、江苏省常州市召开共十次大会，出席代表达两千多人次，交流学术论文 380 篇，各省市自治区召开整脊学术交流大会 4 次，出席的学者近千人。

与此同时，整脊分会还与世界中医骨科联合会联合在马来西亚、吉隆坡、新山，中国北京、中国香港、澳大利亚、悉尼、德国美恩慈、中国台北、韩国首尔、美国芝加哥和中国少林寺举办国际性学术交流大会，出席会议代表 24 个国家地区四千人次，同时举行"中国整脊培训班"，有 600 名外国医师参加学习。2013 年，经美国针灸东方医学认证中心（NCCAOM）批准，美国纽约卫生职业大学将中国整脊主要理论和技术列为继续教育项目和研究生课程。随着 2010 年《中国整脊学》英文版出版全球发行，以"椎曲论"为核心理论的中国整脊学走向世界。

第四节　脊柱矫形外科与美国脊骨神经医学简史

一、脊柱矫形外科简史

中医整脊科的研究范畴类似西医的脊柱矫形外科，因此，了解西医的脊柱矫形外科历史是学习中医整脊科必须具备的知识。

外科手术疗法是西方医学对人类医学的重大贡献，但在 19 世纪之前，西方医学的手术疗法与传统中医学一样处于一种盲荒时代。

在 19 世纪，数学、物理学、化学等自然科学的进步，冶金工业的发展，促进了医学科学的成长，解剖学、生理学的进步，细胞生物学、微生物学和生物化学逐渐形成，使得医生对人体的认识，对病原体和病理变化的认识，更进一步细微和深化。X 线的发明（1895 年）和电子显微镜的应用更促进了医学的成长。

19 世纪后期，外科学在麻醉、止血和抗菌方面有重大突破：1846 年美国 Morton 应用乙醚麻醉；1867 年德国施莱歇（Schleich）倡用可卡因局部浸润麻醉；1867 年英国李斯特（J.Lister）倡用苯酚溶液冲洗手术器械，并用此液湿纱布盖伤口；1890 年美国霍尔斯特德（Halsted）提倡术者戴橡皮手套；1872 年韦尔斯（Wells）推荐止血钳结扎止血，外科手术疗法得到迅速推广，脊柱矫形外科手术疗法也应运而生。

法国的巴累（Ambroise Pare，1510—1590 年）是 16 世纪法国著名外科医师。设计了多种手术器械、支架和假肢。对脊柱侧弯的病因进行分类，并采用铁制背心进行矫治。巴累提高了外科医师的尊严和地位，他的独创性和积极性对法国外科的发展有很大影响。

矫形外科（Orthopaedics）一词，是由法国的安得雷（Nicholas Andry，1658—1747 年）于 1741 年提出的。他首先提出矫形外科是预防小儿畸形的学科，与小儿内科密切有关。1741 年他 81 岁时出版了著名的《矫形外科学》，原意是由希腊文 Ortho（正直而无畸形）和 Paidion（小儿）两字组成，主要采用各种方法预防和纠正小儿的畸形，书中即有一幅用木桩来纠正弯曲树的图画（图 1-1-9）。他认为脊柱侧弯是姿势不良和肌肉短缩所致，因此 19 世纪早期法国矫形外科医师致力于用凹侧肌肉和肌腱切断术来治疗。

他视儿童的躯体具有动力性和可塑性，应力和应变对发育和畸形均产生效应。在治疗过程中他重视患儿的主动运动，这是矫形外科治疗和康复的一个非常重要的基本原则。可见，矫形一词原创意是指脊柱的矫形，后来发展为广泛应用于运动系统的矫形，从而产生了矫形外科学。

在巴累 1564 年出版的《外科学教程》一书中，讨论了脊髓受压的典型症状，并提倡必要时实施减压手术。虽然 Louis 于 1762 年成功地利用椎板切除术摘除了一患者脊髓内的子弹，但椎板切除术广泛应用于脊髓损伤是始于 19 世纪。1814 年 Cline 进行了首例名副其实的椎板切除术。另外，在 19 世纪马尔盖尼自希波克拉底之后，首先应用过伸牵引法来治疗脊柱脱位。此种复位法，在中国于 14 世纪已应用于临床。

1891 年，哈德拉（Hadra）为一颈椎骨折脱位施行金属线穿过棘突内固定，从而开拓了脊椎骨折内固定的历史。

脊髓损伤的治疗取得重要进展是在 20 世纪，具有里程碑意义的事件是 1911 年 Albee 和希布斯首创了脊柱融合术。1933 年 Crutchfield 设计和应用了著名的脊柱手术钳。20 世纪 30 年代末，由 Stryker 设计的翻转支架床，使截瘫患者得到了更好的护理。

1940 年开始倡导开放复位和融合治疗脊柱骨折与脱位。同年，Wilson 将钢板用于脊柱骨折的稳定性重建，但这一方法直至 1953 年 Holdsworth 和 Hardy 加以改进，用横向固定螺栓将钢板牢牢固定于棘突之上，才被广泛接受。Holdsworth 和 Hardy 使脊柱骨折脱位的治疗在 21 世纪后叶发生了革命性改变，他们的方法基于对在 Sheffield 脊柱损伤中心治疗的 1000 余例患者的经验基础之上。

脊柱骨折内固定技术的发展是 1958 年哈林顿用哈氏棒治疗脊柱侧弯的矫正畸形，相继由 Dick 应用此装置治疗胸腰椎不稳定性骨折。

美国外科学会成立于 1880 年，随即于 1887 年创建矫形外科学会。美国矫形外科的诊治范围，通过新一代矫形外科医师的努力，也得到了发展，从局限于小儿扩大到成人，从仅局限于畸形的矫正，到采用各种手段，包括手术治疗来处理运动系统的外伤和疾病。

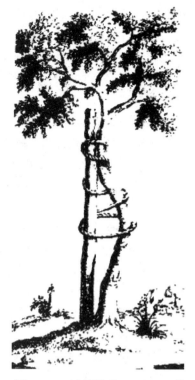

图 1-1-9 安德雷 "L'orthpedie"
（摘自《中国骨科技术史》）

1984 年法国的 Cotrel 和 Dubousset 成功地发明了 CD 新型脊柱矫形内固定系统，引起脊柱外科界的广泛关注。由于首次引入了脊柱侧凸三维矫形的概念，CD 被普遍认为是继 Harrington 器械之后脊柱侧凸矫正装置的又一次"革命"。近年来相继出现的 TSRH、ISOLA 等新技术，均由 CD 系统演变而来，这些装置是目前脊柱侧凸后路矫形手术中常被选用的有效的三维矫形内固定器械。

希波克拉底在他的《关节》一书中，谈到了颈椎损伤，使用牵引装置来治疗颈椎损伤的是 Bontecon，他于 1887 年用黏胶纱带缠绷在颈椎骨折患者的脸部，并附加了 9.6kg（20p）的牵引重量以利骨折复位。但比中国李仲南"兜颈坐罶快速复位法"晚 500 多年。1929 年 Taylor 介绍了一种绞索颅骨牵引装置。1933 年 Crutchfield 开始使用颅骨牵引钳。

二、椎间盘突出症疾病史

自古以来，坐骨神经痛就与人们相伴，但也有许多更为严重的疾病困扰着人类，而下腰痛尚未能引起足够重视。1764 年一位名叫 Domenico Cotugno 的医生对坐骨神经痛给予了经典的描述，是他首次指出坐骨神经痛是下腰痛的病因。

1857 年魏尔啸在给一例因严重外伤致死者做尸检时描述了他称之为破裂的椎间盘，

他同时还从大体（大体是指肉眼可见的形象，医学上的习惯用法，如大体解剖学等）和显微镜下分别描述了椎间盘的形态。1858 年 Von Luschka 描述了向后突出的椎间盘，但并未将之与临床相联系。Babinski 指出在疼痛侧常常伴有跟腱反射的消失。Brissaud 发现与坐骨神经痛有关的脊柱侧凸，称之为坐骨神经性侧凸，并发现有时侧弯凸向疼痛侧，有时则凸向健侧。

1929 年，巴黎的神经学家 T.H.Alajouanine 接诊了一位 20 岁的女性患者，坐骨神经痛伴一定程度的运动性瘫痪，碘剂脊髓造影显示第三腰椎椎间盘水平左侧有一"压迹"，随之由外科医生 D.Petit Dutaillis 经硬膜入路（入路是指手术术式，即从哪里开刀进入）进行了手术，发现了一个 7~8mm 的突出，左侧较大，并将其切除。Alajouanine 和 Dutaillis 认为其来自椎间盘，并称之为"椎间盘肿瘤"。年轻的女患者恢复了，但仍有踝关节背伸乏力。坐骨神经痛的本质再次未被认识，椎间盘破裂与坐骨神经痛的关系仍未明了。

Dresdon 病理学研究所的 George Schmorl 在发表他的经典著作之前，据说已经做了 5000~10000 例大体、放射学和显微学方面的脊柱研究。1932 年，Schmorl 和 Herbert Janghanns 合著了《健康与疾病状态下的人类脊柱》，刚在 Massachusettes 医院完成住院医生培训的年轻骨科医生 Joseph Barr 博士受命对 Schmorl 与 Junghann 的新书作一评述。这年 6 月 Barr 博士遇到了一位现在认为是椎间盘突出的患者。他用了各种保守疗法对患者治疗了 2 周，由于疗效不佳，于是请教 Jason Mixter 博士，Kubick 博士做了脊髓造影，Mixter 博士于 1932 年 6 月 21 日给患者进行了手术，术后疗效很好。Barr 博士在显微镜下观察 Mixter 博士切除的"肿瘤"，立即发现"肿瘤"其实是髓核。他与 Mixter 以及 Massachusettes 医院的病理学家一同对过去数年中被诊为"软骨瘤"以及类似诊断的病例进行了研究，发现其中大多数"肿瘤"其实是破裂的椎间盘。Mixter 提出："如果没有众多学者在神经外科学、病理学、神经病学和骨科学等诸多方面研究的成果，要集中注意力于椎间盘的损伤及其作为主要的脊柱疾病是不可能的。"1932 年 12 月 31 日，Barr 与 Philip Wilson 首次为一例术前就诊断为"椎间盘破裂"的患者施行了手术，1933 年 9 月 30 日他们将观察的结果在新英格兰外科学会上做了报道，从此开始了"椎间盘时代"。

1952 年，中国学者方先之在《外科学报》发表了"腰椎间盘纤维环破裂症，附临床病案报告 47 例"，首先对腰椎间盘突出症的病因、检查、诊断、治疗、手术，以及随访做了较详尽的介绍。到 60 年代，葛宝丰院士编译出版《椎间盘及其周围组织》一书，从而开创了我国椎间盘研究的新纪元。

椎间盘病因学说形成，随之针对椎间盘手术疗法发展，虽然治愈不少腰腿痛，但正如美国骨科医师协会 James.H.Beaty 于 1999 年在 Orthopaedic Knowledge Update 一书中指出："切除椎间盘，是为了缓解坐骨神经痛，但不能恢复腰椎的正常力学功能。"我国脊柱矫形外科工作者，十分重视中医的治疗技术，重视脊柱运动力学研究，特别是著名外科学家葛宝丰院士对中医整脊学的研究十分关心和高度重视。他曾为《中国整脊学》一书作序并题词："中国整脊学独树一帜，救伤起废，社会造益"；赞誉"富有中国传统文化内涵的'中国整脊学'是我国脊柱外科里程碑中一个很大的进步"；并亲自审阅《中医整脊常见病诊疗指南》，在《指南》发布时，他以 95 岁高龄看望出席发布大会的代表并合影。

三、美国脊骨神经医学史略

国际上与我国整脊学相类似的专业是美国的脊骨神经医学（Chiropractic）。

1895 年，巴尔默（D.D.Palmer）在美国创立的按脊医学，源自民间的踩背疗法。巴尔默在无意中用按脊手法治愈了一名听力障碍的患者后，他认真学习了脊神经解剖生理知识，提出了用按脊方法治疗因脊椎骨关节错位引起的脊神经功能紊乱并发的疾病，并成为巴尔默提出"Chiropractic"一词的立论依据。"Chiropractic"早期曾译为"按脊疗法"。

实际上，在巴尔默之前，英国的马普夫人（Mrs.Mapp）用手法矫脊就引起了英国皇家的重视。巴尔默及其继承人根据这些理论及临床的按脊手法，成立了学校、学会。20 世纪 50 年代，我国学者赵凤源将美国的按脊疗法翻译总结一册，名为"慢性病按脊疗法"，惜未刊行。20 世纪 70 年代，美国脊骨神经医学的保健地位被确立，并取得了迅速发展。但是，美国脊骨神经医学的脊骨矫正师是保健行业，类似我国脊柱保健师，不是医疗职业，而且也有脊骨矫正师，是双重学历——既是脊骨矫正师也是医师。

Chiropractic 以调整脊椎骨的系统性手法为主，以达到调整平衡的目的。它的主要理论——三元论是一个中心的原理模式，由人体的神经部分、物理结构部分、化学成分部分构成一个三角形。

神经部分包括：自主神经、非自主神经、神经系统对人体的控制作用、人的精神状态。

物理结构部分包括：全身骨骼、肌肉、韧带的物理机械平衡，以及这个平衡对内脏各器官的物理平衡作用。

化学成分部分包括：荷尔蒙、营养学成分，以及其复杂的平衡关系。三者之间相互关联，相互影响。人体的直立姿势的平衡就体现了这三者之间的关系。目前世界上的许多国家和地区也都先后建立了这个专业。

目前，美国脊骨神经医学已成立了"世界脊骨神经医学联合会"，取得世界卫生组织的认可、支持。2004 年 12 月，世界卫生组织在意大利米兰召开"世界卫生组织脊骨神经医学协议会"，制定了《世界卫生组织脊骨神经医学基础培训和安全性指南》，为各国推广该脊柱保健技术提供教学大纲，并制定手法操作总的禁忌证与安全规范。

>> **复习思考题**

1.《五十二病方》对类似神经根型颈椎病和类似腰椎间盘突出症是如何描述的？

2.《黄帝内经》是如何阐述脊柱劳损病的病因病理的？

3. 颈椎旋转法、腰椎旋转法、腰背垫枕法、兜颈坐罾法、悬吊复位法、攀索叠砖法、侧扳法最早见于哪些著作，这些著作成书于哪些年代、作者分别是谁？

4. 传统中医学是通过什么经络穴位的主症论述脊源性疾病的？

5. 为什么说脊柱手术疗法是西方医学对人类医学的重大贡献？

（王秀光　孙永章）

第二章　脊柱局部解剖学概述

第一节　寰枢关节

寰枢关节位于颈部脊柱的上段，由寰椎和枢椎有关的关节面构成。包括 2 个寰枢外侧关节和 1 个寰枢正中关节，这 3 个关节在机能上是联合关节，使寰椎（连头）围绕齿突做回旋（摇头）运动（图 1-2-1）。

一、寰枢关节稳固性的结构

关节囊、寰枢前膜、寰枢后膜、覆膜、寰椎十字韧带、齿突尖韧带、翼状韧带等（图 1-2-2）。

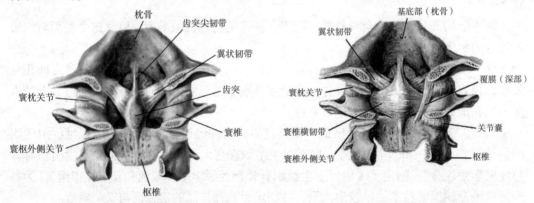

图 1-2-1　翼状韧带及齿突尖韧带　　　　图 1-2-2　寰椎及枢椎关节

（一）椎体结构

1. 寰椎　即第 1 颈椎，支撑头部。它与其他颈椎不同，椎体未结合，其位置被枢椎向上的隆起即齿突所占据。寰椎有两个侧块，其间借短的前弓和长的后弓相连。横韧带保持齿状突前弓接触。Jenkins 曾指出，此位置的齿状突与寰椎的椎体并非如同一般叙述的系同源，而是齿突后骨化中心的一个进化附加物，齿状突后骨化中心是真正的寰椎椎体，它与枢椎椎体融合。寰椎前弓是形态学的下椎体，来源于胚胎的脊索下弓纤维软骨骨化而成。Jenkins、O' Rahilly 等认为，不论前弓或横韧带都被看作变化的椎间盘，而进化中寰椎体的前隆起和齿突凹入其内。

2. 枢椎 即第 2 颈椎，有一供寰椎和头旋转的坚固齿突轴，齿突自椎体向上突出，呈圆锥形。McManners 和 Lang 测量结果：成人的齿突平均长 15.0mm（范围 9~21mm）。Lang 观察发现它可稍微向后倾斜至 14°，有时略微向前，也可向外侧倾斜至 10°。后面有一宽沟与软骨遮盖的横韧带为邻。尖上有齿突尖韧带起始，翼状韧带附着于横韧带沟上方稍平的后外侧面。前面有一卵圆形关节面与寰椎前弓相关节，其上有许多血管孔，孔多近尖处。Schiff 和 Parke 研究齿状突的动脉供应，发现有许多主要来自椎动脉的小支，在第 3 颈神经椎间孔水平形成成对的前、后纵的动脉，其分支在接近齿突基底处和远离尖处进入齿突。此外，前面也接受来自颈外动脉到颈长肌和尖韧带分支的许多小支。因而齿突基底部骨折并不发生血管性坏死。椎体骨密质较齿突少。实际椎体由寰椎椎体和枢椎的融合部及其间的原始椎间盘（透明软骨结合）组成，后者常终生保留在枢椎椎体内部。Jenkins 和 Cave 研究发现齿突两侧椎体与椎弓交界处可见大卵圆形的关节面，平面略凸与寰椎侧块相关节。它们位于关节突关节中心平面之前，与关节突关节部分同源。椎体前面每侧有一深压迹供颈长肌垂直部附着。近似三角形向下突的前缘供前纵韧带附着，后下缘有后纵韧带和覆膜附着。

（二）关节结构

寰枢关节具有 3 个滑膜关节，两个在寰椎侧块，一个在正中复合体，即枢椎齿突和寰椎前弓以及寰椎横韧带间。寰枢外侧关节常被认为是属于平面关节，但其关节面具有更复杂的形状，一般在冠状面上相互凹，而矢状面上内侧部又微凸，特别是枢椎。软骨性关节面通常稍微凹陷。纤维性关节囊附着于其边缘，薄而疏松，内被覆滑膜。后内侧有副韧带，向下附着于枢椎近齿突基底部椎体上，向上附着于近横韧带附着的寰椎侧块上。前面有前纵韧带连接着椎体；坚固而厚的纤维束向上附着于寰椎前弓前结节下缘，向下附着于枢椎椎体前面。椎体的后面有黄韧带连接，上附着于寰椎弓下缘，并到枢椎椎弓板上缘。这些韧带在此水平为一层薄膜，外侧有第 2 颈神经穿过。

齿突是位于寰椎前弓和寰椎横韧带形成的环内的一个枢纽，它含有两个滑膜关节，Cave 发现有时两者相通。齿突前面的垂直卵圆形关节面与寰椎前弓后面相关节。被有滑膜的关节囊相对较弱而疏松，尤其是上部。中关节复合体后部的滑膜腔较大，位于横向卵圆形关节面、齿突后面沟和软骨性横韧带前面之间，常出现 1~2 个寰枕关节腔的交通。

（三）韧带和神经

1. 寰椎横韧带 这是一条宽而坚固的束韧带，横跨于寰椎环的齿突后方：Dvorak 等测量其平均长度为 20.1mm。其外侧附着于每侧寰椎侧块内侧面中小但明显的结节。中央部加宽，并遮盖一薄层关节软骨。其余部几乎全由胶原纤维组成，在韧带的中央部，有相互交叉的交织网。自其上缘在齿突尖韧带和覆膜之间发出一坚固的正中纵束止韧带于枕骨基底部，自其下缘有一束弱小的纵束韧带止于枢椎后面。横韧带和上、下纵束韧带联合组成十字韧带。横韧带将寰椎孔分为不等大的两部分：后部大，包绕脊髓和其被膜；前部小，容纳齿突。即使其他所有韧带分离，横韧带仍保持原位。

2. 神经及其交汇　从寰枢关节及第 2、3 颈椎发出的第 1、2、3 颈神经与枕大、小神经交汇，支配头皮及皮下组织、肌肉、颅骨骨膜，同时与颈上交感神经节相交通。此交感神经节又与迷走神经耳支、舌咽神经、面神经交通，因此，颈神经损伤影响到耳大神经、面神经和舌咽神经所支配的组织产生病变，也影响到上交感神经节引发胸部及心脏产生症状。

（四）寰枢关节的运动

Kapandji 和 Lang 观察寰枢关节运动发现：由于关节面的形态决定枢椎旋转时，枢椎略微上升进入寰椎环，它受外侧寰枢关节的关节囊紧张限制。旋转主要受翼状韧带的限制，其次是寰枢副韧带。Dvorak 测量正常寰枢关节旋转的运动平均为 41.5°（范围 29°～54°）。

二、结构力学和运动力学

寰枢关节功能解剖特点：一是结构较为复杂。前部的中心位置，由寰椎前弓后方的关节面与枢椎齿状突前关节面构成寰齿前关节。齿状突后关节面与横韧带中心位置构成寰齿后关节，类似轴承样结构，将齿状突前后包裹。寰枢椎之间的外侧，由寰椎下关节面与枢椎上关节面构成寰枢椎外侧关节，其关节面呈水平位。二是保护上的薄弱。寰枢关节之间的连接，没有较发达的肌肉与韧带进行保护，因此，形成解剖学上的结构弱点。三是功能独特。寰枢关节的主要功能是保证头部的旋转运动。

旋转寰枢关节的肌肉主要有头下斜肌、头后大直肌和一侧的头夹肌，以及对侧的胸锁乳突肌，这些肌肉作用于颞骨乳突、寰椎横突和枢椎棘突。

Schneider 等对横向韧带和翼状韧带的力学研究显示：翼状韧带由两部分构成，其中一部分使齿状部与枕骨的髁状突连接，另一部分在寰椎外侧块上插入，其功能是限制轴向旋转、侧弯和屈曲拉伸。横向韧带固定齿状部，向上延长到达枕部，向尾部延伸到达轴体的后表面，形成寰椎的十字韧带，其功能是限制头屈曲以及寰椎向前移位。

第二节　颈　椎

一、形态结构

（一）骨、关节

正常人体的颈部有 7 个椎骨，6 个椎间盘，35 个大小关节。枕寰椎间和寰枢椎间无椎间盘。6 个椎间盘包括第 7 颈椎与第 1 胸椎间的椎间盘。颈椎椎体较小，横径长，纵径短，约相差 1/2。椎体的前缘矮些，后缘高些，上面凹且两侧偏后有钩突，下面略凹，两侧偏后有斜坡（图 1-2-3）。

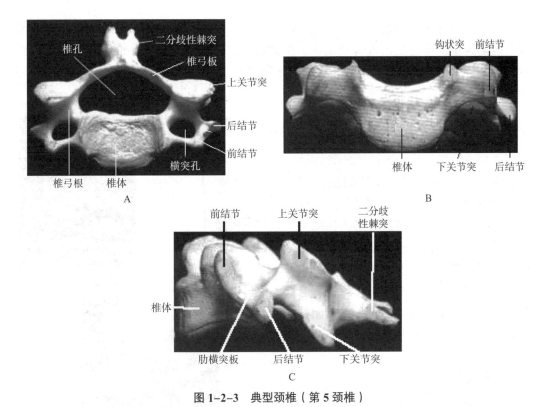

图 1-2-3　典型颈椎（第 5 颈椎）

（A. 上面观；B. 前面观；C. 左侧面观）

颈椎的后关节：包括钩椎关节和关节突关节（图 1-2-4），其中关节突关节是冠状结构，关节面平滑且呈椭圆形，其角度近似水平位，可以完成较大的旋转范围，有利于运动（前屈、后伸、左右旋转），但不稳定，在外力作用下或用力不当、姿势不良、无意的乱扭动等，易造成错位而出现临床症状。

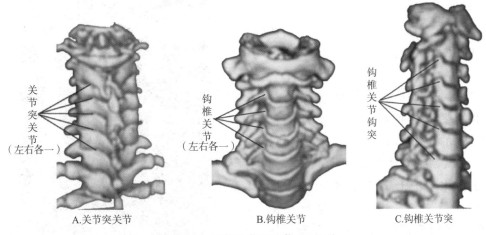

图 1-2-4　颈椎关节突关节 CT 显像

钩椎关节与钩突的前方为颈长肌，前外侧为横突孔，后外侧参与构成椎间孔的前壁，内侧为椎间盘。当出现骨质增生、椎间盘变性、关节突肥大、横突孔变小等改变时，神经、血管易受刺激而出现相应的临床症状。

（二）椎间盘与椎管

1. 椎间孔　为相邻椎骨的椎板上、下切迹构成，椎间孔为椭圆形的骨性管道，纵径长，横径短，神经根通过其中，只占其 1/2～2/3。当椎间盘变窄时，椎间孔纵径缩短接近圆形；钩椎关节和后关节发生错位时，椎间孔横径变成多边形或肾形且狭窄，变窄 1/3～1/2 即可刺激或压迫神经根而引起颈椎病症状。寰枕及寰枢椎间无椎间盘，亦无椎间孔保护第 1、2 颈神经，故神经较容易受损伤。

2. 颈椎管

（1）颈椎管呈椭圆形或三角形，正中矢状径男性为 16.5mm，女性为 15.5mm，若低于 11～13mm，则为骨性椎管狭窄。但是，颈椎管是由 7 个椎体的椎孔叠加而成，其整个管腔的宽度是在发育过程中按照正常的颈曲组合的椎孔构成的。如其中一个椎体旋转、倾斜，椎曲必定紊乱，椎间突与突出的椎间盘随旋转、倾斜的椎体突入椎管，造成管腔变窄，而压迫脊髓（图 1-2-5、图 1-2-6）。

（2）后纵韧带和椎管后缘的黄韧带的张力和长短，是按正常的椎曲排列的。椎曲增大、变直或反弓时，后纵韧带发生折叠而增厚，甚至变性钙化（图 1-2-7），黄韧带也因张力而增厚（图 1-2-8），椎管受前后增厚的组织占位而变窄，脊髓受压（图 1-2-5）。

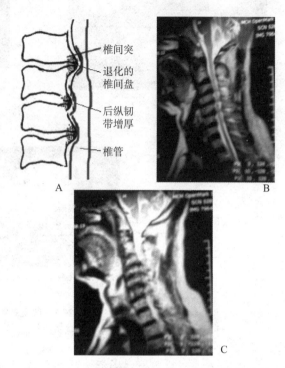

图 1-2-5　椎曲紊乱，椎间盘与椎间突突入椎管以及后纵韧带或黄韧带增厚示意图

（A. 线条显示；B、C. MRI 显示）

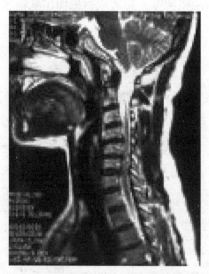

图 1-2-6　椎曲变直后第 3、4 颈椎，第 4、5 颈椎，第 5、6 颈椎椎间盘突入椎管压迫脊髓 MRI 显像

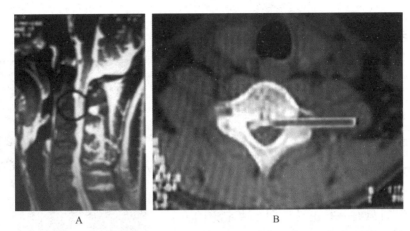

图 1-2-7 MRI 矢状面（A）和横切面（B）显示后纵韧带钙化

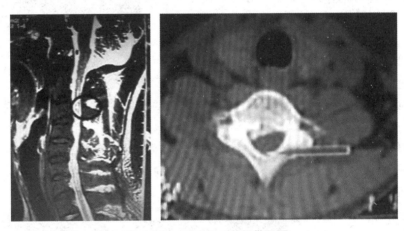

图 1-2-8 MRI 显示黄韧带肥厚

（3）颈脊髓为扁圆柱状，中下段粗大称之为颈膨大。颈髓内部病变时，首先引起上肢功能障碍，继续发展才出现下肢功能障碍；若颈脊髓外部受压，则先有下肢的感觉麻痹、步态不稳、运动障碍，病变进一步发展才出现上肢功能障碍。当髓外病变偏于一侧时，对侧下肢出现感觉障碍，同侧半身出现运动障碍，巴宾斯基征阳性，临床称之为脊髓半切（Brown-Sequard）综合征。

3. 颈椎间盘

颈椎有 7 个，但颈椎间盘只有 6 个，因第 1、2 颈椎间无椎间盘。人类颈曲是站立行走后才逐步形成的。颈椎的椎间盘从胚胎形成至 1 岁站立后，其髓核的位置均处于椎间隙的中央。当椎曲逐渐形成，椎间隙出现前宽后窄，髓核也从椎间隙的中央位置向前位移，从而形成了髓核前后活动的空间。髓核在颈曲（第 4、5、6 颈椎）的椎间隙内随颈椎的屈、伸和左右侧屈、旋转而滚动。也就是说，髓核在椎间隙内从 1 周岁前的静态到 1 周岁发育成熟成为动态。因此，临床上第 4、5 颈椎与第 5、6 颈椎的椎间盘突出最为常见（图 1-2-9）。

二、结构力学和运动力学

颈椎间盘是维系颈椎椎曲的主要组织，也就是说，颈曲依赖前宽后窄的椎间隙维持它正常的结构力学和运动力学。而椎间隙内含椎间盘髓核，当其中一个或两三个椎间盘膨出或退变，椎间隙距离必然改变，出现椎体下沉、倾斜、旋转，从而整体椎曲紊乱。

钩椎关节及其组成的椎间孔，是依赖正常的椎体之间的距离——正常椎曲，决定它的方位和大小。椎曲一旦紊乱，椎间孔也同时出现位移或狭窄，而刺激到神经。如果关节软骨增生则加重椎间孔的狭窄，使神经受到刺激、压迫。

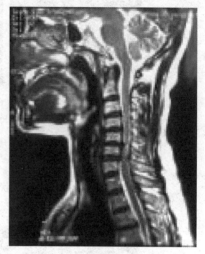

图 1-2-9 MRI 显示第 4、5 颈椎，第 5、6 颈椎椎间盘突出，压迫硬脊膜囊

椎动脉从第 6 颈椎横突孔起，自下而上穿越第 5、4、3、2、1 颈椎的横突孔，然后汇合成基底动脉。椎体旋转，椎曲紊乱，椎动脉会产生扭曲、狭窄，而导致基底动脉供血不足。

根据脊柱轮廓平行四维平衡理论和椎曲论，人类颈曲是在腰曲出现后，脊柱按照圆运动规律和平行四边形数学法则而逐渐形成的。因此，在圆运动力学和脊柱轮廓平行四边形数学法则的影响下，腰曲的序列影响到颈曲的序列（图 1-2-10、图 1-2-11）。这种脊柱力学改变，与年龄、性别及病程有关。

因年龄因素引起的整体的椎间盘退变，在不影响椎曲的情况下，一般不出现症状体征。已有报道椎间盘膨出、退变、压迫硬脊膜囊，也无症状体征。其关键是有正常的椎曲存在，颈椎没有发生结构力学的改变，所以没有症状（图 1-2-12）。

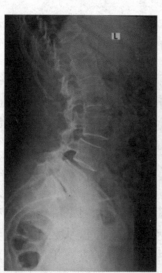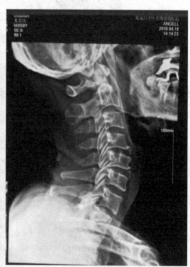

图 1-2-10 女性，55 岁，腰曲增大并颈曲增大

（资料来源：北京光明骨伤医院）

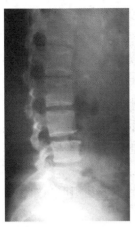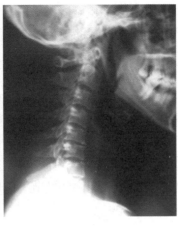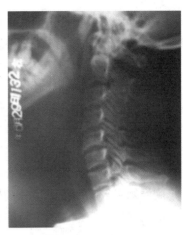

图 1-2-11　女性，38 岁，颈椎病，腰曲及颈曲均反弓

（资料来源：北京光明骨伤医院）

图 1-2-12　女性，56 岁，颈椎侧位片显示整体椎间盘退化，椎体后缘唇形增生，但椎曲基本正常，无任何症状体征

（资料来源：北京光明骨伤医院）

第三节　胸椎上段

一、形态结构

正常人的胸椎有 12 个椎骨和 12 个椎间盘，全胸段脊椎排列呈胸脊柱的后凸背弓。

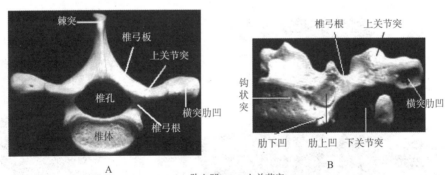

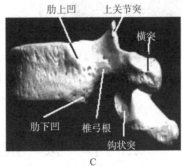

图 1-2-13　典型胸椎（第 1 胸椎）

（A.上面；B.前左侧面；C.左侧面）

椎体比颈椎高大，椎体上面和下面均平坦，而后侧略厚。胸椎横突比颈椎横突粗大，末端呈小球形膨大，侧方有小关节面与肋骨结节构成肋横突关节（图1-2-13）。

胸椎后关节面平坦，上关节面向后外，下关节面向前内，故关节呈冠状面，这种关节结构使胸椎运动以侧屈和旋转为主。胸椎后外方近椎弓根处有与肋骨小头相关节的关节凹。第1与第10～12胸椎只有上关节凹，第2～9胸椎因肋骨小头上移而与相邻的上下椎体相关节，故此8个胸椎各有上下两个肋凹，与肋骨构成肋小头关节。脊髓的颈膨大达第2胸椎，腰膨大向上达第10胸椎，故第1、2胸椎和第10～12胸椎椎孔较大，呈三角形，其余椎孔较小，呈心形。

胸椎棘突较长而细，呈三棱柱形，末端有较粗糙的结节，向后下方互相重叠如瓦盖状，故胸椎棘突与椎体的定位约相差1节。

二、结构力学和运动力学

胸背肌包括表层的胸背筋膜，以及下方的斜方肌、大菱形肌和小菱形肌，这些肌肉都与肩胛带的冈上肌、冈下肌、小圆肌以肩胛骨为附着点（图1-2-14）。所以，上肢运动也包括这些胸背肌的运动。

支配胸背肌的胸神经背支穿越大菱形肌和斜方肌（图1-2-15），而这两组肌肉肌纤维行走方向是交叉的。因此，其中任何一组肌肉损伤都可导致胸神经背支嵌顿而发生疼痛。

胸椎活动主要是侧屈，因此关节退化或椎曲改变容易造成管腔狭窄。

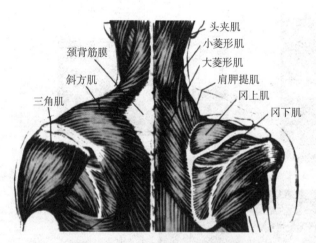

图1-2-14　胸背主要肌肉示意图

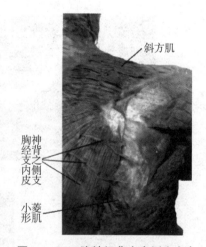

图1-2-15　胸神经背支内侧皮支走向示意图（尸体标本）

第四节　腰　椎

成年人的脊柱腰段由5个腰椎、1块骶骨、2块髋骨共同形成一个腰支柱，在站立或坐位时承受上半身的重力（重量），其间有椎间盘、肌肉、韧带、关节囊等软组织附着并形成一个整体，构成躯干下部。

　　腰椎的骨性结构由椎体、椎弓、突起三部分构成，椎体与椎弓共同围成椎孔（多个椎孔连成椎管，脊髓在其内通过）（图1-2-16）。

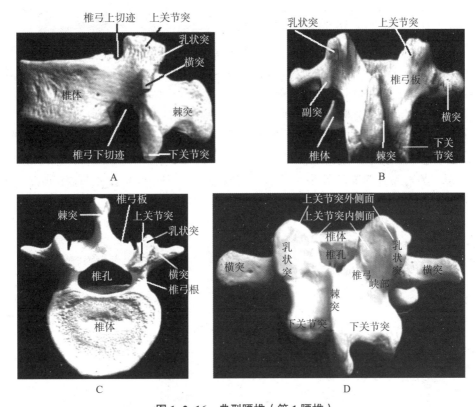

图 1-2-16　典型腰椎（第 1 腰椎）

（A. 左侧面；B. 后面；C. 上面；D. 背面）

一、椎体的特点

　　腰椎负重最大，故椎体比胸椎更粗大，小切面呈肾形，上下面扁平。腰椎椎弓很发达，棘突呈板状，呈水平方向后伸，故腰椎与棘突体表位置一致。

　　腰椎上关节突由椎弓根发出，关节面向内呈弧形；下关节突由椎体发出，面向外，故腰椎后关节呈矢状面，但从上而下看为冠状面。

二、椎弓

　　脊椎骨的椎弓，是椎体与椎板的弓形连接部分，左右各一，与椎板一起围成椎孔。椎弓与椎体相连接的部分较厚，因为上关节突和横突均发自此段；但与椎板相连接的峡部较薄弱，特别是第 4、5 腰椎的椎弓峡部（图 1-2-17），内有一凹陷，是后关节囊韧带的附着点。

三、腰椎后关节

腰椎后关节又称小关节，即关节突关节，左右各一，与前缘的椎体关节组成三角形状结构。除第1腰椎的后关节关节盂是夹槽状，以适应与第12胸椎组成"插笋关节"之外，其余4个腰椎后关节的关节盂都有2个关节面，即内侧面和外侧面（图1-2-18a、b），而这两个面与脊柱的中

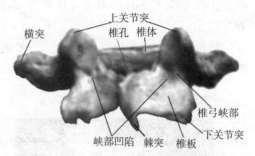

图1-2-17　第5腰椎椎弓峡部形态（骨骼标本）

轴线夹角是内侧面小、外侧面大。也就是说，当轴向旋转时，如向左旋转，左侧的后关节是外侧面活动，右侧的后关节是内侧面活动。如此出现左侧活动范围大，右侧活动范围小。而前缘椎体关节必定出现倾斜性旋转。因此，从整体而言，腰椎的轴向旋转是成角的旋转。关节盂外侧面的外缘是关节突隆起的乳突（图1-2-18c），在正常活动情况下，能阻挡上一个椎体的下关节突向外滑动。

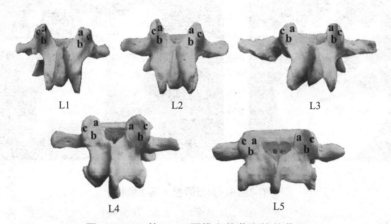

图1-2-18　第1～5腰椎上关节突的关节盂

（a.内侧面；b.外侧面；c.乳状突）（骨骼标本）

四、椎管

椎管是椎体的椎孔叠加组成的。腰椎管的前壁为椎体后面、椎间盘后缘及后纵韧带，两侧为椎弓根，后方为椎板、后关节和黄韧带。椎管内有硬膜囊，囊外有脂肪组织、血管及从囊内穿出的神经根，囊内在第2腰椎以上为脊髓圆锥及神经根，第2腰椎以下为马尾神经。

五、腰骶关节突关节

腰骶关节突关节是腰椎关节突关节最下方的一个关节，也是腰骶枢纽关节。骶椎是相对固定的，其关节面呈矢状方向，以增加其屈伸范围。腰骶椎向前凸形成腰骶角，在

正常腰曲情况下，脊柱的承重载荷力线经过第 1 骶椎前缘。

六、骶髂关节

骶髂关节是骨盆中的能动关节，它有完整的关节结构，但活动范围微小，关节面不平，有凹陷和隆起互相咬合，借以稳定关节。它的稳定性又依靠坚强的骶髂前后韧带和骶髂间韧带加强。一般没有强大外力，骶髂关节是不易错缝的。脊柱所承负的重量必须通过两侧骶髂关节才能传达到下肢，而来自足底或坐骨结节的力量也必须通过骶髂关节才能达到躯干。正常的骶髂关节只有少许的前后旋转活动，以缓冲弯腰和负重时脊柱所承担的外力。

▶▶ 复习思考题

1. 寰枢关节的功能解剖特点是什么？
2. 旋转寰枢关节的肌肉主要有哪些？
3. 简述颈椎、胸椎、腰椎的关节突关节的结构特点。
4. 简述钩椎关节的结构特点及其对于维持颈椎稳定的作用。
5. 简述骶髂关节的结构特点。

（刘明军　陈邵涛　于明超　张　欣）

第三章　脊柱功能解剖学

第一节　概　述

解剖学是论述机体结构的一门学科。"解剖"一词，源于《黄帝内经》，在西方是古希腊语"切割"之意。随着解剖学的发展，人们逐渐了解到人体的结构是与功能有机统一、相辅相成的。因此，人们认为，要从进化发展的观点、形态与功能统一的观点、局部与整体统一的观点出发研究人体解剖，是符合现代科学发展方向的。这种功能解剖学观点的形成，是随着近代解剖学的发展而形成的。所谓功能解剖学，是从形态与功能相互制约的观点出发，着重从功能的角度来阐述人体器官的位置、形态和结构的一门学科，是人体解剖学的一个重要分支。人体解剖学是一门形态学，而功能解剖学则是把形态与功能结合起来讨论的新兴学科。

事实上，形态与功能相互制约、相互影响，是客观的规律。从这个观点去观察人体的形态结构，是中国传统医学解剖学重要的认识方法。可以说，功能解剖学既是一门新兴的学科，也是一门古老的学科，是在前人丰富的实践认识的基础上形成的。这个实践认识，在中国传统临证医学中尤为丰富。

中国传统文化的宇宙观，在《易经》中讨论甚详。受《易经》哲学思维指导的传统中医学的经典著作《黄帝内经》，在《素问·天元纪大论》中写道："太虚廖廓，肇基化元，万物资始，五运终天，布气真灵，揔统坤元，九星悬朗，七曜周旋，曰阴曰阳，曰柔曰刚，幽显既位，寒暑弛张，生生化化，品物咸章。"《素问·四气调神大论》曰："故阴阳四时者，万物之终始也，死生之本也。逆之则灾害生，从之则苛疾不起。"《素问·阴阳应象大论》曰："阴阳者，天地之道也，万物之纲纪，变化之父母，生杀之本始，神明之府也。"指出自然界生化本元所在及万物生化消长的相互对立的作用规律。说明人类是与自然相适应的，包括其构造也可天、地、人同参。

《灵枢·邪客》说："黄帝问于伯高曰：'愿闻人之肢节，以应天地奈何？'伯高答曰：'天圆地方，人头圆足方以应之。天有日月，人有两目。地有九州，人有九窍。天有风雨，人有喜怒。天有雷电，人有音声。天有四时，人有四肢。天有五音，人有五脏。天有六律，人有六腑。天有冬夏，人有寒热。天有十日，人有手十指。辰有十二，人有足十指、茎垂以应之；女子不足二节，以抱人形。天有阴阳，人有夫妻。岁有三百六十五日，人有三百六十节。地有高山，人有肩膝。地有深谷，人有腋腘。地有十二经水，人有十二经脉。地有泉脉，人有卫气。地有草蓂，人有毫毛。天有昼夜，人有卧起。天有列星，人有牙齿。地有小山，人有小节。地有山石，人有高骨。地有林木，人有募筋。地有聚邑，人有䐃肉。岁有十二月，人有十二节。地有四时不生草，人有无子。此人与天地相应者也。'"

《灵枢·寿夭刚柔》说："与时相应，内合于五脏六腑，外合于筋骨皮肤。是故内有阴阳，外亦有阴阳。"《灵枢·经别》曰："余闻人之合于天道也，内有五脏，以应五音、五色、五时、五味、五位也；外有六腑，以应六律，六律建阴阳，诸经而合之十二月、十二辰、十二节、十二经水、十二时、十二经脉者，此五脏六腑之所以应天道。"

这些论述，若仅从文字表面来看似乎牵强附会，但是如果从现代科学的角度去研究，这就是系统论中的同构类比法。我们且不讨论现代科学研究表明的地球的元素与人体生命组织的元素有诸多相同之处的问题。重要的是，传统中医学是通过自然界认识人体，通过人体的外表认识内在结构，通过人体的生理功能、病态表现来认识内部结构、功能和病理。这种人体生命观是立足于天人相应的生化观和功能与结构统一的整体观，是传统中医学朴素的功能解剖学说。

19 世纪，英国伟大的科学家达尔文，根据大量的研究观察，提出了生物进化论，揭开了人类生命科学的新纪元。他坚信：没有任何理由可以认为人类不遵从宇宙的自然法则。自然选择是生物进化的一个重要动因，人的进化也必然遵循自然选择的规律。

我们摒弃地域和种族的偏见，从人类生命科学的高度去理解达尔文的进化论，可以看出其与两千年前传统中医学的天人相应生化观多有相同。

对脊柱的认识，传统中医学有两千多年的历史，其由此形成的系列整脊技术，至今还为临床应用。

近年来，不少学者尝试用现代局部解剖学、微细解剖学和运动力学、生物力学的理论去解释中医的整脊技术，取得了一定的进展，例如对悬吊复位法的研究，腰背垫枕法的研究和旋转复位法的研究等。韦以宗等在研究传统中医学对脊柱的认识论的基础上，参考现代解剖学、运动力学，提出脊柱功能解剖学，试图解决以无痛不见血疗法见长的中医整脊学理论问题，也是对中医整脊学现代化的探讨。

人体的结构，虽然为遗传基因所主导，但在发育过程中，功能也可改变结构。因此，功能解剖学是以进化发展的观点、形态与功能统一的观点，以及局部与整体统一的观点来研究和认识人体的。1892 年 Wolff 在他的著作《骨变化的定律》中指出："骨的每种功能改变，都有与数学定律一致的确定的内部结构和外部形态的变化。"这种科学观，也是传统中医学对人体的认识论，尤以整体观的系统论和体相论内容丰富。因此，继承传统中医学功能解剖学的观点，吸取现代脊柱的发生解剖学和微细解剖学，进行脊柱功能解剖学的研究，作为指导整脊诊疗的理论基础。

第二节 传统中医学对筋、骨、肉的论述

《灵枢·经脉》云："人始生，先成精，精成而脑髓生，骨为干，脉为营，筋为刚，肉为墙，皮肤坚而毛发长。"

一、筋为刚

"筋为刚"述及了筋对骨肉的连接与牵拉作用。东汉文字学家许慎在《说文解字》中对筋的描述是："筋，肉之力也。从肉、从力、从竹。竹，物之多筋者。"从力，指出了筋与力量的相关性；从肉，明确了筋源于肉的属性。《素问·痿论》曰："宗筋主束骨而利机关也。"《素问·五脏生成》曰："诸筋者，皆属于节（《太素》作肝）。"传统医学认为筋与五脏之肝的功能密切相关：肝可以维持筋的正常功能。《灵枢·九针十二原》曰："肝主筋。"《素问·经脉别论》曰："肝主身之筋膜。"《素问·六节脏象论》曰："肝者……其充在筋。"筋膜附于骨而聚于关节，是联结关节、肌肉，专司运动的组织。肝主筋，是说全身筋的弛张收缩活动与肝密切相关，受肝的控制和调节。筋附于骨节，筋的弛张收缩，使全身肌肉关节运动自如，故又有"肝主运动"之说。但筋必须在得到充分营养供应的情况下，才能运动有力。《素问·上古天真论》曰："七八，肝气衰，筋不能动……"是说男子一般到了五十六岁时，就可能运动不太灵便，这是由于"肝气衰，筋不能动"的缘故。说明肝和筋、筋和运动之间有着密切联系。《素问·生气通天论》曰："阳气者，精则养神，柔则养筋。"意思是说阳气充足，没有受到损害则人有精神，筋受到温煦则柔韧有力。《素问·经脉别论》曰："食气入胃，散精于肝，淫气于筋。"中医学认为，人体筋的营养来源于肝。肝的血液充盈，筋膜得养，功能才能正常，从而使筋力强健，运动有力，关节活动灵活自如。

二、骨为干

"骨为干"说明了骨对筋肉的支撑作用。传统中医学认为，骨与五脏之肾的功能密切相关。肾中精气充盈，则骨髓生化有源，骨得到髓的滋养，骨矿含量正常而骨强健有力。人体衰老则肾气衰，肾精虚少，骨髓化源不足，不能营养骨骼而致骨髓空虚，从而导致骨骼疾病的发生。因此，肾、骨、髓之间相互影响，密切联系。《素问》曰："肾主骨，生髓。""肾，其充在骨。"《医经精义》中卷曰："骨内有髓、骨者髓所生……肾藏精，精生髓，故骨者，肾之所合也。"说明骨骼的发育、生长、代谢有赖于肾精滋养和肾气推动。"肾主骨"的理论在《黄帝内经》中就已经提出。《素问·上古天真论》曰："三八，肾气平均，筋骨劲强……四八，筋骨隆盛，肌肉满壮；五八，肾气衰，发堕齿槁；六八，阳气衰竭于上，面焦，发鬓颁白；七八，肝气衰，筋不能动，天癸竭，精少，肾藏衰，形体皆极；八八，则齿发去。"说明人体生命活动及骨骼发育、退变、衰老过程与肾功能密切相关。《素问·逆调论》曰："是人者，素肾气胜，以水为事，太阳气衰，肾脂枯不长……肾者水也，而生于骨，肾不生，则髓不能满，故寒甚至骨也，所以不能冻栗者……病名曰骨痹，是人当挛节也。"从中医学生理、病理的方面阐述了肾与骨的密切相关性，也证明了肾气虚弱是发生骨痹的内在机制。

三、肉为墙

"肉为墙"述及了肌肉对筋骨的保护作用。中医学认为肌肉与五脏之脾密切相关，脾可以维持肌肉的正常功能。《素问·痿论》有"脾主身之肌肉""脾气热，则胃干而渴，肌肉不仁，发为肉痿"的论述，《素问集注·五脏生成》中进一步阐述"脾主运化水谷之精，以生养肌肉，故主肉"。这说明由于脾胃为气血生化之源、后天之本，全身的肌肉都需要脾胃所运化的水谷精微来营养，肌肉才能发达丰满，臻于健壮。《素问·太阴阳明论》云："帝曰：'脾病而四支不用，何也？'岐伯曰：'四支皆禀气于胃而不得至经，必因于脾，乃得禀也。今脾病不能为胃行其津液，四支不得禀水谷气，气日以衰，脉道不利，筋骨肌肉皆无气以生，故不用焉。'"汉代著名医学家李杲在《脾胃论》中认为"脾虚则肌肉瘦削""脾胃之虚，怠惰嗜卧，四肢不收"。清代著名医家黄元御在《四圣心源》中述及："肌肉者，脾土之所生也，脾气盛则肌肉丰满而充实。"晚清学贯中西的医学家唐容川认为："肉是人身之阴质，脾为太阴，主化水谷以生肌肉。'肌'是肥肉，'肉'是瘦肉，肥肉是气所生，瘦肉是血所生。脾气足则油多而肥，膜上之油即脾之物也，在内为膏油，在外为肥肉，非两物也。油膜中有赤脉，属脾血分，脾之血足，则此赤脉，由内达外则生赤肉。盖土为天地之肉，脾亦应之而生肌肉。"

肝主筋，肾主骨，脾主肉，"主"这个动词我们从西医学基础学的角度来理解，可以解释为"调控"，即主导、调节、控制的含义；从中医基础理论的角度来讲，肝肾同源相互为用，肾作为先天之本与作为后天之本的脾又互相滋养，集中体现了中医学整体观的理念与思想。

第三节　脊柱的发生与发育

脊柱的发育过程可以分为四个阶段：胚胎发育脊索形成期、体节发育椎骨形成期、脊椎发育骨化期和脊椎退化期。

一、胚胎发育脊索形成期

脊索的形成，可以说是所有脊椎动物遗传基因所决定。以此为中轴原基而逐渐发育为各种组织。

脊椎的胚胎发育是一个极为复杂的过程。胚胎在受精后第15天，二胚层胚盘的上胚层细胞增生并向胚盘尾端中线迁移，在胚盘尾端中轴线上形成一条纵行的细胞柱，即原条。原条头端膨大为原结。原结背侧凹陷为原凹。原来的上胚层逐渐扩展置换了下胚层细胞，并形成由内、中、外三个胚层构成的三胚层胚盘（图1-3-1）。经原凹

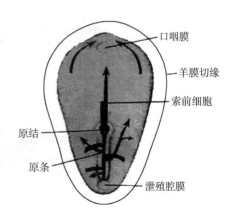

图1-3-1　细胞迁移形成三胚层胚盘示意图（背面观）

迁移的外胚层细胞在外胚层与形成中的中胚层之间向头端延伸，形成一条细胞索称头突，又称脊索突。脊索突镶嵌在刚形成的中胚层的中轴线上。随着原凹向头突中延伸，头突由实心的细胞索变成了空心的细胞管，为脊索管。受精后第 20 天，脊索管的底壁与其下方的内胚层融合并出现若干裂孔与未来肠管相通，背侧通过原凹与未来神经管相通，故此管称神经 – 肠管。受精后第 22 ~ 24 天，脊索管底壁愈合，脊索管背侧形成一条细胞索，为脊索（图 1-3-2）。

脊索位于内、外胚层之间，在中胚层的中轴线上。随着胚体的发育，脊索逐渐增生、加长，并逐渐向尾端延伸，原条则逐渐向尾端退缩，最后完全消失。最后，脊索成了纵贯胚体的中轴器官，是一切脊椎动物的原始轴支柱。但在人体，脊索只是生物进化的重演，会很快退化，其遗迹形成椎间盘的髓核（图 1-3-3）。

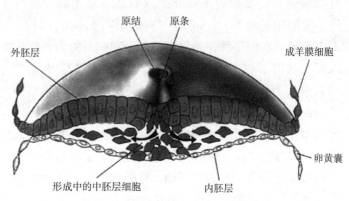

图 1-3-2　细胞迁移形成三胚层胚盘示意图（冠状切面观）

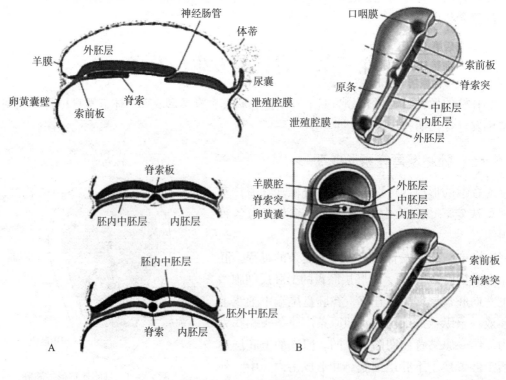

图 1-3-3　脊索的形成

在受精后第 19 天左右，在脊索背侧中线上的外胚层细胞增生，形成神经板。第 20 ~ 21 天，神经板两侧高起，形成神经嵴；中央凹陷成沟，形成神经沟。至第 22 天左右，神经沟开始闭合，并向头端和尾端延伸，形成神经管。神经管头端将分化为脑，尾端将分化为脊髓。

神经沟闭合时，神经嵴游离出神经管外，形成周围神经系统的原基。

二、体节发育椎骨形成期

(一) 脊椎形成

神经管两侧的中胚层增生成涡轮状，并呈水平分节称体节。第 1 对体节于胚胎第 20 天出现于胚头区，大约每天出现 3 对，至第 5 周末，共出现体节 42 ~ 44 对。在这些体节中，有 4 对枕节、8 对颈节、12 对胸节、5 对腰节、5 对骶节、8 ~ 10 对尾节。体节是产生中轴骨、躯干肌和真皮的原基。

在胚胎第 4 周前，体节的内侧壁和腹侧壁形成生骨节，外侧壁形成生皮生肌节。生骨节亦呈节段样排列。其进一步移行和分化为骨结构。在第 5 周，胚胎聚集的生骨节细胞团围绕脊索和神经管形成间充质。间充质细胞的特点是可以迁移并分化为多种细胞，如成纤维细胞、成软骨细胞、成骨细胞等。相邻的生骨节细胞团被含有节间动脉的疏松的间充质所分割。之后，每一个生骨节细胞团分列为头、尾两部分。尾侧部分致密化并向尾侧增殖，逐渐穿越节间间充质与下一生骨节的头侧融合，形成前软骨椎骨。围绕脊索的间充质将来形成椎体，围绕神经管的间充质将来形成椎弓。原来处于同一生骨节细胞团的头尾两侧之间的间充质细胞不再增殖，其位于相邻的前软骨椎体之间，后期参与形成椎间盘。为椎体所包围的脊索逐渐退变消失，而椎体间的脊索则形成髓核，与上述椎体间间充质共同形成椎间盘。从额状截面可以看出，椎体由头尾两端生骨节构成。节间动脉通过椎体，脊神经位于脊椎之间（图 1-3-4）。

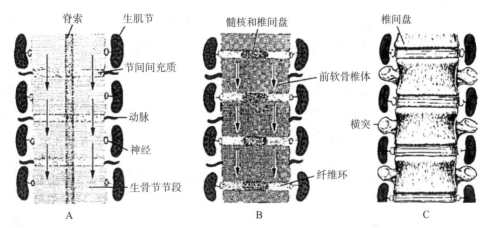

图 1-3-4 脊柱的形成

（二）软骨化

软骨来源于间充质细胞，在胚胎第 5 周左右，在软骨要形成的部位，间充质细胞密集成团，其中央的细胞先分裂、分化为骨祖细胞，进而分化为成软骨细胞。成软骨细胞分泌基质和纤维，使细胞被分隔，形成成熟的软骨细胞。椎骨首先出现两个软骨化中心，位于向前后延伸之脊索膜鞘的左右两侧，并环绕脊索很快生长形成软骨性椎体。此时，脊索很快消失。在椎骨外侧又出现第二对软骨化中心，在神经管两侧向后生长而形成软骨性椎弓。到胚胎第 7 ~ 8 周时，在椎体中央的软骨细胞为间质性基质所包绕，脊柱前、后纵韧带开始发生。前纵韧带则附着于椎间盘组织。

脊柱在进行软骨化的过程中，脊索细胞逐渐从椎体中挤入椎间盘，被致密未软骨化的即组成纤维环的细胞所包绕。脊索细胞发生一些黏液样变化及增生，然后形成髓核。到胚胎第 9 周时，软骨性椎体由于骨膜血管的进入而产生前后切迹。血管进入软骨后在腹侧和背侧形成血池，与椎体的前部和后部形成骨化中心，被软骨间隔所分开，后者很快消失。骨化进行速度很快，到第 3 个月时即可清楚看到。

三、脊椎发育骨化期

（一）骨化初期

脊柱的骨化属于软骨内成骨，即由间充质先分化为软骨，然后软骨逐渐被骨组织取代。在软骨椎体形成后，先进行软骨周骨化。软骨膜内层分化为初级骨松质，即骨领。软骨膜外层形成骨外膜。软骨周骨化完成的同时，软骨内骨化开始。在软骨内某区域首先开始骨化，软骨基质钙化，软骨细胞退化死亡，此区即初级骨化中心。骨外膜的血管连同间充质细胞、骨祖细胞及破骨细胞等穿过骨领，进入初级骨化中心，逐步生成骨组织（图 1–3–5）。

在椎体早期，骨化中心位于前面和后面，其位置与软骨时期的软骨化中心并不相当，后者位于向前后延伸的脊索膜鞘的左右两侧。椎体之前、后骨化中心在早期即融合为一个大的骨化中心。最早的骨化中心出现在下部胸椎与上部腰椎，并很快向头侧延伸，向尾侧伸展则较慢。

在胚胎第 5 ~ 6 个月时，骨化中心将软骨体分为两个厚软骨板，向椎间盘的一侧进行软骨内骨化。随着骨化中心的扩大，椎体向两端生长，与长骨纵向生长相似。在前面和后面都有一些大的沟，为脊椎血管之入口。沿椎体之前方及后缘，出现马蹄状软骨环，此即骨突环，为形成青年期骨性骨突环的原基。

椎体后外部的骨化系椎弓骨化中心扩展所致。故在出生后前几年内椎体显示两个软骨结合，称为"椎体与椎弓软骨结合"。

椎弓的骨化约开始于胚胎第 8 周，最先出现于上面几个颈椎，逐渐向尾端延伸。第一椎弓之外半部均起自一单独的骨化中心，椎体则起源于第 3 个骨化中心（图 1–3–6）。腰椎椎弓在出生后一年内连接起来，其后胸椎和颈椎的椎弓也发生同样变化。颈椎的椎体与椎弓软骨结合约在出生后第3年，下部腰椎则直到第6年尚未完全连接。横突尖端在青春期前尚保持软骨状态。大约在16岁时，在横突、棘突的尖端椎体上、下面开始出现继发的骨化中心。

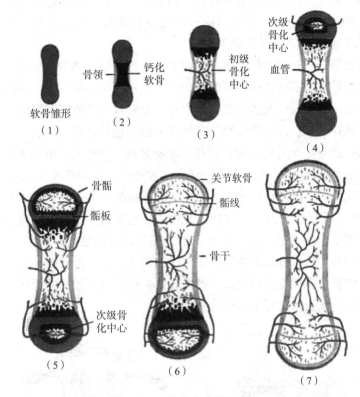

图1-3-5　软骨内成骨示意图

（1）~（7）示软骨内成骨过程及长骨生长

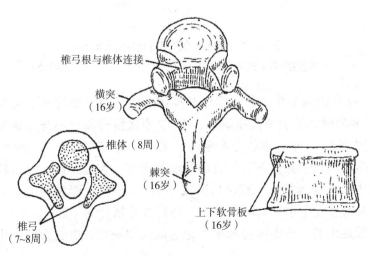

图1-3-6　椎体的发生

（二）椎骨骨化

典型的椎骨有三个初级骨化中心：每侧椎弓各 1 个及椎体 1 个。椎弓的骨化中心出现于横突根部，骨化向后到椎弓板和棘突，向前到椎弓根和椎体的后外侧部，向两侧到横突，向上和向下到关节突。标准的椎弓骨化中心首先出现于胚胎第 8 ~ 10 周的上颈椎，逐渐向尾端延伸，12 周到下腰椎。

椎体的主要部分——初级骨化中心出现于脊索的背侧，偶尔会出现椎体骨化出现两个外侧骨化中心并可能不融合的情况。其中一个生长抑制，则产生楔状椎骨，是导致脊柱侧凸病变所公认的原因，此情况常为多发性。生后数年椎体与每侧椎弓的连接是软骨结合或神经 - 椎体连接。胸椎椎体肋凹在神经 - 椎体连接之后。

新生儿的椎骨有 3 个骨化成分，包括 1 个椎体和 2 个椎弓，其间由软骨相连。1 岁时，椎弓首先在腰部的后面相连，随后到胸部和颈部。上颈椎椎体与椎弓相连大约在 3 岁。但下腰部的连接直到 6 岁时还不完全。至青春期，椎体的上面、下面、横突尖和棘突尖呈软骨性，但此时出现 5 个次级骨化中心，包括横突尖 2 个、棘突尖 1 个和椎体上、下面周缘部 2 个环状骺（图 1-3-7）。肋凹是环状骺的延伸。约在 25 岁时这些才与骨的其余部分愈合。颈椎分叉的棘突有 2 个次级骨化中心。椎骨的环状骺不等同于长骨的骺。大部分哺乳类有完整的骨性盘。腰椎乳状突处有两个附加的骨化中心。第 5 腰椎的一对甲壳虫样的骺通常出现于横突成分的尖端。

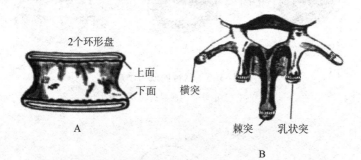

图 1-3-7　脊椎骨的次级骨化中心（腰椎）

A.椎体骨骺环；B.棘突、横突和乳状突的次级骨化中心（虚线处）

1 岁时，椎弓的两半相融合，椎弓和椎体形成关节，即神经中央关节，以便脊髓扩大。3 ~ 6 岁时，该关节发生融合，至 17 岁次级骨化中心与椎体发生融合，但在腰椎区，要到 25 岁左右才能完全融合。来自软骨膜和韧带的血管可经软骨的小管系统进入生长板，但血供不如长骨的骨骺部丰富。血管不侵入纤维环组织，因此在发育过程中是无血运的，一直保持到成年期。6 岁时，能看到中央动脉，但以后逐渐消失。某些情况下中央动脉不消失，如脊椎骨软骨病（Schmorl 病）。在峡部不连或脊椎滑脱症患者，腰椎椎弓未生骨化造成峡部缺损，由先天性骨化中心未融合所致。

（三）椎骨的生物力学特性

骨的发生、生长与骨的受力状态密切相关。一般来讲，骨在生理范围内的应力作用下，以骨形成为主；在低应力下，以骨吸收为主；在周期性应力下可同时刺激骨形成和骨吸收。椎体的大小和薄厚，是人体站立后为适应承重功能在发育过程中逐步形成的。随着人们对椎骨力学性能认识的不断深入，大部分研究集中于椎体的力学性能。

1. 椎体　早期的生物力学研究是对椎体抗压强度的测试，促进了这一问题的深入研究。一般说来，椎体的强度随着年龄的增长而降低，特别是在 40 岁以后，发生明显的降低。一个椎体的骨量，即骨密度，若减少 25%，可使其强度降低 50% 以上。近年的研究表明，骨的矿物质含量与骨的强度有着极其密切的关系。更进一步的研究是将椎体分离成皮质骨壳、松质骨核及终板来测试。

（1）皮质骨壳：椎体是脊柱的主要负载成分。但椎体的主要负载部位是皮质骨壳还是松质骨，随年龄而改变。Rockff 等的实验证明，完整椎体的强度随着年龄的增加而降低，从 20 岁到 40 岁，椎体强度的降低率很高，40 岁以后，强度改变不大。在 40 岁以前，皮质骨壳承载 45%，而松质骨核承载 55%。40 岁以后，皮质骨壳承载 65%，而松质骨核承载 35%。这种强度的消长说明，随着年龄的改变，椎体的韧性在不断降低而脆性不断增高。这可能是老年人骨质疏松、椎体容易发生压缩骨折的主要原因。

（2）松质骨核：在对椎体松质骨强度的测试中，其载荷 - 变形曲线显示了三种破坏形式：Ⅰ 型显示最大载荷以后强度降低（占 13%），Ⅱ 型在最大载荷以后可以维持其强度（占 49%），Ⅲ 型在断裂点以后强度升高（占 38%）。后来的实验又证明，椎体的松质骨可以承受很大的压缩载荷，在断裂前其变形率可高达 9.5%，而相应的皮质骨壳的变形还不足 2%。这说明椎体损伤首先发生皮质骨断裂，而不是松质骨的显微骨折。

（3）终板：终板在脊柱的正常生理活动中承受着很大的压力。在脊柱运动节段（完整的椎间盘及其上下椎体）的疲劳试验中，有 1/3 的标本发生终板断裂伴髓核突出，而且这种断裂多发生在年龄比较小的标本上。终板的断裂有三种形式：中心型、周围型及全板断裂型。中心型在没有退变的椎间盘中最多见，周围型多见于有退变的椎间盘，全板断裂型多发生于高载荷时。

2. 椎弓　到目前为止，还没有将椎弓做成分离体的研究。三种不同加载方式作用于整体椎弓的实验结果显示，大部分断裂发生在椎弓根。椎弓根的强度与性别及椎间盘的退变有关，且随着年龄的增长而减退。

3. 关节突　在一个完整的脊柱运动节段加载试验中，关节突关节大约承担 18% 的载荷。在脊柱从后伸到前屈的全过程中，关节突关节承担的载荷从 33% 下降到 0。在极度前屈时，关节突不承担载荷但关节囊韧带受牵拉。在扭转试验中发现，椎间盘、前后纵韧带与关节突关节囊、韧带各承担 45% 的扭转载荷，剩下的 10% 则由椎间韧带承担。

四、脊椎与骨盆的骨龄

（一）脊柱的生长

出生前脊柱的生长最快。在婴幼儿和儿童期，脊柱生长速度下降，到青春期进入最后的生长高峰。脊柱的长度是以坐高的测量来进行评估的。在出生后的前两年，平均坐高每年增加 5cm；4~7 岁时，每年增加 2.5cm；到 9~10 岁时，每年增加 1.5cm。

在青少年，脊柱生长速度峰值约在青春期开始两年后出现。女孩生长高峰在 12 岁，男孩在 14 岁。在这期间，男孩和女孩的平均身高增长速度为每年 4cm。女孩的身高平均增加 6~11cm，而男孩的身高平均增加 7~12cm。女孩和男孩分别在 15 岁和 17 岁时，坐高达到其峰值的 99%。

（二）椎体的生长

椎体通过骨膜化骨进行横向生长，而通过上下软骨板的增殖实现纵向生长。最接近椎体的细胞逐渐骨化并被终板软骨细胞所取代。在胎儿和婴幼儿期，椎体终板呈外凸状，至儿童、青少年和成人期则呈内凹状。在青少年，女性椎体比男性小，成年后椎体接近于男性。在 25 岁时，骨化停止且骺板变薄，通过软骨钙化层和软骨下骨板与椎体分开。除了 12 岁时较为明显的周围骨性隆起，软骨板的其他部分则形成椎间盘的终板并在一生中呈非骨化状态。当纵向生长停止后，终板与椎体融合，但其自身并不能使脊柱继续生长。

（三）关节突关节的发育

在间充质期，相邻体节椎弓的背侧突起并在未来关节突关节的位置相连接。随着关节突的软骨化进程，间充质逐渐退化形成关节囊、关节内结构和关节腔。在出生时，关节突未完全骨化。

腰椎小关节的方向变化：出生时，腰椎小关节呈冠状面方向，但到 11 岁时，已同成人的方向一致。小关节方向变化的原因可能是遗传因素或由于多裂肌牵拉乳突，向背侧牵拉上关节突的外侧部分，从而使关节面旋转或关节面曲率发生变化。

（四）骨盆的发育

出生以后，髂骨、坐骨与耻骨通过软骨相互连接构成"Y"字形的髋骨，到青春期以后，髂骨、坐骨与耻骨逐渐融合，直至 25 岁完全骨化，左髋骨、右髋骨通过耻骨联合相结合，与骶骨、尾骨连接在一起构成骨盆。

第四节　椎骨、关节软骨的退变

一、骨质疏松与骨质增生

儿童骨量稳步增加，青春期以后男女均加速，直至 35 岁，正常干燥骨约 60% 是矿物质，主要是羟磷灰石结晶，其余为有机质，主要是骨胶原。骨量增加系由于骨外膜下新骨迅速形成，且由于骨内膜骨的形成，髓腔直径减少。青春期的最初骨量是衡量以后骨量变化和个体是否发生骨质疏松的基础和决定因素。骨量低的人，随后骨量下降至自发性骨折水平的危险性也大。随年龄增加，由于骨内膜吸收，髓腔扩大，皮质骨厚度逐渐减少，松质骨的骨小梁数目及厚度亦下降，骨量逐渐减少。

男女性的骨量在 35 ~ 40 岁以后开始下降，大致与总肌肉重量下降相平行，与年龄呈线性相关。男性的总骨量丢失每年约为 0.3%，此速度直到老年几乎保持不变。女性开始时也与男性相同，但在停经期，每年增至 2.2% ~ 3.0%，脊椎骨椎体中心在经绝后不久每年丢失达 6% ~ 8%，女性在经绝后 20 年间总骨量丢失达 20% ~ 30%，但随绝经后时间加长，骨丢失的速度逐渐减慢，到 70 岁时，又恢复到与男性相同的速度。

因此，骨质疏松是人体衰老出现椎骨退化的表现，椎骨出现骨质疏松后，因负重应力可继发厚度下降，同时，终板与骨软骨环可出现骨化——骨质增生（图 1-3-8A）。这也是适应性负重应力——生理性代偿，部分椎间盘纤维环受伤，其骨质增生可顺纤维环方向骨化，形成所谓的"骨桥"（图 1-3-8B）。骨质增生和骨桥形成，可以无任何症状。

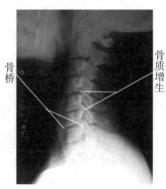

B　第 4、5、6 颈椎骨质增生，第 6、7 颈椎骨桥形成（资料来源：北京以宗整脊医学研究院）

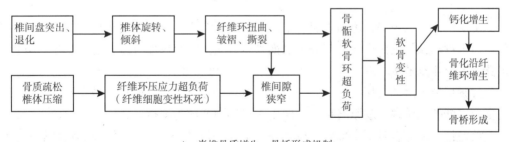

A　脊椎骨质增生、骨桥形成机制

图 1-3-8

二、脊柱关节软骨构造及其退变

（一）软骨构造

关节软骨主要为透明软骨，由大量细胞外基质与散在分布其中的软骨细胞组成。基质的主要成分是水、蛋白多糖和胶原。纤维软骨中为类软骨细胞与类纤维母细胞，细胞数量多，所含胶原与糖蛋白的比例也比正常关节软骨高，其生物力学作用不如关节软骨，不能承受过度负荷。在成人关节软骨内，没有血管和神经，没有单核细胞或免疫球蛋白，故也没有免疫反应。

关节软骨的结构组成根据深度而变化，包括细胞的形状与大小、胶原纤维的粗细与走向，蛋白多糖的浓度及含水量的多少。关节软骨的构造可分为滑动带、过渡带、放射带、钙化带和软骨下骨性终板数层。（图1-3-9）

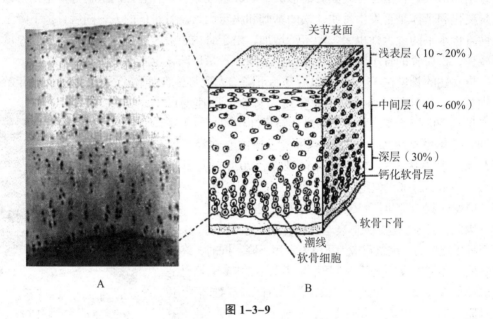

图1-3-9
A.正常成人关节软骨组织学切片，番红O染色，显示软骨细胞分布，
B.关节软骨各层（透明软骨、潮线和软骨下骨）的简要图解

滑动带位于最表层，包括表层和切线层，厚度约200μm。软骨细胞伸长且长轴与关节表面平行，胶原蛋白纤细并与关节表面平行，主要含有胶原纤维，基本上不含有蛋白多糖。水分含量最多。

过渡带位于滑动带切线层下，与滑动带直接相连。软骨细胞小而散在于含丰富胶原与蛋白多糖的基质内。胶原略粗，走向由平行逐渐变成为斜行。

放射带占关节软骨下半部的三分之一，上面是过渡带，下面是潮线和钙化软骨。特点是软骨细胞呈垂直的放射状，细胞排列成柱状。胶原纤维更粗，且由表层平行而转变为垂直方向，显得紊乱，有时并见拱样形状，不具弹簧作用，是关节软骨的弱点。蛋白多糖最多，水分含量最少。钙化带上与潮线相连，下与软骨下骨相连。

在骨骼未发育成熟期，关节软骨的一部分营养来源于骨骺闭合以前下面的骨基质的渗透。成年后，由于潮线出现和钙化软骨中磷灰石的大量沉积，骨基质的渗透消失。关节软骨的营养主要来源于关节滑膜产生的滑液，营养物质和氧从滑液中向软骨基质扩散。

（二）关节软骨发育

人类关节的发育始于胚胎第 6 周，第 10 周时形成关节。出生时，已有血管穿进软骨骨骺，随后在骨骺中央骨化。骨骺表面靠近骨端的是关节软骨。关节软骨有两个增生层：

1. 深层　实际是骨骺的一部分，供给骨核软骨内骨化所需的细胞。

2. 浅层　在关节面直下，供给关节软骨的细胞。在生后第一年关节软骨最厚，以后浅层停止增生，而深层细胞继续分裂。

幼儿关节软骨呈无色半透明状，富于细胞而肥厚，含有大量水与黏多糖。到第 6 个月时，蛋白合成率降低至一定水平。软骨成熟的标志是潮线的出现，潮线是在钙化与未钙化软骨之间出现的深染的波浪状线。潮线的出现和骨骼的成熟一致，即软骨内骨化的停止，血管不再穿入关节软骨，潮线下软骨钙化，形成软骨下骨板。

关节软骨在发育的不同时期，其组织结构、有丝分裂程度和化学成分均有明显不同。

（1）未成熟软骨较成人软骨厚，且软骨细胞数量要多。未成熟软骨在表层和切线层的细胞较成人软骨更大而更少呈圆盘状；过渡带更宽且含有较多随机分布的细胞；放射带细胞的排列变化很大，浅层呈不规则柱状，越深柱状越明显。来源于下面骨的血管芽以类似于骺板临时性钙化带的方式侵入软骨细胞柱之间。

（2）有丝分裂在未成熟软骨非常常见，随着软骨逐渐成熟，有丝分裂局限于软骨最底层血管侵入部分的上方。待软骨完全成熟时，随着钙化带和潮线的形成，有丝分裂完全停止。

（3）随着年龄的增长，关节软骨中水分含量逐渐减少，降至一定水平后基本维持不变。蛋白多糖的含量在刚出生时最高，随着软骨发育而逐渐减少。软骨中的胶原含量则是随着年龄逐渐增加，至一定水平后维持不变。

发育成熟后的正常软骨细胞没有分裂功能，但在受到激素刺激和承受压力时，软骨仍保持 DNA 复制的能力。成熟的软骨细胞当受到生长激素的刺激，或在承受压力、撕裂、骨关节炎，或组织培养时，可从基质中释放出来，转变成为未成熟的软骨母细胞而开始制造 DNA，分裂，潮线破裂，血管穿入软骨。同时，软骨细胞和未成熟软骨一样，黏多糖含量增加。但基质的量和（或）质不正常时，损伤的软骨可继续崩溃。

软骨中没有神经、血管，但具有大量均匀的细胞外基质，同时可见稀疏、散在的，位于界限清楚的陷窝中的软骨细胞。纤维软骨之基质中含有大量胶原，如半月板、椎间盘之纤维环等。

（三）关节软骨的修复、再生与衰老

关节软骨耐磨性很强，在正常生理情况下，可以正常使用八九十年而无磨损和撕裂。但在创伤和炎性疾病情况下，关节软骨可遭破坏或发生退变。其虽有代谢活动，但修复能力非常有限，基本上不能使其恢复到正常状态。一旦发生破坏，损坏会不断积累，直至关节面完全丧失，暴露出下面的钙化骨。伴随这些软骨改变的是骨赘形成和关节严重变形。

修复是指组织中新的细胞和基质取代损害或丢失的细胞和基质的过程。对于带血管的组织，修复过程一般是先在损伤部位形成由胶原纤维和成纤维细胞组成的瘢痕组织。然后，瘢痕内的细胞和基质大分子被替代和重组，从而使瘢痕组织重新塑型，完成修复。修复后组织的形态和功能基本上接近正常组织。但在关节软骨却无法完成这样的修复，大致有以下几点原因。

1. 成年软骨缺乏血管，所以这些组织的破坏不能导致纤维蛋白凝块形成或炎性细胞和未分化细胞从血管迁移到组织损伤部位。

2. 软骨缺乏能迁移、增殖并参与修复反应的未分化细胞。关节软骨内的软骨细胞已高度分化并存在于致密的胶原－蛋白多糖基质之中。软骨细胞无法穿越这些致密的基质，故其增殖和迁移能力非常有限。

3. 软骨细胞合成基质能力有限，故在损伤发生时，软骨细胞不能合成足够的胶原和蛋白多糖来修复组织缺损。

4. 随着年龄增长，软骨细胞数量在减少，且其对促进合成代谢的生长因子的反应能力也在减弱。

在应力和摩擦最大的部位，先是成簇或成片的胶原纤维从浅表剥脱。随着时间发展，损伤不断深入，出现垂直的缺口和裂缝，并进行性加深。同时蛋白多糖也开始丢失。由于软骨细胞无法迁移，其合成的基质也无法填补缺损。随着基质退变的进展，软骨碎片撕脱进入关节腔。最终，软骨逐渐被全层破坏，使软骨钙化层甚至软骨下骨质裸露。骨面下骨髓腔内的血管和纤维组织增生，不断产生新骨，沉积于裸露骨面之下，形成硬化层，其表面被磨光如象牙样，故称为牙质变。应力最小的部位有骨质疏松。新生骨向阻力最小的方向生长，在关节边缘形成骨赘、坏死骨小梁、软骨样碎片和纤维样组织的囊肿。后期软骨下骨塌陷变样，周围增生膨出。

（四）关节软骨的生物力学特性

关节软骨能够承受人一生中几十年静态的、周期的、反复的高负荷，是由其特殊的结构决定的。首先，关节软骨的结构具有固相和液相的双相性。其固相是由胶原、蛋白多糖和其他分子组成的多孔的、可渗透的、非常柔软的固态基质。其液相则是由水构成。水占正常关节软骨总重量的 65% ~ 80%，位于微小的孔中，可以由于压力梯度或基质的挤压在多孔－渗透性的固体基质中流动。由于固体基质的特别柔软性和较低渗透性，液体在基质中流动产生的摩擦力很大，为维持有效流动需要较高的流体动力压力。液压成了承担负重的主要形式，使固体质上基的应力减至最小，从而形成对固体基质的应力防护。在正常关节软骨中，液体压力与固体基质的承重比例大于 20∶1。在骨关节炎，软骨早期发生的最显著的变化是水分增加和蛋白多糖减少，使固体基质渗透性增加，液压承重减弱，固体基质承重增加，致使软骨寿命下降。

关节软骨特殊的生物力学特性也表现在对负荷的反应上。由于关节软骨内没有神经和血管，所以关节软骨的信息调节主要来源于对压力－形变的感知。软骨细胞对此非常敏感，作用在组织上的力学变化导致细胞膜应力和应变的变化，使细胞获得足够的信息。当负荷强度和频率超出正常范围时，将会破坏关节软骨的合成－降解平衡，导致软骨的组成和结构发生变化。

1.通过强制制动或应用支具减少关节负荷，将导致关节软骨的萎缩和退变。这种效应可因接触面和非接触面而不同。由于关节面保持连续性和静力压缩状态，关节滑液通过扩散传送的营养物质减少。在接触面可发生软骨退变损伤，软骨细胞死亡。在非接触面，会发生纤维化、蛋白多糖含量与合成的减少及形态的改变。这些变化在关节恢复活动后可部分得到逆转，逆转的程度取决于制动的时间和程度。

2.关节负重增加、过度使用或撞击都可以影响关节软骨，引起分解代谢，成为进行性退行性改变的始动因素。

3.关节失稳时，压缩弹性模量降低，液压渗透性增加，导致负重时液压减小，应力遮挡效应减弱，使关节软骨受到损害。

第五节　椎间盘及其功能

一、椎间盘的形成

（一）椎间盘的构成及形态

椎间盘维持着脊柱的正常功能，它们通过固定相邻椎体来稳定脊柱并维持其排列。椎间盘允许椎体间相互移动，并且能够吸收作用于脊柱的载荷和能量，从而使脊柱具有柔韧性和灵活性，椎间盘的结构由外层的纤维环和内部的髓核构成。而纤维环又可分为内外两层。在椎间盘的上下两面则是覆盖于椎体上下表面的薄层透明软骨，即椎体终板。椎间盘向前连接于前纵韧带，向后连接于后纵韧带。（图 1-3-10）

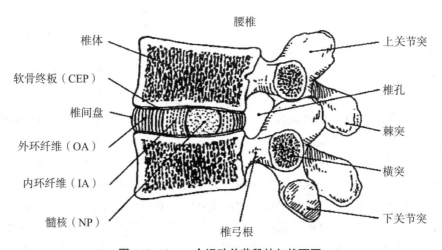

图 1-3-10　一个运动关节段的矢状面图
　一个运动关节段由两个椎体及在其间构成坚强连接的椎间盘组成。椎间盘的四个组成部分为：软骨终板（CEP）；外纤维环（OA）；内纤维环（IA）；髓核（NP）

健康年轻的腰椎椎间盘为卵圆形，其后缘稍凹或为直线，老年人则因为退行性变的缘故后缘稍凸。腰骶椎间盘后缘呈直线或稍后凸，这与以上的腰椎椎间盘有所不同。在腰骶椎间盘后缘与硬膜囊之间常有大量脂肪。

椎间盘的厚度累加约占整个脊柱长度的 1/5，但椎间盘并非等量分布于各个椎间隙之间。颈、腰段椎间盘的量要大于胸段椎间盘的量，所以颈、腰段的柔韧性要大于胸段。即使是椎间盘的不同部分厚度亦有所不同。在颈腰段，椎间盘前部的厚度大于后部，从而构成了颈腰段脊柱的前凸。在胸段，椎间盘的厚度前后基本一致，胸段脊柱的曲度取决于此段椎体的形状。

在细微结构上，椎间盘和其他结缔组织一样，由稀疏的细胞和丰富的细胞间质组成。细胞间质由大分子物质构成的复杂框架和填充其间的水分构成。细胞合成了这些大分子物质并维持其框架结构。这些大分子物质及其与水的交互作用决定了椎间盘的完整性和力学特性。

（二）椎间盘的发育和形成

在胚胎发育的第 10 周，生骨节的致密区向头端发展，形成软骨盘和纤维环的原基。原始椎间盘称为椎间盘膜的膜性结构，围绕椎体原基。在后期，这些膜性结构形成脊柱的前纵韧带、外纵韧带和后纵韧带。

脊索则是软骨源椎体内压到生骨节致密区间的生骨节间隙，在间质区受到持续压力。当软骨进化时，脊索细胞在椎体内不断地移行到椎间盘组织内。此时，脊索组织由未进行软骨化细胞的致密部包绕，并由此形成真正的纤维环。同时，脊索细胞内发生不同程度的黏液退变和增生。此后，脊索细胞在此形成髓核，脊索组织在不断迁移时，纤维环亦增大。脊索周鞘本身仍在软骨源椎体的中心区，称为黏液样条。

在胎儿发育的早期，血管即深入椎间盘，但消退也很快。约在妊娠第 3 个月，出现与脊索平行的血管。另外，还有来自骨膜的血管穿入软骨板，但并不进入椎体的骨化中心。出生后不久供应椎间盘的血管即开始减少和变细，此后继续减少，至 18～25 岁，实际上大部分血管均已消失。在血管穿入处的软骨性终板上可留下一些裂隙。当血管完全退化时，这些软骨空隙可被瘢痕组织所代替，有时发生钙化，对逐渐胀大的髓核可形成抵抗力减低的区域。经由这些抵抗力减低之处即可发生髓核脱垂，形成 Schmorl 结节。髓核并无血管直接供应。

椎间盘营养的唯一来源是从椎体中的松质骨经过软骨板弥散而来。在脊椎和椎间盘的解冻标本中可发现一细的软骨下毛细血管后的静脉网，由短而垂直的分支引流到粗而水平的收集静脉系统，并与椎体静脉系统相交通。这对椎间盘中央增殖时，在椎体处的细胞即同时消失。在 6 个月时，椎间盘的脊索细胞亦开始退化，聚集成群形成黏液样核心，为纤维组织和透明软骨所包绕。来自附近纤维软骨囊的胶原纤维进入此种胶状黏液样结构内。

在新生儿中，髓核几乎占据椎间盘的一半，主要由脊索组织组成。其基质由少数胶原纤维和极少量置于大量的高度水合蛋白多糖网中的弹性蛋白构成，其胶原纤维的直径几乎一致且较小。在儿童少年期，随着骨骼的生长，纤维环的纤维软骨成分增加，但髓核仍占椎间盘的近一半，而且很容易将髓核与纤维环内侧的纤维软骨区别开来。脊索细胞逐渐减少，软骨样细胞开始出现，胶原纤维越来越多。随着骨骼发育的成熟，纤维环外层大小未变，内层纤维软骨膨胀压迫髓核，髓核逐渐纤维化。部分纤维环中开始有正常胶原纤维组织丢失，在薄层间由外向内开始出现裂隙。髓核变得坚硬发白，呈半透明状。纤维环外层以内的可存活细胞急剧减少，且脊索细胞很少，髓核中央有软骨样细胞。胶原和非胶原蛋白增加，蛋白多糖和水减少。待到老年，纤维环外层以内通常变成僵硬的纤维软骨。纤维环内层和髓核很难区分。中央很少有活细胞。

　　髓核在椎体间的位置，与椎体受到的压强有关。在原始椎间盘内髓核系位于中央，它周围的成纤维细胞积极参与纤维环的形成（图1-3-11）。一般在颈椎与胸椎，髓核一直位于椎间盘中央，在腰椎则稍靠后。

　　椎间盘的神经分布系来自窦椎神经，它起源于脊神经，通过椎间孔控制骨膜、关节结缔组织、脊膜和椎管的血管。

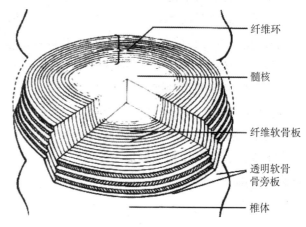

图1-3-11　椎间盘额切面的结构

纤维环
髓核
纤维软骨板
透明软骨骨旁板
椎体

它环绕椎弓根的基底部分出上下两支到达后纵韧带，并有多数分支分布于骨膜、后纵韧带、硬膜外的血管。窦椎神经在各个水平的分支相互交叉，因此，椎间盘引起的疼痛影响到多支神经，但不一定是压迫坐骨神经引起的疼痛。骨突关节的感觉神经来自后支，后支又分布于黄韧带和棘间韧带。硬脊膜外的静脉窦有丰富的神经分布，当其发炎或受压时也可引起疼痛（图1-3-12）。

（三）髓核的构成

　　髓核主要由蛋白多糖、胶原、细胞和大量的水分构成。其细胞早期为脊索细胞，后逐渐被软骨细胞替代，这些细胞分散于细胞基质中。细胞基质是由胶原纤维和蛋白多糖为主构成的松散、细软、多水的不能被压缩的凝胶。髓核在水中会出现明显的膨胀，其周边与纤维环内层相移行，没有清晰的分界线。髓核所引起的作用可能归因于一种或者多种这些构成成分。引起人们最大注意的是蛋白多糖，其对神经组织可能具有某种直接的刺激作用。以前人们提出具有病理生理学重要意义的既不是胶原也不是细胞。然而，最近有关髓核细胞的研究显示，这些细胞能够产生金属蛋白酶，诸如胶原酶或者明胶酶，以及白细胞介素 -6 和前列腺素 E_2，在培养中也是如此。如上所述，利用同样的猪模型，研究者对髓核细胞在由髓核诱导产生的神经损伤中所起的作用进行了评估。在一项双盲实验中，在 -20℃下冰冻自体髓核 24 小时，并在 37℃下通过透明质酸酶或者加热室进行消化 24 小时。24 小时后，重新应用经处理后的髓核，并在 7 天后进行分析。在应用冰冻髓核后细胞已经被杀死的动物中，神经传导速度未发生任何变化，而在其他两个系列中，结果与应用未经过改造的髓核的结果类似。因此，细胞会以某种方式导致神经损伤似乎合情合理，结构性分子则不是那么重要。该假设得到了另一项采用相同模型的实验的进一步支持。该实验显示，在马尾中应用经过培养后的猪椎间盘细胞，会再次导致神经传导速度下降。然而，应用椎间盘细胞膜也再次出现这种速度的下降，表明其作用的物质可能是膜结合物。

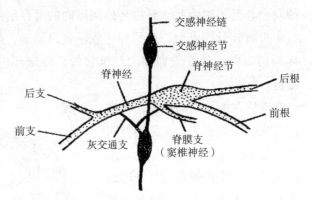

A. 颈脊神经分支与交感神经的脊膜支（窦椎神经）关系示意图

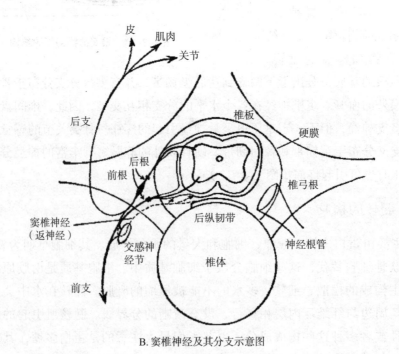

B. 窦椎神经及其分支示意图

图 1-3-12

（四）纤维环的构成

纤维环为纤维软骨组织，其作用是限制髓核。整个纤维环分为内、外两层。外层由密集的 I 型胶原纤维板组成，内层由纤维软骨组成，主要为 II 型胶原，缺乏像外层那样的板状排列。内层进入髓核并与其细胞间质相连。纤维环以两种形式附着于椎体：①纤维环外层通过 Sharpey 纤维附着于椎体的皮质表面。②由于椎间盘、软骨终板和椎体边缘都是由软骨发展而来，这些部位通过软骨内化骨的过程，使纤维软骨借助软骨钙化附着于椎体周边和终板。整个纤维环呈同心圆形排列。每层之间的纤维大部分平行排列，斜行于两椎体之间。这些纤维在邻近的层次走行于不同的方向，且彼此形成一个钝角，从而对不同方向的运动进行控制。纤维环前部及两侧较厚，胶原纤维短而结实，数量较多，排列紧凑，且有前纵韧带加强；后部及后外侧较薄，胶原纤维多以竖直方向排列，虽有后纵韧带加强，但仍不如前、侧部坚实，所以椎间盘突出多发生于后侧。

（五）软骨终板的构成

软骨终板由透明软骨组成，覆盖于椎体上下面，位于骺环之内。其平均厚度为 1mm，中央部分较厚，四周逐渐变薄，其边缘消失在纤维环之中。在软骨终板和椎体海绵质之间，为钙化软骨板和软骨下骨，其某些部分较薄且多有孔隙，允许骨髓与非钙化软骨直接接触。软骨终板在出生时含有许多微血管，但在成人血管消失。水分和养分可以从椎体海绵质透过软骨终板扩散至椎间盘内。所以，软骨终板是髓核与椎体之间的生物力学和物质代谢的界面。发生在大年龄组的椎体骨质和终板形态学的变化，会影响正常椎间盘的营养，导致其发生退行性变。

二、椎间盘的功能

髓核与包绕髓核的纤维环共同组成的椎间盘，其主要功能一方面是组成椎体关节的关节囊，其次是缓冲、承载脊柱的压应力。

生物力学研究表明，在脊柱运动过程中椎间盘是靠肌肉和神经的协同作用，以复杂的方式承担负荷，通常是压缩、屈曲和扭转的结合。腰椎的屈曲、伸展及侧屈可对椎间盘产生拉伸和压缩应力，而腰椎旋转椎间盘的受力主要为剪切应力。椎间盘在青少年时期是富含水分的组织，在整个运动阶段像垫子一样垫在椎体间，椎间盘只是具有流体静力学的功能，起到储存和传递负荷的作用。

韦以宗研究发现，椎间盘在椎体关节内的活动空间，是椎曲形成后出现的。椎间盘的生长发育源自脊索，当体节形成后，脊索细胞残留形成髓核，在整个脊柱发育过程中，均稳定于椎体之间至出生后 6 个月。在这个生长发育阶段，所有的髓核均是静态的。当儿童 6 个月开始坐立时，腰曲出现，至 1 周岁站立行走，颈曲出现，颈腰曲出现，椎间隙出现前宽后窄，髓核在椎体应力作用下，被推向前方，如此，椎间隙出现原来新生儿时髓核的空间，此空间逐渐充盈水分，髓核开始具备在椎体运动下产生流体静力。而胸椎、骶椎没有此空间，因此，其椎间盘就永远处于静态，临床上，这两部分椎间盘突出罕见。

正常椎间盘的力学功能是依靠流体静力学原理实现的，由于内纤维环和髓核含有较高的蛋白多糖成分和水分，故其具有软骨的特性。水分在基质中排出和吸入时所产生的摩擦阻力会形成较大的流体静力学压力，同时髓核中高浓度带负电的蛋白多糖亦可产生膨胀压力，此二者可维持椎间盘的高度，并对承载和转移载荷压力增加起一定的作用。而外纤维环能够抵抗较大的拉伸应力。在压缩、弯曲或旋转时，处于最大拉伸模量的外纤维环能够最大限度地减轻椎间盘膨胀和降低纤维环产生的应变。在较低拉伸模量时，液流在纤维环内产生的摩擦消散机制和髓核变形的非依赖消散机制，可以消散椎间盘承受的载荷。

椎体运动是椎间盘突出的主要动力。髓核及其连接上下椎体的纤维环组成的椎间盘是紧密连接上下椎体的，因此，椎体的任何运动都可带动椎间盘的运动，也就是说，没有椎体的移动，椎间盘是不能自主运动的。

第六节　椎间盘的突出和退变

一、椎间盘的突出

（一）椎间盘突出的原理

腰椎椎间盘的髓核在长期的压应力作用下，向受力较小的一方膨出、突出。一方面腰椎外伤或过度前屈、后仰、左右侧屈及左右旋转，椎间盘髓核也随着滚动，撕裂纤维环薄弱处而膨出、突出或脱出。另一方面腰部肌肉因过度劳累、受凉或受潮，而疼痛、痉挛、肌力不平衡，导致椎体旋转、倾斜，椎间隙在某方位的内压增高，将髓核压向纤维环薄弱的后缘而膨出、突出或脱出。

椎间盘一旦突出，椎间隙变窄，椎体塌陷、旋转，关节突关节必成角状交锁，并影响到上下关节突的交锁，椎体倾斜、旋转，出现扭曲性侧弯。这就是椎间盘突出、椎间隙变窄后，几乎都出现椎曲变直，上段腰椎旋转、侧弯、倾斜的影像学改变的机制。另外，由于椎曲紊乱，腰椎侧弯、倾斜，腰椎在纵轴载荷应力下，纵轴力线位移，不仅加重椎间盘突出部位的关节应力压迫，也可继发上一个椎间盘由于倾向性压应力的作用而突出。这就是临床上往往在第 5 腰椎和第 1 骶椎椎间盘突出后，又继发第 4、5 腰椎，以及第 3、4 腰椎的椎间盘突出的机制。

（二）椎间盘突出后的病理改变

1. 椎间盘突出类型　椎间盘突出是个通称，本症的原意为椎间盘疝（disc herniation），定义是椎间盘不对称的局部扩展超过了椎间隙。从解剖学或病理学改变上，可分为突出（protrusion）、脱出（extrusion）和粉碎（sequestration）三个类型。椎间盘膨出（disc bulge）是椎间盘组织向周围扩展超过了正常周边，纤维环并未破裂，主要原因是一个或数个椎间盘因负荷或退变，其内容物质因受压而膨隆，重者可引起间歇性跛行，一般不会引起神经症状，故不列入椎间盘突出的诊断之内。

2. 突出椎间盘可以缩小或被完全吸收　学者们对突出的椎间盘是否可以缩小或被完全吸收进行了观察。Bush 等对 165 例坐骨神经痛患者做了 CT 检查，其中 96% 皆有突出，经治疗后有 86% 症状消退，14% 做了手术。在 111 例非手术治疗的病例中，一年后 CT 检查，76% 突出物有大部或完全吸收，与非手术患者无明显差异。大部或完全吸收者年龄均较小，发病时间也较短，突出物之吸收和神经症状之间并无明显关系。Fagerlund 对 30 例坐骨神经痛患者进行 CT 检查。经过 3～24 个月的非手术治疗后再检查，其中 20 例缩小约 50%，10 例完全被吸收，症状也明显减轻，突出物的缩小在前 3 个月最为明显。Eagerlund 认为突出物的缩小与坐骨神经痛有密切关系。Thelander 也对 30 个病例进行了同样的观察，并对症状持续存在和再次发生发作的患者进行了对比，结果无甚差别。在 19 例症状弯曲消退的患者中，只有 3 例突出物完全不见了。Delauche-Cavallier 在 21 例非手术疗法的病例中，48% 有突出物的缩小；19% 有中度缩小；其余无改变，突出愈为明显。在 Bozzao 非手术治疗的 26 个病例中，6～15 个月后 48% 缩小了 70%，15% 缩小了 30%～70%，29% 无改变，8% 有增大，突出物增大者皆有症状的加重。

Marsuhara 的研究中，发现缩小愈为明显。分析其原因可能是突出物穿出了纤维环，破坏了硬膜外血管，形成血肿，并且椎间盘内容物的溢出可在硬膜外引起炎性反应，急性期影像所见可能为血肿和炎性组织的综合显影。较大突出物缩小较快，可能与这些物质的吸收有关。随炎症所造成的水肿渐渐消退，乃至肉芽组织生长。Callncci 认为，有的患者发病 6 周后症状有所扩展，可能与这些肉芽组织的生长有关。椎间盘本身无血液循环，当游离的碎块穿出后纵韧带，进入有血液循环的椎管后可以较快地被吸收。多发性椎间盘膨出，则少见缩小现象。

大多数学者都有和以上相类似的发现，所不同者，在于突出物大小改变和症状之间的关系问题存在分歧，尚有待进一步的观察和研究。

二、椎间盘的退变

西医学对椎间盘的认识是 20 世纪 40 年代之后。而传统中医学则是从腰痛发病的机制论述相关病变。《黄帝内经》有"久立伤骨""久坐伤肉"的说法，有"肾主腰脚"的理论，有劳损、风寒湿邪、外伤和肾虚等导致腰痛的病因学说。

（一）椎间盘退变的形成及表现

所有椎间盘都会老化，但并非都会退变。椎间盘退变的主要原因是盘内降解酶的作用和细胞活性的下降，以致无法维持或修复细胞外基质。椎间盘退变的后期往往仅剩一层薄薄的纤维组织，并经常伴有椎体骨刺、骨密度增高、毗邻椎体的硬化和骨关节炎（图 1-3-13）。小血管增生进入椎体、终板和椎间盘的外周部分，并往往伴有神经向椎体内部延伸。这些变化往往会导致腰痛、脊柱活动能力丧失和关节、韧带、肌肉的负荷失常。在老年人，椎间盘退变常常没有症状，但在其他人群，则可导致腰痛、坐骨神经痛、椎管狭窄和神经性跛行。

（二）椎间盘退变的生物力学因素

脊柱的灵活性和稳定性由复杂的神经肌肉骨骼系统控制。韦以宗等将脊柱分为静态骨关节系统、动态动力系统和调控系统的三个子系统。Panjabi 的系统分类法，是以调控系统（椎间盘、韧带、骨和被动肌）、动力系统（肌腱和主动肌），以及中性系统（神经系统和调控与动力结构中的神经组件）来描述。Panjabi 的分类法与我们的概念相类似。腰椎的生物力学特征取决于这三大子系统的完整性。在正常情况下，肌肉骨骼结构借助神经网络，以高度协调和最优化方式相互作用、相互影响，产生所期望的动作并达到稳定性要求。然而，损伤和退行性过程破坏了这种错综复杂的平衡，并引起不利载荷向其他脊柱结构转移，通常会引起疼痛或者功能障碍。关于椎间盘，矫形外科学术界认为是退行性过程改变椎间盘的机械属性及周围结构。这种潜在认识促使人们进行了大量而广泛的研究，目的是阐明椎间盘变性的生物力学后果。

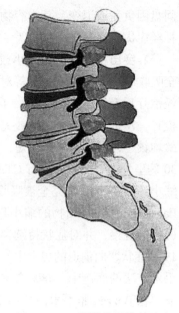

图 1-3-13　脊椎的退化性改变

提示第 4、5 腰椎和第 5 腰椎、第 1 骶椎的椎间盘的晚期退化，椎体与椎间关节骨刺的形成和骨刺导致的椎孔狭窄

1. 结构与功能　椎曲的紊乱，最终影响作为整体的脊柱系统。对腰椎具体结构及其功能和相互间的作用过程有一个基本的了解非常重要。在文献中可以查到很多关于此问题的范例。椎间盘变性会把不利应力传递给其他脊柱结构，尤其是脊椎间关节。Burler 等借助放射线检查发现，椎间盘变性会引起脊椎面关节继发关节炎性变化，很可能是由于机械载荷发生转移所致。利用羊模型发现，脊椎面关节病随着通过实验方式诱导产生的椎间盘变性而发生。同时，在邻近环发生损伤椎间盘的椎骨中可发生骨的真正重建。在临床上已经报道了腰椎间盘突出患者多裂肌和竖脊肌肌纤维的类型发生改变，以及多裂肌结缔组织的结构类型发生改变。

椎间盘是一种可变形的连接结构，由于在成熟期无血管，重建和修复能力非常低。这使得其非常容易疲劳断裂。当肿大的中央髓核被纤维环围绕时，其可维持并传递压力。纤维环是一种高度有机化胶原纤维层，纤维变换倾斜方向时，其可对抗在各个方向上的运动。由于纤维环的排列，与载荷类型无关，椎间盘部分或者全部会承受抗张应力。椎间盘髓核的三种主要构成成分是水、胶原质和蛋白聚糖。其在椎间盘内的比例根据径向，以及年龄的增长和变性的发生而变化。外环胶原质含量最高，水和蛋白聚糖的含量最低，而核体水和蛋白聚糖含量较高，胶原质含量较低。椎间盘的生物力学属性在很大程度上取决于组织的水合作用。胶原纤维为椎间盘提供抗张强度。被胶原结构组织围绕的水结合蛋白聚糖的膨胀作用提供载荷容量。

连接椎体和椎间盘的软骨质终板，可为无血管供应的椎间盘提供营养供应通路。如果在椎间盘和椎体之间传递足够的轴向载荷，终板会发生偏斜。通过终板的营养供应通路中断，被认为是导致椎间盘变性的一个关键机制。

关节突关节，或者通常所说的小关节面，是在相邻椎骨的上、下关节突之间形成的滑膜关节。这些由软组织覆盖的关节突或者小关节面，加之包绕关节的纤维囊，可形成一种锁定机制，对抗椎骨之间的剪切平移和轴向旋转。骨碰撞加之关节囊张力，在腰椎弯曲过程中，对提供被动稳定性起主要作用。根据 Adams 和 Hutton，小关节面通常可承受约 20% 的脊柱压迫力，但是如果由于变性椎间盘高度降低，载荷承载能力只能达到 70%。在一个腰部运动段内，椎间盘可提供 40% ~ 50% 的转距强度（转距，即力学中的扭距，强度在这里意思是代偿或支持。），剩余的强度均归结于后部的结构单元和棘间韧带。

腰椎韧带可为外部载荷提供被动抗拉力。稳定性的量由具体韧带提供，不仅取决于韧带的强度，还取决于其结构排列和载荷施加的环境。韧带对抗沿与其纤维相同方向的载荷最有效。由于椎间盘变性，椎间盘间隙狭窄，使韧带的强度减低，从而降低其提供被动平移或者旋转稳定性的有效性。

由于缺乏肌肉组织，在低载荷下，骨韧带脊骨具有其固有的不稳定性（约 90N）。因此，在活体状态下，神经肌肉系统必须履行其保持姿势稳定的补充和适应作用。精确的运动控制战略出现障碍，尤其是那些重复性障碍，对腰椎结构可能起有害作用（如引起疼痛或者功能障碍）。腰椎直接受两侧大量肌肉的影响，无论是段间还是多段间，为了平衡重力作用或者执行控制运动，并提供被动弹性张力，两侧的肌肉以高度协调的方式发挥作用。肌肉不但能够产生运动，而且还能够生成压迫力和剪切力，促使腰椎承受的内力升高。腰椎肌肉组织的复杂积聚特性目前还未得到充分证明。然而，生物力学和神经生理学的研究表明，深部固有的肌肉会积聚在一起，控制椎骨间水平的运动，而长的多节间的肌肉，对控制脊柱的整体运动方向，可能起着更全局性作用。

腰椎动力和调控结构的神经分布特征，多数均已经确定。载荷敏感性神经末梢或者机械性刺激感受器在肌肉（肌梭）和肌腱（高尔基氏腱器）中，提供有关张力水平的本体感受信息，对肌紧张性的控制非常关键。尽管神经末梢在被动结构中的存在情况已经被描述得很详细，但是其作用还尚未被清楚地确定。关于关节结构，在椎间盘的外环和小面关节囊内都含有游离神经末梢和机械性刺激感受器。这些结构作为本体感受器监控运动段的位置和活动。来自这些被动结构的神经反馈提供控制调节肌肉张力所需的感觉信息，并据此提供腰椎的灵活性和稳定性信息。除了控制调节功能外，在关节结构中存在的神经分布使这些结构成为疼痛的潜在来源。

2. 载荷力方向改变与慢性劳损　椎间盘的主要功能是保持关节的灵活性并在椎骨之间传递轴向载荷。与椎骨一起，椎间盘可对抗垂直站立姿势下作用于脊柱的 80% 的压迫力。通过椎间盘，椎骨之间可发生旋转（屈伸、侧弯和轴向），以及由压迫力或者剪切力引起的平移运动。

《黄帝内经》有"久坐伤肉"之说，常人坐久了也感到腰酸、腰痛。一般认为，因为久坐后腰肌血液不流畅而产生酸痛。韦以宗等研究发现，久坐后腰椎整体下沉短缩，身体中轴垂线也从原来的骶椎前缘落到后缘。因此认为，现在常见的腰椎间盘突出或退化引起的腰腿痛，往往是久坐导致的。

椎间盘是含有水分和富有弹性的，特别是在青春发育期。有研究表明，人体在 1 天内椎间盘总的长度变化在 6.3～19.3mm，平均为 15.7mm。这是由于人平躺后，垂直的地心引力消失，椎间盘不再受身体重力挤压，水分充盈到椎间盘内，椎间盘厚度增加。这样，成人的身高也比站立位要高 1%，儿童为 2%，而老年人为 0.5%。这是站立和平躺位身高的变化。

韦以宗等还观察到，站立位和端坐位 1 小时后，人的身高也有变化，主要发生于腰部，即腰椎整体发生下沉、短缩。通过对 28 个自愿参加实验的男女青年（17～25 岁），进行 X 线片的动态观察，结果发现，坐位 1 小时后较坐前整体腰椎平均短缩 12mm，腰椎的曲度也从原来的弯曲变直，脊柱的中轴垂线（负重线）从原来的第 1 骶椎前缘到坐位后的后缘（图 1-3-14）。

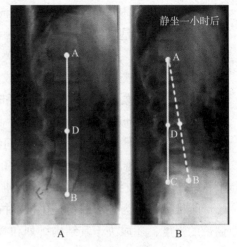

图 1-3-14

A. 男性，20 岁，站立位腰椎侧位片，其中轴垂线（AB）止于第 1 骶椎前缘，椎间隙前宽后窄，椎曲正常

B. 同一人，坐位 1 小时后腰椎侧位 X 线片，其中轴垂线，从原来的 AB 线后移到 AC 线止于第 1 骶椎前缘，而且较站立位短缩。椎间隙前后等宽，椎曲变直

椎体的后缘是腰椎的后关节，同时也是椎间盘的后壁。椎间盘后壁是最薄弱的。躯体的中轴力线后移，说明原来在站位时负重的力线，到坐位后转到了腰椎的后关节和椎间盘的后壁。结果，导致椎间盘的后壁充血，长时间充血易损伤变性；其后关节的关节腔也同时变窄（因腰椎整体距离变短），关节滑膜充血，刺激脊神经，轻者感觉腰部不适，重者腰酸腰痛，甚至腿痛。

坐位为何导致腰椎整体下沉，主要是坐位使髋关节屈曲，而止于双侧大腿的股骨小转子，连接 5 个腰椎和第 12 胸椎的腰大肌也处于松弛状态，整体腰椎失去了前缘的支撑力和牵拉力，椎体相互之间的椎间隙由前宽后窄变成了前后等宽，而椎间隙内含的椎间盘在重力作用下向后方蠕动突出。长期久坐使椎间盘后凸，其纤维环变性而导致椎间盘突出，或是退化、骨质增生。

3. 椎间盘变性病理机制的力学因素　关于椎间盘变性的病理机制存在若干学说，机械、化学、年龄相关、自体免疫、遗传和基因因素都包括在内。绝大部分研究聚焦于试图理解机械载荷在椎间盘变性中所起的病因学作用。这主要基于这样一个事实，即背痛是影响工作群体稳定的主要原因。人们基本相信导致背痛症状的病理源自损坏脊柱结构的机械因素。例如，Farfan 等假设椎间盘变性起因于强加的引起小面关节功能受损的扭转应力。尽管在职业载荷暴露和变性发现结果之间不存在清晰的剂量反应关系，但是他已经发现卡车司机所承受的物理载荷能够预示脊柱损伤。引起背部疼痛的可疑职业及危险因素包括下列实际需求：重体力载荷、扭转、拉、推；长时间处于静止姿势；以及全身震颤。然而，关于哪一种物理因素与下腰痛患病率增加相关，在文献讨论中存在分歧。Marras 等对工业生产过程中，体力搬运职业的起重过程中，躯体的动态运动对发生下腰痛疾病的促进作用进行了评估。下列工作场所因素的幅度增加显著增加了发生下腰痛疾病的危险性：起重频率、载荷运动、躯体横向速度，以及躯体的径向角度。

有证据表明，职业暴露会对椎间盘变性产生影响，尤其是关于腰椎间盘变性；然而，这种危险因素的影响作用不大，尤其是当与家族影响进行比较时。最近，Hansson 和 Westerholm 对文献进行了评论，评估现有的科学证据是否能够证实下腰部疾病与下列不同体力劳动暴露之间存在关系：对患者的管理与护理、抬举患者、材料处理、重体力劳动、重物抬举、弯曲或者扭转工作姿势、站立或者行走、长时间坐位以及工作中全身承受振动。评论指出，有明显迹象表明，下腰部疾病发病率升高与频繁抬举重物（超过 15kg）和工作姿势扭转或者弯曲有关，而频繁抬举小于 10kg 的重物则表现显著的负相关。中等程度的迹象支持全身振动与下腰部疾病发病率升高之间的相关性。有限迹象表明，患者的管理与护理、患者的抬举，以及重体力劳动与下腰部疾病的发病率升高相关。目前，关于下腰痛与站立、行走或者久坐之间存在相关性的证据还不是很充分。

在完成必要性体力工作时，对腰椎产生的负载效应不但取决于负载的数量，而且还取决于加载速率和时间累积，这是由于椎间盘和韧带均是黏弹性结构。关于椎间盘的黏弹性属性已经描述得很清楚，包括正常椎间盘和变性椎间盘。在加载情况下，组织液体流出和纤维环的胶原纤维延伸都会导致椎间盘的高度和容量下降 20%，且椎间盘内的压力会随着蠕变载荷而降低。椎间盘内压力降低使组织更富有弹性，弯曲阻力和剪切载荷降低，且使小面关节的轴向载荷增大。当除掉负载时，椎间盘吸收液体，并从变形中恢复，尽管完全恢复需要相当长的时间。在反复体力劳动下，即便生理载荷相对比较低，脊柱结构也会出现疲劳。机械性疲劳能够使椎间盘及其黏弹性脊柱结构（例如韧带、肌腱和筋膜）更脆弱，易于形成显微损伤。由于成熟期椎间盘的恢复能力非常低，结果认为累积结构性损伤是导致椎间盘变性和下腰痛的基本原因。

试图确定导致椎间盘变性的原因和作用效果是极其困难的。在变性后的椎间盘中，结构性破坏会伴随发生细胞介导的构成变化。关于椎间盘进行性生物化学变化是否能够改变其结构的完整性，或者机械干扰是否会促使椎间盘细胞代谢发生生物化学改变，目前还不清楚。

4. 与椎间盘变性相关的生物化学和结构变化　椎间盘变性是组织（整体或部分）物理和化学属性的退化和重建，细胞或者大分子发生退行性病理变化。在变性后的椎间盘中所观察到的变化与在正常老化过程中发生的变化类似，但是由于椎间盘变性发生的变化更明显，可能在生命的早期发生，且变化比较严重，经常与临床症状相关。

椎间盘变性和老化的主要生物化学特征是蛋白聚糖的丧失，继而水分丧失，尤其是在核体中更明显。核体内细胞的形状发生改变，并开始形成在正常椎间盘中不存在的胶原质。从结构上看，随着色素沉着的增加，髓核日益纤维化而且变得黯淡。环－核体边界之间的划分变得更不明显，中间到外部环开始出现分层，尤其是在前环内。研究结果认为分层是纤维环中开始出现同心撕裂（concentric tears）的前驱阶段。在纤维环胶原纤维的超微结构中可以发现异常（例如小纤维增粗或者纤维截面直径不规则）。纤维环中的径向裂缝和裂隙在椎间盘内可形成腔体。内环向内膨胀，而且环径向膨胀加大。通过 X 线可以识别与椎间盘变性相关的病理，包括椎间隙变窄、椎体边缘周围形成骨性赘生物和椎骨终板硬化。

为了根据所观察到的形态变化对变性的程度进行描述，Nachemson 创建了一种整数分级量表（integer grading scale），范围从 0（无肉眼可见变性特征）到 4（严重变性）。与之相似的这种分级方案或者分级版本通常在对生物力学实验中使用标本的变性状态进行分级时会涉及。Kirkaldy-Willis 把变性过程描述为三个连续阶段：①功能障碍的早期阶段，在这个阶段中，活动段不能正常发挥功用，但是病理变化程度最低（1 级）；②不稳定阶段，为中间阶段，关节的松弛度增加，可证明段的活动出现异常（2 级）；③再稳定阶段，以关节纤维化为特征，并形成骨赘，导致段的活动度下降（3 级和 4 级）。

5. 椎间盘内的机械力学　由于椎间盘是一种非均质结构，存在区域性的材料性质差异，尤其是在纤维环中，反映结构和生物化学构成存在差异。这种区域性属性会影响椎间盘对负载做出反应的方式，当给出分析结果时，必须予以考虑。Brown 等可能是首批对椎间盘的区域性张力强度进行描述者。轴向拉伸椎间盘不同部位的矩形椎骨 – 盘 – 椎骨部分，直至断裂。在正常材料中，强度最高的部位是椎间盘的前部和后部，而中间部位的强度则最弱。

最近关于非变性腰椎间盘标本抗拉属性径向和圆周变化的研究报道指出，当沿薄层面加载时，前环比后侧部区域更硬，强度更大，而外环比内部区域更硬，强度更大。Ebara 等对载荷分布如何从内纤维环中较低的抗张模量受益进行了推测，并指出抗张模量数值越小，应变数值越大，提示内纤维环更有可能发生变形，这样，当与更具限制性的外环相比时，按非均匀方式跨内纤维环分布施加载荷就更加成功。因此，更容易发生变形的内纤维环在组织内就能够提供大量的消耗能量。Acaroglu 等利用多层环标本，对沿薄层面施加载荷时，老化和变性对区域性抗张属性的作用进行了评估。发现变性与断裂属性显著下降相关（即破损应力和应变能密度），表示变性的纤维环会在较低的应力下失效，而且失效时所需要的能量比较低。同时，发现泊松比明显降低。泊松比是组织中横向与轴向应变的比。这表示环薄层结构性变化会影响椎间盘的内部应力，从而会影响椎间盘承载载荷的总体方式。当垂直于薄层面施加载荷时，Fujita 等对正常和变性腰纤维环的离体径向抗张属性进行了研究。环的径向抗张行为呈高度非线性，表现为区域依赖性行为，可能是由于层间编织的径向变化所导致。与正常椎间盘的内环和外环标本相比，中层标本比较硬，而且随着径向抗张载荷的施加，在较小应变强度下就发生断裂。注意到存在由于变性而产生的差异；与正常椎间盘进行比较显示，中等程度变性椎间盘屈服值和极限应力均减小 30%。

Umehara 等把椎间盘轴向压迫属性变化作为椎间盘内位置与变性的函数进行了研究。其针对完整椎间盘标本采用压陷法（indentation technique），在发生不同程度变性的腰椎间盘中，对轴向压迫弹性模数进行了评估。在正常椎间盘中，环及环的侧部弹性模数最低，而在后环和前环中，数值则明显增大，前环为最大。这种正常分布特征，与在前面试验中报道的抗张强度分布相关，会受椎间盘变性的影响。在正常椎间盘中，约在正中矢状平面的位置，分布对称，而在变性比较严重的椎间盘中，则显示不对称且不规则，核模数（nucleus modulus）比较高。在轻度变性的椎间盘中，弹性模数的最低值是在椎间盘的后外侧部，此部位同时也是临床上发生断裂最频繁的部位。Fargan等发现，在旋转载荷下应力最大的部位是椎间盘的后外侧角，再次与临床发生椎间盘突出的常见部位一致。

环的径向、圆周病灶或者边缘型病灶会影响椎间盘的内部机械完整性。上述病变在进展时与年龄无关或者彼此之间无关，可能是疲劳断裂所导致的结果，或者是变性过程的一部分。研究者通过试验对上述腰椎间盘病变的类型和严重程度如何改变生物机械属性进行了分析。屈伸的僵硬程度随着撕裂严重程度的增高而增强，部分是由于伴发椎间盘高度下降而发生的。圆周撕裂和边缘病变严重程度增加，与关节轴向扭转僵硬度下降相关。由于环形撕裂，部分环中出现层间黏合缺乏；因而，椎间盘转移由扭转载荷所产生的剪切力的能力下降。

测量作用于脊柱载荷量的一种直接方法是利用椎间盘内压力测量法。在健康椎间盘中，加压后的凝胶状髓核作为水压垫，在环内产生抗拉应力，使所施加的载荷和应力可跨多个脊髓段平均分布。纤维环的薄层由于环内的流体静压，主要沿径向向外膨胀。但是，由于老化和变性，环中水含量减少，纤维化程度增高，导致流体静压行为下降，而且在环的薄层和终板区域出现结构性断裂。在变性的椎间盘中，有关于内部薄层向内突出的报道，而且发生这种突出与核体内压力丧失有关。在载荷作用下，上述变化会改变椎间盘内部的机械力学，产生高应力浓缩，引起疼痛，甚至进一步导致椎间盘破裂。

在许多初级人活体内试验中，Nachemson等对各种不同行为状态下腰椎间盘的内压进行了测量。根据这些试验和后来Andersson等人以及Schultz等人所做的试验，椎间盘内压测量值、肌电图数据以及生物力学建模，共同提供了用来确定工作场所和椎间盘疾病的临床战略的重要信息。最近利用最新压力传感器技术的活体内研究已经证明了从20世纪60年代到20世纪70年代期间，椎间盘内压力试验的结果。在一名健康男性志愿者中，Wilke等测量了第4、5腰椎椎间盘内压，发现与Nachemson数据相关性良好，但是有两点除外：第一，发现椎间盘内压在放松坐位状态下要比放松站位状态下低；第二，仰卧位和侧卧位时压力实质上等同，而Nachemson却发现侧卧位时压力增加三倍。但是，在受试者人数比较多的一组内（8名健康志愿者和28名下腰痛患者），Sato等测量了在各种姿势下第4、5腰椎椎间盘内压，证明了Nachemson的发现结果。

椎间盘内自身的病理改变，也可导致机械力的失衡。Jeong GK和Fontanesi G分别报道椎间盘含气的结节囊肿，均可压迫椎管和神经根孔。

（三）营养供应减少是椎间盘退变的始动因

正常椎间盘是无血管组织，营养供应主要通过两个途径被动扩散而来：一是终板途径，即椎体内血管的营养物质通过骨髓腔－血窦－软骨终板界面扩散到椎间盘，营养髓核与纤维环内层；二是纤维环途径，即纤维环表面血管营养纤维环外层。软骨终板既具屏障功能，又有营养中介作用。椎体骨－软骨终板－椎间盘界面的通透性决定于软骨终板与椎体之间血管芽的多少。软骨终板硬化、钙化、增厚后导致椎间盘（包括软骨终板本身）有氧血液的供应减少，同时妨碍废物的排出，使乳酸浓度升高，pH 值降低，加速细胞死亡或凋亡，并形成恶性循环，导致基质降解。终板内软骨细胞可以合成髓核基质，产生黏多糖，软骨终板钙化减少了终板为髓核产生的黏多糖，使髓核含水能力降低，导致椎间盘进一步退变。只要软骨终板保持良好状态，髓核就可再生。因此，阻止软骨终板内软骨细胞钙化，增加椎间盘营养供应，将是预防软骨终板乃至整个椎间盘退变的关键。

（四）基质降解酶是椎间盘退变的中间环节

退变的椎间盘内蛋白多糖含量逐渐下降，水含量明显降低，胶原类型发生转换。这些基质合成和破坏的不平衡提示在椎间盘细胞外基质中存在着一个调控基质代谢的酶系统。

1. 金属蛋白酶　正常软骨终板主要包含 II 型胶原，随着退变的发生，I 型胶原表达逐渐增加，II 型胶原表达逐渐降低，此改变与椎间盘退变程度呈正相关，胶原酶（MMP-1）是一种重要的基质金属蛋白酶（MMP），它是唯一能够裂解可溶性胶原螺旋区肽键的酶。研究表明，椎间盘中胶原酶活性明显升高。椎间盘内环境的改变和不断受到的机械作用使椎间盘细胞崩解，酶抑制物合成减少，溶解体内的组织蛋白酶 B 释放，激活潜伏状态的胶原酶，使椎间盘胶原分解加速，导致椎间盘退变。

2. 蛋白多糖酶　中性蛋白多糖酶（MMP-3）能够分解椎间盘中的聚集性蛋白多糖，也可分解 II、IV、IX 及 XI 型胶原和纤维蛋白、层黏蛋白等。随着椎间盘的老化或退变，髓核中 MMP-3 活性升高，使糖蛋白及连接蛋白裂解成为高度异质性分子。Kang 等的研究证实突出的颈、腰椎间盘中的 MMP-3 及明胶酶活性明显升高。Kanemoto 等通过免疫组化方法研究表明，椎间盘 MMP-3 阳性细胞比率与磁共振证实的椎间盘退变程度呈正相关。

3. 弹性蛋白酶　此酶在正常椎间盘终板仅有轻度酶活性，但在退变椎间盘的终板及髓核中活性极高。Fujita 和 Kokubun 等认为此酶可能来源于邻近椎体的骨髓细胞，当退变终板与椎体分离或断裂后，骨髓组织伴随血管从椎体侵入髓核，造成骨髓与髓核的直接接触，骨髓细胞分泌的 IL-1 激活丝氨酸蛋白酶与金属蛋白酶，从而加速髓核基质的降解。

4. 椎间盘内酶的调节系统　金属蛋白酶组织抑制因子（TLMP-1）与 MMP-1 或 MMP-3 以 1：1 的比例形成有高度亲和力的复合物，从而抑制金属蛋白酶的活性。

（五）炎性物质、细胞因子在椎间盘退变过程中的作用

炎性物质、细胞因子既是退变椎间盘的病理产物，又是进一步促进退变，导致椎间盘突出并产生临床症状的致病因素。

1. 炎症介质　退变椎间盘髓核可释放炎症介质并漏逸，炎性细胞因子的出现，既是椎间盘退变的结果，又是重要的炎性促进剂，进一步加剧了椎间盘的退变。Olmarker等将猪的自体髓核注入骶尾椎硬膜外腔，引起明显的马尾神经根炎。Marshall等研究证实突出的椎间盘中含有组织胺。Willburger等测量了在培养液中孵育后的椎间盘，其中PGE_2和6-酮-PGF_{1a}水平升高。Kang等发现突出的颈腰椎间盘孵育后的培养液中PGE_2水平明显升高。我们研究了不同退变程度椎间盘中HE、5-HT、PGE_2和6-酮-PGF_{1a}水平变化，结果退变椎间盘炎症介质水平明显升高，且与退变程度成正比，进一步证实了盘源性颈痛和化学性神经根炎的存在。

2. 自身免疫反应　Pennington等首先证明正常狗的髓核中存在IgG，一旦髓核突出或漏逸出纤维环外，IgG就可能激活补体而引起炎症反应。Spilliopoulou等对突出的人椎间盘进行了免疫球蛋白定量分析，结果IgM也呈现有意义的升高。

3. 细胞因子　正常椎间盘组织中不含有IL-1β及其免疫反应细胞，但Rand等发现，培养中的鼠正常椎间盘细胞在脂多糖刺激下，可大量合成、分泌IL-1和IL-6等细胞因子。Taka-hashiYW认为，除外源性途径外，椎间盘细胞可以通过自分泌方式产生IL-1和IL-6等因子，在突出椎间盘组织中检测了IL-1a、IL-1β、IL-G、TNF-a、GM-CSF等细胞因子，发现脱出型和游离型椎间盘中产生细胞因子的细胞大多是组织细胞、成纤维细胞和内皮细胞，在突出型中主要是软骨细胞，并证明突出椎间盘产生的IL-1a可使PGE_2含量增加。IL-1在椎间盘退变的病理过程中占有重要的地位，IL-1通过诱导基质金属蛋白酶（MMPs）的表达，引起蛋白多糖（PG）降解；通过刺激分泌NO，抑制PG的合成，导致PG的净损失，Gronblad等报道IL-1还可通过调控退变椎间盘组织中前列腺素E_2（PGE_2）等炎症介质含量，影响椎间盘退变的继发性病理过程，IL-1a和PGE_2很易浸润至神经根，对神经根直接刺激或增强缓激肽的敏感性，从而产生神经根痛，说明IL-1本身可能是一种强有力的致痛物质。采用IL-1受体拮抗物治疗颈椎病的尝试也正是基于这种认识。Kang等认为，与正常椎间盘组织相比，突出的颈腰椎间盘组织自发产生较高水平的MMPs、NO、IL-6和PGE_2，MMTP降解蛋白多糖中的角蛋白，NO、IL-6、PGE_2参于IL-1诱导的蛋白多糖合成的抑制，这些研究说明退变椎间盘产生的细胞因子具有启动基质降解酶和促进炎症反应的作用。

4. 一氧化氮　NO可直接或间接地与椎间盘中产生细胞因子相互作用，诱导PLA_2、PGE_2等炎症介质产生，加速椎间盘中胶原比值改变，抑制蛋白多糖的合成，加速退变间盘的退变，并产生根性放射痛。有学者认为，对5例突出后摘除的腰椎间盘进行染色和NADPH-d组化检测，原位杂交显示，造模组动物术后一两周的椎间盘周围NADPH-d阳性细胞有一致的诱导型NO合酶（I-NOS）的表达，Kang等报道了突出的颈和腰椎间盘可自发产生NO。NO作为一种炎性因子，表现出一种自相矛盾的作用：它既可表现出强烈的血管舒张作用，增加血管的渗透；在一定条件下，又通过抑制PGE_2、血栓因子、IL-6的合成而发挥抗炎作用。

（六）遗传基因在椎间盘退变过程中的作用

21 世纪初，对腰椎间盘退化的研究，已有人提出了椎间盘疾病遗传基因的因素，芬兰奥卢（Oulun）大学 Ala-Kokko L 通过对家庭和双胞胎进行研究，最近已经变得很明显，遗传因素在腰椎间盘疾病中也很重要。通过识别出两个与坐骨神经痛和腰椎间盘突出症相关的胶原质 IX 等位基因，该假设得到了进一步加强。此外，已经证明椎间盘退行性变与聚集蛋白聚糖基因多形性、维生素 D 受体和基质金属蛋白酶—3 基因的等位基因相关。

三、退变椎间盘的结局

（一）椎间盘退变后力学特性的改变

椎间盘退变后力学特性会发生明显的改变：形变增加、盘内流体静力压及渗透压下降、疲劳周期缩短、抗损强度减弱、流体静力压及渗透压与基质受压时支撑方式的改变、双相黏弹特性的改变等。出现退变后，髓核变得僵硬和更有弹性，由类似液体方式的反应向类似固体方式的反应转换。这会导致椎间盘内应力的各向同性特点丧失，分散负荷的能力减弱，盘内应力和张力异常增高。终板退变后，会变薄，产生细微破裂或损伤，致使流体渗透性增加。这样，终板受力时，液体会被快速挤出，损害了终板提供的流体力学压力负荷支撑机制，导致椎间盘负荷分散的更加不一致，剪切应力升高，从而引起椎间盘特定部位的损伤。

（二）椎间盘退变后生物学及生物化学的改变

退变椎间盘突出后由于局部炎症刺激或突出物直接压迫脊髓、神经根等组织，从而产生一系列临床症状，之后逐渐纤维化或骨化，可能进一步加重临床反应。硬膜外腔的髓核自行消失的机制是髓核脱离椎间盘后，髓核吸水增强，体积增大，然后蛋白多糖链自溶，且髓核突出后成为体内异物，周边毛细血管爬行长入，经吞噬作用，髓核溶解消失，但纤维粘连加重。通过免疫组化和基因表达研究发现，突出椎间盘组织的血管和细胞表达成纤维细胞生长因子（FGF），该因子不但能直接升高组织蛋白降解酶活性，而且通过激活纤溶酶原使之成为一个有效的丝氨酸蛋白酶——纤溶酶，从而降解大部分细胞外基质的蛋白多糖和氨基多糖的蛋白质部分，加重椎间盘退变。Haro 等的免疫组化研究发现突出的椎间盘组织浸润的巨噬细胞、成纤维细胞和内皮细胞强烈表达单核细胞趋化蛋白和巨噬细胞炎症蛋白，这些化学因子以自分泌或旁分泌的方式不断激活并聚集巨噬细胞，促进对突出物的吞噬吸收。

最新研究认为其退变的实质是椎间盘细胞外基质的降解及基质与细胞黏附功能减退导致的细胞凋亡。椎间盘细胞外基质在细胞的信号传导方面也起重要作用，即使呈老龄或退变细胞，也能够戏剧般地改变细胞外基质的功能。细胞外基质能够储存碱性成纤维细胞生长因子，从而约束细胞外基质蛋白，说明椎间盘基质改变不仅影响椎间盘形态结构的改变，而且对局部功能的调节和介导其他细胞因子起重要作用。因此，改善椎间盘营养状况，阻止基质降解，减缓细胞凋亡，对维持椎间盘细胞的功能和细胞外基质的自身稳定将发挥重要作用。国外对颈椎间盘退变机制的探讨及非外科干预方法延缓退变的报道逐渐增多，人工基质、生长因子、间质细胞或软骨细胞的置入疗法仍待摸索与完善。中医药已成为当今临床上非手术治疗颈椎病的重要手段，中药在治疗颈椎病、腰椎间盘突出症等椎间盘退变性疾病方面有相当大的潜力。怎样发挥中医药辨证论治的优势，怎样更好发挥古方及名老中医经验方的新用途，已是摆在我们面前的新话题。

为临床医生便于理解椎间盘的整个生理和退变的过程，列表 1-3-1 供参考。

表 1-3-1　椎间盘在不同年龄阶段的组织及其位置与运动关系

时期	胚胎	发育期	青年	中年	老年
	16 天至 10 周	1 岁至 19 岁	20 岁至 35 岁	36 岁至 55 岁	56 岁以后
组织结构	脊索、髓核逐渐形成	髓核、椎间盘	椎间盘（髓核）	椎间盘	椎间盘
	脊索细胞—水分	胶原、蛋白酶、水分含量占 70%，富于弹性	胶原、蛋白酶，水分开始吸收，弹性开始下降、开始退变	纤维软骨化	纤维软骨钙化或吸收
位置与运动	中央，相对稳定	从中央位置随腰曲、颈曲逐步出现，而向前滑动。最后，颈腰曲段随运动前后滑动	颈腰曲段随颈腰的屈伸和侧屈而前后、左右滑动	颈腰前后髓核蠕动逐渐静止，椎间盘活动减弱	髓核运动终止，椎间盘退化

第七节　脊柱进化、发育和功能与形态结构的关系

一、遗传基因和形态结构

遗传基因和功能的需要决定人体的结构，达尔文认为进化的动因在于自然选择的作用。也就是说，如果某一种变异对生物的生存是有利的，具有这种有利形状的个体可以获得更多的存活下来的机会，由于有利变异通过遗传而在后代逐渐积累，使一个原有物种演变成新的物种。这与中医的"天人相应生化观"不谋而合。人体的脊柱结构，在胚胎时期，可以体现其遗传特性，也即从节肢动物到四足脊椎动物和胎儿的外观，均可看到遗传的影子（图 1-3-15）。

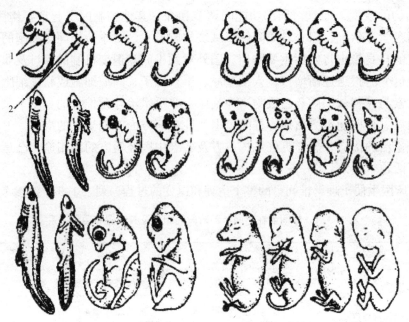

A　几种脊椎动物胚胎的比较（仿人类生物学）

（上排为早期胚胎，中排为中期胚胎，下排为晚期胚胎。1. 腮囊；2. 腮弓）

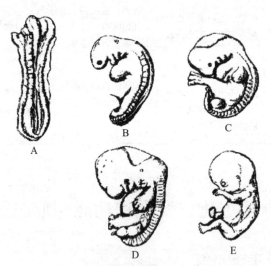

B　人类胚胎期的发育（仿 DeWitt）

（A. 3 周；B. 4 周；C. 5 周；D. 6 周；E. 8 周）

图 1-3-15

二、脊柱的功能与形态结构

　　人类为了"生存有利的"，所以其结构，在进化过程决定的遗传基因条件下，机体的功能可以"使一个原有物种演变成新的物种"。在人类中，脊柱的功能与结构的关系乃至决定性的影响有以下几个方面。

（一）功能与颈曲和腰曲形成的关系

人体的颈椎与胸椎之间的弯曲出现在胚胎第 7 周，开始"喘息反应"时，逐渐有抬头且形成颈胸段向前的弯曲（图 1-3-16A），这是所有脊椎动物都有的颈胸椎之间的弯曲。但头颅是与脊柱在一轴线上。胚胎整个发育时期，脊柱与四足动物是一样的（图 1-3-16B、C）。

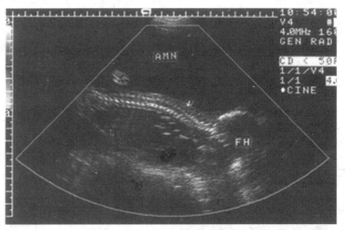

A. 胎儿脊椎纵观（孕 20 周 FH- 胎头），自颈、胸、腰、骶至尾椎，两条排列整齐平行光带清楚可见颈胸段的弯曲——脊椎动物共有的颈胸弯曲

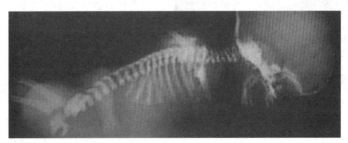

B. 人类新生儿脊柱（与四足动物脊柱类似）（资料来源：北京以宗整脊医学研究院）

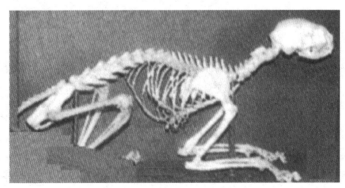

C. 脊椎动物（猴）的脊柱

图 1-3-16

新生儿似胎儿一样，没有颈曲，腰椎与胸椎、骶椎是在同一弯曲度上。人类的腰曲产生，完全是由坐位到直立后才出现，猴子经训练直立后，也可出现腰曲，就是最好的说明。儿童一般6个月坐位后，腰曲逐渐产生，因此，脊椎四个曲度中，颈曲和腰曲均是为适应功能需要而出现的。相关详细内容，在后章"椎曲论"再叙。

（二）站立承重压强与椎体结构形态

四足动物的脊椎骨和人类新生儿一样，除颈椎略小之外，胸椎和腰椎大小是一样的，当儿童起坐到站立行走之后，胸腰椎椎体受上半身重力的应力需要，发育即随重力大小而上小下大，是发育成熟形成颈椎小，胸椎向下逐渐增大，到腰椎为最大的"塔形"结构排列（图1-3-17），这是椎体结构发育与功能的适应性。生物力学测定也是下部椎骨抗压力大于上部椎骨（图1-3-18）。

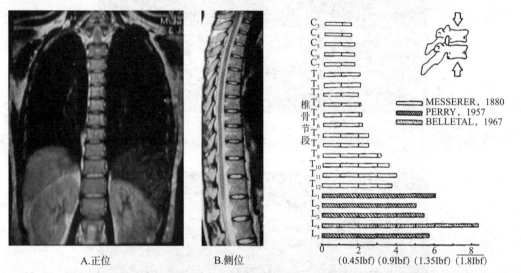

图1-3-17　脊柱椎体上小下大的塔形（MRI成像）　图1-3-18　第3颈椎~第5腰椎椎骨的抗压强度
（引自《骨伤科生物力学》）

（三）椎曲的压强与椎体骨骺环排列关系

根据物理学板块振动定律，即其振动数与板块厚度成正比，与其面积成反比。脊椎在出生后站立、生长发育期、椎体成骨过程中，骨小梁的排列及骨骺软骨的发育，均受振动效应力影响，椎间盘纤维环在软骨面的附着，也受振动效应的影响，似Kraderi图形排列。

儿童自站立行走之后，椎体板块之间随步行跑跳，产生震荡。在振动效应下，椎体骨骺环随髓核在椎体之间的位置，出现不同的离心性排列。骨骺环的大小随重力应力震荡而随椎体上小下大（图1-3-19）。由于椎曲的关系，自第9胸椎以下，骨骺环出现前宽后窄。这表明功能运动对骨骺环及其所附着的纤维环排列的影响，也就是说，随应力的需要和震荡效应力的作用，而改变其结构，这就是功能影响结构、以维持其相互的统一性。

骨骺环发育成熟后，即成为软骨环，是纤维环附着点，前宽后窄的软骨环，纤维环也是前厚后薄，这也是髓核易向后外侧突出原因之一。因此说，无论是椎体的骨骺环，还是连接椎体之间的纤维环，其结构都是受功能的影响，与功能相适应。

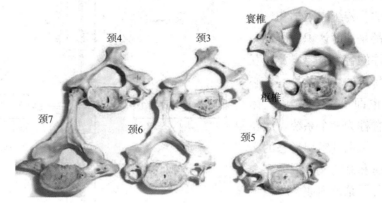

A. 颈椎上缘骨骺软骨环

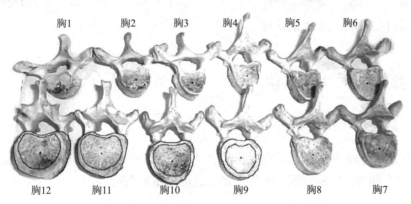

B. 胸椎上缘骨骺软骨环（胸 9、10、11、12 附加线条）

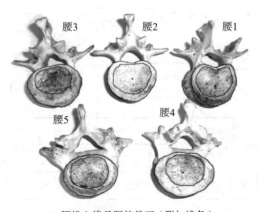

C. 腰椎上缘骨骺软骨环（附加线条）

图 1-3-19

第八节 脊柱整体观的系统论

如果用整体观认识人体，那么形态与功能是统一的，局部与整体也是统一的。传统中医学和现代功能解剖学都是如此认识、研究人体的。以脊柱的各组成要素及相互联系而产生特定的功能，是一个必然的联系，也即"系统"。从人体整体来说，脊柱为一个系统。但在脊柱系统中，依据其组织形态的实体概念，动态和制约又可分为多个子系统。而各子系统内或各子系统之间相互依存、相互为用、相互制约、协调统一，共同完成整个脊柱的功能（图1-3-20），这就是脊柱整体观的系统论。

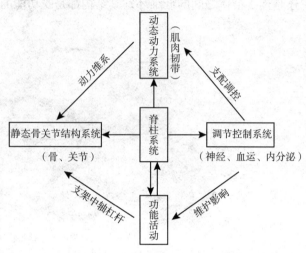

图1-3-20 脊柱系统与子系统示意图

一、静态骨关节结构系统

（一）静态椎体结构系统

静态的骨结构系统分别由椎骨、椎管和关节三部分组成，共同协调完成支架、中轴杠杆，保护脊髓神经、脑脊液，并为之提供通道的主要功能，如（图1-3-21）。

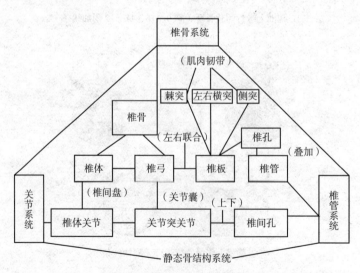

图1-3-21 静态骨结构系统

1.整体结构 脊椎骨在幼年时有33块，即颈椎7块、胸椎12块、腰椎5块、骶椎5块、尾椎4块。成年后，骶椎和尾椎分别融合成1块，即骶骨1块、尾骨1块，故成年人椎骨共26块。有时成人第1、2骶椎未能融合，第1骶椎可移行为腰椎即骶椎腰化或第5腰椎一侧或两侧横突与第1骶椎相连接可移行为骶椎即腰椎骶化。椎骨是由椎体、椎弓和由椎弓伸出的7个突起构成。各椎骨上下由多数椎间盘及韧带相连接，形成一骨链性中轴支柱。椎体为椎骨前部短圆形柱状骨块，系构成脊柱的基础和支持躯体的主要结构。上下表面由薄的致密骨组成，中间由松质骨组成。椎体上下边缘有隆起的骨环称骺环，椎间盘软骨位于其中。由椎体两侧后方向后延伸呈半圆形的结构为椎弓，与椎体联合构成椎孔。全部椎孔叠加成一纵行的椎管，内含脊髓、被膜和脑脊液。椎体与椎弓连接部分为较细的椎弓根，椎弓根的上、下缘各有一切迹，分别称为椎骨上切迹和椎骨下切迹，相邻的两个椎骨的切迹构成椎间孔，系脊神经通过的地方。椎弓的其余部分称椎板。由椎弓向后突起的部分称棘突；向两侧突起的称横突；向上、下突起的称上关节突和下关节突。相邻两个椎骨的上、下关节突构成关节突关节。

2.椎体结构与功能的统一性 静态骨结构系统是以椎体叠加形成脊柱的主要结构，承受脊柱所承受力的80%。椎体呈椭圆形，也即冠状径大于矢状径，是为适应脊柱以旋转为中心的运动力学。

另外，为了适应脊柱的生理曲度，椎体的结构在颈部是前宽后窄，胸椎是前窄后宽，腰椎是前宽后窄。临床上由于病理或外伤改变这种比例，就引起其曲度的改变。

同时，为适应承重，椎体是从上而下一个比一个大，以适应人体站立时的负重。

椎体的上下面平坦而粗糙，供椎间盘附着。在冠状面，椎体在左右方向是凸出的，在上下方向则是凹陷的，并有几个小孔供滋养血管通过。后面平坦，在中央有一轻度凹陷，为椎底静脉穿出的大孔。

3.椎管结构与功能的统一性 椎管由各椎体的椎孔叠加而成。椎间孔是由上一个椎体的下关节突与下一个椎体的上关节突组合形成，也即每一个椎骨都与其上下椎骨组成左右各一的椎间孔，适应脊柱前缘、上肢、胸腔、腹腔、盆腔和下肢分段的支配神经的走向。这就是结构是为功能而形成的，即结构与功能的统一性。

椎孔由椎体后缘与椎弓共同围成。胸椎椎孔呈圆形，上部腰椎椎孔为椭圆形，第4、5腰椎为三角形或三叶草形。腰椎椎孔比胸椎大，但比颈椎小。骨性椎孔的中矢径在第1~3腰椎逐渐减小，第3~5腰椎又逐渐增大。正常第1~5腰椎中矢径为13~27mm，侧隐窝前后径为5~7mm，黄韧带厚度为2~4mm。（图1-3-22~图1-3-24）

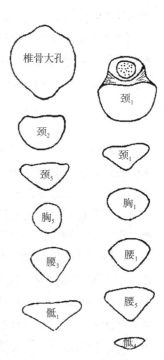

图1-3-22 椎管在不同水平的横断面示意图

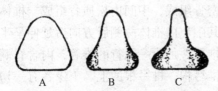

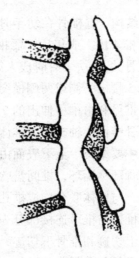

图 1-3-23　第 5 腰椎的中央管

A. 为圆顶形，无侧隐窝；B. 浅侧隐窝；

C.深侧隐窝，三叶形椎管明显

图 1-3-24　椎管矢状剖面示意

图呈蛇爬形椎板头侧缘最窄

椎管是由骨性段和骨连接段交替构成的，骨性段只占很小一部分，骨连接段占大部分。所以椎管或神经管并不是骨性通道，而是由骨、椎间盘、黄韧带等纤维性软组织共同构成的骨纤维性通道。椎管前壁由椎体后缘和椎间盘纤维环后壁交替构成，后纵韧带衬里。椎管后壁由椎板及黄韧带交替构成。所以，骨连接或纤维性软组织的形态学改变，往往是形成椎管狭窄的主要病因。

椎间孔是脊神经和血管进出椎管的门户。其孔径要比通过它的所有结构宽大，剩余的空隙被疏松结缔组织和脂肪填充，以适应这些通过组织的轻度运动。

侧隐窝是脊神经走向椎间孔的通道。其骨壁由椎体、椎弓根和上下关节突构成。由于神经根在侧隐窝内的缓冲余地较椎间孔小，所以更容易受到狭窄的影响。侧隐窝的高径和前后径小于 5mm 即为狭窄。

（二）静态关节结构系统

我们习惯上把脊柱的关节分为颈段、胸段和腰段，分段原则一是部位，二是关节结构和动力学的一致性。如果从脊柱整体的运动力学观察各关节分类，那么无论如何划分，脊柱的关节是由椎体关节和左右各一的关节突关节构成的三角力学关系（图 1-3-25），此结构决定其相互之间的旋转是从水平移动向角状移动，特别是在平移到极限时。也就是说，旋转必有倾斜运动伴随方能实现。

1. 椎体关节结构与功能的统一性　上下两个椎体依靠椎间盘为关节囊组成的椎体关节，除颈椎之外，胸、腰椎大体类似。颈椎上面的冠状径凹陷，矢径凸隆；下面冠状径凸隆，矢径凹陷。这样椎体上下呈鞍状，椎体边缘上方有嵴样隆起形成钩突，与上位椎体下侧面的斜坡形成钩椎关节，即 Luschka 关节。这样椎体结构使相互更稳定，特别其椎旁的钩突与椎体上面形成 100°夹角，限制旋转和侧屈。（图 1-3-26）

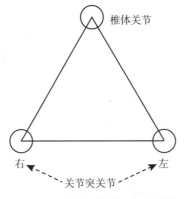

图 1-3-25　脊柱关节的三角力学关系

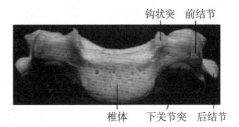

图 1-3-26　颈椎的钩突结构

胸椎椎体后部有一对肋凹和肋骨小头相连接，由肋骨组成的胸廓，限制了其旋转。郭世绂指出：胸椎椎体与左右的关节突关节是位于同一圆周上，决定了其运动。

腰椎椎体关节适应其负重，因此较大。

2. 关节突关节结构与功能的统一性　颈椎关节突关节是钩椎关节，除枢椎之外，下部颈椎的上关节突与椎体呈 40°～45°，便于前屈和后伸。下关节突呈圆柱状，上关节突关节呈卵圆形，处中轴线冠状位排列，此结构决定了其左右、前后屈伸的旋转范围。但到第 6 颈椎，其关节结构已近似胸椎，因此，颈 6、7 旋转范围相应较上中段颈椎要小。

韦以宗等经测量证明，椎骨上关节突的关节面在冠状位、矢状位和水平位均有一定的角度，分别称为冠状角、矢状角和水平角。冠状角限制侧屈，矢状角限制屈伸，水平角则限制旋转。颈椎的侧屈幅度自第 2、3 颈椎至第 6、7 颈椎依次减小，且男性略小于女性。颈椎的屈伸范围从上而下逐渐减小。鉴于矢状角具有防止颈椎前滑脱的作用，故在屈曲状态下，高位节段较低位节段更易发生前滑脱。颈椎的旋转幅度以第 4、5 节段为中心，向上向下依次减小。因为在第 4、5 节段，水平角接近 90°，不利于旋转。而高位节段 < 90°，低位节段 > 90°，均有利于旋转。可能正是这种原因致使颈椎第 4、5 颈椎节段在旋转时产生的应力最大而易发骨质增生。

椎间盘和关节突关节构成的三角骨架对维持脊柱的稳定性和灵活性具有重要意义，称之为稳定三角。颈椎的稳定三角是顶角为钝角的等腰三角形。其顶角以第 4、5 颈椎节段为中心，向上向下依次减小。第 4、5 颈椎节段三角形的重心偏后，向上向下均逐渐前移。所以，第 4、5 节段的前后稳定性最差。

在颈椎的关节突关节内尚存在半月板样结构，其在功能上可能主要是填充关节空间和适应关节活动。

胸椎关节突关节上关节突朝后外，下关节朝前内。这种矢状位的前后排列，限制了其冠状面的旋转范围和屈伸。

一般认为，腰椎关节突关节处于冠状，方向为第 1、2 腰椎的斜位至第 3、4、5 腰椎的冠状位（第 5 腰椎、第 1 骶椎有变异），因此，腰椎的旋转，以下腰段范围较大，但其屈伸及侧弯，则以上段腰椎范围大。但有活体资料显示，腰椎小关节面的方向，并不能简单地划分为冠状面或矢状面。绝大部分的腰椎关节突关节的关节面都与人体正中矢状面有一定的夹角，而其中又以45°夹角的关节类型居多。这种带有夹角的关节面更符合人体脊柱生物力学稳定性的要求。腰椎上关节突关节面垂直且稍凹，面向后内。下关节突关节面垂直稍凸，面向前外。这种凹凸结构可以允许关节做一定程度的旋转。关节突关节有由滑膜纤维构成的可磨性关节囊，上下囊孔有韧带和黄韧带加强。关节腔容量较大。关节囊上下隐窝有脂肪垫，其上脂肪绒毛较丰富，且覆有神经滑膜。脂肪垫可延伸至关节突之间。

作为磨动关节，关节突关节只能在很小的范围内滑动。其功能主要是配合肌群、韧带和关节囊来一起保证脊柱的稳定性。由于关节突关节是水平方向的关节，所以腰椎的侧屈和旋转主要由关节突关节来完成。

腰椎关节突关节大部分是左右对称的，但在第4、5腰椎和腰骶关节左右不对称的概率上升。有1/5～1/4的人第4、5腰椎和腰骶关节关节突的关节左右不对称。这种不对称有可能是引起下腰痛的原因之一。

关节突关节的关节面形态对腰骶椎的运动存在一定的影响。其关节面形态一般有隧道形、不规则形、椭圆形和圆弧形几种。椭圆形横径大于纵径，隧道形和不规则形的横径小于纵径。在屈曲位时，椭圆形关节面的接触面积小于后两者，故单位面积应力增加，使其易于退变，产生关节失稳。关节突关节的关节面曲率对腰骶椎的运动存在一定的影响。腰骶椎上关节突关节面的曲率半径自上而下依次增大，故旋转幅度亦依次增大，所以下腰段的灵活性较上腰段大。由于腰椎间关节是联动关节，在旋转时只能有一个旋转中心，其部位在棘突的基底部。只有两侧关节的曲率半径相等，旋转中心的位置才不会发生偏移。否则会偏向关节面曲率半径小的一侧，使该关节面承受较大的剪力，易发生损伤。临床上脊柱病的痛点多偏重于一侧可能与此有关。

关节突关节的排列，从整体来看，是一铰链状，也即上关节突受下关节突之侧突的限制。旋转必定成角，椎体倾斜，上关节突带动上一个椎体，旋转倾斜，形成临床上常见的侧弯。

3. 脊柱关节各部结构的抗载荷力学特性　脊柱的后部结构是指后纵韧带以后的部分，包括椎弓根、椎板、关节突关节、棘突和韧带等，脊柱的前部结构则是指后纵韧带之前的椎体、椎间盘及前纵韧带。

（1）抗轴向载荷：以前认为轴向载荷主要是由脊柱的前部结构承担的。经研究发现，脊柱的后部结构同样对轴向载荷有很大作用。在腰椎，关节突关节的轴向载荷随屈伸情况而有所不同。在最大前屈位，关节突关节的轴向载荷为0，而在最大后伸位，关节突关节的轴向载荷可占全部载荷的33%。而且，随着椎间隙的变窄，关节突关节的轴向载荷会有所增加，这可能是椎间盘退变后，关节突关节也会随之发生退变的原因。

（2）抗屈伸载荷：在腰椎，脊柱前屈位时，关节突关节面分离，前屈载荷主要由关节囊、韧带和椎间盘来承担。骨性结构无抵抗作用。有人认为在充分前屈情况下，关节囊的载荷占第一位。年轻健康的关节囊能够抵抗2倍的体重。亦有人认为韧带的作用要大于关节囊。在后伸情况下，关节囊相互咬合。开始后伸时，椎间盘占全部载荷的96.8%。最大后伸时，关节突关节承担全部载荷的39.7%。

（3）抗轴向扭转载荷：在腰椎，关节突关节的最主要功能是限制腰椎的轴向转动。下位椎体的上关节突从前外侧环抱上位椎体的下关节突，致使腰椎的旋转幅度仅为1°~3°。而腰椎的后部结构承担了42%~54%的旋转应力。在腰椎旋转时，同侧关节突关节分离，关节囊韧带被拉伸，对侧关节突关节咬合。所以旋转载荷主要由同侧的关节囊韧带和对侧的关节骨性结构承担。又在后伸位或压缩位，后部结构承担的旋转载荷较前屈位要大很多。

（4）抗剪切载荷：向前的剪切载荷，大约2/3由椎间盘来承担，关节突关节承担1/3左右。当关节突关节面与矢状面夹角减小时，关节突关节的抗剪切载荷能力下降，导致椎体滑移。

（5）目前尚未发现关节突关节具有明显的抗侧弯作用。

4. 腰骶关节的结构与力学特性 腰骶关节具有典型的椎体间关节的特征。在第5腰椎和骶椎之间具有典型的椎间盘和关节突关节结构。绝大多数的腰骶小关节面呈冠状位，即上下关节突是趋向于前后方向重叠的。在腰骶关节的问题中，腰骶角和承重线是两个重要方面。腰骶角为骶椎椎体平面与水平面的夹角。正常腰骶角在站立位时为30°~40°，如果大于45°，则为水平骶椎，表示有严重失稳。由于重力平衡的缘故，人体在站立位时，腰椎前凸，腰骶角较卧位时增大。在病理情况下，出于保护作用，腰骶角可能会减小。承重线在正常情况下应落在骶椎面上，否则为腰骶椎失稳。承重线前移会导致上身的重量未能为脊柱支撑，这样会增加肌肉和韧带的负荷，从而出现劳损，产生腰痛。承重线在骶椎前上角之前1.25cm以上者为不稳定，超过2.5cm者为严重不稳定。承重线与腰骶角之间有一定的关系，腰骶角越大，腰椎前凸越多，承重线越前移。一般腰骶角大于40°时，承重线均在骶椎面前上角之前。（图1-3-27）

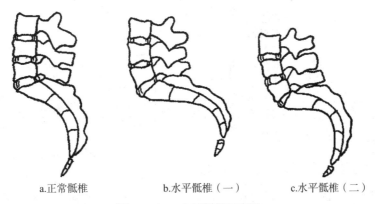

a.正常骶椎　　　　　　b.水平骶椎（一）　　　　　c.水平骶椎（二）

图 1-3-27　水平骶椎示意图

5. 骶髂关节的结构与力学特性 骶髂关节是由前下方的滑膜关节和后上方的韧带部分组成的。前下方的滑膜关节具有完整的关节囊、关节面、关节腔、关节软骨和滑膜。

其骶骨关节面是透明软骨，较厚，为 1～4mm。其髂骨关节面则是由纤维软骨构成，较薄，为 0.5～1mm。该关节面规则，关节腔宽度均匀，为 2～4mm。这是一个典型的真关节。其后上方为韧带连接，关节间隙较宽，关节面凹凸不平。在两关节之间，并没有明显的分界线，滑膜关节的软骨面呈逐渐退变至模糊不清。其滑膜关节部分在 50 岁后会逐渐纤维化，甚至骨化。骶髂关节只有极小的运动，其旋转一般 <4°，位移幅度为 0.5～7mm，其角运动在斜矢状面为 9°，斜横断面为 3°。骶髂关节的运动在年轻人为滑动，在老年人为侧倾斜或旋转性滑动。骶髂关节的骨间韧带是限制关节活动和保持关节稳定的重要因素。骶骨凭借其后方的韧带悬浮于两髂骨面之间，在体重的作用下，骶骨趋于下沉，使后方韧带拉紧，将两髂骨拉拢。由于其内部关节面凹凸不平，可自动内锁，防止骶骨下沉过多和髂骨向后位移太多。骶髂关节与髋关节和下部腰椎关节的运动均有很大的关系。在下腰痛和骶髂关节功能障碍时，髋关节的外展外旋均受限。骶髂关节运动的作用在于减弱髋关节和下段腰椎之间的力的传递。假设骶髂关节固定，躯干的惯性力矩会转移到髋关节，导致股骨头出现骨小梁微骨折和软骨下骨硬化，从而引发退行性骨关节炎。而躯干的惯性力矩和骨盆的减速力矩之间所产生的剪切力会转移到下部腰椎的椎间盘，从而引发椎间盘的退变、失稳和滑脱。

二、动态动力系统

（一）肌肉动力系统

脊柱的运动既依赖附着于本身的肌肉，也间接依赖附着于其他骨的肌肉。躯体的重力也常起协同作用。

1. 脊柱各运动功能动力肌 （如表 1-3-2，图 1-3-28～图 1-3-33）。

表 1-3-2　脊柱肌肉运动功能及其起止点和支配神经

功　能	起　点	起　点	止　点	支配神经
前面体前屈	颈长肌 *	下斜部：第 1、2、3 胸椎椎体前面 上斜部：第 3、4、5 颈椎横突 中间垂直部：第 1、2、3 胸椎及第 5、6、7 颈椎椎体前面	下斜部：第 5、6 颈椎横突 上斜部：寰椎前结节和前外侧面 中间部：止于第 2～4 颈椎前面	第 2～6 颈神经前支
	头长肌	枕骨基底部的下面	第 3～6 颈椎横突前结节	第 1～3 颈神经前支
	头前直肌	寰椎侧面及横突根部	枕骨基部下面枕骨前面	第 1、2 颈神经前支
	头外侧直肌 +	寰椎横突	枕骨颈静脉突下面	第 1、2 颈神经前支
	腹外斜肌 *	起于第 5～12 肋	一部分止于髂嵴，大部分移行为腹外斜肌腱膜，形成腹股沟韧带	下位胸神经前支

续表

功 能	起 点	起 点	止 点	支配神经
前面 体前屈	腹内斜肌 *	起于腹股沟韧带沟状上缘的外 2/3，髂嵴腹侧段前 2/3 及胸腰筋膜	耻骨	第 6 ~ 12 肋间神经及腰 1 神经前支
	腰大肌 +	起自第 12 胸椎及第 1 ~ 4 腰椎横突的前面和下缘	止于股骨小转子	腰神经前支（第 1、2、3 腰神经）
	腰小肌 +	胸 12 ~ 腰 1 椎体及其间的椎间盘	耻骨梳、髂耻隆起外侧髂筋膜	腰神经前支（第 1、2、3 腰神经）
	髂肌	髂窝凹面上 2/3，髂嵴内侧唇，骶髂前韧带和髂腰韧带以及骶骨外侧	小转子	股神经前支（第 2、3 腰）
	腰方肌	下方通过腱膜纤维连于髂腰韧带	上方连于第 12 肋下缘的内侧半	胸 12 ~ 腰 4 神经前支
后面 体后伸	头夹肌 *+	起自项韧带下部后缘，第 7 颈椎和第 1、2、3 胸椎棘突及其棘上韧带	乳突和枕骨上项线外侧 1/3	中部颈神经后支
	颈夹肌 +	第 3 ~ 6 胸椎棘突	第 2、3 颈椎横突	下部颈神经后支
	竖脊肌	起自骶骨背面和髂嵴后部	止于椎骨、肋骨和枕骨	
	髂肋肌 *+	髂骨	腰髂肋肌止于 6、7 肋角 胸髂肋肌止于第 6 肋角至颈 7 横突	下位颈神经，全部胸神经和上位腰神经后支
	最长肌 *	胸最长肌	腰椎整个横突	全部胸椎的横突和 9、10 肋角	第 4 ~ 7 颈神经、胸神经、腰神经的后支
		颈最长肌	第 4、5 胸椎横突	第 2 ~ 6 颈椎横突后结节	
		头最长肌	第 4、5 腰椎横突，第 3、4 颈椎关节突	乳突后缘	
	棘肌 *+	胸棘肌	第 11 胸椎 ~ 第 2 腰椎棘突	上部胸椎棘突	下位颈神经和胸神经后支
		颈棘肌	项韧带下份、颈 7 棘突	枢椎棘突或第 3、4 颈椎棘突	
		头棘肌	第 7 颈椎、第 1 ~ 6 胸椎的横突	枕骨上下项线	
	半棘肌 *	胸半棘肌	第 7 ~ 10 胸椎横突	第 2 ~ 7 颈椎、第 1 ~ 4 胸椎的棘突	颈神经和胸神经后支
		颈半棘肌	第 5、6 胸椎横突	第 2 ~ 5 颈椎棘突	
		头半棘肌	第 7 颈椎、第 1 ~ 6 胸椎的横突	枕骨上、下项线内侧部	
	多裂肌 *	起于所有腰椎棘突，胸椎横突，第 4 ~ 7 颈椎关节突	止于上方某一棘突	脊神经后支

续表

功　能	起　点	起　点	止　点	支配神经
后面 体后伸	颈回旋肌* 腰回旋肌*	起于一个椎骨横突上部、后部	止于上一个椎骨椎板下缘和外侧面	相应背神经后支
	棘间肌	椎骨棘突	相邻椎骨棘突	背神经后支
	横突间肌*	椎骨横突	相邻椎骨横突	相应脊神经前后支
侧面 体侧弯	斜方肌	枕外隆凸向下直达 T_{12}	肩胛冈、肩峰、锁骨外端	副神经，第3、4颈神经前支
	胸锁乳突肌*	胸骨柄、锁骨内侧端	颞骨乳突	副神经，第2、3颈神经
	腰方肌	髂嵴	第12肋和腰椎横突	第12对胸神经，第1~4腰神经前支
	斜角肌* 前斜角肌	起于颈椎横突	止于第1肋	第4~6颈神经前支
	中斜角肌			第3~8颈神经前支
	后斜角肌		止于第2肋	第5、6、7颈神经前支

*：有轴向转动功能的肌肉；+：有侧向弯曲功能的肌肉。

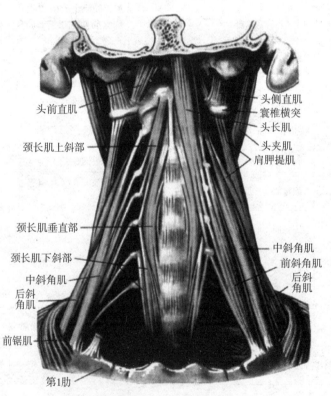

头前直肌　　头侧直肌
寰椎横突
颈长肌上斜部　　头长肌
头夹肌
肩胛提肌
颈长肌垂直部
颈长肌下斜部
中斜角肌
前斜角肌
中斜角肌
后斜角肌
后斜角肌
前锯肌
第1肋

图 1-3-28　脊柱各运动功能动力肌（一）

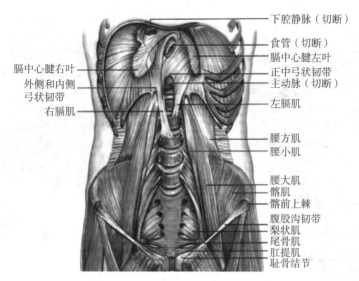

图 1-3-29 脊柱各运动功能动力肌（二）

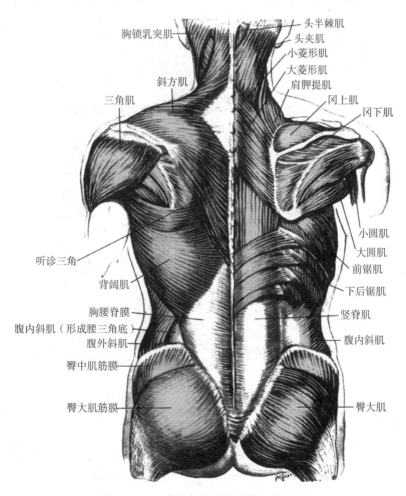

图 1-3-30 脊柱各运动功能动力肌（三）

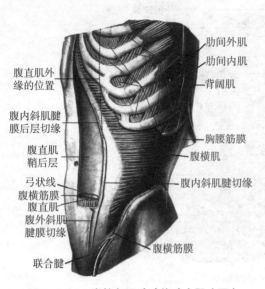

腹直肌外缘的位置

肋间外肌
肋间内肌
背阔肌

腹内斜肌腱膜后层切缘

胸腰筋膜
腹横肌

腹直肌鞘后层

弓状线
腹横筋膜
腹直肌
腹外斜肌腱膜切缘

腹内斜肌腱切缘

联合腱

腹横筋膜

图 1-3-31 脊柱各运动功能动力肌（四）

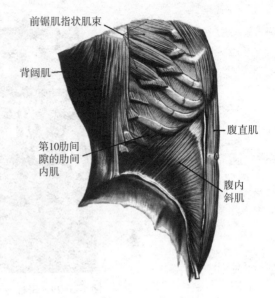

前锯肌指状肌束

背阔肌

第10肋间隙的肋间内肌

腹直肌

腹内斜肌

图 1-3-32 脊柱各运动功能动力肌（五）

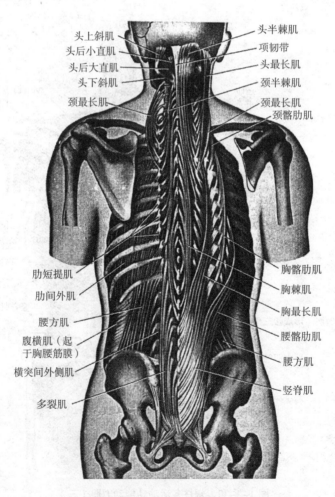

头上斜肌
头后小直肌
头后大直肌
头下斜肌
颈最长肌

头半棘肌
项韧带
头最长肌
颈半棘肌
颈最长肌
颈髂肋肌

肋短提肌
肋间外肌
腰方肌
腹横肌（起于胸腰筋膜）
横突间外侧肌
多裂肌

胸髂肋肌
胸棘肌
胸最长肌
腰髂肋肌
腰方肌
竖脊肌

图 1-3-33 脊柱各运动功能动力肌（六）

2. 影响脊柱功能的肌肉及临床常见损伤

（1）腰大肌：腰大肌为一长肌，位于脊柱腰部、骨盆两侧缘。起自第 12 胸椎及第 1~4 腰椎横突的前面和下缘，以 5 个肌齿分别起于相邻椎骨的椎体和椎间盘。最上面的一束起于第 12 胸椎体的下缘，第 1 腰椎椎体的上缘和二者之间的胸腰椎间盘；最下面的一束起于第 4、5 腰椎椎体之间的椎间盘及其相邻边缘。

第 1~4 对腰椎椎间孔与这些肌的附着点之间有重要关系。椎间孔位于横突前方，肌肉在椎体、椎间盘和腱弓上附着点的后方。因此，腰丛的神经根直接进入该肌；在肌内形成神经丛，其分支从肌的前面和边缘穿出。

腰大肌沿骨盆边缘，行经腹股沟韧带后方和髋关节囊前方，最后汇成一腱止于股骨小转子。其外侧有几乎全部的髂肌纤维汇入该腱。有一大的髂肌腱下囊将该腱与耻骨和髋关节囊分隔，偶尔可与关节腔相通。

变异：腰大肌复杂的椎骨起点有时呈现较小的数目变化。

毗邻关系：腰大肌上界位于后纵隔最下部，膈后方，可与胸膜腔后下界相接触。在腹部，其前外侧面邻接内侧弓状韧带（即腰大、小肌筋膜的弓形增厚）、腹膜外组织和腹膜、肾、腰小肌、肾血管、输尿管、睾丸或卵巢血管和生殖股神经。右侧腰大肌前面尚有下腔静脉覆盖和回肠末段横过；左侧腰大肌前面有结肠横过。腰大肌的后面邻接腰椎横突和腰方肌内侧缘，腰丛埋藏于后部腰大肌内。腰大肌内侧邻接腰椎体和腰血管。沿其前内侧缘有交感干、腹主动脉旁淋巴结。沿腰大肌的骨盆缘与髂外动脉相邻。右侧腰大肌的内侧缘还有下腔静脉覆盖；而左侧腰大肌则位于腹主动脉的后外方。在股部，腰大肌前面是阔筋膜和股动脉；后面是髋关节，两者间隔有一滑膜囊；内侧缘是耻骨肌、旋股内侧动脉、股静脉，后者可与其部分重叠；外侧缘是股神经、髂肌。股神经开始穿过腰大肌纤维，然后是位于髂肌和腰大肌之间的沟内。

腰丛分支多数从腰大肌腹部外侧穿出，自上而下依次是：髂腹下神经，髂腹股沟神经，股外侧皮神经和股神经；部分从肌前外侧面穿出组成生殖股神经；从肌内侧缘穿出的分支是闭孔神经和副闭孔神经及腰骶干上根。

血液供应：腰大肌的血供来源于腰动脉，有时还有腰最下动脉，肾动脉一些小细支，髂总动脉，髂外动脉，髂腰动脉的腰支，有时有闭孔动脉和旋股内侧动脉分支。

神经支配：由腰神经前支支配。

作用：既往的记载都认为，腰大肌和髂肌一起作用，其结合作用参见髂腰肌。韦以宗等通过实验论证了腰大肌对腰曲形成的重要作用机制，是腰曲形成、稳定以及病理改变主要的肌力所在，详后叙述。

损伤：腰大肌损伤，可导致腰椎侧弯，腰曲改变。

（2）竖脊肌（骶棘肌）：又称骶棘肌，是复杂的肌肉，位于脊柱两侧的沟内，其延长部达胸、颈水平，在胸腰部，其表面有胸腰筋膜及下方的下后锯肌覆盖，而上方位于菱形肌及夹肌的深面。它在脊柱两侧不同平面形成了大小不等的肌、腱群。在骶部，该肌细小呈"U"形，越近附着点处，腱性成分越多，越强韧。在腰部，该肌扩展增大形成一相当厚的肌隆起，在活体上易于摸到。其外侧缘靠近腰背外侧沟。在肋角处横越肋骨上行至胸背部，初始先向上外，然后垂直，最后向上内走行，直至被肩胛骨掩盖。

竖脊肌起于一宽厚的肌腱前面，靠近"U"形腱内侧，该肌上行过程中附着于骶正中嵴、腰椎，第11、12胸椎的棘突及其棘上韧带。在靠近"U"形腱的外侧处，该肌附于髂嵴背内侧面和骶外侧嵴，在此处和骶结节韧带和骶髂后韧带融合。部分纤维可与臀大肌，多裂肌相延续。肌纤维在上腰部可分为三个纵柱：外侧的颈髂肋肌，中间的最长肌，内侧的棘肌。每一纵柱又可分为以下三部分，如表1-3-3所示：

表1-3-3　肌纤维三纵柱组成

髂肋肌	最长肌	棘肌
腰髂肋肌	胸最长肌	胸棘肌
胸髂肋肌	颈最长肌	颈棘肌
颈髂肋肌	头最长肌	头棘肌

损伤：竖脊肌损伤，可致腰椎关节紊乱，椎间盘突出，脊柱侧弯，腰曲紊乱。

（3）斜方肌：是覆盖在颈和胸上部背面的三角形扁肌。两块斜方肌构成菱形，并由此而得名。外侧角在肩峰，上角在枕外隆凸和上项线，下角在第12胸椎的棘突。每块肌都附于上项线的内1/3，枕外隆凸，项韧带，从第7颈椎向下到第12胸椎的全部棘突和棘上韧带。上部肌纤维向下，下部肌纤维向上，中部肌纤维水平，然后向外汇合止于肩部。上部的肌纤维止于锁骨的外侧1/3后缘；中部肌纤维止于肩峰内侧缘和肩胛冈嵴的上唇；下部肌纤维在肩胛冈内侧端光滑的三角形平面上形成滑动的腱膜，附于肩胛冈外侧端的结节上。枕骨上的起点为纤维板状，该板也连于皮肤；从第6颈椎到第3胸椎处，形成三角形的腱膜附着于椎骨棘突。第3胸椎以下是以较短的腱性纤维附着。

变异：斜方肌在锁骨上的止点范围有变化，有时达锁骨的中1/3，偶尔与胸锁乳突肌融合。椎骨的附着点有时只到第8胸椎棘突。枕骨的附着点可以缺如，颈部和背部的肌纤维偶尔有分离。

血液供应：斜方肌的血供来源于颈部浅动脉或颈横动脉的浅支；肩胛上动脉的肩峰支；肋间后动脉的背侧穿支。

神经支配：副神经是主要的运动神经，其中也含有来自第3、4颈神经前支的本体感觉纤维。

作用：斜方肌与其他肌协同起稳定肩胛骨的作用，在臂的运动中，控制肩胛骨并维持肩的高度和平衡，臂不负重时，肌电活动最小；斜方肌上部纤维的负重能力特强，与肩胛提肌一起上提肩胛骨并使肩胛骨向颈部脊柱靠拢；斜方肌与前锯肌一起可使肩胛骨向前旋转，以使臂上举过头；与菱形肌一起可使肩胛骨回缩向脊柱靠拢。当肩固定时，斜方肌可使头颈向后外侧屈。斜方肌、肩胛提肌、菱形肌和前锯肌联合作用可使肩胛骨产生多种旋转。

损伤：斜方肌损伤，轻者肩背痛，甚者颈椎关节紊乱，胸椎侧凸。

（4）肩胛提肌：呈扁带状，其腱束起于寰椎和枢椎的横突及第3、4颈椎横突后结节，斜向下方，止于肩胛骨内侧缘的上角和肩胛冈内侧端之间的骨面。Bharihoke和

Gupta 曾描述该肌肩胛骨端分为两束，在肩胛骨上角正上方部分融合。后束以腱膜止于冈上窝的肩胛骨内侧缘背面。前束形成 2～3cm 宽的筋膜，止于前锯肌筋膜鞘，并与前锯肌止点的腱膜共同包绕肩胛骨上角。前束向下变为细腱止于肩胛冈根部平面的肩胛骨内侧缘的肋面。

变异：肩胛提肌在脊椎骨上的附着点及肌束数目变化较大。该肌也可有肌束附着于乳突、枕骨，及第 1 或第 2 肋、斜角肌、斜方肌和后锯肌。

血液供应：肩胛提肌的血液主要来自颈横动脉和颈升动脉，肌肉的椎骨端由椎动脉的分支供应。

神经支配：由第 3、4 颈神经的直接分支及第 5 颈神经通过肩胛背神经支配。

作用：菱形肌和肩胛提肌协助其他肩胛肌控制肩胛骨的位置和运动。菱形肌与斜方肌一起使肩胛骨向脊柱靠拢，使肩关节后伸。与肩胛提肌和胸小肌一起可旋转肩胛骨、降肩。当颈部脊柱固定，肩胛提肌和斜方肌一起作用，可上提肩胛骨或支撑肩上重量；肩部固定时，则可使颈屈向同侧。

损伤：肩胛提肌损伤，易致第 2、3、4 颈椎钩椎关节紊乱，椎曲紊乱，或寰枢关节错位，且肩胛部酸痛，局部粘连压痛。

（5）颈最长肌：位于胸最长肌的内侧，以长而薄的扁腱起于第 1～4 或 1～5 胸椎的横突，主腱止于第 2～6 颈椎的横突后结节。

（6）头最长肌：位于颈最长肌和头半棘肌之间。其腱起于上部第 4～5 胸椎横突及下部第 3～4 颈椎的关节突，于胸锁乳突肌和头夹肌深面止于乳突的后缘。在其上端处常有一横行的腱划。

神经支配：颈最长肌由下位颈神经、胸神经、腰神经的后支支配。

作用：胸最长肌和颈最长肌可使脊柱向后及侧方弯曲；头最长肌可仰头，并使脸转向同侧。

（7）胸腰筋膜：又称腰筋膜，覆盖于背部深屈肌和躯干肌表面。向上经上后锯肌的前方延伸至项部颈深筋膜浅层。在胸部，胸腰筋膜形成一薄的纤维层覆盖脊柱的伸肌，并将其与脊柱至上肢的肌分开。内侧附于胸椎棘突，外侧附于肋角。在腰部，胸腰筋膜分为三层，后层附于腰椎棘突和骶正中嵴及棘上韧带。中层内侧附于腰椎横突尖和横突间的韧带，下附于髂嵴，上附于第 12 肋下缘及腰肋韧带。前层覆盖于腰方肌表面，内侧在腰大肌外侧部后方附于腰椎横突前面；向下附于髂腰韧带及邻近的髂嵴；向上形成外侧弓状韧带；后层和中层在竖脊肌外侧缘汇合后，在腰方肌外侧缘处再与前层汇合，从而形成腹横肌的腱膜性起点。

（8）头下斜肌：在两块斜肌中为较大的一块，起自枢椎棘突的外侧面和邻近的椎板上部，向外上止于寰椎横突下外侧面。

作用：使面转向同侧。依靠寰椎横突的长度和作用力线近似水平的优点，该肌工作时具有相当大的力学优势。

（9）头上斜肌：以腱性纤维起于寰椎横突的上面，随其向后上方上升而变宽，并止于枕骨上、下项线之间，头半棘肌的外侧，头后大直肌的止点的浅面。

作用：使头向后及同侧屈。作为姿势肌，头上斜肌和两块头后肌可能比其作为原动肌更重要，但用直接观察法来证实这一点是困难的。

神经支配：所有枕下肌均由第1颈神经后支支配。

（10）枕下三角：枕下三角的上内界为头后大直肌；上外界为头上斜肌；下外界为头下斜肌。三角内侧部由头半棘肌深面的一层致密的脂肪组织覆盖；外侧份位于头最长肌，有时还有头夹肌深面，两者均遮盖头上斜肌。三角的底由寰枕后膜和寰椎后弓构成；椎动脉和第1颈神经的后支位于寰椎后弓上面的沟内。

损伤：头上下斜肌及枕下三角部肌肉损伤，多见于寰枢关节错位，有后枕不适、疼痛或牵涉性偏头痛等。

（11）肋提肌：肋提肌是强健肌束，每侧12块，起于第7颈椎和第1~11胸椎横突尖。与肋间外肌后缘平行，斜向下外止于其起点下方肋骨的肋角和肋结节之间的外面和上缘。又称肋短提肌，下4位肌每一块肌又分为两束，一束的附着点如上所述，另一束下降止于起点以下第2肋称为肋长提肌。

神经支配：由相应胸神经后支的外侧支支配。

作用：肋提肌提肋，但它们在呼吸运动中的重要性尚有争议；有人认为它们也可作为脊柱的旋肌和侧屈肌，以其在肋骨上的附着点为固定端，使脊柱旋转和侧屈。

（12）大菱形肌：是一块菱形扁肌，其肌腱起自第2~5胸椎棘突和棘上韧带，肌纤维行向外下止于肩胛冈根部与肩胛骨下角间的肩胛骨内侧缘。大部分肌纤维常先止于上述两点间的肌腱带，再由腱膜与内缘相连；有时腱带与腱膜不完整，有些肌纤维则直接止于肩胛骨。大菱形肌（以及小菱形肌、肩胛提肌和前锯肌）的止点范围可较广泛；有些肌纤维或纤维束可褶皱或伸展至肩胛骨靠近内侧缘的背面和肋面附着。

（13）小菱形肌：是一块圆柱状的小肌，起于项韧带下部和第7颈椎及第1胸椎的棘突，止于肩胛冈内侧端平滑的三角平面的底，在此处小菱形肌的背腹层纤维包绕肩胛提肌的下缘。小菱形肌的背层在肩胛提肌的背外侧和下方止于三角面的边缘，腹层宽而强健，其边缘达肩胛提肌内下方2~3cm处，在此小菱形肌和前锯肌的筋膜紧密地融合在一起。小菱形肌与大菱形肌常常是分开的，偶尔两肌重叠合为一体。

变异：菱形肌在椎骨和肩胛骨上的附着点常有变异，可有一肌束从小菱形肌的上缘伸至枕骨，有时称枕骨菱形肌。

血液供应：菱形肌由肩胛背动脉或颈横动脉的深支和5~6条上位肋间后动脉的背部穿支供应。

神经支配：菱形肌由第4、5颈神经发出的肩胛背神经的分支支配。

损伤：大小菱形肌损伤，胸背痛，肩胛胀痛，易致上部胸椎侧凸，继发颈胸段椎体旋转，颈曲紊乱。

（14）颈长肌：颈长肌位于寰椎和第3胸椎之间，贴附在脊椎前面。它可分为三部分：下斜部、上斜部和中间垂直部。各部均借腱性束相连。下斜部最小，起于上两位或上3个胸椎体的前面，向上外行止于第5、6颈椎横突。上斜部起于第3、4、5颈椎横突，向上行借一细小的腱止于寰椎前结节和前外侧面上。中间垂直部起于上3个胸椎及下3

个颈椎体的前面，向上止于第 2 ~ 4 颈椎椎体的前面。

神经支配：颈长肌由第 2 ~ 6 颈神经前支的分支支配。

作用：颈长肌可使颈前曲；另外，斜部可使颈侧屈，而下斜部可使颈向对侧旋转。尽管该肌位置较深，仍有人对其做了肌电图的研究，而且结果也证实了上述的大部分功能，但也引起了对它能使颈部侧屈的作用的疑问。颈长肌的主要拮抗体是颈最长肌。

（15）前斜角肌：位于颈侧部胸锁乳突肌深面的后内侧。上方借肌腱束起自第 3 ~ 6 颈椎横突前结节。这些肌腱近于垂直地下行会聚、融合变为肌腹，最后以一窄而扁的腱止于第 1 肋内侧缘上的斜角肌结节和肋上面锁骨下动脉沟前方的嵴。

毗邻：前斜角肌前方是锁骨、锁骨下肌、胸锁乳突肌、肩胛舌骨肌、颈动脉鞘的外侧部、颈横动脉、肩胛上动脉和颈升动脉，锁骨下静脉，椎前筋膜和膈神经，后方是胸膜顶、胸膜、臂丛根和锁骨下动脉，后两者分隔该肌与中斜角肌。在第 6 颈椎附着点下方，该肌内侧缘与颈长肌之间隔以"角状间隙"，椎动脉和椎静脉于间隙内向上行达第 6 颈椎横突孔。甲状腺下动脉在近角状间隙的尖部从外侧向内侧行进越过该间隙。交感干颈下神经节，紧靠该段椎动脉的后内侧。在左侧胸导管于第 7 颈椎水平跨过这个三角间隙并常达前斜角肌的内侧缘。颈椎横突前结节上的前斜角肌腱附着点与头长肌腱附着点之间有甲状腺下动脉的颈升支穿过。

神经支配：前斜角肌由第 4 ~ 6 颈神经前支的分支支配。

作用：下端固定，前斜角肌收缩，可使脊柱颈段前屈和侧屈，并使颈向对侧旋转。上端固定该肌收缩可协助升第 1 肋。

临床联系：前斜角肌紧邻臂丛下份、锁骨下动静脉，有时产生压迫症状。

（16）中斜角肌：为斜角肌中最大最长者，向上止于枢椎横突和下部第 3 ~ 7 个颈椎横突后结节前方，肌纤维常向上延伸至寰椎横突。向下止于第 1 肋上面的肋结节和锁骨下动脉沟之间。

毗邻：中斜角肌的前外侧面与胸锁乳突肌相邻，且有锁骨和肩胛舌骨肌横过；前方借锁骨下动脉和颈神经前支与前斜角肌相隔。后外方有肩胛提肌和后斜角肌。至前锯肌的上两神经和肩胛背神经（至菱形肌）于中斜角肌的外侧面穿出。

神经支配：中斜角肌由第 3 ~ 8 颈神经前支的分支支配。

作用：下端固定，中斜角肌收缩使脊柱颈段向同侧屈，上端固定，此肌收缩可协助上提第 1 肋。斜角肌，尤其是中斜角肌，即使在直立姿势的平静呼吸期间于吸气时也发挥作用。

（17）后斜角肌：是斜角肌中最小位置最深者，从第 4 ~ 6 颈椎横突后结节起至第 2 肋外侧面，以菲薄的肌腱止于前锯肌结节的后面。

变异：后斜角肌有时和中斜角肌融合，斜角肌在它们附着的椎体数目，分离性质及节段性分布上也可有变异。

神经支配：后斜角肌由第 5 ~ 7 颈神经前支的分支支配。

作用：当第 2 肋固定时，后斜角肌使脊柱颈段下部向同侧屈。当上部附着点固定时，它可协助提第 2 肋。

（18）胸锁乳突肌：越过颈侧部从上后向前内下斜行，并形成一突出的体表标志，尤其在收缩时更加明显。其中部厚而窄，两端宽而扁。胸锁乳突肌下方始于两个头，内侧头或胸骨头为一圆形腱束，起于胸骨柄前面的上部，行向后外方。外侧头或锁骨头宽度各异，含有肌纤维束，从锁骨内 1/3 上面起始后几乎垂直上行。两头起始处之间有一三角形间隙，将其分隔，在体表形成一个相应的凹陷—锁骨上小窝。肌束上行过程中，锁骨头旋转至胸骨头的后面，在颈中部稍下方和胸骨头深面的肌纤维融合，形成一个厚而圆的肌腹。肌肉向上以一强韧肌腱止于乳突尖至乳突上外侧面，另外，以一薄的腱膜止于上项线的外侧半。起自锁骨部的肌纤维主要直接止于乳突；起自胸骨部的肌纤维较表浅和倾斜向外上延伸至枕部。因此，两个头的牵拉方向不同，故该肌也可认为是"十字"交叉肌和轻度的"螺旋肌"。

毗邻关系：胸锁乳突肌的浅面是颈阔肌和皮肤，肌的表面和颈阔肌之间有颈外静脉、耳大神经、颈横神经和颈深筋膜浅层。近肌的止点处被一小部分腮腺覆盖。近起点的深面与胸锁关节、胸骨舌骨肌、胸骨甲状肌和肩胛舌骨肌相邻。颈前静脉穿越胸锁乳突肌深面和舌骨下肌群表面之间达锁骨上方。颈动脉鞘和锁骨下动脉穿行于这些肌肉的深面。在肩胛舌骨肌和二腹肌后腹之间，胸锁乳突肌上部深面，有颈总动脉、颈内和颈外动脉、颈内静脉、面静脉、舌静脉、颈深淋巴结、迷走神经及颈袢的分支。甲状腺上动脉的胸锁乳突肌支于肩胛舌骨肌上缘穿入该肌的深面，胸锁乳突肌后部深面与夹肌、肩胛提肌、斜角肌、颈丛、臂丛上部、膈神经、颈横动脉和肩胛上动脉相邻。枕动脉穿行于胸锁乳突肌深面，继而行于二腹肌后腹下缘。副神经亦走行于胸锁乳突肌深面并发分支支配该肌，在该肌的后缘中点稍上方穿出。在靠近该肌的止点处深面，有乳突、夹肌、头长肌和二腹肌后腹。

神经支配：胸锁乳突肌由副神经，第 2、3 颈神经或有第 4 颈神经支配，过去认为这些颈支全为本体感觉性的，但临床资料提示其中某些神经纤维是运动性的。

作用：单侧的胸锁乳突肌收缩，可使头向同侧肩部倾斜，同时旋头使面朝向对侧，这一运动发生于向对侧前上方观看时。但胸锁乳突肌最经常和最普通的作用，是头的水平方向上或大或小的从一侧到另一侧的观察事物的运动。下端固定两侧肌肉同时收缩可牵拉头向前以协助颈长肌屈颈，这一运动常发生在用餐时。当仰卧时，双侧肌肉收缩可抬头。当头部固定，可协助提胸以助深呼吸。肌电图观察提示在向双侧旋转过程中，胸骨头的肌纤维比锁骨头纤维有更强的作用。但两部分肌纤维都不同程度地参与以上所有的运动。这一研究提示，胸锁乳突肌也参与颈部的屈伸运动。

临床意义：斜颈是由于一侧胸锁乳突肌永久性地挛缩造成的颈部姿势异常。斜颈在开始时多伴随强直性或慢性单侧胸锁乳突肌痉挛，随后伴有斜方肌痉挛，特别是锁骨部肌束痉挛性斜颈多发于成年，这些异常表现说明了同侧肌肉的重要作用。也是同侧肌活动功能失调的结果。然而这些异常可通过颈部某些肌肉来协调或拮抗，如头夹肌等。

（19）头长肌：上端宽厚，附着于枕骨基底部的下面。下端细，借腱性束止于第 3～6 颈椎横突前结节。

变异：无论是头长肌还是颈长肌，其主要变异表现在起于椎体上的纤维束的数量。

神经支配：头长肌由第 1～3 颈神经前支支配。

作用：头长肌可使头前屈。

（20）腹直肌：是一长条状肌，占腹前壁全长，上宽下窄。左右侧腹直肌排列在腹白线的两侧。每侧腹直肌以两个腱起始：外侧腱大，起于耻骨嵴，也可越过耻骨结节至耻骨梳；内侧腱与对侧的腱交错重叠，并与覆盖在耻骨联合前方的韧带纤维融合。其他纤维可起于腹白线下部。腹直肌上方借 3 条大小不等的肌束止于第 5、6、7 肋软骨。最外侧的纤维常止于第 5 肋前端，这一束有时缺如，也有时可达第 4 肋和第 3 肋。最内侧的纤维偶尔附于肋剑突韧带及剑突的边缘。

腹直肌纤维中间有 3 个纤维性横带相隔，称为腱划。一个常位于脐平面。另一个对应剑突的游离末端，第三个位于上两者之间，这些腱划多以 "Z" 字形横行或斜行越过腹直肌，但很少占全肌厚度，往往仅达其一半。它们与腹直肌鞘前壁紧密结合。有时，脐下方可见 1～2 个不完整的腱划。腱划可以在发育过程中继发形成，但一般认为腱划是随腹直肌的发生而出现的肌间隔。

腹直肌内侧缘紧靠腹白线，外侧缘在腹前壁表面呈一弓形的沟，称为半月线，它从第 9 肋软骨尖至耻骨结节。在肌肉发达的个体，即使该肌不强烈收缩，半月线也可看见，但在肥胖者，此线就较为模糊。

神经支配：腹直肌由下 6 或 7 位胸神经前支支配。

（21）腰小肌：腰小肌位于腰大肌前面，从整体上却位于其腹部。起于第 12 胸椎和第 1 腰椎体及其间的椎间盘，移行为一长的扁腱，止于耻骨梳、髂耻隆起及外侧的髂筋膜。

变异：约 40% 的人此肌缺如。

血液供应：腰小肌的血供来源于腰动脉、腰最下动脉、髂腰动脉的腰支、髂总动脉，有时有闭孔动脉及旋髂深动脉分支。

（22）头夹肌：起自项韧带下份后缘，第 7 颈椎和上位 3 个胸椎棘突及其棘上韧带，在菱形肌和斜方肌深面。该肌向上外行于胸锁乳突肌的深面，止于乳突和枕骨上项线外侧 1/3 下方的粗糙面。它位于肩胛提肌的后上方，构成颈后三角的底的一部分。

神经支配：头夹肌由中部颈神经后支的外侧分支支配。

（23）颈夹肌：从第 3～6 胸椎棘突起始向上止于第 2～3 颈椎横突后结节，恰好位于肩胛提肌附着点的前方。

变异：颈夹肌可缺如，或其在椎骨上的附着点有变化。也可有副束。

神经支配：颈夹肌由下部颈神经后支的外侧分支支配。

作用：双侧颈夹肌一起收缩可牵拉头后倾。单侧收缩可拉头向同侧并轻微旋转，使脸转向同侧。因此，一侧的颈夹肌和对侧的胸锁乳突肌是协同肌。

（24）头半棘肌：位于颈后方，夹肌的深面，颈最长肌和头最长肌的内侧。以数条肌腱起自上位第 6 或 7 胸椎和第 7 颈椎的横突，以及第 4～7 颈椎的关节突，有时也起自第 7 颈椎或第 1 胸椎的棘突。肌腱向上汇成一阔肌止于枕骨上、下项线之间的内侧部。该肌肉内侧份常与其余部分有一定分离，称为头棘肌，因为其有一不完整的腱划横过，有时称为颈二腹肌。

神经支配：由颈神经和胸神经后支支配。

作用：颈半棘肌和胸半棘肌伸脊柱的颈胸部，并使其向对侧旋转；头半棘肌仰头，使脸稍转向对侧。

（25）胸最长肌：是竖脊肌最大的延续部。在腰部，它与腰髂肋肌融合，一些纤维附于腰椎整个横突和副突的后面及胸腰筋膜的中层。在胸部，该肌借圆形肌腱和肌束分别附于全部胸椎的横突尖和第 3～12 或第 4～12 肋的肋角和肋结节之间。

（26）胸棘肌：为竖脊肌内侧的连续部分，很少分离为一独立的肌，位于胸长肌的内侧并与其融合，该肌下方以 3～4 条肌腱起于第 11 胸椎至第 2 腰椎的棘突，然后汇合成一束肌向上以分开的腱止于上部胸椎的棘突，其数目从 4 个到 8 个不等。该肌与位于其前方的胸半棘肌紧密融合。

（27）颈髂肋肌：起于第 3～6 肋角，胸髂肋肌止点的内侧，上行止于第 4～6 颈椎横突后结节。

神经支配：髂肋肌由下位颈神经、全部胸神经和上位腰神经的后支支配。

作用：髂肋肌可伸脊柱，也可使脊柱侧屈。

（28）腹外斜肌：位于腹外侧和腹前部。是腹前外侧壁三块扁肌中最大和最表浅的一块，它以 8 条肌束起于下 8 位肋的外面及下缘；这些肌束与前锯肌、背阔肌沿一斜线相互交错。由于上部肌束的起点与相应的肋软骨靠近，中部肌束的起点与其肋软骨有一定距离，最下部的肌束起于第 12 肋尖，故该斜线向后下方。肌纤维随向前下方止点走行而会合。起于下 2 位肋的肌纤维，几乎垂直下降，止于髂嵴前半或更多地止于髂嵴腹部外侧唇中份及上份纤维走向前下，从第 9 肋软骨垂直向下至肋稍下平面则延续为腱膜，而后向下止于髂前上棘。肌性部一般不超过从脐至髂前上棘的连线。该肌后缘是游离的。

（29）腹内斜肌：大部分位于腹外斜肌深面，比腹外斜肌薄而小，其纤维起于腹股沟韧带沟状上缘的外 2/3，髂嵴腹侧段前 2/3 及胸腰筋膜。有报道说其起于髂筋膜而不直接起于腹股沟韧带。但该筋膜和韧带在此处是融合在一起的。后部（髂部）纤维向上外止于下 3 位或 4 位肋下缘及肋软骨。在此处与肋间内肌相延续。最上部纤维形成一短的游离的内上缘，最下部纤维起于腹股沟韧带，色浅，呈弓形向内下越过男性的精索及女性的子宫圆韧带。然后变成腱性，同腹横肌腱膜的相应部结合，形成腹股沟镰，又称联合腱。止于耻骨嵴和耻骨梳的内侧份。腹内斜肌中部纤维展伸演变为腱膜，腱膜从下向上逐渐变宽，腱膜上 2/3 在腹直肌外侧缘处分成前、后两层、夹裹腹直肌，在腹白线处重新汇合，并参与腹白线的形成。其最上部分纤维止于第 7、8、9 肋的肋软骨。

（30）腰方肌：下边宽大，呈不规则的四方形。下方通过腱膜纤维连于髂腰韧带，肌性部距髂嵴大约 5cm；上方连于第 12 肋下缘的内侧半，并通过 4 个小肌腱连于上 4 位腰椎的横突尖，有时也附于腰椎及第 12 胸椎横突。

变异：偶尔可见双层腰方肌，继发的一层在第一层的前方，第二层起于下 3 位或 4 位腰椎横突的下缘和第 12 肋前面下部。

毗邻：腰方肌前方是结肠、肾、腰大肌、腰小肌和膈；覆盖腰方肌筋膜的前面有肋下神经、髂腹下神经和髂腹股沟神经；其下方筋膜则与腹横筋膜内侧部相延续。

血液供应：由腰动脉、髂腰动脉的腰支和肋下动脉供应。

神经支配：由第 12 对胸神经和上 3 位或 4 位腰神经的前支支配。

作用：腰方肌可起到固定第 12 肋，协助稳定膈肌下部，起到帮助吸气的作用。同时据研究报告提示，这种作用对于讲话和唱歌时所需要的恰如其分的呼气调节，控制膈肌放松提供了固定基础。当骨盆固定时，腰方肌一侧收缩使脊柱向同侧屈，两侧肌同时收缩，可伸腰部脊柱。

（31）多裂肌：由许多肌性和腱性束构成，位于前述诸肌的深面，填充于从骶骨至枢椎棘突旁的沟内，其肌束起点如下：最尾侧起骶骨背面，低达第 4 骶骨后孔，竖脊肌的腱膜，髂后上棘和骶髂后韧带；腰部，起于所有的腰椎棘突；在胸部，起于所有的胸椎横突；在颈部，起于下位 4 个颈椎的关节突。每一束都向上方斜行，止于其上方某一椎骨的整个棘突全长。肌束长短不一；最浅表的部分可从一个椎骨越至上方的第 3 或第 4 个椎骨；稍深一点的可达上方的第 2 或第 3 个椎骨；最深的肌束连于其上方相邻的椎骨。

神经支配：多裂肌由脊神经的后支支配。

回旋肌位于多裂肌的深面，只有胸部才有发育完全的回旋肌。

（32）颈半棘肌：较厚，下方以一组腱性和肌性纤维起于第 1～5 或第 1～6 胸椎的横突；向上止于第 2～5 颈椎棘突。附于第 2 颈椎的束最大，主要由肌纤维构成。

（33）颈回旋肌和腰回旋肌：是不规则和不固定的肌束，它们的起止和胸回旋肌相似。

神经支配：胸颈和腰回旋肌均由相应的脊神经后支支配。

（34）棘间肌：是位于上下相邻骨棘突尖之间成对的短肌，在棘间韧带每侧各一块。颈部的最明显，共有 6 对，第 1 对位于枢椎和第 3 颈椎之间，最后一对位于第 7 颈椎和第 1 胸椎之间。在胸部，第 1 和第 2 胸椎间与第 2 和第 3 胸椎间该肌不恒定，第 11 和第 12 胸椎之间均存在。在腰部的 5 个腰椎之间，共有 4 对。在第 12 胸椎和第 1 腰椎之间及第 5 腰椎和骶骨之间偶尔可见。颈棘间肌有时可跨越两个以上的椎骨。

神经支配：棘间肌均由脊神经后支支配。

（35）横突间肌：横突间肌是位于椎骨横突之间的小肌，在颈部，它们发育最好，由横突间前、后肌构成，二者间隔以脊神经前支。横突间后肌分为内、外侧部，分别由相应部位的脊神经前、后支支配。内侧部也称横突间固有肌，常借穿过它的脊神经后支而再分为内、外侧两部分。横突间前肌和横突间后肌的外侧部连于相邻颈椎的肋突；横突间后肌内侧部连于横突。颈横突间肌共有 7 对，最上一对位于寰椎之间，最下一对位于第 7 颈椎和第 1 胸椎之间，但寰枢椎之间的横突间前肌常缺如。在胸部，它们仅见于最后 3 个胸椎和第 1 腰椎横突之间，且由一块肌构成。在腰部它们多由二块肌构成。一块为横突间内侧肌连于椎骨的副突和下位椎骨的乳突之间，另一块为横突间外侧肌；可分为前后两部分；前部连于腰椎横突肋部；后部连于腰椎横突的副突。

胸横突间肌和横突间韧带与颈部横突间后肌内侧部是同源的；颈横突间后肌的外侧部则与提肋肌同源。脊神经后支的外侧支穿越胸横突间肌与提肋肌之间。腰提肋肌相当于横突间内侧肌；横突间外侧肌与肋间肌同源。

神经支配：腰横突间内侧肌，胸横突间肌和颈横突间后肌内侧部由脊神经后支支配；其余部分由前支支配。

作用：背部短肌主要起姿势肌的作用。从功能上看，脊柱是由许多相互连在一起的短的杠杆构成。如果各关节不固定，这种机械性的连接形式不稳定，受压下易于变形，这些短肌对相邻的椎骨起固定作用，控制椎骨使脊柱作为一个运动的统一体，并使得长肌发挥更有效的作用。从理论上讲，这些短肌可引起伸（多裂肌、棘肌），侧屈（多裂肌、横突间肌）和旋转（多裂肌和旋肌）作用，但它们的确切运动方式还不清楚。背部深层肌肯定参与姿势的控制：当直立的脊柱摇晃产生轻度运动时，它们可间断性收缩。竖脊肌收缩可伸躯干，这一运动主要受腹直肌的拮抗。反之，躯干前屈主要由屈肌，如腹直肌引起，当重心向前移动时，竖脊肌则起到控制作用。躯干侧屈受对侧竖脊肌拮抗。当躯干充分屈曲时，竖脊肌松弛，肌电图静止。此时，棘突的韧带由于牵张而引起的被动力可限制脊柱的屈曲，并阻止椎间盘的变形。可以推测，当于直立姿势下做运动时竖脊肌下部的肌电活动较大。

（二）韧带维系系统

韧带的维系系统由脊柱的韧带和椎间盘组成。此系统自身无动力作用，却是肌肉力作用于骨骼的传输带，由于其有韧性和伸缩性，因此归类为动力系统。

脊柱的韧带有不同的功能。首先，要保证准确的生理运动及固定相邻椎体的位置姿势。其次，限制过度的活动以保护脊髓。最后，在快速高载荷的创伤环境中保护脊髓。这些不仅需要韧带限制椎体的位移，而且需要吸收突然施加的大量能量。

1. 脊柱韧带组成　椎骨借前纵韧带、后纵韧带和透明软骨板之间的纤维软骨性椎间盘共同形成联合。关节突之间的关节（关节突关节）属滑膜性关节，不同水平椎骨形状各异；椎弓板、棘突和横突借黄韧带、棘间韧带、棘上韧带、横突间韧带和项韧带连接（图1-3-34、图1-3-35）。

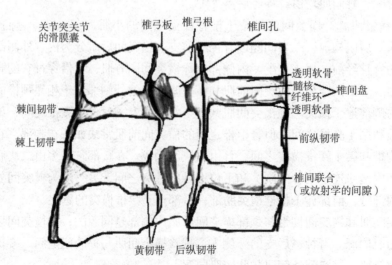

图1-3-34　脊柱部分腰区正中矢状切面

前纵韧带是椎体前面延伸的一束坚固的纤维束，下部较宽，胸部比颈部和腰部厚而窄；椎体的部位较椎间联合部相对厚而窄。它附着于枕骨基底部，向下延伸到骶骨上部前面。其纵行的纤维牢固地附着于椎间盘、透明软骨板和相邻椎体边缘。它和后纵韧带是人体内两条最长的韧带，对于稳定椎体起着重要的作用，单纯的屈伸活动不被撕裂，其力学强度随着年龄的增长而降低，同时吸收能量的能力也下降。前纵韧带的强度是后纵韧带的两倍，但两者的材料性质却是相同的。

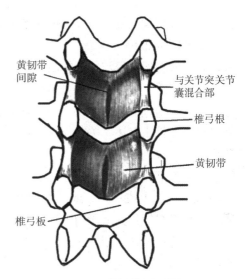

图 1-3-35　黄韧带（腰区前面观）

后纵韧带位于椎管内椎体后面，附着于枢椎椎体下至骶骨；其平滑闪亮的纤维附着于椎间盘、透明软骨板和相邻椎体的边缘，在椎体静脉及其注入椎内前静脉丛的静脉支处纤维分离。

椎间盘位于枢椎至骶骨相邻椎体之间，是椎骨间的主要联结。椎间盘的外形与相邻椎体一致，不同区域和同一椎间盘的不同部位厚度不同。颈部和腰部的前面厚，形成该部前凸；胸部的前后几乎一致，胸部前凹主要是由椎体的形态形成的。上胸部的椎间盘最薄，腰部最厚。由于椎体上、下面有薄的透明软骨板附着，椎间盘连同透明软骨板一起形成椎间联合。除周缘部有邻近的血管供应外，椎间盘无血管，而是由相邻椎骨经骨小梁渗透来供应营养。椎间盘的总长度（不包括头两个椎骨）占轴后脊柱长度的 1/5，颈部和腰部与长度成比例，而胸部的比例更大。每个椎间盘由外周板层状的纤维环和中央的髓核组成。

椎骨间的韧带联结，黄韧带在椎管内，连接相邻椎骨的椎弓板。其附着部起自关节突关节囊至两椎弓板愈合成棘突处，此处黄韧带后缘部分连合，留有连接椎内后静脉丛和椎外后静脉丛的静脉间隙。其主要组织为黄色弹性纤维组织，纤维几乎垂直排列，上起自椎弓板的下前面，下止于椎弓板的后面和上缘。颈部的黄韧带薄、宽而长，胸部的较厚，腰部的最厚。当脊柱前屈时，它抑制椎弓板的分离，防止破裂，也帮助前屈后恢复直立的姿势，还可保护椎间盘避免损伤。

棘上韧带是一坚固的纤维索，自第 7 颈椎至骶骨连接全部的棘突尖，腰部较厚较宽，并紧密地与邻近的筋膜混合。最浅层的纤维延伸于 3~4 个椎骨，深层的 2~3 个，最深层连接相邻的棘突并与棘突间韧带相延续。在第 7 颈椎与枕外隆凸之间扩大为项韧带。棘上韧带终止于第 5 腰椎棘突。

项韧带是一个双层弹性纤维肌间隔。结构上是双层致密弹性纤维板，两板层的后游离缘结合。后者延伸于枕外隆凸到第 7 颈椎棘突。弹性纤维板从此处附着于枕外嵴的正中部、颈后结节和颈椎分叉棘突的内侧面。

棘间韧带几乎是连接相邻棘突的薄膜，附着于每个棘突的根部到棘突尖。向前与黄韧带、向后与棘上韧带相接。其纤维通常是向后下倾斜，腰部是向后上倾斜。

横突间韧带位于横突之间，颈部由少量不规则纤维和大部分被替代的横突间肌组成；在胸部它们紧密与邻近的肌肉混合成索；在腰部是薄的膜。

2. 关节囊 关节突关节是简单的（颈和胸）或复杂（腰）的滑膜性关节；相互对应的关节突关节面上有透明关节软骨覆盖。其大小、形态和部位随脊柱的不同水平而异，将以单个椎骨来叙述。关节囊薄而疏松，附着于相邻关节突关节面的周缘；颈部较长而疏松。

腰椎关节突关节的特化，已证实有三种类型的腰椎关节突关节囊内结构。脂肪组织脂肪垫位于前上或后下，或二处均有。纤维脂肪的半月板位于上极或下极，或二处均有。结缔组织缘是关节囊的返折；脂肪垫与许多其他关节内的脂肪垫类似；类半月板有膨大、血管化的纤维脂肪底，它附着于关节囊，有时穿通关节囊，即血管化不良的脂肪核心及其周围致密扁平的纤维尖，它们突入两个不一致关节面的裂隙之间，但其功能是推测的，可能具有临床意义。韦以宗等实验的全部 82 例标本中，至少出现上述 3 种类型之一，半数以上出现两个或多个类型。

3. 韧带力学的性能及其影响因素 韧带力学的性能是决定韧带强度的因素，以下两个主要因素决定了在载荷作用下的韧带强度：韧带形状和大小以及加载速度。韧带的截面面积也影响韧带的强度。与载荷方向一致的纤维数目越多，这些纤维越宽越厚，则韧带的强度就越大。

韧带的强度表现在载荷下承受的力度。在肌肉牵拉力作用下产生延伸和收缩。

韧带破坏时的关节位移，当韧带受到载荷时，在达到屈服点之前微小破坏就已发生。超过屈服点之后，韧带开始产生明显破坏。在这同时，关节开始出现不正常的位移。由于韧带破坏引起关节大幅度位移，关节周围组织如关节囊和其他韧带也要受到损害。

韧带损伤可分为三类：第一类损伤只引起轻微的临床症状，会感到有些疼但临床未发现有关节不稳定，然而胶原纤维的微破坏可能已经发生。第二类损伤引起剧烈疼痛，临床上可查出关节已有些不稳定，胶原纤维已发生进一步破坏，造成韧带部分断裂。韧带的强度和刚度可能已减少 50% 或更多。通常肌肉的作用会掩盖因韧带部分损伤而引起的关节不稳定，因而临床上关节稳定性试验常在麻醉下进行。第三类损伤在受伤过程中有剧烈疼痛，而损伤后仅稍有疼痛。临床上关节已完全不稳定，大多数胶原纤维断裂，但有一小部分未受损，韧带虽已不能承受任何载荷但仍然能保持外观上的连续性。

持续载荷的影响：当关节受到持续低载荷作用一段时间后，软组织产生缓慢变形或蠕变，在加载后的最初 6～8 小时，这种蠕变现象显著，但在以后数月中蠕变将以很低的速率进行着。相应地，当软组织产生一恒定变形时，载荷发生衰减现象，即所谓应力松弛。在加载后的最初 6～8 小时内。

加载速率的影响：与骨结合在一起时，单根韧带可贮存较多能量，需要大的力才能使其断裂。当载荷速度即变形速率增加时能承受更大的伸长。在对骨 - 韧带 - 骨结合做拉伸破坏试验时，在不同载荷速率作用下，骨 - 韧带 - 骨结合中具有最大强度的部位也不同。

影响韧带力学的因素：在进行腱和韧带的试验时，一个重要的问题是环境温度对生物力学性质的影响。当软组织试验时，环境温度是否有影响存在着明显不同的结论。

有人研究得出狗的内侧副韧带在2℃～37℃之间，依赖温度的定量关系。实验的温度范围由2℃到37℃。在每种温度条件下，记录每次循环的载荷且以22℃时载荷为标准，使其归一化，以便通过松弛来说明，依赖温度的特性。用相对于22℃的值作为标准来确定滞后环面积。另外，对任何一个特定的试验温度，每次循环的载荷都可用在特定温度下的第一次循环载荷来归一化。

结果证明温度对软组织的性质有很大影响，当温度下降时通过循环载荷，韧带反映出刚度降低的变化（即在同样变形下荷载下降）。这一研究的另外一个重要发现是在温度改变之间韧带需要1.5～2小时才能恢复到它未试验时的、静息时的性质，在解释为什么胡流源试验结果与其他的结果不同时，这一点可能是特别重要的。

功能适应和内环境稳定固定对软结缔组织的影响是显著的，许多实例表明对软骨、腱和韧带的形态学以及生物化学和生物力学方面均有显著退化。另一方面和骨一样，正常的韧带可进行重建以适应对力学的需要。即当应力增加时，韧带的强度和刚度也增加；而应力减小时强度和刚度也减小。

在关节完全或部分固定之后，可能需要很长的一段时间如在一年以上才能使韧带强度和刚度恢复正常。同时也表示，关节不动的肌肉等长收缩练习并不等于正常的生理载荷，因而也就无法阻止韧带强度的下降。

剧烈运动会使韧带的机械应力增加，从而使韧带肥大。

三、调控系统

就脊柱自身而言，对脊柱功能和运动的调节和控制，主要是神经系统的脊神经、交感神经、血液循环和内分泌系统的调节。现主要介绍脊神经和脊神经段相关联的交感神经。

脊椎的椎间孔叠加组成了脊髓的管道，椎体后关节之间相互构成椎间孔，是脊髓发作的脊神经通道，交感神经也是紧贴脊柱两旁，因而脊椎骨关节的变化也损及脊髓、脊神经和交感神经，引起其支配的脏器组织功能病变。（图1-3-36）

（一）脊髓

脊髓是中枢神经系统细长略呈圆柱状的部分，占据着椎管的上2/3。欧洲男性脊髓平均长45cm，重约30g。脊髓上起寰椎上缘平面，下达第1、2腰椎体交接平面，下界高度变异不定，与躯干长度（特别在女性）有某种相关性。脊髓下界高可达第12胸椎体下1/3水平，低可至第2、3腰椎间的椎间盘平面，当脊柱向前弯曲时，脊髓下界略有上提。脊髓为硬脊膜、蛛网膜及软脊膜所包被，三层被膜间又以硬膜下间隙与蛛网膜下间隙相隔，硬膜下者是潜在的间隙，而蛛网膜下间隙内充盈着脑脊液。脊髓上连延髓，脊髓下端变细称脊髓圆锥，其下尖伸出一结缔组织的终丝，附着在第1尾椎的背面。在横径上脊髓各段不等，除有两个膨大外，在颅尾向上逐渐变细。脊髓并非标准的圆柱体，在各个水平，尤其是颈髓节段，横径约最大。

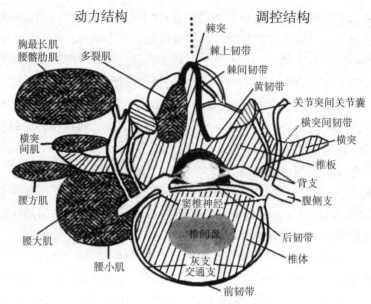

动力结构　　　　　　　　　调控结构

图 1-3-36　第 3~4 腰椎水平双侧动力与调控结构排列和感觉神经支配的示意图

　　颈膨大是上肢粗大脊神经的发源节段，在第 3 颈椎~第 2 胸椎脊髓节段之间，其最大圆周在第 6 颈椎节段（约 38mm）（一对脊神经根丝附着的一段脊髓称为一脊髓节段）。

　　腰膨大与颈膨大类似，相当下肢脊神经起始的脊髓节段，在第 1 腰椎~第 3 骶椎脊髓节段之间，或者相当第 9~12 胸椎椎骨水平。近胸 12 椎体的下部平面，腰膨大的圆周最大（约 35mm），自此平面往下脊髓迅速变细而称脊髓圆锥。

　　在脊髓外表面大多可见一些沟或裂；前正中裂与后正中沟以及后正中隔，几乎将脊髓完全分为左右两半，但两半间有联合带的神经组织相连，此带中间有一中央管。

　　前正中裂在脊髓全长腹侧面，平均裂深 3mm，在其下部平面更深。此裂内有软脊膜网。此裂背侧为白质前连合。脊髓前动脉的穿支经此裂穿入白质前连合，供应脊髓中央区。后正中沟较浅，由此沟向脊髓内部深入一神经胶质的后正中隔，此隔深入脊髓过半，几乎深达中央管。在背腹方向上隔深 4~6mm 不等，随着脊髓平面下移，此隔渐短小，而中央管不断向背侧位移，脊髓亦渐细小。

　　后外侧沟位于后正中沟两侧各 1.2~2.5mm，经此沟脊神经后根根丝进入脊髓。在每侧后正中沟与后外侧沟之间的白质称后索。在颈髓与上胸髓节段，还有后中间沟，将后索分成两个粗大的纤维束，即内侧的薄束和外侧的楔束。在后外侧沟与前正中裂之间的白质，称前外侧索，后者又分为前索与外侧索。前索位于脊神经前根丝的内侧（包括前根），外侧索位于前根丝的外侧。在上颈髓段，有些神经根丝穿外侧索浅出，形成副神经的脊髓部，在椎管内沿脊髓侧方上行，经枕骨大孔入颅后窝。

　　与脊髓相连的是成对的脊神经前、后根系列。前根与后根分别经蛛网膜下间隙和硬脊膜，在接近椎间孔处，前后根汇合形成混合性的脊神经。既然脊髓比脊柱短，那么下位的脊神经根就要沿脊髓和脊髓下方下降不等的距离，才能到达各自相应的椎间孔；于是大部分在脊髓圆锥下方的脊神经根，形成一束散开的神经根，称马尾，位于终池内。

近年研究证明，前根仅含一种神经递质（乙酰胆碱，Ach），而后根内却含多种神经递质，诸如降钙素基因相关肽、羚蟾素、P物质、血管活性肠多肽、胆囊收缩素、生长抑素、强啡肽，以及血管紧张肽。

（二）脊神经

脊神经的一般结构：脊神经由脊神经腹侧根和脊神经背侧根联合而成。脊神经腹侧根、背侧根附着于脊髓两侧。脊神经共31对，包括8对颈神经、12对胸神经、5对腰神经、5对骶神经和1对尾神经。C、T、L、S、C以及其后的相应数码是常用来表示颈、胸、腰、骶和尾神经的缩写形式。这些脊神经穿经椎间孔离开椎管。第1颈神经经枕骨与寰椎之间离开椎管，因此，常称它为枕下神经，第8颈神经穿过第7颈椎与第1胸椎之间的椎间孔出椎管。每条脊神经借脊神经腹侧根和脊神经背侧根连于脊髓，每一个脊神经背侧根上有一个脊神经节。（图1-3-37）

1. 脊神经的功能性构成 从脊神经的功能性构成来看，每条典型的脊神经都含有躯体纤维和内脏纤维两种功能性成分。

（1）躯体纤维成分：包括躯体传入和躯体传出两种纤维。支配骨骼肌的躯体传出纤维是脊髓灰质前柱中α、β、γ神经元的轴突。躯体传入纤维把皮肤、皮下组织、肌肉、筋膜、关节等部位感觉的传入冲动传递至中枢神经系统，它们是脊神经节内假单极神经元的周围突加入。

（2）内脏纤维成分：包括内脏传入纤维和内脏传出纤维两种。同属于自主神经系统。它们包括交感神经纤维和副交感神经纤维，位于脊髓的不同平面。交感神经的内脏传出节前纤维是脊髓胸段至第2、3腰节段灰质侧柱神经元的轴突，它们沿相对应的白交通支进入交感干，与节后神经元形成触突，支配平滑肌、心肌和腺体。副交感内脏传出节前纤维是脊髓第2~4骶节段来自侧柱细胞的轴突，它们离开相应的骶神经前支，在盆神经节内形成突触，节后神经元轴

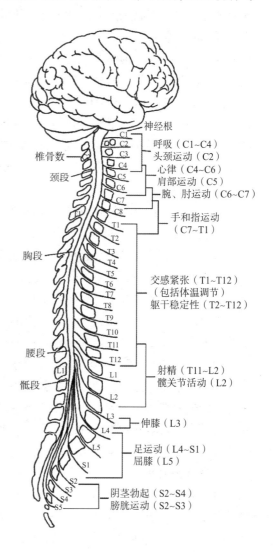

神经根

椎骨数

颈段

胸段

腰段

骶段

C1
C2
C3
C4
C5
C6
C7
C8
T1
T2
T3
T4
T5
T6
T7
T8
T9
T10
T11
T12
L1
L2
L3
L4
L5
S1
S2
S3
S4
S5

呼吸（C1~C4）
头颈运动（C2）
心律（C4~C6）
肩部运动（C5）
腕、肘运动（C6~C7）
手和指运动（C7~T1）

交感紧张（T1~T12）（包括体温调节）
躯干稳定性（T2~T12）

射精（T11~L2）
髋关节活动（L2）

伸膝（L3）
足运动（L4~S1）
屈膝（L5）

阴茎勃起（S2~S4）
膀胱运动（S2~S3）

图1-3-37 脊神经的调控作用

突将主要分布到盆腔内脏的平滑肌和腺体。内脏传入纤维来自脊神经节内神经元，它们的周围突通过白交通支，经过1个或多个交感神经节（不形成突触），最终分布于内脏。某些内脏传入纤维可以经脊神经腹侧根进入脊髓。

2. 脊神经分支

（1）脊神经腹侧（前）根：脊神经腹侧根也称脊神经前根，它含有脊髓灰质前角、侧角神经元的轴突。每条根由一系列根丝集成2~3条小根，附着于脊髓前外侧沟，占2~3mm宽的区域。大纤维属躯体运动纤维，分布于横纹肌。小纤维是自主神经的节前纤维，见于胸部，上腰部和骶部的神经根内，颈部和下腰部的前根只含粗大的躯体运动纤维。

前角细胞与颅神经运动核组成下运动神经元，与锥体束（起源于大脑皮层为颅神经运动核的核上径路以及脊髓前角细胞的核上径路）的上运动神经元组成运动神经元，支配躯体运动，控制肌张力，保持姿势。锥体束病变导致上运动神经元瘫痪时，临床表现为运动麻痹，肌张力增高，姿势状态异常及病理反射，病理反射也称锥体束征包括巴宾斯基征（Babinski）。前角细胞是运动冲动到达骨骼肌的唯一途径。下运动神经元瘫痪表现为肌张力减低，肌肉萎缩及反射消失。

（2）脊神经背侧（后）根：脊神经背侧根又称脊神经后根，它含有脊神经节细胞的中枢突。每一条脊神经背侧根由内侧束和外侧束组成，两者沿脊髓后外侧沟单独汇入背侧根。

后根行抵椎间孔处，膨大成为脊神经节，内含传入纤维细胞。大的有髓鞘纤维的直径为10~20μm，是来自肌肉、肌腱和皮肤黏膜感受器的纤维。小的有髓鞘纤维负责痛觉、温度觉的传导。

（3）脊膜支：也称脊膜返支，或称窦椎神经，在脊椎各平面均存在。每条脊膜支都接受一支或多支来自邻近灰交通支或直接来自胸交感神经节的分支，然后通过椎间孔再进入椎管，到达脊神经节腹侧。在此处这些含感觉神经和交感神经的混合神经分成横支、升支和降支，分别分布到硬脊膜、血管壁、骨膜、韧带和椎管腹外侧区的椎间盘。纤细的脊膜支偶尔也要通过脊神经节的背侧分布硬脊膜、骨膜、韧带，其他分支向腹侧分布于后纵韧带。上3个颈神经脊膜支的升支较大，还分布到颅后窝内的硬脑膜。脊膜支与许多脊柱病变的疼痛特征和枕部疼痛有着重要关系。

（4）脊神经节：脊神经节是在脊神经背侧根上的一大组神经元，也称为背根神经节。此神经节呈卵圆形，微红色，其大小与相连的背侧根的精细有关。神经节内侧端分叉，分别连着背侧根的两束。脊神经节一般位于椎间孔处，在其外侧，脊神经的腹、背侧根合并，立即穿出硬膜，第1、2颈脊神经节分别位于寰椎和枢椎弓处，骶部的脊神经节位于椎管内部，尾神经节一般在硬膜内。

3. 脊神经的调控

（1）对肌肉动力系统的调控：脊神经对肌肉动力系统的调控，其中颈丛神经比较复杂，联系也广泛（图1-3-38）。

（2）对皮区的调控：脊神经的分支——皮神经，分布于皮肤的浅层体表，有感觉（温觉、触觉）和运动的调节（图1-3-39~图1-3-42）。

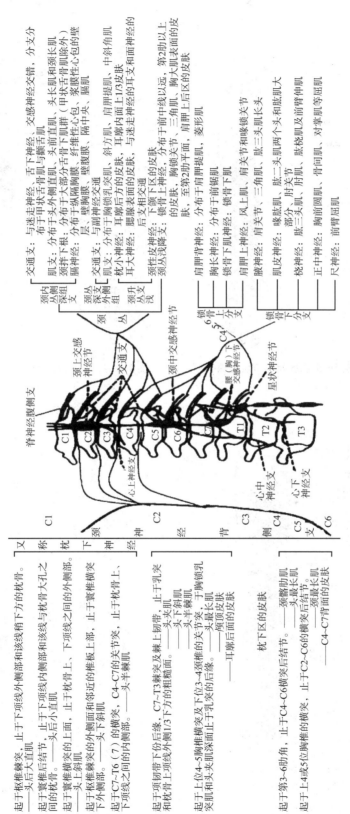

图 1-3-38 颈神经对其相应肌肉的调控分布示意图

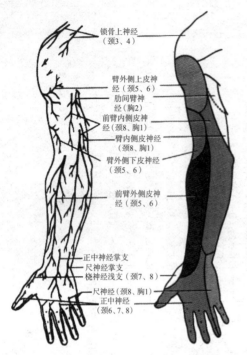

图 1-3-39　皮神经的分布区及其节段起源
（右上肢前面观）

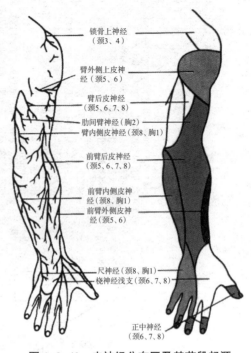

图 1-3-40　皮神经分布区及其节段起源
（右上肢后面观）

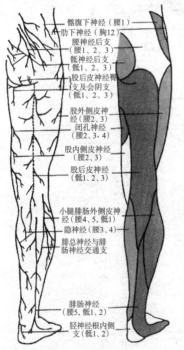

图 1-3-41　皮神经的节段来源和分布区
（右下肢后面观：股后的皮神经干多位于深筋
膜深面，故以间断线表示）

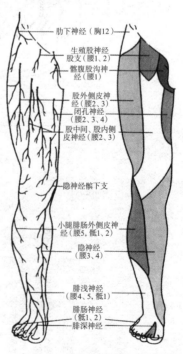

图 1-3-42　皮神经的节段来源及分布区
（右下肢前面观）

（3）对脊柱功能的调控（图1-3-43）。

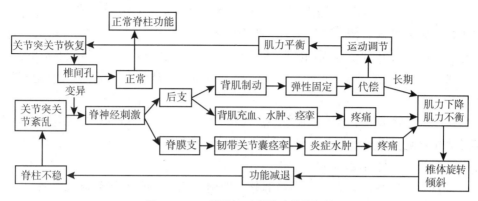

图1-3-43 脊神经对脊柱功能的调控

（三）自主神经系统

自主神经系统包括中枢部和周围部，后者与内脏、腺体、血管和非横纹（平滑）肌的神经分布有关。（图1-3-44）

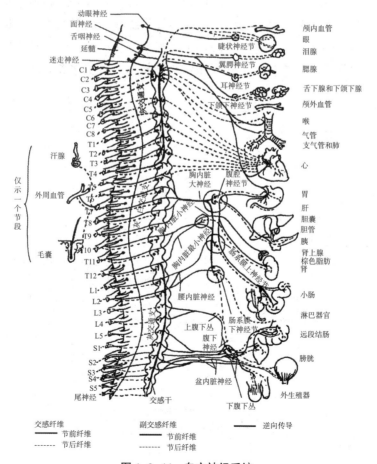

图1-3-44 自主神经系统

内脏传出通路与躯体传出通路在周围突触中继方面是不同的，在内脏传出通路中，在中枢神经和内脏效应器之间至少插入两个神经元。初级神经元（节前神经元）的胞体是在脑神经内脏传出核和脊髓外侧灰质柱中；它们的轴突通常是纤细的有髓纤维，通过脑神经和脊神经至周围内脏神经节，在此处它们与次级神经元的树突形成突触。次级（至效应器）神经元（节后神经元）的轴突通常是无髓的，支配平滑肌或腺细胞。

内脏传入通路类似于躯体传入通路；其外周纤维的起源细胞为单极神经元，存在于脑神经节和脊髓背根神经节内。周围突通过自主（内脏）神经节或神经丛，或可能通过躯体神经而分布，此间没有中继。

可将自主神经系统分为三个主要部分，即副交感部，交感部和肠部。副交感的节前传出纤维为颅底传出，而交感神经的节前传出纤维为胸腰传出经胸脊神经和上部腰脊神经传出。副交感神经的节后神经元胞体是在外周，远离中枢神经，位于要分布结构附近散在的神经节内，或常散在于内脏的壁内。交感神经节后神经元的胞体大部分在交感干神经节内或在外周神经丛内的神经节中，但它们总是靠近脊髓，而不是靠近要分布的效应器，分布至盆部内脏的神经元除外，例如，颈上交感神经节与第2颈神经灰交通支相汇，支配头颈、五官、咽部及心肌（图1-3-45）。肠神经系统由位于胃肠道壁内的一些有神经节的神经丛组成。肠神经系统含有反射通路，通过这些反射通路控制消化道肌层的收缩、胃酸的分泌、小肠水和电解质的运输、黏膜血流量和其他一些功能。在肠神经系统和交感、副交感以及感觉——运动神经之间，存在着复杂的相互作用。

神经调控系统对脊柱生理、病理的调控在以下有关章节中再述。对脊柱的调控还有血液循环和内分泌系统，在此从略。

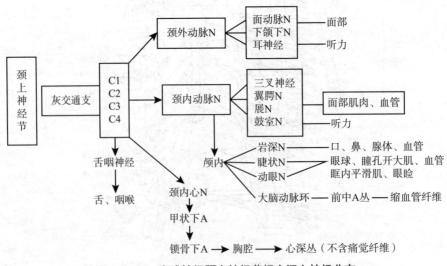

图1-3-45 交感神经颈上神经节相交汇之神经分布

（N：神经；A：动脉）

（四）肾对脊柱功能的调控

传统中医学认为，肾主藏先天之精和五脏六腑之精以营养骨骼髓脑，如果肾精不足，则骨髓空虚，腰脊失养而功能障碍甚至疼痛。《灵枢·五癃津液别》说："五谷之津液和合而为膏（一作高，指头脑）者，内渗入于骨空，补益脑髓，而下流于阴股（下流是营养之意）。阴阳不和，则使液溢而下流（外泄）于阴，髓液皆减而下，下过度则虚，虚故腰背痛而胫痠。"公元7世纪《诸病源候论》论述腰痛有五种，即腰寒、风寒、劳伤、外伤和湿邪腰痛，提出了"肾主腰脚"的论点。在"腰痛不得俯仰候"中论及："肾主腰脚，而三阴三阳十二经八脉，有贯肾络于腰脊者，劳损于肾，动伤经络，又为风冷所侵，血气击扑……阳病不能俯，阴病者不能仰，阴阳俱受邪气者，故令腰痛而不能俯仰。"在"虚劳病诸候"中指出"强力举重，久坐湿地伤肾，肾伤少精，腰背痛，厥逆下冷"。还提出："肾弱髓虚为风冷所搏故也，肾居下焦主腰脚，其气荣润骨髓。今肾虚受风寒，故令膝冷也，久不已，则脚酸疼，屈弱。"还认为："虚劳髀枢痛候，劳伤血气，肤腠虚疏，而受风冷故也。"甚至"劳于肾，风水相搏，乘虚偏发，风邪留止，血气不行，故半身手足枯细，为偏枯也"。这些论述，都说明了腰背、腰腿痛是先因肾虚，后感寒湿邪，外因经络之血运行，内郁肾阳之宣通，腰背足膝之经络气血运行受困而痛；肾阳不能输布，腰背足膝失养也痛，甚则"血气不行"而发偏枯。

近代研究表明，传统中医学有关肾的论述，包括了西医学内分泌系统的功能。实际上也是如此，内分泌功能紊乱，同样可导致脊椎骨骼病变，如椎间盘退化、软骨钙化、骨质疏松等，也影响脊柱的功能。

>> **复习思考题**

1. 传统医学是如何论述筋、骨、肉的？

2. 脊柱的发育过程可以分为哪几个阶段？

3. 椎骨、关节软骨的退变的表现有哪些？

4. 简述椎间盘的结构及功能。

5. 为什么颈椎、腰椎的椎间盘能在椎间隙内活动？

6. 试述引起椎间盘退变的主要原因。

7. 试述脊柱有哪几个方面是功能影响形态。

8. 试述下列肌肉的起止点、支配神经及其运动功能：肩胛提肌、斜方肌、前中后斜角肌、腰大肌、腰方肌、竖脊肌。

9. 试述下列神经所发出的脊髓节段、走向、支配的肌肉及其功能：颈丛神经、桡神经、尺神经、正中神经、肌皮神经、腋神经、坐骨神经、股神经、闭孔神经、臀上皮神经、生殖股神经。

10. 为什么说"肾主腰脚"？

（王拥军　徐　浩　梁倩倩）

第四章　中医脊柱运动生物力学

中医脊柱运动生物力学，由韦以宗创立。21世纪初，韦以宗根据中医学理论思维，运用现代科学技术开展脊柱运动生物力学研究。他将功能解剖研究作为切入点，通过尸体解剖、动物实验，X线动态观察和临床研究，论证了椎曲论、脊柱四维弯曲体圆运动规律、脊柱圆筒枢纽学说和脊柱轮廓应力平行四维平衡理论，成为解释脊柱伤病的病因病理，指导诊断、治疗和预防的创新性理论。这"一圆一说两论"经过十多年数万病例的诊疗实践检验，证明了其科学性和实用性，成为中医整脊学科的基本理论，也是学习中医整脊学必备的知识。

第一节　概　述

一、力学名词概念

（一）力的概念

关于力我们并不陌生。我们时刻都在跟力打交道，如我们推、拉、提、举物体或施行手法时，都会体验到力。人们在对力不断的感性认识中逐步形成了力的概念，即力是指一个物体对另一个物体的作用。由力的概念可见，力和物体是分不开的，离开物体力就无从谈起。力是一个矢量，有大小和方向。力的单位是牛顿（N），大约9.81N合1kg（图1-4-1）。

按研究对象的不同，力可分为外力和内力两种。

外力又称为载荷，是一个物体对另一个物体的作用。这种外界作用力可分为体积力和面积力。体积力是作用在人体体积内每一点的力，如重力、惯性力等；面积力是作用在人体表面上的力，如撞击力、挤压力等。外力对物体产生的外部效应引起运动或平衡，产生的内部效应则是引起组成物体的各微粒间相对位置的变化，从而使物体发生变性甚至破坏。

当外力使物体发生变性，质点间产生相对位移时，质点间的相互结合力就会有所改变。这种因外力的作用而引起质点结合力的改变的量称为内力，其作用是使各质点恢复其原来的位置。如果外力增加，物体变性进一步增加，内力也随之增加。对于每一种材料，其内力的增加都有一定的限度，超过这个限度，物体就会被破坏。

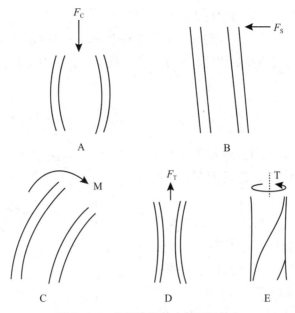

图 1-4-1　作用在物体上的不同的力

A.压力；B.剪力；C.弯力；D.拉力；E.扭力

（二）应力和应变

物体由于外力的作用、温度变化等外部因素的影响或者由于内在的缺陷而变形时，在其内部任一截面的两方即出现相互作用力，单位面积上的这种作用力称为应力（图1-4-2）。它的单位是 MPa，$1MPa = 1N/mm^2$。与截面垂直的应力称为正应力，如使物体拉长的张力以及使物体缩短的压力；与截面平行的应力称为切应力（剪应力），如剪切和扭转时的应力。

物体在外力作用下，其形状和大小所发生的相对改变称为应变。物体上某处的微小线段，在变形后其长度的改变量与线段原长的比值称为线应变；物体上两相互垂直的微小线段，在变性后其所夹角度的变化称为剪应变；变形后物体内任一单位体积的改变量与原单位体积的比值称为体积变量。

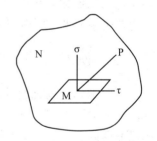

图 1-4-2　应力示意图

可以将全应力 P 分解为两个分量，即沿该点法线方向上的正应力 σ 和沿该点切线方向上的切应力 τ

（三）弹性和弹性模量

物体在外力作用下所发生的变形，在除去外力后随即消失，恢复其原有形状，这种性质称为弹性。这种可以恢复的变形称为弹性变形。只有在物体受到外力作用而在其内部产生的应力不超过某一极限值时，所发生的变形才能在除去外力后全部消失而恢复原状，这个作为极限的最大应力值称为弹性极限。

在弹性极限内，应力与应变的比值称为弹性模量，它是度量物体受力时变形大小的指标之一。正应力与线应变的比值称为纵向弹性模量，剪应力与剪应变的比值称为剪切弹性模量。

（四）力矩

力矩是物体的质量与其速度的乘积。有多少力矩就需要多少制动能量。（图1-4-3）

1. 弯曲力矩 这是测试作用在物体上的力的弯曲作用的指标。它等于力的大小与力和选定的旋转中心之间的力臂的乘积。因此它的单位是牛顿·米（N·m）。由于任何一点都可以作为旋转中心，因此，特定的力的弯曲力矩可以是不同的。例如，当一个人前屈时，上身的重量就对每一个椎间盘中心产生了不同的弯曲力矩。

2. 扭矩 扭矩等同于弯曲力矩，不同的是，它是使躯干扭曲而非屈曲，它的单位也是牛顿·米（N·m）。

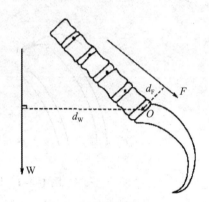

图1-4-3 力矩产生等于力 × 力臂

在本图中，身体的重量 W 围绕旋转中心 O 施加了一个前屈的力矩 $W \times d_w$，如果腰肌 F 所产生的伸展力矩 $F \times d_F$ 与之平衡则不会有移动产生

（五）刚度

刚度是物体抵抗变性的能力。通常用产生变性的力（牛顿）除以该力产生的形变（mm）来表示。所以较为方便的刚度单位是牛顿/毫米（N/mm）。如果认为一个生物组织是非线性的，那么就意味着它的刚度随所施加的力而增加，因此，可以绘制出力与形变之间关系的曲线图。

（六）蠕变

蠕变是物体在持续压力下的时间依从性变性。在许多生物组织中，蠕变的发生是因为受压组织水分被挤出所致。像纤维环和关节软骨这样的组织可以定义为通透性的弹性组织，因为如果给予迅速载荷，它们可以像弹性物体那样在载荷去除后迅速恢复原来的形状，但当慢慢施加载荷时，它们可以发生蠕变，因为液体从组织的微孔中被挤压出来。

（七）牛顿运动定律

牛顿运动定律是由牛顿在17世纪提出并发表于《自然哲学的数学原理》的牛顿第

一运动定律（即惯性定律）、牛顿第二运动定律和牛顿第三运动定律三大经典力学基本定律的总称。

1. 牛顿第一运动定律　一切物体在任何情况下，在不受外力的作用时，总保持静止或匀速直线运动状态。物体都有维持静止和做匀速直线运动的趋势，因此，物体的运动状态是由它的运动速度决定的，没有外力，它的运动状态是不会改变的。物体保持原有运动状态不变的性质称为惯性（inertia）。惯性的大小由质量量度。所以牛顿第一定律也称为惯性定律（law of inertia）。牛顿第一定律也阐明了力的概念，明确了力是物体间的相互作用，指出是力改变了物体的运动状态。

2. 牛顿第二运动定律　物体的加速度跟物体所受的合外力成正比，跟物体的质量成反比，加速度的方向跟合外力的方向相同。

公式：$\Sigma F=ma$ 或 $F_{合}=ma$

（1）牛顿第二定律是力的瞬时作用规律。力和加速度同时产生、同时变化、同时消逝。

（2）$F=ma$ 是一个矢量方程，应用时应规定正方向，凡与正方向相同的力或加速度均取正值，反之取负值，一般常取加速度的方向为正方向。

3. 牛顿第三运动定律　两个物体之间的作用力和反作用力，在同一条直线上，大小相等，方向相反。

公式：$F=-F'$

要改变一个物体的运动状态，必须有其他物体和它相互作用。物体之间的相互作用是通过力体现的。并且指出力的作用是相互的，有作用力必有反作用力。它们作用在同一条直线上，大小相等，方向相反。

二、运动力学和生物力学简介

（一）运动力学简介

运动力学就是研究力与物体的运动关系的科学。有了力，物体才会发生运动，物体运动又会产生力。运动生物力学是研究体育运动中人体机械运动规律的科学，它是伴随体育运动的发展，把体育运动中各项动作技术的研究课题，赋予生物学和力学的观点及方法，使复杂的体育动作技术奠基于最基本的生物学和力学的规律之上，并以数学、力学、生物学及运动技术原理的形式加以定量描述。教练员和运动员可依据所测定的生物力学参数来建立运动技术教学和训练模式，不断完善动作技术。

（二）生物力学简介

生物力学是根据已经确立的力学原理来研究生物体中的力学问题的学科，是活跃在自然科学前沿的新兴边缘学科之一。生物力学的基础是能量守恒、动量定律、质量守恒三定律并加上描写物性的本构方程。生物力学研究的重点是与生理学、医学有关的力学问题。依研究对象的不同可分为生物流体力学、生物固体力学和运动生物力学等。

生物力学体现了现代科学的发展，是力学、生物学、解剖学等学科的相互渗透和有机结合。生物力学的研究有助于更深刻地了解生物器官的功能，并进一步从功能的变化推知其生理和病理含义，从而进行及时预防和治疗。

第二节　椎曲论

一、腰曲、颈曲形成的力学原理

既往认为，人类腰曲、颈曲的出现是人类在300万年进化过程中遗传下来的（Williams P L，1999）。郭世绂认为："脊柱的曲度从前后看，成一直线，如从侧面看，则有四个曲度。是由于发育和生理上的需要而形成，曲度虽大小不同，但重力垂线应通过各段曲度交界处。在胚胎晚期和新生儿，整个脊柱只有一个向后凸的曲度，当时头和膝相接近，呈虾米状，待婴儿开始坐位时，头逐渐抬起，颈段脊柱就形成一个向前凸出的曲度，及至9月、10月，婴儿练习行走时，髋关节开始伸直，由于髂腰肌将腰脊柱向前牵拉，就形成了腰段脊柱向前凸的曲度。"韦以宗通过动态下X线片观察和动物实验，得到结论：人类新生儿出生6个月左右开始坐立，腰椎在原有的前作用力和上半身载荷作用下，出现以第3腰椎为中心前凸的"腰曲"（图1-4-4）；当1周岁站立行走后由于腰大肌的牵拉作用，腰曲

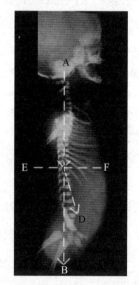

图1-4-4　新生儿脊柱力线

将新生儿的脊柱直立后，显示脊柱纵轴力线（AB线）和向腹部的前倾分力线（CD线），EF线为上半身截荷

逐渐加大，同时，在前后纵韧带应力作用下，脊柱轮廓为适应平行四边形结构的数学规律，为了维持中轴平衡，逐步出现了颈曲，即颈曲出现较腰曲晚。从功能决定形态的观点看，腰曲对颈曲有直接的力学。

（一）腰大肌作用与颈、腰曲关系

1. 动态下 X 线片和动物实验研究

（1）跨步位 X 线片观察：方法：所有受试青年，先在站立位拍摄腰椎正、侧位片，然后，站立位跨步（八字步，前后足距离1米）运动，保持躯干挺直，分别于左跨步

下（指左足在前）拍摄腰椎正侧位片；右跨步下（右足在前）拍摄腰椎正侧位片。结果显示：左跨步和右跨步 X 线侧位片腰曲均较原站立位的腰曲增大。而左跨步下正位片，上段腰椎向左旋转，向右侧弯；右跨步下，上段腰椎向右旋转，向左侧弯（图 1-4-5）。

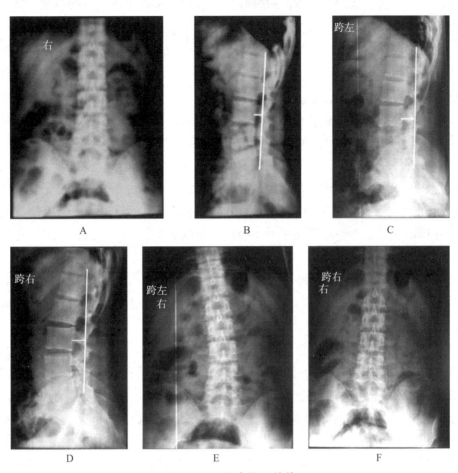

图 1-4-5 跨步位 X 线片

A. 男性，20 岁，站立位腰椎 X 线正位片

B. 同一人，站立位腰椎 X 线侧位片（图中白线为弓顶测量线，L3 的弓顶距离约为 1cm）

C. 同一人，站立左跨步腰椎 X 线侧位片，显示椎曲加大，L3 弓顶距约 1.5cm

D. 同一人，站立右跨步腰椎 X 线侧位片，显示椎曲加大，L3 弓顶距约 1.5cm

E. 同一人，站立左跨步腰椎 X 线正位片，显示椎体向左旋转，上段腰椎向右侧弯

F. 同一人，站立右跨步腰椎 X 线正位片，显示椎体向右旋转，上段腰椎向左侧弯

（资料来源：北京以宗整脊医学研究院）

（2）动物实验

实验材料：选用健康成年家兔 3 只，体重 2.8～3.2kg，并逐一做标记为 A 兔、B 兔、C 兔，X 线片设备。

实验方法：用氯胺酮将家兔麻醉后测量其腰部正常位、后伸位及切断腰大肌、竖脊肌前后腰曲的 X 线改变。

　　结果：家兔腰椎 7 个，其腰大肌起止点与人体的腰大肌起止点相似。家兔和所有四足哺乳动物一样，正常体位下，腰椎无向腹的曲度，而是沿胸椎曲度继续向背延伸至骶椎。腰大肌在腰椎的主要作用是支撑脊柱，并随后肢的前后运动带动腰椎。将家兔后肢模拟人类站立，将后肢向后伸直，则腰椎侧位 X 线片明显出现向腹的弯曲，并且各椎体间椎间隙出现腹宽背窄。此时腰大肌长度增加，张力增高。如切断一侧腰大肌，后伸后肢，也可出现腰曲，正位 X 线片可见向保留腰大肌一侧侧凸。将家兔腰背部的髂腰肌、竖脊肌切除后，后伸后肢，同样出现腰曲，说明后伸后肢产生的腰曲主要是腰大肌的作用。

　　2. 关于腰椎的伸缩功能　几乎所有的文献报道，对脊柱的运动功能都一致认为是6 个自由度，即屈曲、拉伸、左右侧弯、左右旋转。对于脊柱的伸缩运动有学者指出，青春期脊柱在平躺一夜后，由于脊柱没有轴向的压力，椎间盘舒张水分增加，而厚度增加，脊柱的长度也同时增加，然而，起床站立运动后，由于脊柱承受了身体的轴向压力，椎间盘收缩、脊柱变短，有 0.6 ~ 2cm 的差异。也就是说，一个人的身高在下午（站立行走一天后）平均要比早上（经躺下睡眠后）低 1%，儿童低 2%，老年人低0.5%。

　　实验证实，腰椎在站立位和坐位的高度也有变化，特别是在端坐 1 小时后，青年人的腰椎平均收缩为 1.2cm。这说明了腰椎存在伸缩运动，此伸缩活动来自附着于腰椎周围肌肉的运动。

　　站立下腰背的肌肉，包括竖脊肌、髂腰肌，为了承受上半身的载荷处于张力状态。由于人类的腰椎是向前弯曲的，如果仅仅是腰背部肌肉的支撑力，没有附着于腰椎前缘的支撑力，那么腰椎是不能维持正常曲度的。因此，站立位的腰椎支撑力包括了起于第12 胸椎，并附着于腰椎前缘的坚强的腰大肌支撑力，此肌力与背部的腰背肌相互拮抗维持腰椎的稳定。

　　实验表明，坐位下整体腰椎会出现短缩，是因为坐位时髋关节屈曲，附着于股骨小转子的腰大肌随着髋关节的屈曲而松弛。腰椎失去了前缘的支撑力，在上半身的载荷下椎间隙压缩，椎间隙变窄。本实验显示，此收缩活动于上段腰椎更为明显。而变窄的椎间隙是以前缘为主，因此几乎所有的受试者坐位后的椎曲都较站立位变小。

　　腰曲的形成确定于椎间隙的距离，前宽后窄的椎间隙使得整体腰椎向前凸。本实验表明，腰椎椎间隙出现前宽后窄，主要是由于起于腰椎前缘，附着于股骨小转子的腰大肌的牵拉作用。

　　K.Burton 在研究腰曲的屈曲在伸展范围中就已发现，腰曲屈伸的活动度与年龄、性别有关，同时上段腰椎的活动范围大于下段腰椎，上腰段为 37°左右，而下腰段为 16°左右。实验也证明了站位和坐位的伸缩功能，女性大于男性，其主要表现在上段腰椎。其伸缩活动范围占整个腰椎伸缩的 60%。

　　Videman T、Battie MC 认为背脊问题已经被定义为职业损伤。构成该损伤模型的观点是背脊症状主要由损伤脊柱结构的与工作相关的机械因素引起，特别是重体力负荷和物料搬运，包括提升、弯曲和扭转；久坐、持续非直立工作姿势和车辆驾驶，是加速腰椎退行性改变的直接原因。这个机械力也主要是腰椎伸缩功能的损害。

临床医生可以观察到，同一患者，其站立位和侧卧位的腰椎侧位 X 线片椎曲不一致，前者大于后者。孔德奇等观察 43 例正常人和 16 例腰椎滑脱的患者，莫新发等观察 49 例腰椎滑脱患者，分别行站立位、侧卧位等体位 X 线片，结果均显示 Cobb 角站立位较侧卧位大。他们研究目的是提出不同体位照片诊断腰椎滑脱的准确性。但这一发现，也说明了站立位时，为适应身体载荷，下肢伸直带动腰大肌张力，因而腰曲大；而侧卧情况下拍摄 X 线片，下肢无承载身体重力的情况下，腰大肌也处于松弛状况，其腰曲较站立位小。

3. 腰大肌与脊柱的伸展应力动物实验　目的：韦以宗等为探讨腰大肌作用力带动脊柱伸展应力的生物力学关系。方法：取家兔 12 只，分 3 组，每组 4 只，解剖后保留枢椎以下完整之脊柱及骨盆、髋关节、上段股骨，不损伤脊柱前、后纵韧带、椎间盘及所附着之腰大肌，保留脊柱背侧的竖脊肌、棘上韧带，置于生物力学拉伸测试仪（日本岛津制作所产 AGS-J 系列）。上端十字头分别夹枢椎（颈胸腰段）、第 1 胸椎（胸腰段）和第 12 胸椎（腰段），下端十字头夹股骨上部；分别做有腰大肌状态下和切断腰大肌状态下，股髋自屈曲位到过伸带动脊柱自屈曲位到过伸位拉伸试验，测定两种不同状态下脊柱各节段的伸展应力（N/mm^2）。结果：有腰大肌状态和切断腰大肌状态下，股 – 髋 – 脊柱拉伸后脊柱伸展应力分别为：颈胸腰全段平均为 306.6675 N/mm^2 : 78.7167 N/mm^2；胸腰段为 680.8417 N/mm^2 : 373.0375 N/mm^2；腰段为 1990.7944 N/mm^2 : 523.0608 N/mm^2；经统计学分析，具显著性差异，$P<0.01$。结论：腰大肌作用力对脊柱伸展应力影响显著，颈胸腰段占 74.33%、胸腰段占 45.21%，腰段占 73.73% 的伸展应力源自腰大肌。脊柱在腰大肌作用下产生腰椎向腹部的弯曲。

（二）站立行走——腰大肌运动与腰曲

站立跨步的实验，当左下肢向前，右下肢在后时，起于左侧腰椎横突前缘的腰大肌张力牵拉，出现椎体向左旋转；而右下肢处站立位，腰大肌处固定状况，因而出现上段腰椎向右侧弯。同理，右下肢向前，椎体也向右旋转，上段腰椎向左侧弯。而所有向前跨步的腰曲均较原站立位增大。表明下肢运动带动腰大肌对腰椎向前的牵拉。腰大肌在下肢运动作用下（向前的牵拉力），从儿童期站立行走开始，随着发育期纤维环和椎间盘的弹性和可塑性，逐渐将腰椎相互间的椎间隙拉开，最终形成腰椎椎间隙前宽后窄的生理弯曲（图 1-4-6 ～图 1-4-11）。

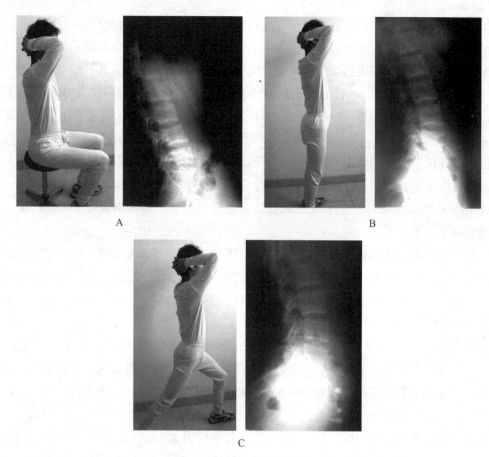

A

B

C

图 1-4-6　站立行走——腰大肌作用与腰曲关系 X 线片动态观察

A. 坐位下腰曲小；B. 站立位腰曲较坐位大；C. 跨步位腰曲较站位大。（资料来源：北京以宗整脊医学研究院）

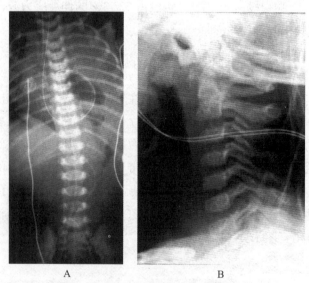

A

B

图 1-4-7　足月产新生儿的脊柱（A. 正位），侧位像颈椎无椎曲（B. 侧位）

（资料来源：北京以宗整脊医学研究院）

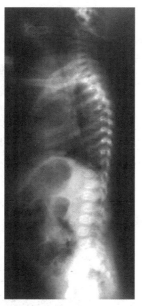

图 1-4-8　6 个月儿童（女）脊柱

6 个月儿童（女）开始坐、爬的脊柱
侧位观，腰曲开始出现，颈曲尚未形成
（资料来源：北京以宗整脊医学研究院）

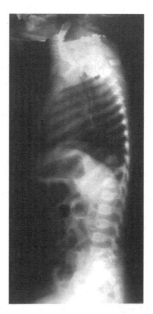

图 1-4-9　12 个月儿童（女）脊柱

12 个月儿童（女）站立习步的脊柱，
腰曲形成，颈曲未出现

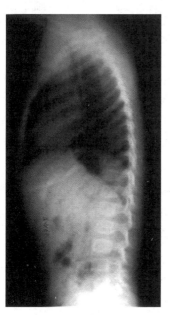

图 1-4-10　19 个月儿童（女）脊柱

19 个月儿童（女）行走后的脊柱腰曲的
椎体和椎曲

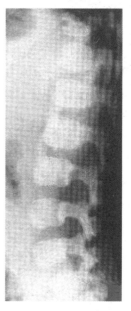

图 1-4-11　2 岁儿童脊柱

2 岁儿童行走后腰椎的椎体
和椎间隙排列

站立后腰大肌向前的牵拉，当下肢跨步行走时其向前的牵拉力增强。在这样的运动作用下腰椎为适应其向前的牵引拉力，椎间隙出现前宽后窄；椎体的骨骺软骨环也逐步随发育出现前宽后窄，连接椎体的纤维环也逐步后薄前厚，椎体也前缘稍厚。至发育成熟就趋于稳定，形成了正常的腰曲。

我们可以从一些先天性脑瘫的患者观察到，由于终身不能站立步行，虽然靠坐位有轻微的腰曲，但始终因不能站立行走，而没有正常人的腰曲。（图 1-4-12）

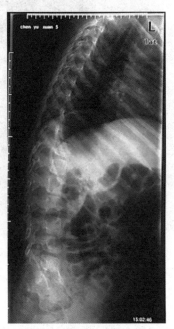

图 1-4-12　先天性脑瘫患儿脊柱
男性，5 岁，先天性脑瘫，不能站立行走，腰曲不明显。（资料来源：北京以宗整脊医学研究院）

（三）腰曲、颈曲的相互关系及对脊柱结构和运动的影响

1. 腰曲与颈曲的相互关系

（1）临床 X 线片分析：韦以宗等研究颈椎病颈曲改变与腰曲的关系，探讨颈椎病在结构力学和运动力学的病因、病理基础。用随机抽样法对诊断明确的颈椎病，同时拍摄腰椎正侧位 X 线片者共 437 例，分别测量颈、腰椎曲弓形面积并进行分级，按性别、年龄分组，各病种分类统计分析。结果，颈曲减小的颈椎病，腰曲也同样减小者占 98.63%。颈曲改变与腰曲改变无统计学差异（$P>0.05$）。颈曲改变并腰曲改变与年龄呈正相关，差异有统计学意义（$P<0.01$）。结论：腰曲改变是导致颈曲改变并发颈椎病的重要病因。

（2）动态颈腰椎 X 线片研究：研究腰曲对颈曲的影响，探讨颈椎病和颈腰综合征在脊柱解剖生理学与运动力学的病因病理。方法：选青春期健康青年男女 27 例，分别以站立位及坐位 1 小时后摄腰椎、颈椎标准侧位片，并应用数学几何学弓形面积计算法测量其颈、腰曲站、坐前后 X 线片的弓形面积，进行对照。结果：端坐 1 小时后，颈、腰椎侧位 X 线片，腰曲弓形面积平均较站立位缩小 53.14%，颈曲弓形面积也缩小 48.33%，经统计学处理 $P<0.05$，差别显著。结论：腰曲变化影响颈曲，病理改变与久坐有关。腰曲改变是颈椎病、颈腰综合征的重要病因和病理改变。

2. 椎曲对椎间隙的影响

发育过程中，椎间隙的距离决定了椎曲弧度；发育完成后，椎曲可改变椎间隙。椎曲稳定依靠结构，虽然椎体是越下一个越大，但在各曲段是相对近似的。所以，维持其弯曲，依靠椎体排列相互间之前后距离，也即从侧面观，椎间隙是前宽后窄者，则向前凸；前窄后宽者，则向后凸。（图 1-4-13）椎曲一旦改变，椎间隙就随之改变。

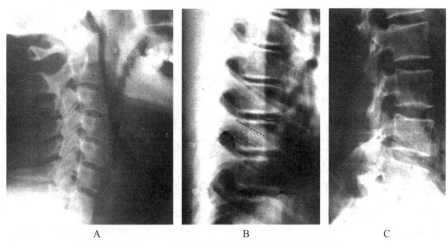

A　　　　　　　　B　　　　　　　　C

图 1-4-13　椎曲与椎间隙的关系（X 线侧位像）

（A. 颈椎；B. 胸椎；C. 腰椎）

3. 椎曲对椎管长度的影响　椎管是依赖每一块椎体的椎孔叠加而成。这叠加是依据椎体排列的方向，即椎曲决定的。所以脊柱生理性伸屈和侧弯时，骨性椎管的长度随之改变。颈、胸、腰椎管在屈位时伸长，而伸位时缩短。屈位与中立位比较，椎管中线的长度增加，椎管前壁的长度也增加，但不多，而椎管后壁增加最多。伸位时椎管前壁、中线和后壁均缩短，但椎管后壁缩短最明显。尤其在颈椎，赵定麟认为这种变化更为明显，伸屈位椎管后壁竟相差 40mm，达椎管全长的 40%。椎管长度的变化总是伴有脊髓的相应变化，脊髓的折叠与展开机制可满足脊柱从伸到屈所需长度的 70% ~ 75%，其余的 25% ~ 30%，即生理活动的极限部分则由脊髓组织本身的弹性变形来完成。脊髓长度改变的同时伴有其截面积的变化；其截面在伸位时增大，屈位时变小。颈椎由全屈变为全伸位时，脊髓截面从接近圆形变为椭圆。屈头颈时可伴脊髓被牵拉延长，以第 3 ~ 6 颈椎脊髓节段最明显，平均可延长原长度的 10.6%。随头颅屈曲度增加，脊髓在矢状位向后移动所需力量亦明显增大。

郭世绂根据尸体的研究，腰段脊柱从屈曲位至伸展位，椎管发生下列改变：腰椎椎管缩短 2.2mm，其内含神经组织也变短变宽；黄韧带纤维变松、变粗；椎间孔变窄；在所有水平，椎间盘均向后轻度突出。

正常椎管，硬脊膜周围有充足的空间允许其与神经鞘活动。而在椎管狭窄时，硬脊膜及其内含的马尾神经根被紧紧包裹，一旦椎管容积稍有减少，腰椎从屈曲位至伸展位运动时即受到障碍，站立及行走时，腰椎前凸增加，更防止其移动，神经受到牵扯，必然影响微循环，延迟神经传导。临床上常出现间歇性跛行，行走稍久，即疼痛难忍。坐位及蹲位时，腰椎转为轻度后凸，椎管容积稍有增加，血供增加而症状也有所缓解。

4. 椎曲对椎管宽度的影响　椎曲的形成，随着年龄增长逐步趋向稳定。椎曲的稳定，决定了椎管和椎间孔的宽度，也决定了脊髓在椎管的位置和脊神经排列的走向。

椎管壁与脊髓之间，存在着硬膜内与硬膜外间隙，作为保护脊髓的缓冲地带。孙博、胥少汀等测量了尸体的脊髓外间隙，脊髓两侧至椎管侧壁有较大的间隙，又有神经根固定，故脊椎侧向移动，对脊髓造成的损伤较小。脊髓的前后间隙较侧方间隙为小，并且因部位而不同，在颈椎为生理前凸，脊髓前间隙与后间隙之比，第 1 ~ 2 颈椎为 0.79：1，第 3 颈椎 ~ 第 1 胸椎为 0.92：1。在胸椎及胸腰段，脊柱后凸脊髓前间隙较后间隙为小。胸椎的脊髓前间隙平均为 3.22mm，后间隙平均为 4.89mm，比例为 0.66：1。胸腰段脊髓前间隙 1.6mm，后间隙 3.6mm，两者之比为 0.44：1。由于前间隙小，脊柱骨折脱位时，脊髓前方受压较后方为多。腰椎为马尾，其与椎管之间缓冲间隙较大，前间隙与后间隙的大小无任何意义。

齿状韧带：悬挂于硬膜囊内，齿状韧带对脊髓具有支持和限定作用。脊柱在完全屈位时，脊髓、齿状韧带和神经根均处于生理牵张状态。由于齿状韧带向下倾斜，韧带上的张力对脊髓的轴线可分解为两个分力。轴向分力与脊髓所承受的张力相平衡而有助于减少脊髓的受拉，成对的横向分力则相互平衡保持脊髓位于椎管的中线处。齿状韧带和神经根及脑脊液均具有最大限度的防止脊髓与骨性椎管的碰撞和减震作用。

齿状韧带具有一定弹性，硬膜弹性模量较大，而且依部位不同有所差异，颈段硬膜弹性模量小于腰段，硬膜断裂应力约每平方毫米 28mol/L（M），相当于拉伸原长度的 34%。屈颈时伴硬膜囊长度的变化，其在第 2 ~ 5 颈椎最明显，硬膜囊后壁长度增加 10% ~ 15%。脑脊液和硬膜外脂肪通过缓冲和吸收外力对脊髓具有保护作用。同时，随着颈椎的屈伸，椎管内的有效间隙亦随之增加和减少。在高度屈曲颈椎时，由于齿状韧带对硬膜囊的牵拉力可以传导到腰椎，因此，临床上腰椎间盘突出压迫神经根引起的下肢放射痛，屈颈试验会引起疼痛增加。

韦以宗等取尸体干燥的腰椎骨骼标本，用塑胶代替椎间盘制成腰椎正常腰曲、变直、曲度增大三种模型。用薄而有弹性的塑料管套进椎管，然后分别灌注钡溶液并测量容量，结果不同的曲度容量不等。正常弓顶距离为 1.8cm，钡容量为 50mL，变直弓顶距离 0.5cm，钡容量为 45.5mL，加大弓顶距离 2.5cm，钡容量为 47.02mL。

5. 椎曲改变对椎间孔和神经排列的影响　椎曲决定了椎间孔的大小和方位，椎曲一旦改变，椎间孔也随之改变。（图 1-4-14）椎间孔在正常椎曲下，神经根与脊髓越往下

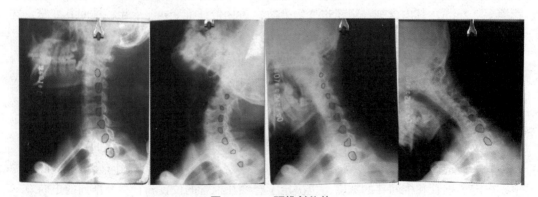

图 1-4-14　颈椎斜位片

不同曲度情况下椎间孔的变化。（资料来源：北京以宗整脊医学研究院）

一个椎间孔其夹角越小，一般颈椎至第2胸椎脊神经与脊髓的夹角较大，从冠状面观察趋向平行，越往下夹角越小。（图1-4-15）腰椎自腰膨大即第11~12胸椎至第1~2腰椎往下属马尾神经，神经在离开脊髓后通过神经根管走向椎间孔，其夹角相对小。脊神经与脊髓的夹角决定于所通过的椎间孔位置，而椎间孔的排列又决定于椎曲。因此，椎曲的改变必然影响神经根与脊髓的夹角关系。

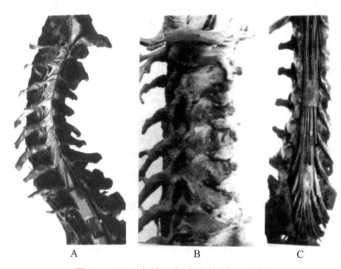

图1-4-15 脊神经与脊髓中轴线的夹角

（A.侧面正常颈曲下脊神经与脊髓的排列；B.前面胸椎的脊神经走向；C.腰椎马尾神经走向）

6. 椎曲决定了脊柱的运动功能 正常的脊柱运动功能包括伸缩在内的屈曲、后伸、左右旋转和左右侧屈，以颈椎和腰椎较为明显。

脊柱运动幅度大小主要是由椎骨关节突关节面的定向和椎间盘决定的。在整体而言，则是由椎曲所决定。因为其运动环节，即椎骨关节和椎间盘的定向和大小，均是组成椎曲的基础，所以椎曲也反映了这些结构的关系。尽管颈椎段以屈伸运动为主，但脊柱可以有相当大的旋转和侧弯运动幅度，屈伸和侧弯主要在颈椎的中部，而轴向转动主要在颈椎的上部。

胸椎部分主要是由肋骨形成的胸廓加固的，因此运动幅度较小。腰椎的中段可以有相当显著的侧弯运动，而腰骶段有最大程度的屈伸运动幅度。由于椎骨关节突平面的定位关系，腰椎部分的转动幅度最小。与胸椎比较，颈椎段和腰椎段有较大的灵活性，主要是其椎曲弧度较大，尤其是旋转功能，轴向旋转范围大小取决于其周围的半径和椎骨关节间距，因而运动中的应力较大，最易发生临床病变。（图1-4-16）

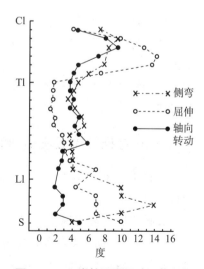

图1-4-16 脊柱不同运动环节之间和环节内运动的范围

（引自《骨科基础科学》）

7. 椎曲与髓核的位置和运动的关系　前章已论及人类新生儿脊柱与四足脊椎动物一样，是没有颈曲和腰曲的。因此，其髓核在脊柱内的位置，都是处于中间部位。当1岁开始站立行走后，腰曲和颈曲逐渐形成，而髓核也随脊柱的应力——椎间隙前宽后窄的变化而向前蠕动，并且在发育过程中随颈曲、腰曲的前屈、后伸，髓核也在纤维环内前后蠕动。（图1-4-17）人类颈曲、腰曲之髓核，也从脊椎动物遗传基因位于椎间隙中间的稳定性、无运动性，而演变成能向前滑动的不稳定性和能动性。而胸椎几乎和四足哺乳动物脊柱一样无大改变。特别是第1~9胸椎的椎曲，其髓核还维持位于中间的稳定性。但自第9胸椎以下，由于腰曲的作用力线关系，也有轻度的向前。这也是临床上颈腰椎间盘容易突出的生理因素。

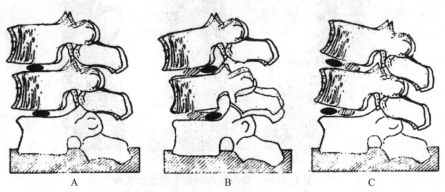

图1-4-17　髓核在椎间盘内的运动

（A.稳定；B.前屈；C.后伸）

二、影响椎曲的原因——椎体板块移动

脊柱是由24块脊椎骨叠加组成（骶、尾椎不计）。韦以宗等根据中医传统的整脊技术和功能解剖学的理论与临床实际观察，脊柱伤病在形态学上说，脊椎椎体板块移动是病理核心，也就是说，临床无论椎间盘突出症、椎管狭窄症、脊柱滑脱症、关节突关节病（含钩椎关节）、寰枢椎错缝，主要病因病理是脊椎椎体板块移动。现从以下几方面分析研究。

（一）脊椎椎体板块运动的规律

脊柱的运动节段系指上下椎体及其相连的软组织，运动一般是相对于下位椎体而言。

1. 椎体板块运动规律

振动：脊柱是以椎体板块为主组成。椎体在脊柱直立运动中，特别是二足步行起落，承重的载荷作用力下相互间产生振动。根据物理学板块振动定律，即其振动数与板块厚度成正比，与其面积成反比。脊柱在出生后站立、生长发育期、椎体成骨过程中骨小梁的排列及骨骺软骨的发育，均受振动效应力影响，椎间盘纤维环在软骨面的附着，也受振动效应的影响。

椎体发育过程中，由于受振动效应力的影响，骨小梁的排列、骨骺软骨生长和纤维环附着厚度，按 Kraderi 图形排列。所以，椎体前缘振动效应大，骨骺发育较后缘厚，纤维环排列较后缘紧密。这是椎体板块受髓核应力的中心向外围振动的结果。

人体发育成熟后，椎体板块的振动效应同样存在，但由于随椎间盘的退化，失去了椎间盘的弹性振荡缓冲力。其椎体板块间的振动效应力增强，导致纤维环容易受损，纤维软骨化骨刺形成。

旋转：是指某一物体所有的质点相对都围绕一个轴线运动，或是某些物体绕一固定轴运动并发生角位移。转轴可以位于物体的外部或内部，脊柱转动基本上是角位移动。

平动：某物体在运动时，所有质点相对一固定点在同一时间内其运动方向不变。脊柱屈伸时多为椎体的平动。

耦合运动：耦合运动是指一个物体围绕或沿着一个轴平移或转动的同时，也围绕另一个轴平移或转动。脊柱的旋转是耦合运动。

2. 肌肉活动和脊柱运动　运动学曾被定义为关于刚体运动力学的研究，而不考虑引起运动的原因。动力学涉及产生运动的力的研究。肌肉是椎骨运动的原始动力，这个问题在生物力学方面看是非常复杂的问题，这里先不讨论。

使脊柱产生运动的肌肉包括椎骨前侧的前群肌肉，后侧的后群肌肉及两侧的侧方肌群。前群肌肉包括腹肌和髂肌，它们使脊柱屈曲，如果一块前群肌肉单独斜向收缩，而对侧的肌肉不收缩，那么它就会使脊柱前屈同时绕 Y 轴作轴向旋转。同样，一块后群肌肉使脊柱后伸，如果它单纯斜向收缩，而对侧的拮抗肌不收缩，脊柱将发生后伸，同时绕 Y 轴作轴向旋转，如果侧方肌群收缩，脊柱则产生侧弯。

不少临床报道，以骨盆与腰背之间的"腰眼"穴及双下肢足掌方向诊断骨盆及脊椎有移位或侧弯。（图 1-4-18）临床上，头部活动障碍提示第 3、4、5 颈椎椎体位移，胸背转动或屈伸障碍提示腰椎病变，而骨盆的倾斜均合并腰椎的侧弯。（图 1-4-19）

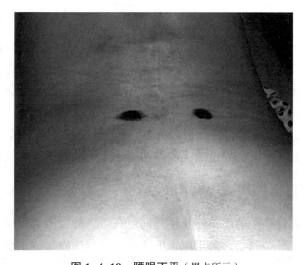

图 1-4-18　腰眼不平（黑点所示）

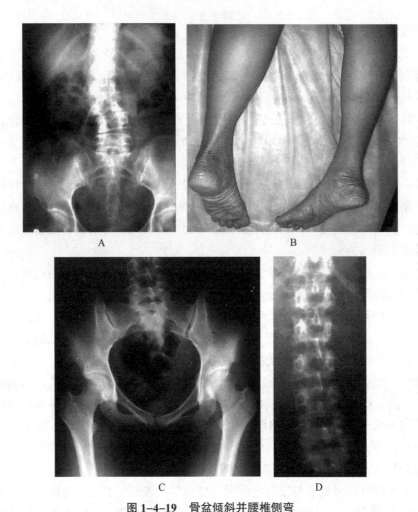

图 1-4-19　骨盆倾斜并腰椎侧弯

A.骨盆倾斜，腰椎侧弯X线片；B.足掌方向不对称；C.骨盆倾斜；D.腰椎侧弯

（资料来源：北京以宗整脊医学研究院）

3.椎体板块移动的诊断及其意义　临床上对椎体板块移动，以触摸脊椎棘突为依据。此方法在公元16世纪的中医学已应用。虽然有学者认为，尸体标本也有棘突偏歪。然而，那不是动态，而且，不能证明该尸体生前有否腰痛。在正常脊柱生理曲度及中轴线的上下椎体棘突是在一轴线上。而且，X线片也显示，当触诊棘突有偏歪时，其椎体有旋转乃至倾斜，关节不对称。

从此意义上说，椎体早期的板块移动，可通过触诊棘突来了解，更进一步从X线片进行分析。临床上几乎所有的椎曲改变，均起源于早期椎体板块位移。

（二）脊椎椎体板块移动病因分析

脊椎椎体在正常脊柱运动中，依靠生理曲度在肌肉韧带协调带动下产生正常活动功能的伸缩、屈仰、旋转、侧弯。由于以下的因素，导致椎体超越生理功能活动，从正常的平动，出现病理性的位移——移动，从而引起系列病理改变。

1. 外伤 因严重暴力引起椎体骨折产生的移位损伤之外，稍轻的外伤，如脊柱极度旋转并侧弯，可导致关节突关节囊撕裂，甚至椎间盘纤维环撕裂，椎体在外伤的瞬间已出现位移，一旦关节囊撕裂或纤维环撕裂，首先继发关节突关节不稳，出现旋转或成角，继而椎体旋转倾斜而产生移动。

临床上，由于肌肉不平衡，一侧松弛、一侧紧张，在意识动态中，如弯曲或转身，则会"闪挫"。同样可产生关节突关节滑膜嵌顿或撕脱，也可导致椎体移动。

2. 劳损 长期的单一方向、动作的脊柱运动，可导致单侧的、局部的肌肉、筋膜、韧带处于长期充血 – 瘀血 – 缺血 – 组织坏死变性，继发肌力不平衡，运动失衡至椎体位移。常见的颈肌、腰肌劳损，腰背筋膜、肩背筋膜粘连，棘上韧带剥离、黄韧带肥厚等。

3. 退化 软骨和椎间盘均随年龄老化而逐步退化，如椎体软骨面、关节突关节软骨骨化，椎间盘纤维环、髓核纤维软骨化。尤以椎间盘随年龄增长，其含水量下降，弹性张力下降，而逐步导致椎间隙失去原来的高度比例或变窄，继发椎体位移。

椎体软骨骨质增生，可继发椎间盘纤维环软骨化，导致上下椎体部分骨性联结，而其余部分不稳定，最易导致位移。

关节突关节软骨退化，最常见于颈椎的 5、6 钩椎关节及腰骶小关节，此与运动、负重有关。关节突关节软骨骨化，造成结构力学不平衡，椎体旋转移动，腰椎多合并侧弯。

4. 椎间盘突出 椎间盘突出可导致椎间隙变窄、椎体位移，临床上常见的椎体旋转侧弯、曲度改变。

椎间盘突出对脊柱稳定性最大的破坏是导致椎间隙变窄，椎体随负重而下沉，所以临床上手术切除椎间盘也无法改变此病理变化。因此，近年有人主张行人工椎间盘植入术，其目的也是解决椎体下沉问题。

（三）脊椎椎体板块移动的病理改变

椎体在脊柱组成的相互位置，决定了脊柱的生理弯曲及椎管、椎间孔的形状。在颈椎，还决定椎动脉所经过的横突孔上下关系。对椎间盘而言，椎体的位置直接影响到其承受的压力和平衡。

1. 椎体板块移动与椎曲、椎管、椎间孔和枢纽关节的关系

（1）椎曲：脊柱的四大弯曲度是由椎体结构前后大小及相互间前后距离，即椎间隙前后距离所决定的。一旦任何一个椎体出现位移、旋转，其上下关节带动其上下椎体同时出现旋转、位移。如此相互间的椎间隙距离产生改变，这种改变随着首先位移的椎体力线产生传导线位移。在腰椎，由于关节突关节的侧突关节，旋转成角则发生扭转侧弯——铰链式旋转侧弯，其曲度改变同时发生。

（2）椎管：椎体位移，首先力学结构上直接导致椎孔变异，前已述及椎曲与椎管长度、宽度的关系。椎曲的改变是由于椎体的位移，它不仅导致椎管随曲度的改变而出现骨性变异——椎体位移、突入椎管，而且导致椎管变短、变窄；更影响其内容的后纵韧带、黄韧带出现充血、瘀血、变性和增厚。有文献报道，在椎管狭窄症病例手术中发现，黄韧带增厚者占90%。因此，椎曲的改变，不仅在骨性结构改变了椎管的长短及宽度，也导致其内容的占位性增生。

我们可以得出这样的结论：椎管是椎体板块构成的椎孔叠加组成，并按其正常椎曲排列，一旦椎体板块移动，必突入椎管，同时椎曲变异。因此，椎曲变异的程度与椎管狭窄的度量成正比。

（3）椎间孔：椎间孔的前缘是上下椎体的后外侧，后缘是上下关节突关节前壁。由于椎体是椭圆形（颈椎是长方椭圆），因此，一旦位移，其后外侧缘位移最大，可出现倾斜、突入椎间孔。另外，关节突关节在椎体位移，即出现旋转、倾斜、成角，椎间孔可变形、变窄。如果椎体因椎间隙变窄而下塌、倾斜，其后关节突关节同样出现下塌、倾斜，椎间孔变形，（图1-4-20）尤其是腰椎侧隐窝变窄。

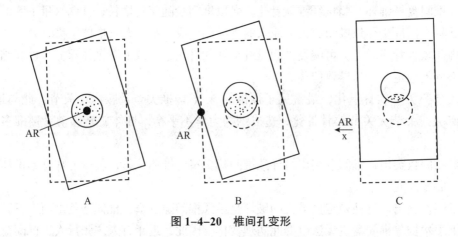

A　　　　　　　　　B　　　　　　　　　C

图1-4-20　椎间孔变形

（4）枢纽关节：前已叙述，枢纽关节与其他关节的区别，在于其所承受中轴力线重力的承担和传导，也承担着运动上下协调和制约。因此，椎体板块移动后引起椎曲的改变，枢纽关节起到调控作用，椎体板块移动是沿力的方向传导的，例如，第5、6颈椎的旋转力沿第7颈、第1胸椎传导，即第7颈、第1胸椎关节结构与第5、6颈椎的不同，其旋转即受限，同样，其屈伸、侧屈也是如此。椎体板块移动与椎曲及枢纽关节之间的关系，如图1-4-21所

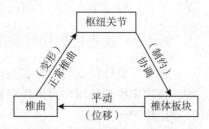

图1-4-21　椎体板块移动与椎曲及枢纽关节之间的关系示意图
（括号内为病理）

示，在正常运动功能下，三者是协调统一的；在病理情况下，也是相互影响的。

2. 椎体板块移动与椎间盘的关系　正常椎体板块平移下，椎间盘是随着其方向而变动的，由于椎体软骨面是与纤维环相连，所以，超常的移动可导致纤维环损伤——牵拉、撕裂或皱褶，因而影响到髓核内压的调节，甚至随纤维环薄弱点或破裂点脱出。

3. 椎体板块移动与椎间盘突出及"还纳" 椎间盘是随椎体板块的旋转而扭转，随其左右、前后的倾斜而移动。因此，当椎间盘随薄弱一侧的纤维环突出后，其相应的椎体（尤以上一个椎体）必定旋转、塌陷及倾斜，产生临床上的椎间隙变窄，椎体旋转、侧弯。（图1-4-22）当旋转、侧弯的椎体复位后，其突出的髓核也随纤维环还原其原附椎体的位置，椎体复位后椎间隙也增宽，侧弯也消失。所以说，椎间盘的还纳是椎体复位所致，如果突出的髓核已破碎，离开了纤维环的包绕，则椎体的复位就无法带动其"还纳"。

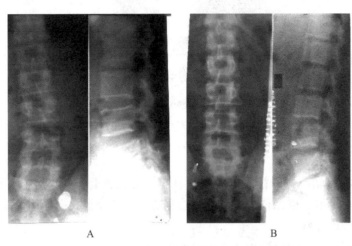

A   B

图1-4-22 第4、5腰椎椎间盘突出症治疗前后

A.治疗前 正位片：第4腰椎椎体旋转，向右倾斜，导致整个腰椎向左侧弯；侧位片：第4腰椎旋转，第4、5腰椎椎间隙变窄，腰曲变直；B.治疗后 正位片：第4腰椎旋转、倾斜、复位，侧弯消失；侧位片：第4、5腰椎椎间隙增宽，腰曲恢复（资料来源：北京以宗整脊医学研究院）

椎间盘的"还纳"只有在青壮年时期才发生。中老年时期，椎间盘退化、纤维环变性、髓核纤维软骨化后，整个椎间盘弹性减弱乃至消失。原来突出的椎间盘（自从核磁共振等影像学发展以来，有资料证明35%的人有椎间盘突出，但没有症状）不可能随椎体转动而伸缩。所以，一旦椎体板块位移，即诱发椎间孔变窄，原有突出的椎间盘因突发的椎间孔变形而刺激到神经根，引起急性腰腿痛。

中老年椎间盘突出症，主要病因并非是椎间盘，而是椎体板块位移后，诱发椎间孔（神经根孔）变形——狭窄，导致椎间盘与神经根卡压——急性腰腿痛。所以，根据"既能动歪，就能动正"的原理，对中老年急性腰腿痛采取俯卧位，痛肢外展牵引，后旋转复位"骨正筋柔"。

4. 椎体板块移动与椎动脉关系 颈椎椎动脉是沿第6颈椎横突孔上行，进入颅腔组成基底动脉的。该动脉排列依正常颈曲排列。（图1-4-23）一旦椎体板块移动如旋转、倾斜，所附在横突孔的椎动脉发生扭曲，其扭曲度与颈曲改变成正比。因此，临床上从颈椎正位、侧位都可以观察到椎体板块的移动。如正位的钩椎关节不对称，是椎体倾斜、旋转，侧位的椎体阶梯改变，是典型的椎体板块移动。因此，多合并椎动脉供血不足。

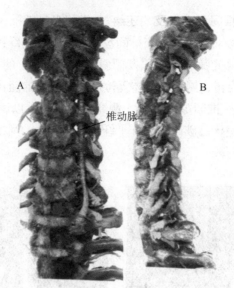

图 1-4-23　颈椎动脉穿过横突孔，正常尸体标本
（A. 正位；B. 侧位）

5. 椎体板块移动与脊髓神经的关系　脊髓是通过椎管下行，并自椎间孔发出脊神经，椎体板块移动继发椎管狭窄、腰椎侧隐窝狭窄、神经根孔变异均可压迫、刺激脊髓和神经引起相应的症状。

脊柱椎体板块移动的病理改变可用图 1-4-24 表示：

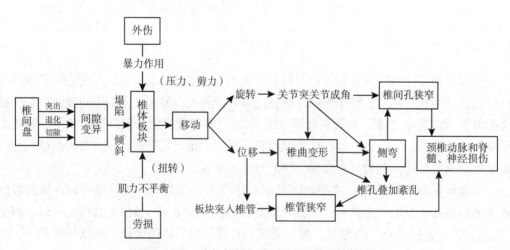

图 1-4-24　脊柱椎体板块移动病理改变示意图

三、椎曲的代偿性异常

人类站立行走的功能，改变了脊椎动物遗传基因决定的椎曲形态，出现了腰曲和颈曲。一般来说，正常人的腰曲和颈曲，决定了其正常的运动功能和内部的生理功能。这是形态结构与功能的统一性、协调性。因此，腰曲和颈曲在生长发育过程中，出现病理改变的情况下，椎曲可以出现异常改变——即非正常人的腰曲或颈曲。这种因病理改变而适应功能需要的异常椎曲，即椎曲的代偿性异常，有以下两种情况。

（一）发育期椎曲代偿性异常

颈曲和腰曲是在发育过程中形成的。在青少年时期，由于发育代谢的疾病，导致脊柱侧凸，椎曲变异，其变异之椎曲随生长发育而逐渐适应，其椎管和神经根孔，也随变异之椎曲生长发育而趋定型。所以有时没有明显椎管狭窄或神经根压迫的症状。（图1-4-25 ~ 图1-4-26）

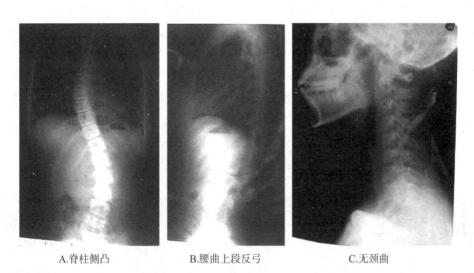

A.脊柱侧凸　　　　　　B.腰曲上段反弓　　　　　　C.无颈曲

图 1-4-25　发育期脊柱侧凸症脊柱

男性，22岁，发育期脊柱侧凸症，腰曲和颈曲紊乱，但除了运动障碍以外，无明显脊髓神经压迫症。

（资料来源：北京以宗整脊医学研究院）

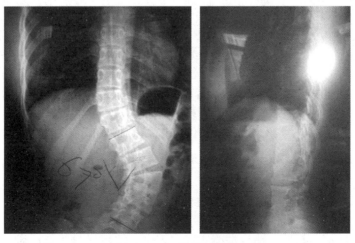

图 1-4-26　先天性融椎

女性，16岁，第3、4腰椎先天性融椎，侧弯67°，侧位片无椎曲，但除腰部屈伸、旋转受限外，无任何症状体征。说明生长发育期形成的脊柱决定了其功能（资料来源：北京以宗整脊医学研究院）

（二）病变后代偿性异常

脊柱在发育成熟后形成了腰曲、颈曲。由于伤病原因，引起椎曲改变，并为避免对神经根的刺激，脊柱自身通过四维肌力平衡的调整——即自我代偿，出现了椎曲异常，功能虽受限制，但并无严重疼痛的准病理改变。

这类情况最常见为腰曲，往往是青春期腰椎间盘突出症或长期久坐椎曲变直，或腰椎后关节紊乱症或腰骶后关节病变，出现腰曲异常——变小或增大，腰椎侧弯。由于腰椎椎管较宽大，且是马尾神经，神经根有较长的神经根管，椎间孔也较宽，当神经根在椎间孔受刺激或压迫后，可以自主位移。临床上最易见的体位性、姿势性腰痛，即属此类型。长期的强迫性姿势和体位，椎曲也由于某一组肌肉持续性痉挛而出现骨盆倾斜、腰椎侧弯，（图 1-4-27）其倾斜的骨盆为了支撑侧弯的腰椎，使已塌陷的椎间隙和椎间孔维持其不刺激神经的距离，即图中 AC 线变成了 AD 线，其 AD 线即为代偿的力线，均为了使原刺激到神经根之椎间孔增宽。原来刺激神经根的椎间孔也因此位移，避免了对神经根的刺激和压迫。所以，症状消失，椎曲未恢复，也可以不压迫神经。但始终因椎曲异常后，脊柱的力学紊乱，一旦适应支持异常椎曲的肌力失衡——神经也因之受刺激而产生症状，这是临床上长期慢性腰痛或腰腿痛反复发作的病因病理。

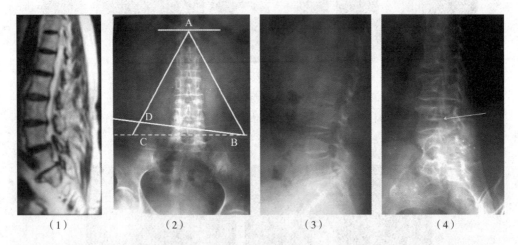

（1）　　　　　　　（2）　　　　　　　（3）　　　　　　　（4）

图 1-4-27　病变后椎曲代偿性异常，MRI 和 X 线片显像。本例女性，52 岁，青年期曾腰扭伤，腰腿痛，经保守治疗，症状消失。近 2 年反复腰痛（资料来源：北京以宗整脊医学研究院）

［（1）MRI 显示第 1、2 腰椎，第 3 腰椎～第 1 骶椎间盘不同程度的膨出、突出，第 2～5 腰椎椎体边缘及椎小关节见骨质增生，部分黄韧带肥厚，相应硬膜囊受压。腰 5 骶 1 椎间盘退化，骨桥形成。（2）正位 X 线片显示，骨盆向左倾斜，骶尾椎侧弯，腰椎向右侧弯，腰 5 骶 1 关节发白（钙化），正常的竖脊肌力线 AB 和 AC 因侧弯而失衡，骨盆右侧升高形成了 AD 线，即其代偿力线。（3）侧位片椎曲变直，腰 5 骶 1 椎间盘退化，骨桥形成，腰 4、5 后序列紊乱，腰 4 轻度向前移。（4）斜位片显示腰 5 右椎弓峡部裂（线条所指）］

另外，脊柱是在其平行四边形的轮廓应力下，通过自身的阻尼振动维持中轴平衡的。腰曲一旦紊乱，按平行四边形的数学法则——颈曲也相继紊乱。颈曲紊乱，其代偿能力则较腰曲的代偿能力要低得多。因为颈椎管窄小，而且颈椎还有椎动脉是穿越横突孔上行的。因此，颈曲一旦紊乱，颈椎病的症状体征即可出现，这是临床上颈椎病患者往往都有腰痛病史的原因。（图 1-4-28 ）

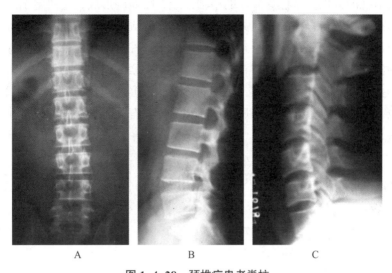

图 1-4-28 颈椎病患者脊柱

男性，35 岁，X 线片腰椎侧弯（A），腰椎椎曲变直（B），颈椎椎曲变直（C），
并出现头晕，头痛，颈背痛，活动障碍

腰曲代偿性异常的另一个最常见并发症是椎弓峡部裂、椎体滑脱症。此外，长期的腰曲异常、侧弯是老年性椎管狭窄症的主要原因，有关这类病变在下章再详细论述。

病变后椎曲代偿性异常是否会出现症状，决定于其维持异常性椎曲的肌力，也决定于年龄和体质。临床上需根据患者情况辨证论治。

总之，发育期的椎曲代偿性异常可以说是正常的，但病变后出现的椎曲代偿性异常，则是病理改变，不可因为暂时无症状而忽视。

四、椎曲论的临床价值

颈、腰椎曲在人体站立行走后的 20 多年生长发育过程中，构成了人体脊柱力学的形态基础，同时是运动力学的基础，以及脊柱内及相邻组织的相互关系的生理基础。近 10 多年来，不少学者已注意到颈腰椎曲的重要性。

韦以宗等在研究脊柱功能解剖学中发现，人类颈曲、腰曲的形成是为适应人类坐立、站立行走的功能需要，在出生后 1 周岁左右至 20 多岁的生长发育期中，逐步塑形而形成的。其中，腰大肌在站立行走中对腰曲形成起到了决定性的作用。腰曲形成，脊柱按平行四边形的几何图形的数学规则，围绕中轴线的圆运动而逐步形成颈曲。颈曲、腰曲的出现，导致椎体间椎间盘从胚胎发育至出生后 1 岁内所依附的中间位置，随颈腰曲形成过程中的运动而向前后蠕动，也即从中间稳定性而成为滑动性。颈曲、腰曲随功能发育的改变，决定了其椎孔及相互组成的椎管、神经根孔的大小及方位；于颈椎而言，也决定了横突孔及所穿越之椎动脉在横突孔之间相互距离和曲度。脊髓、脊神经及颈椎椎动脉的分布，均由发育过程中形成的颈曲、腰曲的骨形态结构所决定其容量及方位。脊柱伸缩、屈仰、侧弯和旋转，均取决于颈、腰曲组成的弧度、椎体关节突关节的关节距和关节孔的方位。脊柱为人体的中轴，颈、腰曲的形成，也决定了躯体与脊柱相关组织的形态结构及与脊柱的相互关系。正常发育形成的颈、腰曲，是正常生理功能所必须依赖的形态结构。此结构一旦紊乱，必影响到脊柱运动功能，影响到脊柱所容纳之脊髓、脊神经、颈椎椎动脉以及与脊柱、脊神经相关联的组织的功能。可以说，颈、腰曲是脊柱的生理和病理的共同基础，是伤病诊断的依据及治疗的目标。这就是中国整脊学的椎曲论。椎曲论将指导脊柱伤病的诊断和治疗。有关各伤病如何以椎曲为诊断依据和治疗大法，将在后章再叙。

第三节　脊柱的四维弯曲体结构与圆运动规律

一、中国传统文化的四维观

（一）四维观与圆运动

《素问·生气通天论》曰："阳气者，若天与日，失其所，则折寿而不彰。故天运当以日光明，是故阳因而上，卫外者也。因于寒，欲如运枢，起居如惊，神气乃浮。因于暑，汗，烦则喘喝，静则多言，体若燔炭，汗出而散。因于湿，首如裹，湿热不攘，大筋缩短，小筋弛长，缩短为拘，弛长为痿。因于气，为肿，四维相代，阳气乃竭。"

四维相代，阳气乃竭：四种邪气（寒、暑、温、风）维系不离，相互更迭伤人，就会使阳气倾竭。四，指四种邪气。维，维系不离，即连续之意。又，《太素·卷三》调阴阳注："四时之气各自维守，今四气相代，则卫之阳气竭。"《类经·十三卷》第五注："四维，四支也，相代，更迭而病也。因气为肿，气道不行也。四支为诸阳之本，胃气所在，病甚而至于四维相代，内闭九窍、外壅肌肉、卫气解散之谓，其为阳气之竭也可知。"

维，系物的大绳，比喻一切事物赖以固定的东西。又如东南、西南、东北、西北四隅。《淮南子·天文训》曰："日冬至，日出东南维，入西南维……夏至，出东北维，入西北维。"

《易经·系辞上》曰："是故易有太极是生两仪，两仪生四象，四象生八卦""四象即太阴、少阳、少阴、太阳"，在八卦中又分为四维卦和四正卦。四维卦：艮卦居东北方：如《易·说卦》曰："艮，东北之卦也，万物之所成终……"巽卦居东南方：如《易·说卦》曰："巽，东南也。""言万物之絜约齐也。"坤卦居西南方：如《易·说卦》曰："坤也者，地也，万物皆致养焉。"乾卦居西北方：如《易·说卦》曰："乾，西北之卦之，言阴阳相薄也。"

三国时，吕广注释《难经》时，将脊柱用八卦描述，反映了古代医学家对脊柱运动功能的认识观。

明·张景岳《类经附翼》："所谓二分为四者，两仪生四象也。谓动之始则阳生，动之极则阴生；静之始则柔生，静之极则刚生。太少阴阳，为天四象；太少刚柔，为地四体；耳目口鼻以应天，血气骨肉以应地。"

"以动静言之，则阳主乎动，阴主乎静；天圆而动，地方而静；静者动之基，动者静之机；刚柔推荡，易之动静也；阴阳升降，气之动静也；形气消息，物之动静也；昼夜兴寝，身之动静也。欲详求夫动静，须精察乎阴阳，动极者镇之以静，阴亢者胜之以阳；病治脉药，须识动中有静；声色气味，当知柔里藏刚；知刚柔动静之精微，而医中运用之玄妙，思过其半矣。"

"以升降言之，则阳主乎升，阴主乎降；升者阳之生，降者阴之死。故日在于子，夜半方升，升则向生，海宇俱清；日在于午，午后为降，降则向死，万物皆鬼，死生之机，升降而已。欲知升降之要，则宜降不宜升者，须防剥之再进；宜升不宜降者，当培复之始生。畏剥所从衰，须从观治，求复之渐进，宜向临行，此中有个肯綮，最在形情气味。欲明消长之道，求诸此而得之矣。"

"以神机言之，则存乎中者神也，发而中者机也；寂然不动者神也，感而遂通者机也，蕴之一心者神也，散之万殊者机也。知乎此，则财原其始，直要其终，我之神也；挥邪如匠石之斤，忌器若郢人之鼻，我之机也。见可而进，知难而退，我之神也；疾徐如轮扁之手，轻重若庖丁之刀，我之机也。神之与机，互相倚伏，故神有所主，机有所从；神有所决，机有所断；神为机之主，机为神之使。知神知机，执而运之，是即医之神也矣。"

"以屈伸言之，如寒往则暑来，昼往则夜来，壮往则衰来，正往则邪来，故难易相成，是非相倾，刚柔相制，冰炭相刑。知乎此，则微者甚之基，盛者衰之渐；大由小而成，远由近而遍。故安不可以忘危，治不可忘乱；积羽可以沉舟，群轻可以折轴。是小事不可轻，小人不可慢，而调和相济，以一成功之道，存乎其中矣。"

张景岳的论述，进一步阐发了《易经》有关"圆运动"的宇宙运动规律，以及吕广的脊柱八卦的含义。在人体的运动中也是如此的规律。在人体脊柱而言，脊柱运动的四个方向八个活动度，脊柱骨关节的四维组合，脊柱轮廓的四维结构以及脊柱的四个弯曲，都是围绕一个轴心的"圆运动"。

（二）四维观与脊柱圆运动规律

按照《易经》的理论，宇宙运动的基本规律是圆的规律，《周易》圆理论精辟地概括了这一运动规律。四维、八卦、太极图都是圆运动的高度浓缩。《黄帝内经》是受《周易》的理论指导的。它对人体的认识，无论是四时、四气、营卫气血、升降浮沉、经络流注，都是周而复始的圆运动。例如，对脊柱的气血循环用任督脉流注来解释，在《素问·疟论》论述了邪气传输的规律，"邪气客于风府，循膂而下，卫气一日一夜大会于风府，其明日日下一节，故其作也晏，此先客于脊背也，每至于风府，则腠理开，腠理开则邪气入，邪气入则病作，以此日作稍益晏也。其出于风府，日下一节，二十五日下至骶骨，二十六日入于脊内，注于伏膂之脉，其气上行，九日出于缺盆之中，其气日高，故作日益早也"。

　　人体气血运行是有时间节律的，不仅十二经是如此，其中任脉和督脉气血运行也有时辰节律。《灵枢·岁露论》说："卫气之行风府，日下一节，二十一日下至尾底，二十二日入脊内，注于伏冲之脉，其行九日，出于缺盆之中，其气上行，故其病稍益至。"这是关于任督流注的论述。到明代，异远真人《跌损妙方》发挥这一理论，提出任督脉气血在十二时辰流注的理论并具体运用到骨科辨证论治方面，成为点穴治伤的理论依据。（图1-4-29）

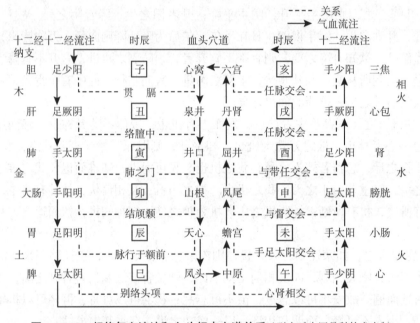

图 1-4-29　经络气血流注和血头行走穴道关系（引自《中国骨科技术史》）

　　三国时期，吕广将脊柱 24 节按八卦类比，显然他是受了《易经》的影响。有趣的是，如果按《易经》一元生两极，两极生四象，四象生八卦的演算法，脊柱的四象比比皆是，如脊柱由颈、胸、腰、骶 4 组不同形状和功能椎体组合的 24 节是 4 的倍数。脊柱前缘（阴面）是一个椎体关节，背面（阳面）是二个关节突关节；从左右而言，左为阳，右为阴，如此一元生二极，而关节突上下左右各 1 为4 个，如此组合完成伸缩（升降）、屈仰、左右侧屈和旋转 8 个活动度。这偶合一元（脊柱椎体关节）生二极（左右关节），二极生四象（4 个关节突），四象生八卦（8 个活动度）。（图1-4-30）

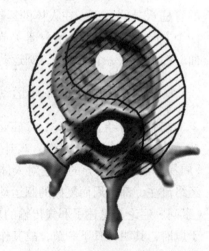

图 1-4-30　脊椎阴阳两极示意图

　　至于吕广的八卦是否是这个含义不得而知，但按《易经》圆运动的规律，脊柱的四维结构，八个活动度都是围绕中轴垂线为轴心运动的四维组合，也就是骶椎、腰椎、胸椎和颈椎，任何一组出现偏移轴心的倾斜，则相邻一组必须反向倾斜，如此以维持中轴的平衡，（图1-4-31）此也是脊柱绕轴心运动的圆运动规律。

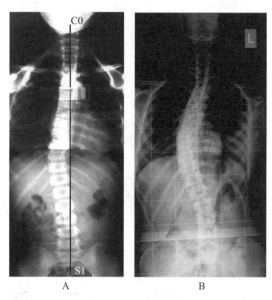

图1-4-31　脊柱侧凸

　　A.7岁女性，腰椎侧凸向右，胸椎向左，颈椎向右，C0～S1线为脊柱冠状面中轴线
　　B.女性，14岁，原发性胸椎侧凸症，正位片骶椎向右，腰椎向左，胸椎向右，颈椎向左。无论侧弯多严重，脊柱整体围绕着一个中轴垂线。（资料来源：北京以宗整脊医学研究院）

二、脊柱的四维弯曲体结构与运动力学

　　我们在此不讨论几何学及空间理论，而是从中国传统文化、传统医学的四维观，讨论脊柱运动的四维结构。

　　在运动力学中，骨骼是力的杠杆，关节是力的支点，肌肉是力的动力。从整个脊柱运动力学的结构可分为整体的四维弯曲体和局部的四维结构，即矢状面（侧面）、冠状面（正面）、横轴面（切面）和纵轴轴向（垂直向），从脊柱的轮廓应力也是四维结构，分别论述如下。

（一）脊柱整体的四维弯曲和运动力学

　　1. 矢状面的四维椎曲及其运动　　在身体直立平衡状态下，脊柱重心线从外耳门平面经枢椎齿突、第2胸椎正前方、第12胸椎椎体中心，再经第5腰椎后1/3到骶骨前面。在这个中轴线上颈椎前弯、胸椎后弯、腰椎前弯、骶椎后弯（图1-4-32），形成四个弯曲。这四个弯曲也反映到体表上。正常人的颈部是前弯的，胸背是后弯的，臀部是后翘的，这种动力结构的体相正常与否，反映出脊柱内在结构正常与否。

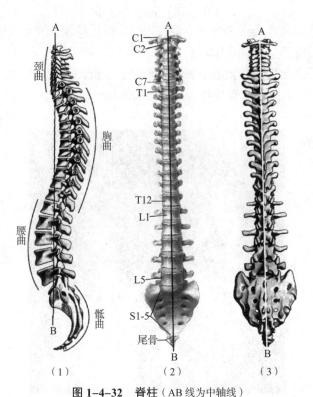

图 1-4-32　脊柱（AB 线为中轴线）

（1）脊柱矢状面　（2）脊柱冠状前面　（3）脊柱冠状背面

　　正常的脊柱没有侧曲，但矢状面上有明显的弯曲。然而，上胸部常有一轻微的侧曲，用右手习惯的人凸向右，用左手的人凸向左。此侧凸在 5°以内。矢状面上的弯曲出现在颈、胸、腰、骶部。这种弯曲是人类站立行走后形成的。

　　颈曲：胚胎第 7 周，伸头动作肌肉发育的反应，是"喘息反射"的一个重要的成分。超声研究支持此曲发育的运动作用。但仅仅和所有脊椎动物一样，是颈胸椎之间的弯曲，不是我们所说的颈曲。而真正的颈曲是出生后站立行走随腰曲形成而形成的。腰部变平也已被证实早在第 8 周即出现。脊柱的高度和能承担几乎所有的弯曲，有待到出生后肌肉和神经系统发育。婴儿能够支持其头在第 3～4 个月，能坐直在第 9 个月，开始能走步在第 12～15 个月。这种继发的功能改变，对脊柱继发的弯曲和椎骨大小比例的改变产生巨大的影响，特别在腰部。继发的腰曲对开始行走保持小腿以上躯干的重心变得重要，并且人体比例的改变对脊柱弯曲形态产生重大影响。近期的研究支持此观点，在对猴长期稳固直立姿势的训练后，显示了腰部脊柱明显的前凸，与人比较，不论形态和功能都相似。即使猴正常的俯身步行姿势，诱发的脊柱前凸也保留下来。骨骼的重塑发生于颅后骨骼，可归因于对二足支撑诱导的应力功能性适应。

　　成年人颈曲略微凸向前，即脊柱前凸。此曲自寰椎至第 2 胸椎，前凸尖位于第 4 和第 5 颈椎之间。

　　胸曲是脊柱后凸：即凹向前。胸曲自第 2～11 胸椎或第 12 胸椎，其后凸尖位于第 6～9 胸椎。此曲的形成是由于胸椎椎体后部的厚度增加。

腰曲：是脊柱前凸，腰曲自第 12 胸椎至腰骶角，女性凸度大，弯曲的形成是由于椎间盘前部厚度增加和一些腰椎体呈楔形，下 3 个腰椎凸度增加。前凸尖位于第 3 腰椎水平。

盆曲：又称骶曲，凹向前下，包括骶骨和尾骨，自腰骶结合到尾骨尖。

矢状面的四个弯曲，也必须围绕中轴平衡，也是圆运动的规律。韦贵康曾观察四个弯曲生理平衡的数据，并观察到此数据紊乱可导致病理改变。

2. 脊柱立体的四维动力结构及其运动　从脊柱的整体而言，从立体观，其动力结构也是四维的。

脊柱骨关节纵轴结构伸缩运动的动力，除了椎间盘纤维环、前后纵韧带及关节囊之伸缩之外，主要来源纵轴走向的肌肉。尤以颈椎和腰椎前后左右四维组合的肌肉，承载纵轴运动的负荷和动力。

Lindsay 曾将脊柱比喻为四根线拉紧的塔（Four guy Wires erect this tower）（图 1-4-33A），但他未进一步描述这四根线的具体内容。实际上，在颈椎上段起于第 1~6 颈椎横突前缘是前、中、后斜角肌（前中止于 1 肋骨，后止于 2 肋骨上缘）（图 1-4-33B），而相对的起于第 1~4 颈椎横突后缘，止于肩胛内侧的是肩胛提肌和起自颈项背面止于肩胛冈及锁骨外缘之斜方肌（图 1-4-33C），前后组肌肉左右各一，构成颈椎运动是最大的轴向四维动力结构。这四维肌肉的收缩、舒张、扭转，则同时完成颈椎伸缩、屈伸、侧屈和旋转的功能。

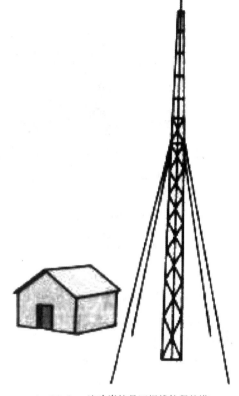

A　Lindsay 比喻脊柱是四根线拉紧的塔
（引自 *FUNCTIONALHUMAN ANATOMY*）

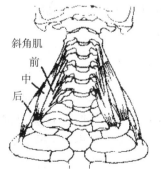

B　前、中、后斜角肌左右各一构成
颈椎前二维

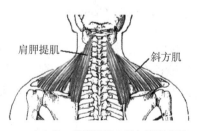

C　左右各一肩胛提肌、斜方肌构成颈
椎后二维

图 1-4-33

　　在腰椎，起于 12 胸椎和第 1～5 腰椎横突前面的腰大肌，左右各一（图 1-4-34A）和同样是左右各一的竖脊肌（图 1-4-34B），构成腰椎轴向四维肌肉。此四维肌肉的收缩、舒张和扭转，同样可完成腰椎的伸缩、屈伸、侧屈和旋转的功能。更重要的是，颈、腰椎轴向的四维结构，使其直立载荷更为稳定，更有效维护其中轴力线的"圆"运动。此四维结构任何一维损伤，其中轴力线必定偏移，而出现侧弯等病理改变。

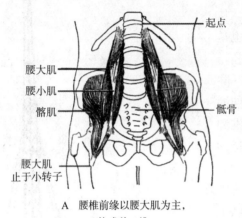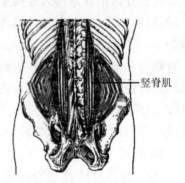

　　A　腰椎前缘以腰大肌为主，　　　　　B　腰椎后左右两组竖脊肌构成腰
　　　　构成前二维　　　　　　　　　　　　　背后二维

图 1-4-34

　　颈腰椎的纵轴四维肌肉组织，在直立状况下，形成四面合抱力，维持塔形组合脊柱的中轴力线承载负荷。因此，任何一组肌力减弱，脊柱均可出现倾斜，乃至侧弯。

　　受四维应力作用的椎体，在旋转过程中，一方面是椎体后关节的形态结构决定了椎体是角状旋转；另一方面四维动力也是角状旋转必然的应力。因此，颈、腰椎旋转运动是双轴向的运动，内轴为骨关节结构，外轴为四维肌肉动力结构。双轴向的旋转，在运动过程中产生扭曲、侧弯。这是临床常见上段腰椎侧弯的力学表现。所以，任何纵轴方向的牵拉，均无法缓解其旋转—扭曲侧弯。

　　3. 脊柱轮廓应力四维结构及其运动　关于脊柱的稳定性还有其轮廓应力，依靠肌肉韧带的四维结构作为杠杆来维持平衡，将在后节再续。

　　（二）脊柱局部的四维结构及其运动功能

　　1. 矢状面　正常脊柱矢状面上有 20°～40°的胸椎后凸和 30°～50°的腰椎前凸，上胸椎与颈椎存在交界区，颈椎前凸的顶端是第 4 颈椎，胸椎后凸的顶端是胸 8。腰椎前凸在 30°～50°，腰 3 是其顶端。胸腰段（第 11 胸椎～第 1 腰椎）为垂直，无后凸或前凸。

　　观察脊柱的矢状运动就是它的前屈和后伸。（图 1-4-35）

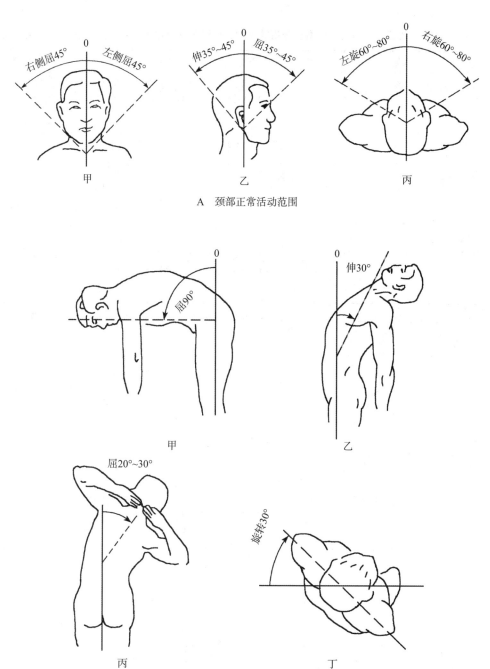

A　颈部正常活动范围

B　腰段正常活动范围

图 1-4-35

20 世纪 80 年代 K.Burton 根据采用 flexcurve 法所测得腰椎矢状运动的四个角度值，计算局部活动度的方法。他的结论表明，在腰椎的屈伸运动中，上段腰椎活动范围大于下段腰椎，女性大于男性。（表 1-4-1，图 1-4-36）

表 1-4-1　333 名腰部疾病当前发作情况分析的平均局部腰矢向活动度（单位度，括号内是无限期）

	人数	总活动度	屈曲	伸直	上屈伸	下屈伸
男性	208	52.2（11.6）	22.4（8.3）	29.8（7.8）	37.0（10.2）	15.2（6.0）
女性	125	53.9（11.7）	18.3（8.2）	35.5（7.8）	37.3（9.4）	16.6（5.6）
		ns	**	**	ns	+
青年	133	56.6（12.1）	23.7（8.6）	32.9（8.3）	40.8（10.5）	15.7（6.1）
中年	131	20.7（7.5）	31.7（8.3）	31.7（8.3）	36.4（8.8）	15.9（5.7）
		*	*	ns	**	ns
老年	69	46.6（10.1）	15.8（7.4）	30.8（7.8）	31.3（7.4）	15.4（5.8）
		**	**	ns	**	ns
CURSPELL	123	51.0（11.7）	18.9（8.2）	32.1（9.0）	35.3（9.5）	15.8（5.8）
其他	210	53.9（11.5）	22.0（8.5）	31.9（7.8）	38.1（9.9）	15.7（5.9）
		+	*	ns	*	ns

（CURSPELL = 当前患有 LBT；青年 = 17 ~ 34 岁，中年 = 35 ~ 54 岁，老年 = 55 ~ 78 岁；ns = 不明显。年龄检测为青年对中年和中年对老年）

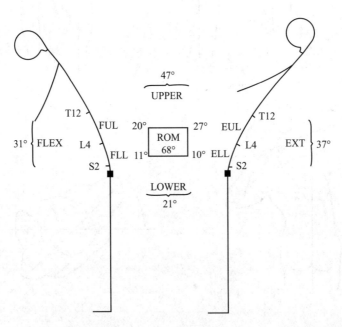

图 1-4-36　K.Burton 根据采用 flexcurve 法所测得的四个角度值，计算局部活动度的方法
（ROM 为总活动度 68°，FLEX 为屈曲范围 31°，EXT 为伸直范围 37°，UPPER 为上腰部的屈曲 + 伸直 47°，
LOWER 为下腰部的屈曲 + 伸直 21°）

韦以宗等在动态 X 线片观察腰椎的伸缩功能也发现，上段腰椎的伸缩范围占整体腰椎伸缩的 60%，女性大于男性。

矢状面的屈伸运动，也是以脊柱的中轴垂线为轴心的圆运动。在矢状面观察腰骶轴交角与寰颈轴交角必须相等，如此二角度平衡失调，则产生病理改变，而出现后枕痛或腰骶痛等症状。

2. 冠状面　正常脊柱在冠状面的平衡应使头部处于骨盆中心，可用枕骨粗隆－臀沟垂直沿线（$C_0 \sim S_1$）来评价脊柱在冠状面上的偏移。侧凸对冠状面平衡造成的影响是头部偏离骨盆中心、视线不水平、双肩不等高、骨盆倾斜和胸廓侧移等。在此平面向侧凸顶端的加压力可引起脊柱前凸，撑开力可引起脊柱后凸。一般情况下，施加的外力应使狭窄的椎间隙开放和使变宽的椎间隙缩小。但人体自身需保持视线的水平位，因而，头颅位置需平衡，所以寰椎与第1骶椎需在同一中轴线上。因此，脊柱的侧凸，可导致寰枢关节的偏移。如果在发育过程中形成，可以无任何症状；如果是发育成熟后的侧凸导致的寰枢偏移，可产生椎动脉及神经刺激症状。

观察脊柱冠状面的运动是它的左右侧屈。

3. 横轴面　脊柱在轴向平面上发生旋转，一般表现为棘突转向凹侧，椎体转向凸侧。脊柱的绝对旋转在顶椎达到最大（寰椎），而相对旋转最大在端椎（第1骶椎）。这使两个侧凸的交界处成为不稳定区。

颈椎的旋转度到极限则带动胸廓的旋转；而腰椎旋转需胸廓旋转才能完成。

观察脊柱横轴面运动主要是它的旋转运动，在X线片上通过观察左右椎弓根原显像点，可以推算椎体的自身旋转。

脊柱的关节结构是三角力学关系，横轴面的旋转到极限时，产生角状运动，即旋转运动不是水平运动，是椎体倾斜的角状运动。在病理上，横轴面的旋转如不能恢复，可导致椎体倾斜，关节突组成之椎间孔变窄。

4. 纵轴轴向　从立体的角度观察脊柱，它的纵轴轴向有矢状面的纵轴垂线和冠状面的纵轴垂线为同一垂直线。纵轴的上下面之间有伸缩运动，其主要表现为椎间盘的伸缩性。是人体直立后身体负荷与地心引力的力线。脊柱任何运动均以此线为轴心。

在动态下，矢状面之屈曲、拉伸均伴随躯干纵向排列的肌肉韧带和椎间盘的轴向伸缩。既往讨论脊柱功能多忽略其纵轴的伸缩性。随着MRI的运用，我们可从各层次清晰地看到脊柱纵轴轴向的生理结构及病理变化。临床上如果忽略了脊柱的纵轴伸缩性，则各种牵引疗法的治疗作用显得无法理解。

脊柱的伸缩常表现在冠状面的左右侧弯：当向左侧弯时，左侧相关的肌肉收缩，带动脊柱左侧副韧带、左侧的椎间盘收缩，左侧的后关节囊收缩，关节倾斜变窄；右侧的相关肌肉舒张，带动脊柱右侧副韧带和椎间盘同时舒张，右侧的后关节的关节囊舒张，关节腔增宽。当向右侧弯时，道理亦然，只是相应组织出现相反的舒缩。

脊柱的屈曲和后伸必须由伸缩运动才能完成。当向前屈曲时，脊柱的前缘肌肉收缩，带动前纵韧带和椎间盘的前缘收缩；背部的肌肉舒张带动后纵韧带、棘上韧带和黄韧带以及椎间盘后壁舒张，后关节的关节囊前紧后松，关节向前倾斜才能完成屈曲的功能。在它后伸时上述的组织出现相反的运动。

实际上，所谓"前屈""后伸"，是以"前"的方位而言。如以局部组织的活动，则"前屈"指的是前缘的组织屈曲，后缘组织伸展；而"后伸"，则是前缘组织伸展，后缘组织屈曲。每一动作都包含双向的屈曲和伸张。其纵轴距离在相应的活动中伸缩，颈椎

的活动尤为明显。可以说，脊柱的伸缩运动几乎是每一个方向的活动都需要伸缩才能完成。（图 1-4-37）

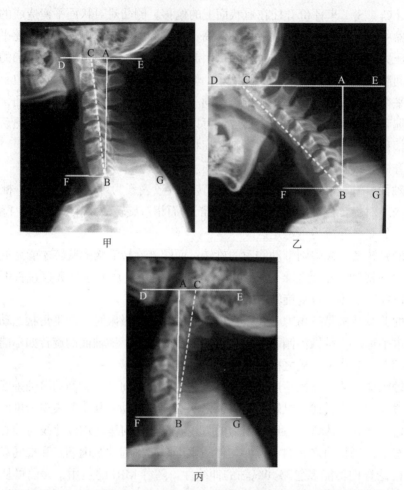

图 1-4-37 颈椎屈曲（乙）和后伸（丙）的伸缩运动活动度测量：以颈部中立位侧位片（甲）（此例颈曲变直）。沿颅枕关节作 **DE** 连线，第一胸椎后上缘作 **FG** 连线，作 **AB** 线与 **DE**、**FG** 连线呈 **90°** 中轴线，并以颅枕关节作 **C** 点与第一胸椎后上缘 **B** 点作颈椎运动方向的连线 **CB** 线。分别测量正常侧位（甲）屈曲位（乙）后伸位（丙）的 **AB** 和 **CB** 线的距离

（资料来源：北京以宗整脊医学研究院）

除了屈伸和侧弯发生伸缩运动之外，人体在站立位、平躺位，以及坐位情况下，同样有伸缩运动。参与此运动的是所有纵向排列的肌肉韧带，以及椎间盘纤维环。颈椎屈曲和后伸高度变化的 X 线片测量正常位为 11.5cm、11.3cm，屈曲位为 10.6cm、8.5cm，后伸位为 9.7cm、10.1cm。

人体的椎间盘是含有水分和富有弹性的，特别是在青春发育期。有研究表明，人体在 1 天内椎间盘总的变化长度在 6.3 ~ 19.3mm，平均为 15.7mm。人躺下后，椎间盘压缩应力减小，所以厚度增加，人的身高也比站立位要高 1%，儿童为 2%，老年人为 0.5%。韦以宗等观察到，站立位和端坐位 1 小时后，腰椎整体发生下沉、短缩。通过

对 28 个自愿参加试验的男女青年（17～25 岁），进行 X 线片动态观察，发现坐位 1 小时后较站前整体腰椎平均短缩 12mm，而且腰椎椎间隙从原来的前宽后窄到坐位后前后等宽，腰椎的曲度变直，脊柱的中轴垂线（负重线）也从原来落在第 1 骶椎前缘到坐位后转到后缘。

韦以宗等的试验方法如下：

（1）X 线片体位及照片方法：腰椎侧位取左侧位，保持身体直立，两眼向前平视，双手抱头，焦—片距离为 120cm，分别以以下的姿势拍摄。

站立位：双下肢立正下投照（下表的"站位"）。

端坐位：上身保持直立的姿势，端坐椅上与躯干呈 90°左右，膝关节屈曲 90°，端坐 1 小时后投照（下表的"坐位"）。

（2）X 线片测量方法：站位：取站位投照的 X 线侧位片，以 12 胸椎下缘 A 点作一垂线到达第 1 骶椎前缘的 B 点、AB 线，为测量站位下腰椎的高度。

坐位后：沿 12 胸椎的下缘 A 点向下作垂线与 B 点的延伸线成直角，即连接原来的 B 点（即第 1 骶椎的前缘）向后延伸和 A 线成直角为 C 点；此线（AC 线）为坐位的腰椎的高度。AB 线和 AC 线作为站位和坐位腰椎高度的对比线。

为观察上段腰椎的伸缩度，也从 12 胸椎下缘中点的 A 点与第 3 腰椎下缘的中点 D 点，作 AD 线为测量站位和坐位 12 胸椎到腰 3 的距离。

经统计学处理，结果如表 1-4-2。

表 1-4-2　统计学处理结果　　　　　　　　　　　　（单位：cm）

	AB、AC 线（胸 12～骶 1）	AD 线（胸 12～腰 3）
站位	20.7±2.6（18.1，23.3）[1]	11.6±1.8（9.7，13.4）
坐位 1 小时后	19.5±4.9（14.6，24.4）[2]	11.1±1.9（9.2，12.9）
缩短	1.2±0.2（1.0，1.4）	0.7±0.08（0.6，0.7）

上表说明，坐前的 AB 线较坐后 AC 线平均短缩（$\bar{x}$）为 1.2cm，经统计学计算，其标准误（SE）为 0.10cm；AD 线坐前坐后改变均数（$\bar{x}$）为 0.7cm，标准误（SE）为 0.05cm。其中男性坐前的 AB 线较坐后 AC 线平均短缩 1.13cm，AD 线改变均数为 0.69cm；女性坐前的 AB 线较坐后 AC 线平均短缩 1.26cm，AD 线改变均数为 0.73cm。试验结果和人体脊柱的活动是一致的，脊柱存在伸缩活动。因此，是八个活动度，这八个活动度都受到其四维的动力结构调控。

第四节　圆筒枢纽学说

一、体相观脊柱运动的圆筒和枢纽

中医对脊柱的认识，是从形态（含静态、动态）认识其内在结构，根据动态了解到脊柱有伸缩、俯仰、旋转、侧屈等动作；也认识到脊柱是人体中轴，有支架、负重和保护脊髓的功能。所以，在治疗上采取推拿、旋转、悬吊、牵引、侧扳、屈曲、过伸和整盆等整脊复位疗法（见第一章中医整脊学发展史）。

《灵枢·寿夭刚柔》指出："内合于五脏六腑，外合于筋骨皮肤，是故内有阴阳，外亦有阴阳。"认为表里是一致的，内部结构也反映在体表上。18世纪的《医宗金鉴》指出正骨需"素知体相，识其部位"。

客观上也是如此，腰椎间盘突出症、腰椎侧弯，其体表也显示侧弯，步态也一样向患侧倾斜。（图1-4-38）从解剖学断层图片和CT图片显示，（图1-4-39）椎体作为躯体的核心中轴，其形状与各部位的体形几乎雷同。这种内外统一，说明了机体的统一性。

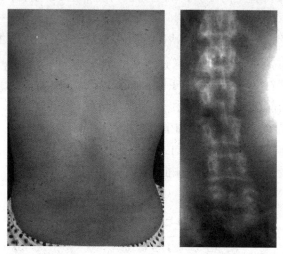

图 1-4-38　腰椎间盘突出症，体表腰背向右侧弯，X 线片示腰椎向右侧弯

（资料来源：北京以宗整脊医学研究院）

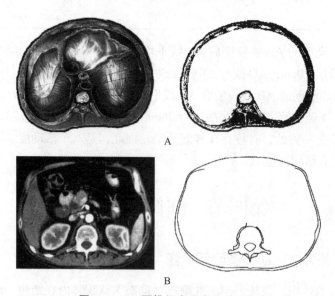

A

B

图 1-4-39　腰椎间盘突出症 CT 片

A.上腹横切面（解剖图谱上面观）；B.上腹横切面（CT影像）。注意：胸椎的形状与躯干的外形（线条图）

从躯干整体观察脊柱，脊柱支撑着头颅，维系支持由 12 根肋骨和肩胛骨、胸骨、锁骨组成的胸廓，下由骶椎及与骶椎相连接的髂骨组成的盆腔。根据体相，如果将躯体比拟为圆筒状，则其骨性结构分别为头颅、胸廓、盆腔三个圆筒，其中脊柱为轴心支柱。（图 1-4-40A）

脊柱在完成伸缩、屈伸、旋转、左右侧弯八个自由度运动过程中，三个圆筒的相互协调和相互制约是依靠四个枢纽关节即颅椎关节、颈胸关节、胸腰关节和腰骶关节来完成。（图 1-4-40B）

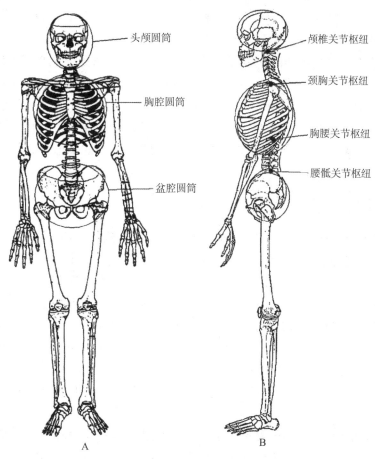

图 1-4-40　三圆筒、四枢纽示意图
（A. 成人男性骨骼前面观；B. 侧面观）

圆筒是脊柱运动起点和支点。动态观察体相脊柱的运动，首先是三"圆筒"发起。在肌肉的作用力下，也即是头颅带动颈椎的上段，胸廓带动颈椎的下段、胸椎以及腰椎的上段，骨盆带动腰椎的下段。三个圆筒在脊柱的运动是相互协调和同步的，同时也是相互制约的。无论屈伸、旋转和侧屈，三者均需同步协调，才能完成整个脊柱的运动。如任何一个"圆筒"不同步，则起到制约到另一圆筒运动的作用。

另外，脊柱的承重，除头颅之外，胸廓和骨盆均承受脊柱的重力，尤以骨盆更为重要。

了解圆筒在脊柱运动中的重要性，就可以充分利用圆筒在脊柱运动力学的起点和支点的原理，作为整脊的动力依据。

二、枢纽关节结构的特殊性

脊柱的关节结构以椎体关节和关节突关节（又称后关节、小关节，颈椎称钩椎关节）组成，是脊柱赖以完成伸缩、屈伸、旋转、侧屈八大自由度活动之力学结构。而在整个脊柱关节中，韦以宗等研究发现：枕寰与寰枢关节，第 7 颈椎、第 1 胸椎关节，第 12 胸椎、第 1 腰椎关节，以及第 5 腰椎、第 1 骶椎关节，对整个脊柱运动起到带动、制约和调控的作用。

中文比喻重要的地点和事物关键所在，名为"枢纽"，如交通枢纽。因此，为了叙述方便，韦以宗等将此四个部位的关节命名为脊柱的运动"枢纽"，并分别简称为"颅椎枢纽"（寰枕、寰枢关节）、"颈胸枢纽"（第 7 颈椎、第 1 胸椎关节）、"胸腰枢纽"（第 12 胸椎、第 1 腰椎关节）和"腰骶枢纽"（第 5 腰椎、第 1 骶椎关节）。为此，测量 20 副成人干燥椎骨，观察椎体与下关节面之夹角，并复习脊柱有关的形态解剖和运动力学，探讨中医整脊法的原理。

（一）枢纽关节突关节结构与运动功能

颅骨与寰枕组成的颅椎关节对颈椎运动的带动、制约的调控作用，以及第 5 腰椎、第 1 骶椎组成的腰骶枢纽对腰椎运动的带动、制约的调控作用，已有学者论述过。如 Williams PL 指出，颅椎关节是颅骨和脊柱之间具有更大的运动范围。附着于头部的头颈部肌肉，通过寰枕关节、寰枢关节带动颈椎的所有运动。郭世绂也指出，腰骶关节为人体躯干和下肢的桥梁，负重大，活动多，也是从活动的腰椎到相对固定的骨盆的衔接处，通过下肢和骨盆活动，经腰骶关节作用于腰椎，骨盆的倾斜，可导致腰椎前倾或胸椎后凸等。有关论述已从不同方面论证了寰枕关节和腰骶关节对脊柱运动的枢纽关系。本书将重点讨论第 7 颈椎、第 1 胸椎和第 12 胸椎、第 1 腰椎的关节突关节组成的运动枢纽作用。

1. 下关节突关节面夹角的测量 Humphrey 认为，脊柱运动的主要原因可能在于运动关节连接的形状和位置，正是这些关节面的位置和定向作用影响着脊椎的力学性能。脊椎的椎体关节在脊柱运动中主要是轴心和载荷作用，而左右各一的关节突关节形态和关节突与椎体轴线的定向（夹角），则影响其运动范围。

郭世绂等测出枢椎的上关节面近似水平位，下颈椎的上关节突与椎体呈 $40° \sim 45°$ 角。韦以宗等从脊柱的屈伸应力作用考虑，决定测量下关节突与椎体的夹角，并观察其关节形态结构。

测量方法：随机抽样 20 副成年人（未分性别）干燥椎骨。分别测量下关节突（颈椎为下钩突）关节面与椎体后缘中轴线夹角。方法：取椎体上缘作水平 AB 线，并延伸至横突基底部 C 点，沿椎体后缘作 BD 线并与 AB 线呈直角。后作与 BD 线平行之 CF 线。

下关节突起于椎弓与横突交接之 E 点上；沿下关节突关节面作 EG 线，GEF 角即为下关节突关节面与椎体轴线夹角，第 12 胸椎及腰椎的下关节突有内外侧关节面，EG 是外侧关节面，EH 为内侧关节面。（图 1-4-41）

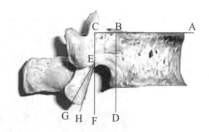

图 1-4-41　椎体后缘中轴与下关节突关节面夹角测量示意图

测量结果：

20 例数据经统计学处理其结果，第 2～7 颈椎其夹角的平均值分别是 39.86°、36.06°、35.87°、30.06°、27.61°、26.39°；胸 1～胸 11 其夹角的平均值分别是 15.44°、13.36°、13.26°、12°、10.55°、8.95°、8.4°、7.6°、8.5°、8.5°、9.45°；胸 12～腰 5 其内缘夹角平均值分别是 9.37°、9.72°、7.79°、7.06°、6.83°、8.76°，外缘夹角平均值分别是 16.68°、17.78°、15.47°、16.29°、14.88°、16.12°。

下关节突夹角：从第 2 颈椎～第 1 腰椎下关节突夹角的度数，与标本研究所示椎体活动度大体相符。下关节突夹角大小，与脊柱前后弯曲度有关。上段胸曲是由颈曲的前凸向胸曲的后凸过渡。因此，自第 6 颈椎开始，其角度逐渐下降至第 5 胸椎，自第 5～10 胸椎下关节突夹角小，且后缘相互叠加的棘突，限制了椎体的前后活动。所以，大于第 6、7 颈椎的上部颈椎活动，小于第 6、7 颈椎，第 1、2 胸椎的胸椎活动，到第 7 颈椎、第 1 胸椎受到制约，胸椎相对活动范围小。而第 1～4 胸椎下关节突夹角临界颈、胸椎之间，所以颈椎的活动到上胸椎得到代偿。颈部曲度变异或倾斜，并发的胸部侧弯多发生于上胸段。

第 11～12 胸椎角度开始进入腰曲范围，其活动度也逐渐增高。因此，胸腰部活动上可影响胸曲，下可带动腰曲。腰椎大于第 11、12 胸椎的夹角，其活动范围到此受到制约。由于受椎体肋凹肋头关节及肋横突关节的影响，胸部的侧弯、旋转，必须与肋头关节及肋横突关节协调才能完成。因此，临床上胸部侧弯的出现，侧弯一侧胸廓隆起。

由于第 1～5 胸椎关节夹角较第 6～10 胸椎大，而又小于颈椎，因此，胸部的侧弯，至颈胸枢纽段受调控——随关节突关节面转冠状面而平衡，并为了维持中轴位，颈部出现反向的倾斜。

另外，颈部曲度改变，自第 6、7 颈椎开始作用于外内朝向的胸椎关节，而产生胸上部的侧弯（图 1-4-42～图 1-4-44）。

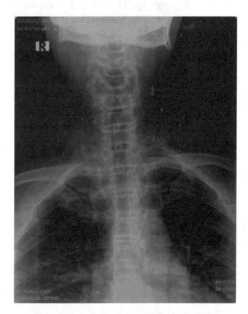

图 1-4-42　女，16 岁，胸椎向左侧弯，颈椎向右倾斜

（资料来源：北京以宗整脊医学研究院）

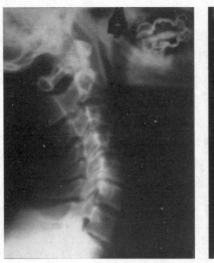
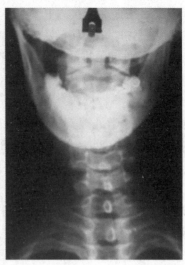

图 1-4-43　男，38 岁，颈曲加大，颈椎侧弯至颈胸枢纽，胸椎反向侧弯
（资料来源：北京以宗整脊医学研究院）

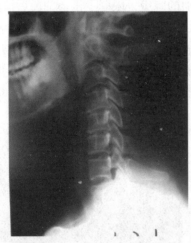
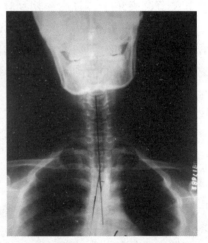

图 1-4-44　男，40 岁，第 6、7 颈椎椎间盘突出症，颈曲反弓，颈椎侧弯至颈胸枢纽反向侧弯
（资料来源：北京以宗整脊医学研究院）

2. 关节突关节形态结构与运动　既往的研究都已描述了关节突关节的形态，现结合韦以宗等观察，以枢纽关节为主讨论如下。

颈胸枢纽：颈部关节突关节面呈冠状，利于高度的屈伸旋转、侧弯运动。但到第 6 颈椎，下关节突关节面已出现内高外低的倾斜，至第 7 颈椎其内高外低朝前内的倾斜已近似胸椎，并受胸椎向上的横突嵴阻隔。自第 1～10 胸椎的关节突关节面是"近似冠状"，由于其上关节突关节面是朝后外，下关节突关节面朝前内的，所以实际整个关节面有 2/3 是冠状，1/3 是矢状。同时，由于关节面短而平坦，其关节突夹角小，所以胸椎的屈伸范围小，而向外平坦的 1/3 矢状面，有利于其侧弯。但由于受附着于胸椎的肋头关节和肋横突关节影响，其侧弯多随胸廓运动。

胸腰枢纽：Davis PR（1955）指出，自第 11 胸椎，关节突的方向已从胸椎型改变为腰椎型。过渡椎骨的上关节突为胸椎型，即面朝向后外侧，而下关节突关节面突向前外侧，标志着自旋转到非旋转功能突然转变的位置；并指出胸腰椎之间是一个特殊化的"插笋关节"，即上一个椎体的下关节突被下椎体的上关节突外侧的乳突所形成的插笋所紧握，多出现在第 12 胸椎、第 1 腰椎的关节突关节。

关节突夹角也是自第 10 胸椎开始转向腰椎型夹角，Davis PR 所描述的关节面方向，自内侧缘关节面与外侧缘关节面，自第 10 胸椎下关节突开始出现。第 12 胸椎关节面已转为矢状面，具有内侧缘与外侧缘两关节面，其下关节夹角与下腰椎的夹角相近似。此矢状面结构到第 5 腰椎（第 5 腰椎可有冠状变化）。胸椎的薄、扁、平的关节突至第 11、12 胸椎增厚，至第 12 胸椎下关节突为三棱圆柱状并到腰椎增粗，以适应承重下的运动力。上关节面也从第 1 腰椎之夹角形到第 2～5 腰椎而变为椭圆半窝形。下关节突关节面的内侧面夹角小，外侧大，外侧有一隆起的乳突。此关节面的结构导致腰部侧弯，椎体倾斜（受内侧夹角限制），上下椎体旋转。如果从关节突关节面的纵轴力线观察，则呈铰链状扭曲性侧弯。

腰椎关节突的矢状关节面利于屈伸，其旋转度由于受位于下关节突外侧隆起的乳突的影响，至一定极限，则椎体倾斜。由于胸腰段关节的特殊性，所以，腰部的侧弯，至胸腰段受到制约和调控——矢状关节面一旦侧弯，椎体需倾斜旋转，至胸腰段受插笋关节的制约，至第 12 胸椎以上，近冠状关节的调控，躯干平衡的应力作用下而产生反向侧弯。（图 1-4-45）

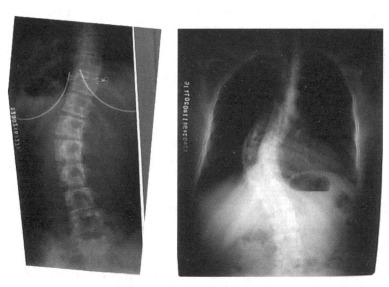

图 1-4-45　女，18 岁，原发性胸椎侧凸症，腰椎侧弯至胸腰枢纽，胸椎反向侧弯
（资料来源：北京以宗整脊医学研究院）

同样，胸部的侧弯，通过插笋关节的作用，也可出现腰部的反向倾斜。（图 1-4-46）腰曲的改变，由于插笋关节的作用力，也可导致胸部的侧弯。（图 1-4-47）

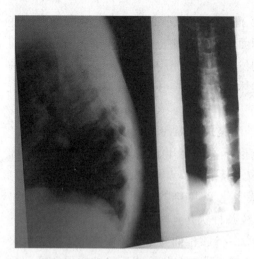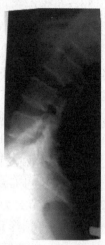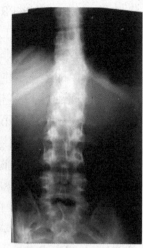

图 1-4-46　休门病的胸椎侧弯，
并腰椎反向倾斜

（资料来源：北京以宗整脊医学研究院）

图 1-4-47　腰曲加大，腰椎侧弯，至胸椎枢纽，
胸椎反向侧弯

（资料来源：北京以宗整脊医学研究院）

（二）枢纽关节椎体和中轴结构及功能

1. 椎体结构的特殊性　Williams PL 描述了第 7 颈椎的胸椎型和第 1 胸椎的颈椎型，以及第 12 胸椎的腰椎型的"过渡椎骨"的形态结构。郭世绂也指出颈 7 棘突已不似颈椎有分叉，且似胸椎一样特长，横突长且少有横突孔，无椎动脉通过；第 12 胸椎的横突已与腰椎相当。胥少汀、葛宝丰等则认为第 11、12 胸椎，第 1 腰椎段脊柱有三个特点，即上为较固定之胸曲部下为较活动之腰曲部之间的转换点，躯干应力集中于此；其次是胸曲的生理后凸和腰曲部的生理前凸两曲度的衔接点；再者是关节突朝向移行处，可受旋转负载的破坏，因此，临床胸腰段脊柱损伤发生于此占 75%。

椎体结构如此，脊柱运动力的肌肉韧带的附着，也显示了颈胸段和胸腰段的枢纽作用。

带动头颈运动和胸廓运动的斜方肌、头棘肌、胸半棘肌、多裂肌和棘间肌，均附着颈 7 棘突结节，并和起于此结节的项韧带相连接。肋提肌是肋间运动的主要肌肉，是起自第 1～11 胸椎的横突，也起自第 7 颈椎横突，另起于项韧带的上后锯肌止于第 7 颈椎，第 1、2 胸椎棘突，因此，颈 7 对颈胸运动的有重要关系，可带动和制约其运动。

第 11、12 胸椎和第 1、2 腰椎棘突同为下后锯肌起点；除最长肌和棘肌在背深层肌肉中是附着各椎横突棘突之外，坚韧的腰背筋膜其中也附于腰椎横突尖，向上附于第 12 肋，向下附于髂嵴。因此，胸腰段的运动可带动和制约其上下胸腰段的运动。

2. 胸廓衔接头颈及下半身的中轴骨关节　第 1～10 胸椎椎体连接的 10 根肋与前面的胸骨相连，和第 11、12 浮肋一起组成骨性胸廓。胸廓系肌肉与头颈及腰骶相连之处，中轴骨骼的衔接，则上靠第 1 胸椎与第 7 颈椎，下靠第 12 胸椎与第 1 腰椎。胸廓的任何运动，都可以通过颈胸关节及第 12 胸椎的插笋关节，带动其颈椎及腰椎。因此说，这两个部位的关节突关节是胸廓衔接头颈及下半身的枢纽。

三、运动力学及整脊原理

（一）运动枢纽力的作用线

根据 Williams PL（1999）认为身体直立平衡状态下，脊柱的重心线是自枢椎齿突，第 2 胸椎紧前方，第 12 胸椎体中心，再经腰 5 椎体后缘到骶骨前面，生理性颈曲顶是第 4、5 颈椎间，胸曲顶是第 6~9 胸椎间，腰曲顶是第 3 腰椎。（图 1-4-48）按此标准，在脊柱矢状面作几何平面图，沿运动枢纽力的作用线延伸，结果如下：

从脊柱的四大弯曲来看，这四个运动枢纽是四大弯曲延伸点，也即弯曲力线的起点。如颅椎枢纽，其传导力线延伸至第 5 颈椎前缘（AC 线）。而以第 7 颈椎为中心的颈胸枢纽，其传导力线上延伸至第 5 颈椎与上一延伸线交叉，下延伸至胸 8，与下一延伸交叉（CD 线）。而以第 12 胸椎为中心的胸腰枢纽，上可延伸至第 8 胸椎与上延伸线交叉终点，下可延伸至第 3 腰椎前缘（DE 线），与以第 5 腰椎和骶椎关节为中心的腰骶枢纽的上延伸线（EF 线）交叉点。（图 1-4-49）

力的方向是力的三大要素之一。通过力的作用点沿力的方向的直线称为力的作用线。四大枢纽力的作用线图 1-4-50 所示，各枢纽力的作用线通过的椎体，是四大枢纽力的作用线的延伸。从 X 线片可以观察到，脊柱的曲度改变和侧弯，基本上是按枢纽力线改变的。枢纽力的作用线是中医整脊手法主要的力学依据。

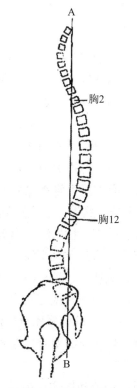

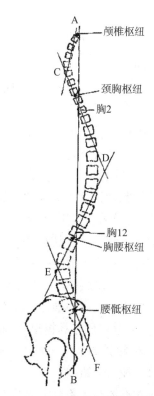

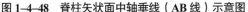

图 1-4-48　脊柱矢状面中轴垂线（AB 线）示意图　　　**图 1-4-49　枢纽关节力的作用线示意图**

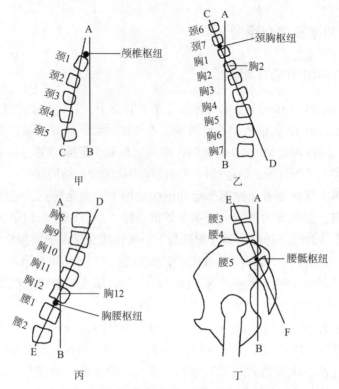

图 1-4-50　四大枢纽关节力的作用线示意图

(二) 圆筒枢纽说

传统的中医整脊疗法，如牵引法、悬吊法、旋转法、侧扳法、过伸法、整盆法和枕缸法（即屈曲法），至今还为临床广泛应用。这七大中医整脊法有一共同的原理，即医者手法（或牵引器具）通过作用于头颅、胸廓和骨盆（有时下肢配合）而作用于脊柱骨关节，达到调整脊椎关节紊乱、椎曲变异的整脊目的。从体相观察，人体的头颅、胸廓均为椭圆形，骨盆外观结合臀部也呈椭圆形。因此，用物理学观点将头颅、胸廓和骨盆比拟为三个"圆筒"，运动力通过圆筒作用枢纽关节，再到各椎关节，是脊柱运动的公式。我们将此理论公式称为"圆筒枢纽学说"，用以阐明中医整脊手法的力学原理。脊柱运动枢纽的研究表明，整脊法是通过转、扳、压头颅、胸廓、骨盆三圆筒（如旋转法、侧扳法、整盆法、枕缸法），或牵、吊圆筒（如牵引法、悬吊法）为基础的。通过圆筒力作用于相应的枢纽——头颅圆筒作用颅椎枢纽，下可达颈胸枢纽；胸廓圆筒上为颈胸枢纽，下为胸腰枢纽；骨盆圆筒为腰骶枢纽。通过这四大运动枢纽力的作用线，作用于力的作用线到达的椎体，从而调整椎体的旋转、倾斜、侧弯或相互位移。整脊的牵引法，自 14 世纪危亦林提出"倒吊式"悬吊复位至 19 世纪的"攀索叠砖法"，其科学性在于能解除腰椎的"铰链式"侧弯倾向，并充分利用四大枢纽对脊柱的调控，从而达到复位骨折和关节错位。

通过对椎体与下关节突关节面夹角测量数据分析，关节和椎体结构形态观察，X 线片显示及力的作用线原理，并结合既往的研究，揭示颅椎枢纽、颈胸枢纽、胸腰枢纽和腰骶枢纽对脊柱的生理弯曲，动态的伸缩、仰伸、侧弯、旋转的带动、制约的调控作用，圆筒枢纽学说所提示的脊柱运动力学原理，是中国整脊法的科学依据。

简言之，中国整脊法是运用头颅、胸廓、骨盆"大圆筒"的动力，通过枢纽关节力的方向线带动椎体的"小圆筒"，整体调整因病理改变而致旋转、倾斜或位移的椎体，以恢复其正常的生理解剖关系。

第五节　脊柱轮廓应力平行四维平衡理论

传统中医学对脊柱的认识，是从天人相应观和整体观进行解释的。《灵枢·刺节真邪》指出："腰脊者，身之大关节也。"认为是全身的中轴枢纽。脊柱是内含督脉，总督诸阳经，五脏六腑病变均可涉及督脉、脊柱；而脊柱督脉病变也涉及五脏六腑。《难经》还将脊柱24节按一年四季24节令归类，以上下分阴阳。

在天人相应和阴阳学说的理论指导下，《黄帝内经》认为脊柱疾病可上下传输，上下相互影响；"头痛，目似脱，项似拔，脊痛腰似折"（《灵枢·经脉》）。"厥头痛，项先痛，腰脊为应"（《灵枢·厥病》）。

1990年White提出影响脊柱力学稳定的缓冲带（Neutral zone）问题，1999年Przybylski、Welch和Jacobs认为影响脊柱稳定，还有一个"边缘性区域"（Boundary region）。前者是脊柱模型，已有学者指出其意义有限，Przybylski的"边缘性区域"尚无明确位置。

在整体观启示下，试图揭开"厥头痛，项先痛，腰脊为应"此上病下应两千年之谜，同时探讨脊柱运动的边缘性区域及影响脊柱稳定的缓冲带所在，并对颈、胸、腰的症状体征相互影响及中医整脊法进行解释。基于颈腰曲形成的生理因素是病理的依据，因此，首先探讨人类有别于四足哺乳动物之颈曲、腰曲形成的功能解剖、运动力学。

一、进化论的脊柱轮廓应力图

人体的结构，遗传基因起决定作用。根据达尔文进化论，人类是从四足哺乳动物进化，人体的结构形态都有四足哺乳动物遗传的影子。因此，四足哺乳动物脊柱轮廓应力图有助于了解人体的脊柱轮廓应力。

四足哺乳动物脊柱在矢状面呈稍向上弯曲，整个轮廓呈长方形，（图1-4-51）依靠垂直轴的四足站立与运动。从运动力学观察，四足哺乳动物脊柱长方形轮廓应力在运动中按平行四边形的合力、分解的三角形法则运动。因此，四足哺乳动物行走（匀速直线运动），左前足向前，右后足必须也跟着向前，如此维持动态稳定平衡。矢状面的垂直运动的合力，也是重心力。当人体站立后，长方形矢状面的重心力靠双足支持冠状面的两个合力，在静态下可维持；（图1-4-52）但当人体双足直线运动时，则是矢状面的矢状轴向运动，从起步的一足站立，另一足悬空的瞬时运动，其长方形冠状面的两个合力的重心将发生改变——合力分解。

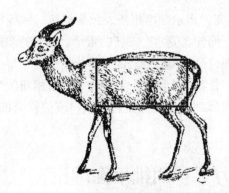

A. 四足动物黄羊

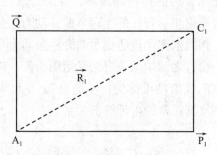

B. 四足动物矢状面轮廓平行四边形
三角形法则

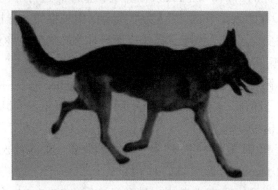

C. 四足哺乳动物行走，左前足向前，右后足也跟着向前
（资料来源：北京以宗整脊医学研究院）

图 1-4-51

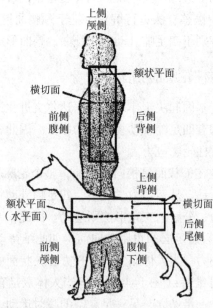

图 1-4-52　四足动物进化到站立的人类长方形平行四边形示意图
（仿《机能解剖学》，四边形为韦以宗等所加）

长方形立体的平行四边形 AC 合力 R 线，做矢状轴方向运动，AC 合力线成为垂直轴线。根据牛顿第一定律——压应力同等反向负荷和牛顿第三定律——力的作用与反作用定律，其长方形之平行四边形合力 AC 线沿矢量线分解，形成如图 1-4-53 所示。根据脊柱椎曲力的作用线延伸，可绘成人体矢状面的平行四边形几何图形。（图 1-4-54）其 A2 的合力点可能是矢状轴运动时，身体前倾的重心点。人体步行动作重心计算机图像也显示其重心在下腰部是移动的。

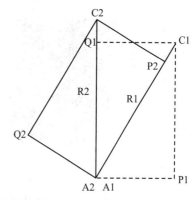

图 1-4-53 长方形平行四边形 **A1C1** 合力 **R** 作矢状轴向运动，成为 **A2C2** 中轴垂线示意图

四足哺乳动物的颈椎虽然和人类一样是 7 块，但形态结构与人类不同。椎体之间有前、后关节突，即上下组成四个关节突关节，椎体上凸下凹，前高后低的斜面。（图1-4-55）因此，没有人类的第 4~5 颈椎前凸的颈曲。四足哺乳动物整个颈椎几乎是一直线运动，与头及胸椎相连如 "Z" 状，（图 1-4-56）大范围的屈伸主要发生于颈 7 及胸椎相邻之关节。胸椎有向背之椎曲，其曲度延续至尾椎。

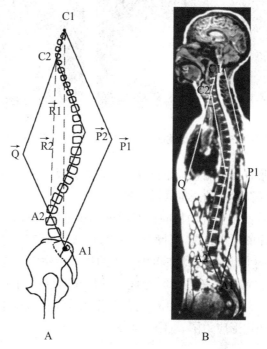

图 1-4-54 人类脊柱轮廓平行四边形几何图形

（A.线条图；B.MRI 人体成像）

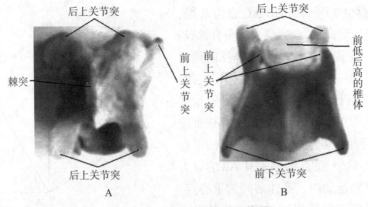

图 1-4-55　四足动物羊的颈椎骨

（A. 前面观；B. 背面观）

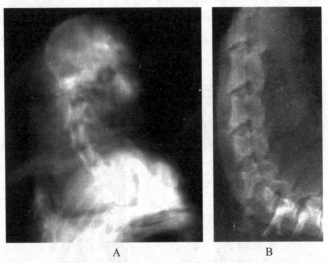

图 1-4-56　四足动物狗（A）和羊（B）的颈椎 X 线片

人类颈胸曲在胚胎时抬头喘息开始出现，也可能是动物遗传基因的本能——仅作颈胸枢纽活动而已。因为新生儿的颈椎并没有椎曲。

脊柱轮廓应力图从四足哺乳动物的长方形进化双足站立的平行四边形，根据 Wolff 定律，人类颈曲和腰曲的形成，是"骨的每种功能改变，都有与数学定律一致的确定的内部结构和外部形态的变化"，也即在出生后 1 周岁开始站立行走时，随适应平行四边形的数学规则形成的。韦以宗等在研究脊柱运动枢纽时已探讨了脊柱椎曲的力的作用线，根据牛顿第三定律，椎曲力的作用线与其反作用线所构成的平行四边形，组成人类脊柱矢状面轮廓平行四边形应力图。（图 1-4-57）

二、脊柱轮廓平行四边形应力线之四维组织

在正常人体的矢状面（侧面）观，脊柱轮廓平行四边形应力图，除了骨骼（脊柱、胸骨）力线之外，肌肉韧带的走向，也是按此轮廓应力方向组合的。Lindsay 氏指出：

人体骨骼、关节作为杠杆系统是在肌肉的驱动下进行运动的。骨骼是杠杆，关节是支点，肌肉提供使负荷移动的力。他将杠杆系统分为三类，认为第一类杠杆是把支点置于动力与负荷之间，既是动力，也具承载的稳定力可维持平衡。脊柱轮廓平行四边形应力的结构，主要是依靠躯干的肌肉组成，也即 Lindsay 氏所说的"第一类杠杆"（first-class levers）。

脊柱轮廓平行四边形应力线，其结构有二：一是脊椎骨和胸骨组合的骨性结构，如 C1～C2 线（颈椎上段），C2Q 线胸骨，C2～P2 线颈椎下段—胸椎上段，P2～A2 线胸椎下段—腰椎上段和 A2～A1 线，腰下段和骶椎。骨性结构可称内四维；二是第一类杠杆的肌肉韧带的组合的外四维，是相互维系的应力线。因此，平行四边形实际是平行四维结构。四维结构分别是：

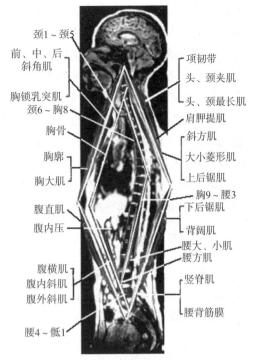

图 1-4-57　脊柱轮廓应力平行四边形
几何图形及其四维组织

（图中标注）
颈1～颈5
前、中、后斜角肌
胸锁乳突肌
颈6～胸8
胸骨
胸廓
胸大肌
腹直肌
腹内压
腹横肌
腹内斜肌
腹外斜肌
腰4～骶1

项韧带
头、颈夹肌
头、颈最长肌
肩胛提肌
斜方肌
大小菱形肌
上后锯肌
胸9～腰3
下后锯肌
背阔肌
腰大、小肌 腰方肌
竖脊肌
腰背筋膜

（一）颈胸维

颈曲轮廓应力线前方 C1Q 线（简称颈胸维），内维是上段颈椎延伸至胸骨，外维由起止于第 3～6 颈椎横突和第一肋骨面之前，中、后斜角肌为主组成，前借助胸骨肋骨构成的上小下大之胸廓，延伸至腹直肌。起于后枕乳突斜向前，止于锁骨前面的胸锁乳突肌，起到了协同作用。

颈胸维的第一类杠杆——主要肌肉：双侧颈长肌、斜角肌、胸锁乳突肌和腹直肌。

（二）颈背维

后方外维 C1P1 线（颈背维），即由坚强之项韧带及起于上部颈椎止于上部胸椎之头、颈夹肌，头、颈最长肌和表层之斜方肌为主，下延伸与大小菱形肌、前锯肌及背阔肌交汇。内维是胸曲 C2P2 线，是颈下段延伸至第 8、9 胸椎。

颈背外维的第一类杠杆——主要肌肉：项韧带、头颈最长肌、头颈夹肌、斜方肌、大小菱形肌、前锯肌和背部肌。

（三）腰腹维

腰曲轮廓应力线之第一类杠杆：腰曲轮廓应力线 A1Q 线（简称腰腹维），其外维由起于髂嵴及腹股沟横韧带之腹内、外斜肌和起于髂嵴、胸腰筋膜之腹横肌并交汇腹直肌之下腹部肌肉组成，其由后下方向前上方之肌纤维走向（腹内外斜肌）顺应内维 A1、

A2 线之骶椎及腰 4、5 椎前倾之 A1、A2 力线。此外，起于腰椎横突前下缘，止于股骨小转子的腰大肌，加固了腰曲前凸之应力。

腰腹维第一类杠杆——主要肌肉示意图：腹内外斜肌、胸腰筋膜

腹肌和腹内压的应力：多年来，人们一直认为腹内压在脊柱生物力学中起着重要作用。在提拉动作，物体重量与胃内或者直肠中测量的腹内压呈线性相关关系。腹内压与躯干用力之间的相关关系是腹内压能够降低躯干负荷的思想基础。腹内压可以通过两种途径减轻脊柱压缩力：一是直接减轻伸肌群的作用力；二是在膈肌上产生一个牵张脊柱的力，两种作用也可能同时存在。腹内压起着支持脊柱作用的信念已经成为躯体练习和举重时束腹和系支持带的依据。在内四维中，A2、Q 线不是骨性结构，靠的是富于弹性韧性的肌肉杠杆和可调性的腹内压，也是使腰曲的活动范围、弹力度大于胸曲的原因之一。

（四）腰背维

腰曲后方轮廓应力线外维 A1、P1 线（简称腰背维），由起于髂嵴的竖脊肌组成，上段与背阔肌及下后锯肌交汇，共同组成 A1、P1 之轮廓应力线。其内维 A2、P2 则由下段胸椎和上段腰椎组成。

三、脊柱轮廓应力平行四维与阻尼振动平衡

前章论脊柱功能解剖述及椎体在站立行跑运动中的振动效应力下，椎体形态、骨小梁的结构排列、骨骺软骨环和纤维环的厚薄大小，是 Kraderi 图形，脊椎由 25 块（骶尾骨连成一块）组成，相互间由具备弹性和伸缩性的椎间盘连接，受遗传基因和站立行走的运动力学作用（主要是腰大肌作用）形成 4 个弯曲体。颈曲和腰曲都是由前后的四维肌肉支撑，脊柱的轮廓平行四维结构也是维护着弹性的脊柱中轴的平衡，因此，脊柱整体而言，类似四根绳子拉紧的弹簧。（图 1-4-58）脊柱的八个活动度，基本上是类似弹簧的伸缩和摇摆，在弹簧伸缩的轴向运动和摇摆的前后左右运动都是在振动过程中完成的。脊柱的振动是阻尼振动，也即是由弹性恢复力和阻力共同作用而不断消耗能量的，维持轴向平衡的振动。人类脊柱自发育青春期，脊柱椎间盘和四维结构的肌肉韧带，弹性恢复力较大，"振幅"——活动度大，脊柱在人体运动中——自主运动的策动力作用下，产生周期性的强迫力，即受迫振动维持中轴平衡。而随着阻尼振动不断消耗能量——椎间盘脱水、纤维化，肌肉韧带弹性下降，出现"谐振子的阻尼振动"，其振幅逐渐变小——脊柱的运动范围也变小乃至某些功能的终止。

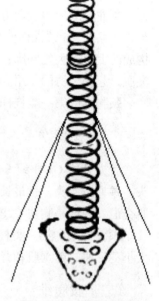

图 1-4-58　脊柱似四根绳子拉紧的弹簧

脊柱运动在受迫振动过程中，外界阻力（弹力和回复力）源自平行四维的肌肉韧

带，其内在阻力是椎间盘及关节突关节。因此，脊柱运动中的平衡，是阻尼振动的平衡，平行四维组织及椎间盘和关节突关节是维持阻尼振动的能源。如果这些组织的弹力回复力出现某一组下降，则脊柱某一曲度失去阻尼振动，而出现病理改变。

总的说，脊柱是依靠以平行四边形组合的四维结构作为轮廓应力，以弹性脊柱为中轴，按平行四边形的数学法则和阻尼振动的规律，维持其正常平衡生理和运动。

四、脊柱轮廓应力平行四维理论的学术价值

（一）关于脊柱轮廓应力研究的动态

对脊柱力学的研究，是 20 世纪 80 年代兴起的。1982 年，Cotrel 和 Dubousset 研究脊柱侧弯的矫形，剖析了脊柱的冠状面、矢状面和轴状面三维结构产生的屈曲、拉伸、侧弯和轴向旋转六个运动自由度，提出三维空间（three-dimensions）理论。1983 年，Louis 氏从脊柱形态解剖的稳定性观点，提出"三柱理论"，他认为双侧的关节突关节和椎体关节内的椎间盘连接着每一个柱。（图 1-4-59）

一些学者从形态解剖和生物力学的观点描述脊柱的力学，如 Liansay 认为脊柱似靠肌肉如 4 根线一样拉紧稳定的一个塔（four guy wires erect this tower）。郭世绂则认为脊柱可以喻为一个旗杆，其周围众多的肌肉则如同向周围放射具弹性及收缩力的绳索，索引使其伸直，如其中一部分绳索特别是相邻者被切断，则脊柱必将倾斜。

1999 年，美国学者 Przybylski、Welch 和 Jacobs 在讨论脊柱力学、脊柱不稳定性以及手术介入适应证问题时，他们按 Dubousset 氏的三维理论分析了脊柱各段的稳定性后，认为由于"脊柱运动学的复杂性，使得针对不稳定性进行定义变得非常困难"。他们指出，虽然有学者提出，脊柱运动存在着位能小的区域缓冲带。在此区域内，当外力被解除时，脊柱有能力复原，维持脊柱运动的正常范围。当不稳定性增加时，缓冲带宽度增加，机体系统做出反应，维持运动限值。"然而，由于该试验脊柱模型中包括肌肉（但未包括脊柱旁肌肉），这可能会明显削弱缓冲带的意义"。因此，他们认为："脊柱运动正常范围的存在意味着还存在一个边缘性区域（boundary region）。超出此区域，抵抗运动发生的结构，在不产生永久变形的情况下，不能再度适应导致运动发生力的作用。"他们尚未讨论此边缘性区域实质所在，但对脊柱的不稳定性定义问题，认为还有退化性病变所致的"迁延性不稳定性"（chrenic inseability），因此说，"由于保持正常运动范围也可能会观察到迁延性不稳定性，所以定义不稳定的标准是不充分的。必须考虑到损伤机制，神经性缺损是否存在，脊

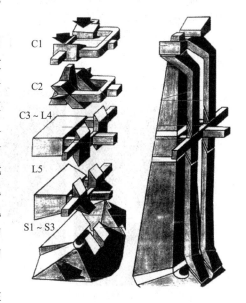

C1
C2
C3 ~ L4
L5
S1 ~ S3

图 1-4-59　Louis 的三柱理论

（引自 Louis R《脊柱外科解剖和手术入路》）

柱旁肌肉的功能性状态"等因素。

荷兰学者 R.Bedzinski 和 V.Wall 曾以模型研究为基础，试图测定腰部脊柱的运动，他们根据等色花纹绘制作用于腰椎轮廓上主要应力分布图，发现腰脊柱轮廓应力分布取决于脊柱前凸指数和骶骨的倾斜性，并观察到伴尾骨倾角增加，第5腰椎骨应力值较高，而腰椎前凸指标较大时第4腰椎骨应力增加。德国学者 Ch.Ulrich 等通过对脊柱旋转离体标体实验也发现，"矢状面不稳定以及显著旋转不稳定性是腰脊柱传统骨折的特有体征"。

几乎所有学者研究脊柱力学都围绕着如何维持脊柱稳定性问题，三柱理论、三维空间理论以及四根绳塔和旗杆论，都是从脊柱、椎体局部的力学、运动力学研究，虽有学者指出运动力学的缓冲带和边缘性区域的概念，但无确切位置。Bedzinski 的轮廓应力，已揭示了椎曲改变对椎体应力的关系。韦以宗等从中医对脊柱整体观认识论以及达尔文进化论观点，结合数学平行四边形定律，初步列出脊柱轮廓平行四边形应力图，认为平行四边形应力线的组织影响到脊柱的稳定。脊柱轮廓平行四边形应力范围，可能是 Przybylski、Welch 和 Jacobs 所寻找的脊柱运动力学的缓冲带和边缘性区域。

（二）脊柱轮廓应力四维平衡理论的临床价值

脊柱轮廓应力平行四边形的数学规则，是研究脊柱运动力学平衡的重要理论，对脊柱劳损病的病因、病理、诊断和治疗具有指导意义。

根据数学平行四边形法则，可解释脊柱颈曲、胸曲、腰曲、骶曲相互影响的临床现象，也可进一步演算出影响其稳定性的力学数据，也是中医"厥头痛，项先痛，腰脊为应"的上病下应及其整脊疗法的力学理论依据。

1.诊断价值　病因病理的理论依据。上、下病变相互影响的理论依据。

临床上一般腰曲增大，颈曲也随之增大；（图1-4-60）腰曲变直，颈曲也反弓；（图1-4-61）腰骶角紊乱，寰枢关节也错缝；（图1-4-62）以及腹肌、腹内压对腰椎的稳定性作用等。这些病理改变，受病程长短，病情轻重和年龄等因素影响。因此，不是绝对的，是参考因素。

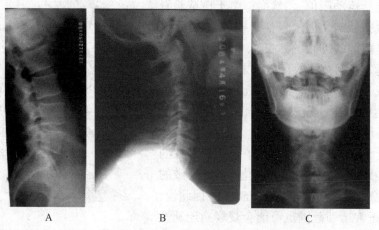

A　　　　　　B　　　　　　C

图1-4-60　腰曲与颈曲对边平衡的生理病理现象

（A.腰曲加大；B、C.颈曲加大，枢椎前倾）（资料来源：北京以宗整脊医学研究院）

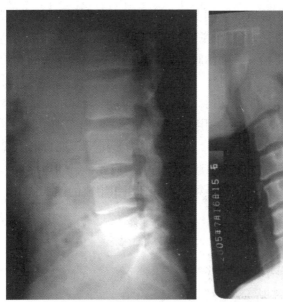

图 1-4-61　腰曲变直，颈曲反弓

（资料来源：北京以宗整脊医学研究院）

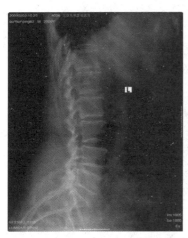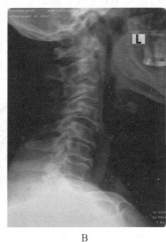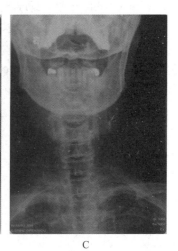

A　　　　　　　　　　　　　B　　　　　　　　　　　　　C

图 1-4-62　腰骶角与寰椎角相互平衡关系 X 线显像

（A.腰骶轴交角变小，椎曲变直；B.寰椎角变小，颈曲变直；C.寰椎前倾）

（资料来源：北京以宗整脊医学研究院）

2. 治疗价值　理筋的重要性的理论依据。腰病治腹的理论依据。上病下治的理论
依据。

脊柱运动力学的客观规律，也是按平行四边形的数学规则调整的。脊柱轮廓四维结
构对脊柱的稳定的重要性，也是脊柱伤病的病理依据。

按平行四边形的数学法则认识脊柱力学的平衡，不仅科学地阐释了中医上病下治，
背病治腹的治法，还能据此理论指导，解决临床一些疑难问题。在后章将论述。

临床客观也是如此，脊柱不稳定产生病变，起因多为附着脊柱之肌肉韧带损伤。因此，对整脊提出"理筋""练功"为治疗原则，作为与调曲原则相辅相成的治疗大法。更主要的是，这一理论为上病下治、背痛治腹提供了依据，为整脊学诊断和治疗的科学化、标准化奠定了理论基础。

根据功能解剖学进化论、整体观，探讨影响脊柱运动力学稳定的"边缘性区域"及"缓冲带"，认为人体矢状面脊柱椎曲力作用线，按牛顿第三定律延伸构成平行四边形。我们将四边形的肌肉维系称为"平行四维"，其轮廓应力是按平行四边形力线数学定律排列，根据 Wolff 定律，人类颈曲、腰曲的产生，是为适应此平行四边形数学定律而形成。脊柱轮廓平行四边形应力之形态结构是第一类杠杆组织组成的四维结构。

>>> **复习思考题**

1. 中医脊柱运动生物力学的主要理论有哪些？
2. 人类的腰曲和颈曲是如何形成的？
3. 腰大肌与颈、腰曲有什么关系？
4. 简述椎曲论的临床价值。
5. 简述腰曲与颈曲之间的相互关系，有何临床保健意义？
6. 为什么说脊柱是圆运动？有何临床和保健意义？
7. 简述脊柱矢状面中轴垂直力线起止点及经过的椎体。
8. 维持颈腰椎曲稳定的四维肌肉有哪些？这些肌肉的起止点在何部位？
9. 试述四个枢纽关节结构特点，有何临床意义？
10. 脊柱轮廓平行四边形平衡的力学结构由哪些脊椎及肌肉构成？有何临床意义？

（林远方　韦春德　田新宇　谢　冰　郑晓斌）

中篇 诊疗学总论

第一章 筋骨损伤的病因病机与辨证 ▷▷▷

第一节 筋骨损伤的病因病机

一、筋骨损伤的病因

病因即致病原因。中医治病讲究审因论治，研究病因可以为正确的治疗提供客观依据。筋骨损伤的病因主要有劳损、创伤、感受六淫外邪、七情内伤，以及瘀血为患等。

（一）劳损

超越人体生理能力的活动（运动、劳动），会导致机体组织和气血的急、慢性损伤，这属因劳致损。此外，机体长期不活动，也可导致慢性损伤。这两种损伤，都属于劳损，又称"劳倦"。

劳损性质可分为"积劳成疾"和"积逸成病"。长期的过度劳动，引起肌肉筋骨长期处于疲劳状态，使局部气血耗散而失养，气虚血滞，发生病变。或肌肉筋络过劳而体力衰减，肌肉、筋对骨和关节的维系力减弱，往往因轻微的活动或运动方向改变而致筋出槽、骨错缝。

长期不活动，过于安逸，可使肌肉筋骨废用，局部力量减弱，气血运行减缓而郁滞。肌肉筋力减弱，易引起运动方向变异，或不大的运动力导致筋出槽、骨错缝、气血运行郁滞而成瘀积。局部正气减弱，易受风、寒、湿邪侵犯而成痹痿等证。

劳损致病的特点，多为由轻及重，由表及里，由筋及骨、关节，由气血而及脏腑。或虽因一时闪挫致急性损伤，而闪挫外力仅为诱因，其内因是劳损。所以，闪挫虽治，但劳损仍在，导致病势缠绵，反复发作。或因劳损，局部气血不足，或劳损瘀血内停，经脉受阻而失养，风、寒、湿等外邪侵袭而成痹证或其他的骨、关节病变。

劳损发病可累及脏腑，尤以肾为明显。肾主腰脚，腰为肾之府。腰肢长期劳累，耗伤气血，气虚精亏则肾更虚。肾主生殖功能，过度的房劳易耗肾精。所以，《灵枢·邪气脏腑病形》有"有所用力举重，若入房过度，汗出浴水，则伤肾"之论。

劳损不仅损伤筋骨，还可损伤气血，或因血络受伤出血形成血瘀。《灵枢·百病始生》曰："用力过度，则络脉伤。阳络伤则血外溢……阴络伤则血内溢。"可见，劳损造成的内出血，不仅损耗气血，溢出之血化为瘀血后还可变生他病。《素问·宣明五气》也指出："五劳所伤，久视伤血，久卧伤气，久坐伤肉，久立伤骨，久行伤筋，是谓五劳所伤。"都说明了因劳损而伤及气血筋骨。

劳损发病的另一个特点，在运动系统来说，多是好发于人体活动较多的部位。好发的部位，取决于每个人的职业特点，如运动员、工人、农民于四肢、腰骶部，脑力劳动者于颈椎和上肢部等。

（二）创伤

创伤是受到外力打击（包括器具伤害）导致机体损伤，使机体的完整性受到破坏，组织结构缺如或中断，生理功能失常所引起的一系列证候。创伤轻者，有皮肉损伤而肿痛，重者可出现皮肉破损出血、关节脱位或筋断骨折，更严重者可损伤内脏，或出血过多而致亡血，严重的脏器损伤可危及生命。

引起创伤的暴力可因大小及方式、方向不同而异，总的来说，可分为直接暴力和间接暴力两大类。创伤的发生是一个复杂的过程，其因素是多种多样的。随着人们社会活动的多样化而有各种各样的创伤，如交通事故、工业生产事故、农业生产事故、战争创伤和体育运动损伤等。还有声、热、电等创伤。

在判断创伤的程度时，务必了解清楚暴力的大小、性质和方向，身体受伤时的体位、受伤部位，再结合局部和整体受伤后的症状体征，才能做出正确的诊断。这是整脊科辨证求因，审因论治的一个重要内容。

（三）感受六淫

风、寒、暑、湿、燥、火是自然界六种不同的气候变化，是万物生长的条件。人类的生存繁衍必须与这六种气候相适应。反之，若是人体内变化而不适应或这六种气候太过，都可以伤及人体。凡引起人体致病的六种气候，称之为"六淫"。

1. 六淫各气的致病特点　六淫致病，既有其共同之处，又各有特点。

（1）风邪：风邪性动，凝血麻木。《素问·五脏生成》说："卧出而风吹之，血凝于肤者为痹；凝于脉者为泣；凝于足者为厥。此三者，血行不得反其空，故为痹厥也。"风邪伤人，首先引起血液凝滞，产生一系列的痹、泣、厥的病理变化。这些病变，因血液不能往返运行致局部缺血所致。皮肤缺乏血液营养，则感觉麻木；如果脉有凝滞，血行不通，是缺血，则冷逆。

（2）寒邪：寒为阴邪，阴胜则阳病，寒邪犯人，必伤阳气。气为阳，血为阴，寒邪伤阳必伤气。《素问·举痛论》曰："寒气入经而稽迟，泣而不行，客于脉外则血少，客于脉中则气不通，故卒然而痛。"疼痛是因为气不通引起。寒邪伤人的阳气，是疼痛的主要原因。所以《素问·至真要大论》说："寒复内余，则腰尻痛，屈伸不利，股胫足膝中痛。"气滞血也滞，甚至形成瘀血内停，致肌肉、筋脉收引。《灵枢·五邪》说："寒中，恶血在内，行善掣节，时脚肿。"《素问·生气通天论》还说："阳气者，精则养神，柔则养筋。"

（3）湿邪：湿邪伤肉，肿胀不仁。《素问·阴阳应象大论》说："地之湿气感，则害皮肉筋脉。"《素问·痿论》也指出："有渐于湿，以水为事，若有所留，居处相湿，肌肉濡渍，痹而不仁，发为肉痿。"这是外感湿邪伤肉而致病。

若湿邪合并寒邪伤人，或因人体阳虚感受湿邪，表现为寒，也可以损伤人的阳气，引起气滞血凝，筋脉收引等病变。《素问·调经论》云："寒湿之中人也，皮肤不收，肌肉坚紧，荣血泣，卫气去，故曰虚。"《素问·至真要大论》亦曰："湿淫所胜……项似拔，腰似折，髀不可以回，腘如结，腨而别。"

（4）火、热邪气：火热劫血，腐肉为脓。火热之邪，在不同程度上伤阴劫血，导致筋脉骨肉失养而枯萎。《素问·痿论》曰："肺热叶焦，则皮毛虚弱急薄，著则生痿躄也……肝气热，则胆泄口苦筋膜干，筋膜干则筋急而挛，发为筋痿。脾气热，则胃干而渴，肌肉不仁，发为肉痿。肾气热，则腰脊不举，骨枯而髓减，发为骨痿。"《素问·至真要大论》还说："热淫所胜……甚则疮疡胕肿。"《灵枢·痈疽》说："寒气化为热，热胜则腐肉，肉腐则为脓。"寒气伤人，必伤气凝血而痛，久凝化热，血热相搏，阴血内耗，肉失血养而腐成脓，脓成则肿。

（5）燥邪：燥邪为干涩之病邪，故外感燥邪最易耗伤人体的津液，造成阴津亏虚的病变，可见口鼻干燥，咽干口渴，皮肤干涩，甚则皲裂，毛发不荣，小便短少，大便干结等症。肺为娇脏，喜润而恶燥。肺主气而司呼吸，与外界大气相通，肺又外合皮毛，开窍于鼻，燥邪伤人，多从口鼻而入，故最易损伤肺津，影响肺的宣发肃降功能，从而出现干咳少痰，或痰液胶黏难咳，或痰中带血，以及喘息胸痛等症。

2. 六淫致病的途径　六淫之邪侵犯人体，一般是由表入里。《素问·皮部论》曰："邪之始入于皮也，泝然起毫毛，开腠理；其入于络也，则络脉盛色变；其入客于经也，则感虚乃陷下；其留于筋骨之间，寒多则筋挛骨痛，热多则筋弛骨消，肉烁腘破，毛直而败。"

六淫中人，先由皮肉筋脉受邪，才传至脏腑。《素问·痹论》曰："骨痹不已，复感于邪，内舍于肾；筋痹不已，复感于邪，内舍于肝。"

邪气传变，既遵循由表入里的规律，也根据体表组织与内脏的关系传变。表里互传的机转，是取决于邪正盛衰的。邪气盛正气衰，邪即内传；如果正气盛，邪气也可以由里出表。这是六淫致病的途径。但在疾病表现方面，依据致病邪气的性质及体表组织的强弱发病的，并不一定所有体表组织都病，内传脏腑也是如此。

（四）七情内伤

人的精神情志活动表现有喜、怒、忧、思、悲、惊、恐7种。这是人的正常生理活动。但是，这七种情志中任何一种太过，则会引起病变。《素问·疏五过论》说："故贵脱势，虽不中邪，精神内伤，身必败亡。"精神内伤，即七情过度引起内伤气机，导致气血紊乱，而引起病变。

在整脊科治疗的疾病中，内伤与七情变化的关系密切。在一些慢性的骨、关节痹痛证中，如果情志郁结，则内耗气血，加重局部的病情。在创伤骨折及各类骨、关节疾病患者中，意志坚强者，有利于创伤修复和疾病的好转；如意志薄弱，忧虑过度，则加重气血内耗，病情不易好转。因此，精神调治既可防病，也可使病体易于恢复健康。

（五）瘀血

瘀血，又称恶血、败血、积血，是指人体内血液停积不流。瘀血是气血的病理变化，在体内是潜在的致病因素。在发病过程中，可因瘀血大小、瘀阻的部位不同，而出现致病与不致病，或致病后轻重各异的结果。

瘀血产生的原因，有外伤出血（离经之血便是瘀）、气虚、气滞或血寒、血热，以及七情抑郁，起居饮食失常导致气机不畅，气不行则血不流而成瘀血。

瘀血致病主要是阻滞经脉，导致局部气血不通而失养，引起经脉、筋骨、脏腑等组织器官的病变。瘀积日久，可出现寒、热变化等证候。其临床症状以疼痛为主，严重者合并内出血或变生他病。

骨伤的致病因素都可以导致瘀血，很多伤病也是瘀血继发。瘀血发生后，可阻滞经络筋脉之气机，气血不得运行，引起组织失养而发生病变。《诸病源候论》说："卒然致损，故气血隔绝，不得周荣。"瘀血可导致局部肿、痛，发生痈疽或痹痿厥等病。《理伤续断方》指出："腹有瘀血，灌注四肢，烦闷不安，痈疽发背，筋肉坏烂，诸般风疾，左瘫右痪，手足顽麻。""瘀血留滞，外肿内痛，肢节痛倦。"

以上五大病因，既有差别，又有共通之处。前四种病因都可以导致瘀血形成。瘀血形成，则变生多种病变。

二、筋骨损伤的病机

疾病发生后，致病因素的性质与患病机体的性质发生一系列邪正抗争的过程。这个过程，也即疾病的发展与变化，虽然千变万化，但基本上是邪正的盛衰，阴阳的平衡，升降出入的协调，以及气血、经络、脏腑的功能等病机变化规律。除一般疾病发生的基本规律外，脊柱的病机变化还有亡血耗气，气伤痛、形伤肿，外有所伤、内有所损，恶血归于肝，瘀去新骨生，肾虚骨病等特点。

（一）亡血耗气

亡血耗气的病变机理，多于创伤后发生。无论有否开放伤口，均可导致血脉破裂出血。有伤口者，出血固然引起血液外流；无伤口的暴力致伤，也引起内出血。这种内出血，在皮肉筋骨部位，则出血渗于其中，形成血肿；如内脏破伤，在胸部流出胸腔，在腹部流出腹腔。无论外流或内渗，均为离经之血，不仅形成瘀血，更重要的是，最后导致机体失去血液营养而危及生命。

亡血，不仅血液丢失，同时也损耗元气。气血是相互依附的，气主动，血主濡，同流于血脉之中。且气来源于血，血脉破裂出血，气亦同时耗散，气的来源也丧失。因此，亡血也同时耗散元气。

气血流失，则血脉流动减弱，出现血凝、血瘀。血瘀，气也滞。气滞，气机的升降紊乱，机体平衡失常，脏腑的正常功能受到影响，气血靠后天生化的来源减弱，随之出现气和血更为虚弱的状况。

在这个病理过程中，元气的作用至关重要。亡血而致血虚，机体的营养来源虽减弱，但不至于失去功能。而因亡血耗气，气虚气滞，整个机体气机紊乱，气不行则导致广泛的血滞、血瘀；气不行，升降紊乱，五脏六腑功能也紊乱，最终导致全身病变。

另外，元气是生命的根本。耗血耗气，威胁生命的首先是元气的耗损。因为元气是脏腑机能的动力。元气一失，动力先竭，生命就会终止。如果失血而元气尚存，则脏腑功能也存，血液就有补给。

血液是靠脾胃吸收水谷精微，奉心化赤而为血，故可以理解为血液是从津液化生而来，且血与津液同行于脉中，如果失血，津液也会丧失。《诸病源候论》指出："夫金疮失血，则经络空竭，津液不足，肾脏虚燥故渴也。"因此，在治疗上，补充津液，也是补充血液。然而，津液生化血液必须靠正常的脏腑功能。而正常的脏腑功能首先靠元气维持。所以，在抢救亡血患者时，保存元气至关重要。正如《医贯》所指出的"有形之血不能速生，几微之气，所当急固"。在调治失血后各种证候时，针对亡血耗气、气血两虚的病机，治血必须理气，补血必须补气，才能达到治疗目的。这是针对亡血耗气的病机，结合气血的生理功能提出的治疗原则。

（二）气伤痛、形伤肿

创伤后出现的肿痛症状，是气受伤和形体受伤的病理变化。《素问·阴阳应象大论》指出："气伤痛，形伤肿。故先痛而后肿者，气伤形也；先肿而后痛者，形伤气也。"人体受到创伤打击后，经络血脉挫伤，气运行不畅，经络筋脉阻滞。而人体的感觉，是靠筋脉传输的。经、筋、脉气机阻滞，不通则疼痛。所以，张子和有"诸痛皆生于气也"之论。如果形体组织受伤，特别是血脉受伤，则引起出血，内出血渗于肌肉腠理之间，形成瘀血而致局部肿胀。《诸病源候论》说："血之在身，随气而行，常无停积。若因堕落损伤，即血行失度，随伤损之处，即停积；若流入腹内，亦积聚不散，皆成瘀血。"《理伤续断方》指出："凡肿是血作。"都说明创伤致血脉的形态组织受伤而出血，形成瘀血。瘀血又破坏了肌肉腠理筋脉的形态组织，出现肿胀。所以说"形伤肿"。

气受伤，局部阻滞，营卫不行，气机闭塞，瘀血形成。《素问·举痛论》说："客于脉中则气不通，故卒然而痛。"瘀血为有形之物，瘀血形成，局部组织必然肿胀。所以说，先痛而后肿者，为气伤形。如果形体组织受伤内出血，离经之血便是瘀，血瘀气也滞。所以，因内出血的血瘀造成的肿胀，必然继发气机受阻而出现疼痛。所以说，先肿而后痛者，形伤气也。

肿痛是创伤后必然出现的症状体征。而这一症状体征的病机就是气伤痛，形伤肿。

（三）外有所伤内有所损

《黄帝内经》指出人体外部的损伤（包括劳损筋骨）可引起内脏的损伤而致病变。《素问·刺要论》论述针刺深浅要有度时，认为"皮伤则内动肺""肉伤则内动脾""脉伤则内动心""筋伤则内动肝""骨伤则内动肾"。阐述了体表部位受伤，可导致内脏的损害。

《黄帝内经》从整体观、系统论的观点出发，论述了人体之外有所伤内有所损。由于经络循行于体表而内连于五脏六腑，以运行气血，传递信息。体表受伤，必伤及气血。气血受伤，其对脏腑的滋养功能减退；而脏腑失养，即发生病变。而且，气血受伤的最主要病理改变是形成瘀血。瘀血形成，气机受阻，脏腑的功能也因气血瘀滞而受到损害。《正体类要·序》有"肢体损于外，则气血伤于内，营卫有所不贯，脏腑由之不和"之论，即说明了这一机制。

创伤的核心病机是瘀血。人体体表受伤，波及内脏受损者，主要是血瘀气滞的病理变化引起的。沈金鳌说："跌仆闪挫，卒然身受，由外及内，气血俱病也……忽然闪挫，必气为之震，震则激，激则壅，壅则气之周流一身者，忽因所壅而凝集一处，是气失其所以为气矣。气运乎血，血本随气以周流，气凝则血亦凝矣。气凝何处，则血亦凝何处矣。"阐明了外有所伤内有所损病机的实质含义。

（四）恶血归于肝

恶血，即瘀血、凝血。《素问·经脉别论》述及"有所堕恐，喘出于肝"，指外伤跌堕，内伤情志的恐惧，都易引起肝的病变。跌堕而致的外伤瘀血，恐惊可致气机紊乱，造成气滞血瘀，已在一定程度上说明了恶血归于肝。李东垣进一步指出："恶血必归于肝，不论何经之伤，必留于胁下。"恶血归于肝，是指凡瘀血为患都与肝的功能有关，都影响到肝的功能。

创伤、劳伤、六淫、七情所伤形成的瘀血，都与气的病理改变有关。气主动，瘀血的形成，首先是气不行，气滞血才瘀。在人体气机的升降出入中，肝是主升发、宣泄、疏达的。凡瘀血必气滞，气滞气机不畅，直接影响到肝对气机的升发功能，影响到"肝欲散"的生理特点。

肝藏血，对人体血液有调节作用。当某一部位的瘀血停积，其气血运行必不通畅，肝就要起调节作用。所以，瘀血必影响到肝的功能。

经络是输送信息和气血的。十二经脉气血流注是起于肺而藏于肝，后再循环无竭，因此，十二经的气血流注都与肝经有关联。即某一经脉有气血的瘀阻，最终随十二经的气血流注，而影响到肝脏。且肝之经循于胁下，所以说，不论何经之伤，必留于胁下。

对瘀血的治疗，必须先理气，气行则血活。而理气，主要是理肝，使肝在气机的升降出入中，恢复其升发、宣泄的功能。

所以说，恶血归肝，实际是指气机升降失调后引起恶血内生，或恶血导致气机紊乱，故无论诱发或继发恶血，都与肝有关。

（五）瘀去新骨生

骨折发生，不仅骨骼的连续性中断、骨髓损伤，同时会有筋脉、肌肉、皮肤等组织的损伤，气血外溢。气血外溢后，部分流失，部分形成瘀血，而导致局部瘀阻，气血不能正常运行，骨折的部位也因此失去气血的滋养。

骨骼的生长和修复是靠气血滋养的。其生理过程一方面是津液滋养骨髓，骨髓生骨骼长；另一方面是精生髓、长骨。精来源气血，精生髓、长骨也是气血生髓、长骨。因此，骨折后的骨骼再生，需靠气血滋养以促进其生长。如蔺道人治骨折主张："便生血气，以接骨耳。"

骨折后局部瘀血，阻碍了血脉输送气血津液到骨折的局部。因此，要使骨折能再生，不仅要调补气血，还必须首先解除血脉运行的障碍——瘀血，如使血脉渗透到骨折端部位，以输送气血津液，骨髓、骨骼方能再生。因此，蔺道人治骨折主张用能"生气血，通经络"的药物以"壮筋骨"，在论治伤损中主张首先活血化瘀，对骨折治疗的外固定方法采用不包括上、下关节的局部固定法，且强调固定后"要时时转动使活"，目的是使局部得到运动而起活血化瘀、疏通经脉的作用。这种治疗观和方法，是骨伤科对骨折治疗的主要观点和方法。正如《疡医大全》所述："有跌伤骨折……内治法宜活血去瘀为先，血不活则瘀不去，瘀不去则骨不能接也……瘀去则新骨生，则合矣。"

瘀去新骨生，是骨折修复中的病理生理过程，也是骨折发生后其病理变化的规律。如果局部瘀血不除，血脉不通，骨折不仅不能修复，且会如《理伤续断方》所述的"瘀血留滞，外肿内痛，肢节痛倦"。如果瘀血已除，则新鲜血脉得以渗透骨折端，气血津液也通过血脉输送到局部，骨折修复所需的营养物质得到供应，新骨才能生长。因此才有"瘀不去则骨不能接""瘀去新骨生"之说。

（六）肾虚骨病

肾藏精，生髓、养骨，因此，肾虚，肾精不足，骨和髓失养，就会发骨病、骨痿。《素问·逆调论》说："肾不生，则髓不能满，故寒甚至骨也。"《素问·痿论》指出："肾者，水脏也，今水不胜火，则骨枯而髓虚，故足不任身，发为骨痿。"都说明骨的病变，如痹、痿、厥，根源是肾虚。

由于肾虚，骨失去精气的滋养，其抗病能力下降，易受外邪侵犯。外邪与气血相搏，瘀结于中，则发生骨疽、骨瘤。《仙传外科集验方》谓："所为骨疽，皆起于肾毒，亦以其根于此也……肾实则骨有生气，疽不附骨矣。"薛己《外科枢要》卷三也认为骨瘤的形成是"劳伤肾水，不能荣骨而为肿也"。说明骨病骨瘤的病理变化根源亦在于肾虚。

肾精是人体生长发育的基本物质。人的衰老也是肾精的虚减，老年肾虚也会导致骨病。因此，老年人骨质增生、骨质疏松等骨病的表现，病因虽多，但病理核心是肾虚，精不足以养骨。

现代研究发现，在慢性肾病中，由于缺乏 $1,25-$ 二羟维生素 D_3，常常发生骨骼病变，如骨软化、骨质疏松、佝偻病、骨硬化、骨质脆弱，以及囊性纤维性骨炎等骨病。

第二节　筋骨损伤的辨证

辨证的目的，是为了更好地施以治疗。而辨证，是在望、闻、问、切四诊或结合 X 线、实验室检查所收集到的临床资料的基础上进行诊断的辨证思维。

骨伤科疾病，虽然其病因诸多，病机复杂，但多表现在气血或寒、热、虚、实的相互转化上。新伤瘀血内停、经络壅闭，可表现为实热证；"久病必虚"，"久病必瘀"，虚寒可致疾病的缠绵，日久可累及经络、脏腑，变生他证。

一、伤筋的辨证

（一）伤筋的寒热辨证

寒热是辨别疾病性质的两个纲领。寒证与热证反映了机体阴阳的偏盛偏衰，阴盛或阳虚则表现为寒证，阳盛或阴虚则表现为热证。《素问·阴阳应象大论》曰："阳胜则热，阴胜则寒。"寒热之体，跌仆损伤筋脉，则表现为筋寒或筋热，也有久伤不愈，由热转寒，由寒化热者。

1. 筋寒证　筋脉损伤，则气机受阻；或损伤日久，失于治疗；或伤后过服寒凉之剂，阳气耗伤，阴寒内盛均可致筋寒证。

（1）临床表现：筋伤疼痛，局部按痛不甚，活动或遇劳痛重；或伤筋后局部疼痛缠绵，日久不愈，遇寒或遇阴雨时加重，昼轻夜重；或局部筋腱松弛，不红不肿，指压有滑移感，喜按喜叩击，得热则舒；或伴有恶寒喜暖，面色苍白，蜷卧乏力，手足拘急，形寒肢冷，口淡不渴或渴喜热饮，小便清长，大便溏。舌淡苔白润，脉沉紧或沉迟。

（2）证候分析：阳气素虚，筋脉损伤，局部气血凝滞，故按压疼痛不甚，活动后气机宣通，阳气升发，所以感觉受伤之筋脉痛重。损伤筋脉后误治或失治，致局部痛势缠绵，日久不愈。寒为阴邪，易伤人体阳气，气血失去温煦，经络不通，所以遇寒或阴雨时症状加重。夜间阴气偏盛，则疼痛表现为昼轻夜重。筋脉赖以气血的滋养，若阳气虚衰，经络壅阻，气血不得外达，则局部筋腱松弛，有滑移感，不红不肿。阳气不足，阴寒内盛，损伤部位当喜按喜叩，得热则寒气散，故筋脉舒。面色苍白，形寒肢冷，恶寒喜暖，也是因为阳气不足，不能发挥其温煦机体作用的表现。阴寒内盛，津液不伤，故口淡不渴或渴喜热饮。阳虚不能运化水液，或阴邪伤及于脾脏，造成脾脏运化失司，症见小便清长，大便溏。阳虚不化，寒湿内生，则舌淡苔白而润，寒则阳气损，阳气损则鼓动血脉运行之力不足，故脉沉迟。寒主收引，脉络收缩，故手足拘急。

2. 筋热证　素体阳气偏盛，损伤筋脉，伤阴劫液所致。也有损伤筋络，经脉失却疏通，气血瘀阻而成局部筋热之证。

（1）临床表现：损伤局部肿胀，疼痛，按之痛甚，昼重夜轻，甚或损伤部位出现瘀血，关节活动受限。全身表现常见喜冷恶热、口渴咽干、喜冷饮、面红目赤、烦躁不宁、小便短赤、大便干结、舌红苔黄或黄燥、脉弦数等。

（2）证候分析：经络阻塞，气血为之凝聚，"气伤痛"，"形伤肿"，故见患部肿胀疼痛，关节活动受限，按之痛甚，昼重夜轻，乃为阳热之征象。因血溢脉外，离经之血停滞，便见瘀血。热为阳邪，煎熬津液，阴津耗竭，则恶热喜凉、口渴咽干、小便短赤。津伤则引水自救，故喜冷饮。火性上炎，则面红目赤。热扰心神，则烦躁不宁。津亏液耗，传导失司，可见大便干结之症。热邪耗津，则见舌苔黄或黄燥。脉弦数为筋热瘀痛的表现。

3. 伤筋的寒热鉴别与相互关系

（1）鉴别要点：辨别伤筋的寒证或热证，不能单纯地根据某一临床症状来做判断，而应对发病后的局部和全身表现进行综合观察。损伤初期一般为热证；经久不愈一般为阴证、寒证。特定部位的疼痛，或疼痛明显，一般为热证；隐隐作痛，痛无定处，或疼痛受四时季节影响者，多为寒证。此外，对寒热的喜恶，口渴与不渴，面色的赤白，四肢的温凉，二便、舌象、脉象等方面，也是鉴别伤筋寒热的重要内容。

（2）相互关系：寒证、热证虽有阴阳盛衰的本质区别，但又相互联系，损伤的局部症状或全身表现，都既可以同时出现，表现为寒热错杂的证候，又可以在一定的条件下相互转化，出现寒证化热、热证化寒等。

（二）伤筋的虚实辨证

虚实，是辨别邪正盛衰的两个纲领。《素问·通评虚实论》曰："邪气盛则实，精气夺则虚。"实，主要指邪气亢盛，是以邪气盛为矛盾主要方面的一种病理反映，局部可表现为筋脉损伤，经络不通，气血壅阻、运行不畅。虚，主要是指正气不足，是以正气虚损为矛盾主要方面的一种病理反映。既可以是素体虚弱，正气不足，损伤筋脉，耗散气血；也有损伤后失于调治，日久不愈，经络失其通畅，气血不能荣达四肢百骸，久之正气受伤，累及脏腑。

1. 筋虚证　在整脊科治疗的疾患中，如某些慢性损伤患者、严重伤筋的恢复期、体质虚弱、年老患者或局部损伤、缠绵日久，均可转为虚证。

（1）临床表现：损伤局部疼痛不甚，缠绵日久，无明显压痛点，筋腱松弛，疼痛遇劳加重，休息则痛减。伴面色淡白或萎黄、头晕目眩、精神萎靡、疲倦乏力、心悸气短、形寒肢冷、自汗、语声低微、呼吸气短，或手足发麻，甚至血虚筋挛、皮肤干燥，或关节僵硬、活动不利，舌淡胖嫩、脉虚沉迟。

（2）证候分析：损伤日久，经脉不通，气血失却滋养，则疼痛不甚，缠绵不休。气虚则筋腱无力固摄，故松弛；劳则气耗血动，故遇劳加重，休息则痛减。全身症状主要表现在伤阴和伤阳两个方面。伤阳者，以阳气虚表现为主。由于阳气失却温煦与固摄功能，所以见面色淡白，形寒肢冷，神疲乏力，心悸气短。气不足，则语声低微，呼吸气短。阳气虚衰，卫外不固，则自汗出。筋脉失去气血的滋养，故手足发麻，甚或痉挛拘急，肌肤干燥。病程日久，缺少运动，阳气不得升发，气血不得敷布，所以关节僵硬，活动不利。阳虚阴盛，故舌胖嫩；气血虚弱，鼓动经脉无力，故脉象沉迟。

2. 筋实证　筋实，是对损伤后，局部或体内实邪结聚产生的各种临床表现的病理概括。局都的症状大体与筋热证相似，但气血壅滞之症明显。

（1）临床表现：伤筋中期，局部肿胀、疼痛明显，有明显的压痛点，拒按，甚或瘀肿，皮肤温度比健部略高，关节活动受限。全身症状由于损伤部位的不同而表现各异，常见的有发热、腹胀痛拒按、胸闷烦躁，甚则神昏谵语、呼吸气粗、痰涎壅盛、大便秘结、小便不利，舌质苍老、舌苔厚腻，脉实有力。

（2）证候分析：筋腱损伤，气血亦为之损伤，气滞血凝，留于肌表，所以便有局部肿胀、疼痛明显，有明显的压痛点且拒按，甚或瘀肿。气血壅实于患处，则皮肤温度升高，关节活动受限。邪正交争，阳热亢盛，故发热。邪实扰心，或蒙蔽心神，故烦躁甚至神昏谵语。气血壅阻于肺，则宣降失常而胸闷，呼吸气粗。瘀实积于肠胃，腑气不通，大便秘结，腹胀满痛拒按。水湿内停，气化不行，所以小便不利。气血壅实，搏结于血脉，故脉实有力。湿浊蒸腾，故舌苔多见厚腻。

二、伤骨的辨证

损伤骨折，多由暴力所致，其病理机转，《医宗金鉴·正骨心法要旨》曰："专从血论，须先辨别或有瘀血停积，或为亡血过多，然后施以内治之法，庶不有误也。夫皮不破而有内损者，多有瘀血；破肉伤胭，每致亡血过多。"故骨折后归根到底，都是气滞血瘀，亡血耗气，后期则可表现为热证，或气血、肝肾的不足。

（一）实证

1.气滞血瘀证

（1）临床表现：骨折损伤，尽管损伤部位不同，但均有局部肿胀疼痛，功能障碍，或有瘀斑，或皮肤青紫，压痛有定处，或伴有夜间发热，口干渴，欲漱水不欲咽，面色晦暗。骨伤初期，舌质淡红，苔薄白，脉弦紧。后期可有胸脘胀闷，疼痛夜间加剧，舌暗或有瘀斑，脉细或涩。

（2）证候分析：筋骨折伤，气机不利，气滞血瘀，故肿胀、疼痛、功能障碍，并见瘀斑或皮肤青紫。气血凝滞于患处，则痛有定处。夜间血归阴，藏于肝，阳气入脏，阴血用事，离经之血无所归藏，凝滞更甚，故夜间发热，疼痛加剧。气血不能上荣，故面色晦暗。气血瘀滞，津液不能上承，但津液未耗，故但欲漱水而不欲咽。损伤初期，脉象弦紧为气血凝滞甚，而未及反映于舌，故舌质仍为淡红，苔薄白。

2.瘀热证 骨折，由于经脉不通，气血瘀滞，瘀久化火生热所致。

（1）临床表现：局部肿胀疼痛，痛有定处，拒按。伴发热、面红目赤，心烦不宁，口渴引饮，胸脘痞满，大便秘结，小便短赤，舌红苔黄而干燥，脉数。

（2）证候分析：损伤后瘀积化热，故见身热，面红目赤；热扰心神，则心烦不宁；热灼津液，故口干引饮；气血郁滞，气机不得宣通，则胸脘痞满；津亏液竭，故大便秘结，小便短赤；舌红苔黄而燥，乃为瘀热灼津之征；阳热亢盛，脉当为数。

（二）虚证

1.亡血耗气证 多见于创伤骨折的急性期，或常发生于开放性损伤的失血过多、头部外伤等。

（1）临床表现：损伤局部疼痛、肿胀、功能障碍，或创伤部位出血，伴头晕目眩、手足发麻，烦躁不安，甚或不省人事，目闭口开，面色苍白，呼吸浅促，四肢厥冷，大汗淋漓，二便失禁，舌淡，脉微细欲绝，或浮大而散。

（2）证候分析：大量出血，则气无所附，亦随之外脱，神随气散，故见头晕目眩，手足发麻，目闭口开，不省人事，呼吸短促；气脱阳亡，不能上荣于面，则面色苍白；不能温煦四肢，故手足厥冷；不能温固肌表，则大汗淋漓；血失气脱，正气大伤，舌体失养，则色淡白；脉道失充而微细欲绝。阳气浮越于外，脉见浮大而散，症情更为危急。

2.气血不足证 由于久病不愈，气血耗伤，后天之精微物质不能及时补充，或气虚不能生血，或血虚无以化气所致。

（1）临床表现：局部疼痛，肿胀缠绵不休，关节活动受限，或有骨畸形，骨摩擦音，异常活动。伴头晕目眩，少气懒言，乏力自汗，面色淡白或萎黄，心悸失眠，形体消瘦，舌质淡而嫩，脉细弱。

（2）证候分析：损伤日久，元气耗损，血运不足，筋骨失养，故局部疼痛缠绵不休，关节活动受限；气血损伤，脏腑功能失调，脾肺气虚，故头晕目眩、少气懒言、乏力自汗；心血不足，心阴虚衰，则心悸失眠；血虚不能充盈脉络，见唇甲淡白，脉细弱；气血两虚，不能上荣于面，则面色淡白或萎黄、舌质淡嫩；不能外养肌肉，故形体消瘦。

3.肝肾不足证 骨伤后，气血不通，经络阻滞，使其运行全身气血、联络脏腑肢节、沟通上下内外的功能失调，瘀血内停，归于肝脏，"肝肾同源"，日久累及于肾。

（1）临床表现：局部症状与气血不足略同，且伴有头晕目眩，耳鸣健忘，失眠多梦，口燥咽干，胸胁胀痛，腰膝酸软，五心烦热，手足拘挛，肢体麻木，屈伸不利，舌淡，少苔，脉沉细或细数。

（2）证候分析：瘀血内停，郁久化热，灼伤肝肾之阴，肝阴耗竭，不及于肾，肾精亏损，所以见头晕目眩，耳鸣健忘；瘀热内扰，心神不安，故五心烦热，失眠多梦；津不上润，则口干咽燥；肝血不足，肾精虚衰，筋脉失养，便见腰膝酸软，手足拘挛，肢体麻木，屈伸不利；肝阴不足，肝筋失养，故胸胁胀痛；精血不足，则舌淡少苔，脉沉细；肝肾不足，阴虚内热，则见脉细数。

》》 **复习思考题**

1. 劳损致病的特点有哪些？

2. 气伤痛、形伤肿的含义是什么？

3. 七情内伤引起筋骨损伤的机制是什么？

4. 如何理解"恶血归于肝"？

5. 如何鉴别筋寒证与筋热证？

（高　腾　潘东华　于天源）

第二章 症状体征诊断学 ▷▷▷▷

第一节 症状诊断

虽然物理学、影像学诊断可提供形态学的依据，但患者主诉的症状表现，始终是临床诊断的第一手资料，也可以说是必不可少的诊断证据。

在了解患者的症状之时，需详细了解其病史即出现此类症状的过程；有无治疗，治疗的过程与细节；出现这种症状的特点与规律，如时间性、间歇性、诱发原因，以及合并其他症状等。以下介绍临床最常见的脊柱损伤病变出现的自觉症状，并加以诊断分析。

一、头痛

头痛是由于头部疼痛的敏感组织，包括第 V、Ⅸ、Ⅹ 颅神经和第 1、2、3 颈神经分布的头皮及皮下组织、肌肉、颅骨骨膜、颅内外血管、颅底的硬脑膜及大小脑幕等，受病变刺激而引起疼痛。

头痛是患者的自我感觉，有轻有重；有持续、暂时、间歇、反复发作等不同特点。头痛的部位和伴随症状均不相同。

临床上头痛病因诸多，最易见的如感冒发热、高血压、三叉神经痛或脑部病变，五官科疾病如耳病、鼻病、眼病、牙病，以及失眠也可引起头痛，颈椎病引起的头痛也是最常见的。

颈椎病的头痛，多为第 1、2、3 颈神经受到刺激所致，常牵涉枕区、枕下区、颈上区或舌咽迷走神经支配的后颅凹部分结构，其头痛的表现往往是间歇性、方位性，稍休息头痛可减轻，或头颈体位改变即缓解。而且，头痛的部位多为后枕部及偏头痛；也可牵涉耳、喉。常合并头晕、耳鸣、听力下降或胸闷、恶心、视物模糊等，多见于寰枢关节半脱位。

腰骶关节紊乱、腰骶角变小，常合并寰枢关节半脱位引起的头痛，即《灵枢·厥病》所云"厥头痛，项先痛，腰脊为应"。这是脊柱平行四维结构之平行四边形对角相等的力学平衡规律。因此，一些患者往往有下腰痛并头痛，且休息后减轻。颈椎病引起的头痛，一般都能忍受。如果剧烈头痛或持续性头痛，除排除感冒、高血压或五官科等疾病外，要注意排除脑部病变，如颅内占位性病变或脑脊液外漏所致的低压性头痛等。

二、头晕

头晕指自觉头昏、沉重感。眩晕是患者自觉失去平衡，有站立不稳或视物转动的症状。头晕和眩晕是指病情的轻重而言，有时患者很难自我区分。因为，头晕沉重走起路来也会出现眩晕，所以两者的鉴别主要是疾病的鉴别。

头晕或眩晕常见病：感冒、发热、高血压、中风先兆、梅尼埃病和颈椎病。

颈椎病引起的头晕，主要是钩椎关节错位、颈椎旋转；轻者或导致颈椎生理曲度紊乱、椎动脉供血障碍，重者椎管狭窄症、压迫脊髓、供血障碍。

椎动脉进入颅腔后组成基底动脉，营养小脑、脑桥并参与大脑的血供。而头晕的表现，主要是小脑缺血导致平衡失调。

小脑功能失常比较明显的表现有：平衡失调；肌张力失调或伸展受阻；腱反射和稳定关节的能力受阻；由于协同肌在收缩的时间、速度和力量等方面不规则而产生运动不协调即运动失调。

平衡不稳表现为站立时有跌倒倾向或步态蹒跚，伴旋转感、恶心等，受影响的肌肉较多，腱反射减弱，肌肉易疲劳、无力。关节控制能力低下，可发展到移位或连枷关节，下肢呈钟摆样摆动。大多数小脑功能失常主要是肌肉不协调，但影响的区域不同，因此症状亦多变。共济失调是肌群间平稳有序活动的功能减弱。一个复杂的动作可以变为一连串的不规则动作，称为分解运动。控制运动幅度的能力可能丧失，称为辨距不良。运动紊乱常见，表现为闭眼行走时偏离原定路线并有跌倒倾向。因而不能正确指准物体，称为错定物位征。休息时一般无震颤，但可出现运动性震颤，在运动时加剧，震颤亦可影响到头和躯干，肌肉不协调产生语言缺陷。可出现同向小脑性眼球震颤，这是在快速回返后出现同向凝视。

寰枢关节错位可由钩椎关节紊乱、颈椎生理曲度改变而继发。因此，除第1、2、3颈神经受刺激之外，椎动脉亦可受到刺激，往往因颈椎旋转、倾斜而致椎动脉扭曲，甚至闭塞。从而导致基底动脉供血不足而头晕；小脑失养、平衡失调而眩晕。

颈椎多个椎间盘突出，尤其是第3、4、5颈椎椎间盘突出，椎体塌陷，颈椎生理曲度变直甚至反弓，从而继发椎管狭窄症，同样导致椎动脉供血障碍，出现较严重的小脑功能失调，表现为头晕、上肢颤抖、辨距不良、运动性震颤、步态不稳等症状。

梅尼埃病的眩晕，表现为发作性，并有波动性的听力减退及耳鸣，是内耳膜迷路积水所致。

三、颈项痛

颈项痛，多为颈项肌肉韧带劳损，特别是项韧带因长时间俯首工作，局部充血而疼痛。反复发作可导致项韧带与棘突分离，出现"弹响"。由于项韧带损伤，多继发颈椎不稳，轻者胸椎关节紊乱而致颈部运动障碍，特别是旋转障碍最为明显。重者可致椎间盘突出、颈椎生理曲度紊乱。因此，颈项痛是颈椎病的明显症状，尤其是颈椎中、下段损伤，最易出现颈项痛，有时可通过转动头颈缓解疼痛。

颈项痛除项韧带损伤之外，肩胛提肌及斜方肌损伤也可致痛。此两组肌肉损伤，疼痛多牵涉肩背。

临床上对颈项痛要排除强直性脊柱炎和头面部的急性炎症。此外，伤风感冒也可有颈项痛。

四、肩背痛

肩背痛是颈椎病最常见的症状，轻者自觉肩背不适、麻木、沉重感；重者酸痛。因疼痛可出现头颈活动受限。肩关节运动多为正常，仅有牵涉痛而已。

肩背部的主要肌肉是斜方肌、肩胛提肌及正中线的头颈最长肌、半棘肌、大小菱形肌及前锯肌。斜方肌起于颈项韧带、枕外隆凸，下连胸椎棘突，外止于肩峰、肩胛冈，受第3、4、5颈神经支配。肩胛提肌起于上段颈椎横突后下缘，止于肩胛内上角及肩胛冈，受第3、4、5颈神经支配。因此，颈椎损伤、颈神经受刺激可导致此两组肌肉充血、痉挛而麻木疼痛。同时，胸椎紊乱也同样可导致肌纤维受力平衡失调而痉挛、粘连、疼痛。

肩背痛也是颈椎病的早期症状。颈椎病主要是由于从事伏案工作的人肩背肌肉劳损，继发肌力不平衡引起颈椎紊乱而致病。

肩背痛需与肩周炎、外伤性肩袖炎、慢性胆囊炎、胆石症、糖尿病、肺癌、冠心病心绞痛等鉴别诊断。肩周炎的肩背痛伴有肩关节运动功能广泛受限。外伤性肩袖炎有明显肩关节外伤史，且同时有肩关节运动障碍。慢性胆囊炎、胆石症之肩背痛为牵涉（感应）性痛，同时右上腹有压痛、反跳痛，胆囊超声诊断可协助诊断。糖尿病之肩背痛多为肩部不适，无颈椎X线改变。肺癌所致的肩背痛，疼痛剧烈难忍，无明显压痛点，X线片或CT可协助诊断。冠心病、心绞痛的肩背痛多为牵涉（感应）性疼痛，疼痛集中于心脏位置，并有面青、唇紫、冒冷汗等危重症状。

此外，急性支气管炎或胸膜炎也可有肩背痛，但有咳嗽、胸痛，X线片可确诊。

五、上肢痹痛

上肢痹痛，指从肩关节以下至手指麻木不仁，甚至疼痛。上肢痹痛可为一侧，也可为双上肢同时出现痹痛。

上肢是由臂丛神经支配，因此，臂丛神经受损伤，可导致上肢麻木疼痛乃至功能障碍。

上肢痹痛常见的伤病有肩周炎、肱骨外上髁炎（网球肘）或内上髁炎（高尔夫球肘）、腕管综合征、上运动神经元疾病和颈椎病。

中风偏瘫的上肢瘫痪，则并同侧下肢瘫痪。

肩周炎的上肢痹痛，局限于肩关节周围，不会放射到前臂，且伴肩关节运动障碍。

肱骨外上髁炎（网球肘）是肘关节外侧疼痛、局部压痛，可牵涉至前臂桡侧。

肱骨内上髁炎（高尔夫球肘）是肘关节内侧疼，局部压痛，可牵涉至前臂尺侧。

腕管综合征痹痛，局限于前臂，腕关节活动疼痛，手指伸屈有牵拉痛。

上运动神经元疾病以麻木无力为主，且有明显手掌骨间肌萎缩。

颈椎病引起上肢痹痛，是从上臂到前臂及受损神经支配区及手指麻木疼痛，是臂丛神经受卡压之神经根型颈椎病。可根据支配神经定位诊断其受损的椎体及颈髓节段。

如果双上肢麻木、颤抖、无力，或合并双下肢步态不稳，多为颈椎管狭窄症或中央型颈椎间盘突出压迫颈髓引起。

如果是颈椎间盘压迫严重导致的半切综合征，可引起一侧上肢运动丧失，肌张力下降，肌肉萎缩、无汗等。颈椎骨关节结核、肿瘤或颈髓病变，如脊髓空洞症、脊髓肿瘤，也可导致上肢痹痛，需影像学协助诊断。

六、胸背痛

胸背痛指第 3 胸椎至第 12 胸椎及两肩胛之间的部位疼痛，严重者牵涉全胸，呼吸及转侧也会疼痛。

胸背部的肌肉，主要是斜方肌（上胸背）、大小菱形肌、肩胛旁之前后锯肌和肩胛下缘之大小圆肌及背阔肌。深层是胸最长肌、胸棘肌。这些肌肉均受颈胸神经背支支配。因此，颈胸神经受刺激可导致肌肉痉挛、疼痛。这些肌肉受风寒湿邪或劳损，也可因充血或缺血及炎症刺激而疼痛。胸神经受刺激，可同时导致肋间神经损伤，而出现胸背痛向前胸放射的肋间神经痛。

胸背痛如果是肌肉或颈胸椎关节紊乱刺激神经引起者，疼痛开始局限，且椎旁有明显压痛，X 线片可见椎体有旋转甚至侧凸。

强直性脊柱炎胸背痛，有明显驼背。

一些内科疾病也可并发胸背痛。如常见的支气管炎、肺炎或肺结核、癌症、冠心病、心绞痛、胆囊炎、胆石症、胃炎、胃溃疡、妇女乳腺疾病等，临床需做相应的检查以鉴别。

七、腰痛

腰痛，指胸背以下至骶尾部的疼痛。轻者酸胀、无力感；重者疼痛不能转动。

腰背主要的肌肉是竖脊肌和腰背筋膜及前缘的腰大肌、腰小肌和腰方肌。因此，不仅这些肌肉损伤可引起腰痛，腰脊神经损伤也可刺激腰背肌引起疼痛。背部肌肉、肌筋膜是受腰脊神经的后支（返支）支配。前面的肌肉如腰大肌等受腰丛神经前支支配。腰丛神经从腰大肌腹部穿出，有支配后腹膜的髂腹下神经，有与骶丛的生殖器神经一起支配生殖器官的生殖股神经。肾脏及大肠、膀胱等的病变及生殖器官的病变也可导致腰痛。

腰痛常见的伤病在腰椎，自身病变有：急性腰扭伤（腰椎后关节错位）、腰骶关节病、腰椎间盘突出症、腰椎滑脱症、腰椎管狭窄症、强直性脊柱炎和腰椎骨折后遗症，或腰椎结核、骨髓炎、肿瘤等。

其他疾病并发的腰痛常见的有：肾炎、泌尿系结石、尿路感染、急性阑尾炎、慢性结肠炎等。妇女月经期可有腰痛，还有慢性盆腔炎等妇科疾病，男性慢性前列腺炎也可并发腰痛。

急性腰扭伤有明显外伤史。腰骶关节病多为慢性下腰痛，久坐或过劳加重，其疼痛可忍受，休息减轻。腰椎间盘突出症多发生于青壮年，腰痛腰僵伴下肢放射痛；腰椎间盘卡压症多见于中老年人，有闪腰史，疼痛难忍且向下肢放射窜痛；腰椎滑脱症也可出现单纯下腰痛，也可牵涉单侧或双侧下肢出现麻木无力，多见于中老年妇女；腰椎管狭窄症好发于中老年人，腰痛可忍受，主要是双下肢麻木无力、间歇性跛行；腰椎骨折后遗症，多为腰椎骨折复位不良，继发椎管狭窄症或腰骶关节病。

强直性脊柱炎腰痛以活动障碍为主，X线片可见有椎体竹节状改变。

腰椎结核、骨髓炎或肿瘤，为慢性病变，影像学检查可协助诊断。

肾炎引起的腰痛，腰肾部位有叩击痛，或并有浮肿或有蛋白尿等。

尿路结石引起的腰痛多为绞痛，疼痛难忍，且向小腹放射，并有尿频、尿急或血尿。

尿路感染引起的腰痛，有尿频、尿急症状。

妇科疾病引发的腰痛，有妇科疾病的症状及体征。

男性前列腺炎引发的腰痛，有尿频、尿等待或尿浊等症。

八、腰胯痛

腰胯痛指下腰痛牵涉臀、髋外侧疼痛。轻者麻木酸痛，重者痛甚，步行困难。

腰胯部位是腰胸筋膜经髂嵴与臀大肌、阔筋膜张肌的肌筋膜相连部位，是臀上皮神经和股外侧皮神经支配区。同时，此部位也是腰骶关节和骶髂关节后缘。因此，腰骶关节与骶髂关节病变或臀上皮神经受刺激，均可引起腰胯痛。另外，腰背筋膜及阔筋膜张肌受损也可导致臀上皮神经粘连、卡压而疼痛。

腰胯前下方是髋关节，因此，髋关节疾病如扭挫伤、结核、炎症或股骨头坏死也可牵涉腰胯疼痛。

腰骶关节病或骶髂关节错位引起的腰胯痛，关节部位有明显压痛。臀上皮神经炎症疼痛则可有皮神经通过部位压痛或可触及条索状改变。

神经根引起的下肢痹痛是放射性窜痛，多连腰痛，且为单侧。椎管狭窄症引起的下肢痹痛则以无力为主，可单侧亦可两侧，呈间歇性跛行。

腰椎结核、炎症或肿瘤，压迫马尾神经，刺激脊神经所致下肢痹痛，是以双下肢萎软无力为主，X线片可协助鉴别诊断。

下肢病变引起的疼痛多局限于局部，无放射性窜痛，也无沿神经支配区麻木。

髋关节疾病引起的腰胯痛，则有髋关节活动障碍，"4"字试验阳性，X线片可协助诊断。

九、下肢痹痛

下肢痹痛指自髋关节以下股、小腿、足掌麻木疼痛；轻者麻木不仁，重者疼痛，步行困难，甚至肌肉萎缩。

下肢是腰骶脊神经发出之腰丛、骶丛神经即股神经（股前）、闭孔神经（股内侧）和坐骨神经（股后外侧及小腿足掌）支配，腰椎病变、腰脊神经受损，可导致下肢痹痛。下肢自身病变如髋关节、膝关节病变也可有下肢痹痛。

十、下肢痿躄

下肢痿躄指下肢萎软，步行艰难，甚至瘫痪。

下肢痿躄在脊柱伤病中，常见有颈椎管狭窄症、腰椎管狭窄症或腰椎结核、肿瘤，以及脊髓病变等，这些疾病出现下肢痿躄症状相似，需影像学协助诊断。

下肢自身病变如髋、膝疾病，也可出现痿躄，通过相关检查即可鉴别。

对于脑病所致的中枢性瘫痪、小儿麻痹症也应注意鉴别诊断。

第二节　辨证诊断

脊柱伤病的辨证诊断，需从整体观念出发，也就是说要综合环境、气候、时间，以及全身的证候表现，包括望、闻、问、切四诊的临床资料，进行归纳分析，以鉴别阴阳、表里、寒热、虚实的证候。

脊柱伤病主要的证候表现为疼痛、麻木。有关各种伤病的辨证分型，将在后面章节论述。

一、疼痛的辨证

（一）从环境、时间和动态辨证

1. 气候痛的辨证　疼痛随气候变化，例如遇阴雨天气，疼痛加重，在辨证上将其归为风寒湿邪引起的疼痛。也有因气血两虚，阳气不足，遇寒痛重，得热减轻，此为寒证、虚证。如临床上常见的颈腰病疼痛，多由于气血两虚、筋脉失养。

2. 动静痛的辨证　疼痛有运动时减轻或加重，有安静时减轻或加重。一般来说，运动时疼痛加重，多为颈腰椎骨关节不稳；若安静时加重，则为局部炎症刺激，如局部充血、瘀血所致。

运动疼痛，还有负重（站立）加重的情况，可因椎骨、椎间关节错位、失稳，椎间盘突出，颈椎生理曲度紊乱引起，临床需结合相关检查，进一步辨证确诊。

3. 时间痛的辨证　疼痛随时间改变而有轻重变化。疼痛的时间性，是辨别虚实寒热的重要依据。一般上午痛，多为实证、热证；若下午痛或夜间痛，多为虚证、寒证。初痛多实，久痛多虚，张景岳有"久腰痛，肾必虚"之说。

（二）从疼痛表现和全身证候辨证

筋骨肌肉关节疼痛，多因风寒湿热邪气侵袭，闭塞经络，气血不通，不通则痛。《素问·痹论》说："风寒湿三气杂至，合而为痹也。其风气胜者为行痹；寒气胜者为痛痹；湿气胜者为著痹也。"肌热如火者为热痹。风寒湿热之邪，侵入机体损害筋骨肌肉关节，痹阻经络气血则有不同的特有症状。如风邪伤人，则上下窜痛，游走不定；寒邪伤人，则拘急剧痛，固定不移；湿邪伤人，则沉重酸痛，肢体沉困；热邪伤人，则火热灼痛，随痛随肿，在临床上虽有明确的区分，但往往单一出现者少；而淫邪杂合为病者多，只不过因症状不同，各有侧重而已。

1. 风痛

主症：肢体关节疼痛，游走不定，行窜周身，关节屈伸不利，上下相移，但多见于上肢。

病机：《黄帝内经》说："风者善行而数变，无常方。""流窜不居"。故行窜周身关节，痛无定处。风为阳邪，轻浮于上，故周身肢节疼痛，多见于上部。

2. 寒痛

主症：肢体关节剧痛，固定不移，关节不得屈伸，皮色不变，喜热，畏寒，苔白，脉象弦紧。

病机：寒为阴邪，其性收引，《黄帝内经》所谓"寒则气收"，可使气机滞塞不通，不通则痛，故关节剧痛不移。热则散寒，气机通畅，故喜热畏寒。苔白脉紧皆寒邪凝结经脉所致。

3. 湿痛

主症：肌肉关节沉重疼痛，部位不移，多见于腰脊下肢；或肌肤麻木，转动困难；或手足麻痛；或痛处漫肿，肤色不变。舌胖大，有齿痕，苔白腻，脉沉缓。

病机：湿邪黏腻重浊沉滞，阻留于肌肉关节，故肌肉关节沉重疼痛。湿邪阻滞阳气不通，故肌肤麻木或漫肿。湿邪伤脾，脾湿不运，湿气停留于内，故舌胖大，脉沉缓。

4. 热痛

主症：肢体关节灼热烧痛，随痛随肿，扪之灼热，痛不可近；或见身热，口渴，心烦。舌苔黄燥，脉滑数。

病机：热邪兼湿，熏灼肌肉关节，所致气血壅郁不散，故关节肌肤肿胀疼痛，痛处肿热，不可触按。热邪伤津，故心烦口渴苔黄燥。湿热内郁，血液循环加速则脉现滑数。

5. 虚痛

主症：肢体关节酸痛，兼有心悸，气短，自汗头晕，耳内蝉鸣，膝腰酸软。舌淡脉弱。

病机：风寒湿邪侵入肌体，闭塞经络不通，久久流连不去，而致气血虚弱，故表现为肢体关节酸痛，心悸、气短、自汗乏力等虚痛症状。

6. 实痛

主症：肢体关节疼痛，与风寒湿热之淫邪性质难分，机体壮实，气血不虚，既有寒邪收引之剧痛，又有湿邪重着之沉痛，还有游走窜痛，具体疼痛性质很难分辨。

病机：风寒湿邪相互夹杂，侵害筋骨肌肉关节，闭阻经络而出现性质难分的剧痛。形体不衰，邪气又盛，故谓之实痛。

二、麻木的辨证

疼痛与麻木只是感觉的程度不同而已。《杂病源流犀烛·麻木源流》云："麻木，风虚病亦兼寒湿痰血病也。麻，非痒非痛，肌肉之内，如千万子虫乱行……按之不止，搔之愈甚，有如麻之状。木，不痒不痛，自己肌肉如人肌肉，按之不知，掐之不觉，有如木之厚感。"麻木感觉，有神经支配区的定位诊断，在后节讨论。《素问·痹论》有"风、寒、湿三气合而为痹"的论述。诚然，《黄帝内经》所讨论的"痹"，不仅仅局限在感觉方面，还包含了脏腑筋骨各种痹证，但其病机核心是气血不通，"泣而为痹"，"血泣而不通"；有因风寒湿邪，有气血两虚、血瘀证，其辨证依据如下：

1. 风寒湿痹　肢体麻木不仁，疲乏无力，遇风寒雨湿气候加重，或局部肿胀。舌苔白腻，脉象缓滑。

2. 气血两虚　《素问·逆调论》说："荣气虚则不仁，卫气虚则不用，荣卫俱虚，则不仁且不用。"气血不足，筋脉失养，多见于神经根型颈椎病、腰椎间盘突出症和椎管狭窄症；肢端麻木，乏力或痛证后期，上肢、小腿或趾（指）麻木不仁，肌力下降，肌肉萎缩。面色白或萎黄，舌淡苔薄，脉象细弱。

3. 血瘀证　局部麻木，肌筋板实或皮色瘀斑，局部压痛，多见于肌筋膜粘连等症。四肢麻木要注意全身检查，特别是血压的测量，心脏的检查。一般中风先兆及心血管疾病也可有四肢麻木，临床需鉴别诊断。

第三节　体征诊断

作为中医四诊的重要内容，体征检查是在医生取得患者密切配合的条件下，通过对局部进行检查，获取患者客观体征表现，综合分析判断出病变的部位、性质、程度等。整脊体征检查需要注意以下几点：

对比：单侧患病，与健侧对比；双侧患病，与健康人的形态、解剖、功能相对比。

次序：先检查病变以外区域，后检查患病部位，让患者有心理准备，理解并密切配合检查。

技巧：在检查过程中，动作要轻巧，防止用力粗暴加重患者的痛苦或带来新的损伤，并避免不必要的检查。

一、颈椎的体征检查

（一）颈肌萎缩

颈后部肌肉薄弱，单侧颈后肌延至肩背部萎缩，导致两侧不对称，容易造成颈椎不稳。

（二）颈椎运动障碍

颈椎自主运动障碍，如左右旋转、侧屈障碍，多为钩椎关节紊乱、颈椎曲度改变；如为前屈障碍，往往是颈椎曲度增大；后伸障碍多为颈椎曲度变直甚至反弓。

对颈椎运动的检查，原则上由患者自主运动为准，医者不宜施加外力，特别是颈椎曲度变直、反弓的病例，往往多个椎间盘出现突出或退化，如用外力后伸或旋转，易导致椎间盘突入椎管，损伤脊髓，出现严重颈髓损伤证候。

（三）椎间孔挤压试验

患者正坐位，头部微向患侧屈，检查者位于患者后方，用手按住患者头顶部向下施加压力。如患肢发生放射性疼痛，即为阳性。该试验阳性是由于侧弯使椎间孔缩小，挤压头部使椎间孔狭窄加重，故神经根挤压症状更加明显。（图2-2-1）

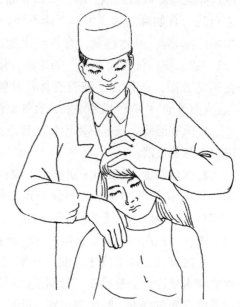

图2-2-1　椎间孔挤压试验

二、胸椎的体征检查

（一）双侧锁骨对称性

锁骨位于胸廓第一肋上缘，通过斜角肌、胸锁乳突肌分别连接上段颈椎横突前缘和颅骨乳突。内侧与胸骨上端构成胸锁关节，外侧与肩峰构成肩锁关节，胸锁关节与肩锁关节可随胸廓及上肢运动而移动。

韦以宗于2005年研究发现颈椎椎曲改变是由胸椎侧弯诱发，因胸椎侧弯，出现两锁骨高低不对称。由此，可根据外观锁骨的高低，鉴别颈椎椎曲是否存在。如果两侧出现明显高低不对称，颈曲基本消失。

上段胸椎侧凸，胸廓倾斜，可致锁骨上移；上段颈椎旋转、侧弯，可因斜角肌牵拉致锁骨上移。实际上胸椎侧凸与颈椎旋转、侧弯互为因果。从双锁骨高低是否一致，可以了解胸椎和颈椎是否侧弯。（图2-2-2）

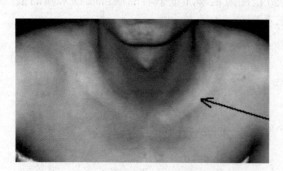

图2-2-2　锁骨高低征，箭头所示左高右低

（二）双肩对称性

双肩以肩胛冈为骨性标志。肩胛骨通过前后锯肌、菱形肌与上段胸椎、肋骨相连。因此，胸椎侧凸可继发胸廓倾斜，出现肩胛骨倾斜、上耸。因此，双肩不对称往往是胸椎侧凸的表现。（图 2-2-3）

（三）驼背

胸椎侧凸继发肋弓向后上方突起形成驼背。（图 2-2-4）常见于胸椎侧凸症、青春期胸椎骨骺病变，如休门病、强直性脊柱炎、胸椎结核后遗症等。

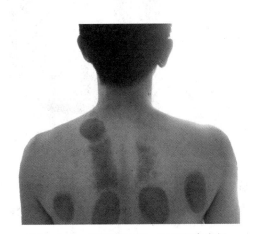

图 2-2-3　双肩高低征，图示左高右低

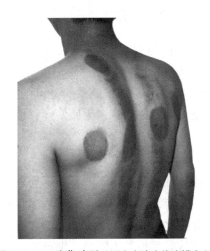

图 2-2-4　驼背畸形（图中皮肤为拔火罐瘀斑）

三、腰骶的体征

（一）腰肌萎缩

腰背部骶棘肌一侧萎缩，左右不对称，提示腰椎失稳，腰椎慢性病变，如椎间盘突出症、腰骶关节病变。如儿童发育期一侧腰肌萎缩，则提示脊柱侧凸症。

（二）臀肌萎缩

臀大肌一侧萎缩，肌张力下降，多为腰骶关节病变或臀上皮神经损伤而出现的失用性萎缩。腰椎间盘突出症的臀肌萎缩，多伴同侧下肢肌萎缩。

（三）运动障碍

腰椎运动多连带腰骶关节和胸腰关节同时活动。急性腰扭伤或椎间盘突出症急性期，易出现腰椎活动障碍，表现为腰椎屈伸、左右侧屈、左右旋转活动受限，或活动时疼痛加重，提示椎间孔内神经根受压。久行、久站、久坐等运动后出现腰痛，提示腰椎后关节不稳。间歇性跛行，多提示椎管狭窄症。强直性脊柱炎的晨僵，可通过 X 线检查协诊。

（四）棘突偏歪

嘱患者端坐，腰部前屈。医者用中指定位第 12 胸椎棘突，示指和无名指顺棘突旁自上而下逐个棘突按压，即可查及偏歪之棘突。棘突偏歪提示椎体旋转倾斜。棘突偏歪在第 4、5 腰椎可以是单发，如上段腰椎往往为多发，提示腰椎有侧弯。

（五）腰椎侧弯

腰椎侧弯是腰椎间盘突出症的常见体征，腰椎间盘突出后，椎体旋转、倾斜、下沉，导致腰椎侧弯。（图2-2-5）颈、胸椎病变，也可出现腰椎代偿性侧弯。儿童发育期腰椎侧弯多为原发性脊柱侧凸症。

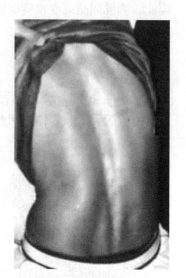

图 2-2-5　腰背侧弯（患者为腰椎间盘突出症）

（六）仰卧挺腹试验

操作程序按病情不同，分下列三步：

第一步，患者仰卧，两手置于腹部或身体两侧，以枕部及两足跟为着力点，将腹部及骨盆用力向上挺起，患者立即感觉腰痛及患肢放射痛为阳性。（图2-2-6）若此时疼痛与其放射部位并不明显，则可进行第二步试验。

第二步，患者仍维持挺腹姿势，深吸气后，停止呼吸，用力努气直至脸部潮红，30秒钟左右，患肢有放射性疼痛者为阳性。

第三步，在挺腹姿势下用力咳嗽，有患肢放射性疼痛者为阳性。

以上操作，若出现阳性症状，则停止操作，每个步骤不需每次都全部进行。

由于上述操作，背伸肌、臀肌强烈收缩，骨盆前倾，呼吸必然暂时停止，促使腹、胸、颅内压同时增高，使椎管压力突然迅速上升，刺激已受压的神经根而发生疼痛。临床上多见于腰椎间盘突出症。

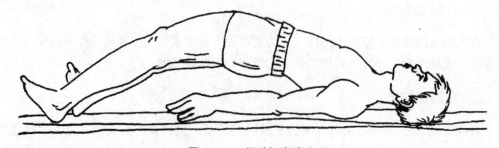

图 2-2-6　仰卧挺腹试验

（七）腰骶阶梯

嘱患者端坐或俯卧，医者用拇指沿腰椎棘突逐个往下按压，正常情况下腰椎棘突在同一平面上。当按压感到有棘突低沉呈阶梯状，即为腰骶阶梯征，是腰椎滑脱症的征象。此体征常见于第5腰椎滑脱症Ⅱ度以上的病例。

四、四肢的体征

（一）上肢体征

1. 上肢肌萎缩　指一侧上肢肌肉萎缩薄弱，造成双上肢相应肌肉不对称。神经根型颈椎病易引起一侧上肢肌萎缩，多为受压神经所支配的肌肉萎缩，但深浅感觉存在。如上运动神经元受损之上肢肌萎缩，多发生在手掌骨间肌。中风偏瘫的上肢肌萎缩常合并同侧下肢肌萎缩。创伤骨折骨病并发上肢肌萎缩，一般有对应的外伤病史，临床需鉴别诊断。

2. 臂丛神经牵拉试验　嘱患者尽量使颈部侧屈，术者一手放于患者患侧头部，另一手握住其上肢腕部，双手相对用力向反方向牵拉，如感觉上肢有麻木疼痛，则为阳性。该试验通过牵拉神经根，观察患者有无放射性疼痛。（图2-2-7）

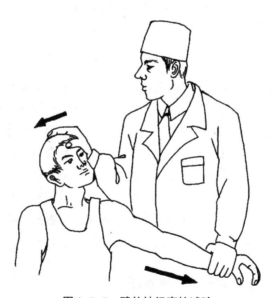

图 2-2-7　臂丛神经牵拉试验

3. 韦氏桡动脉试验

此试验是韦以宗1995年报道诊断寰枢关节错位时提出的，是鉴别头晕、头痛是否为寰枢关节错位所引起的重要试验。检查方法类似臂丛神经牵拉试验，但检查者先以一手摸到桡动脉（中医切脉部位），再用另一手推头颈往对侧。若桡动脉搏动减弱或消失，即为阳性。（图2-2-8）多见于颈椎寰枢椎错缝、椎间盘突出、椎曲紊乱或第2、3、4颈椎钩椎关节紊乱。

此体征阳性是颈上段钩椎关节紊乱、椎曲变异、颈 1-4 神经受损伤。当推拉头颈时，颈神经损伤加重，颈上交感神经节，颈动脉神经节同时受刺激，抑制了动脉搏动，因此出现桡动脉减弱或停顿。

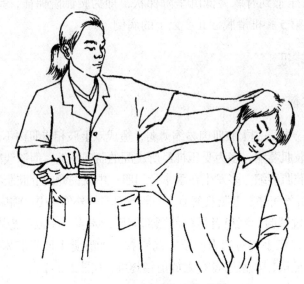

图 2-2-8　韦氏桡动脉试验

（二）下肢体征

1. 下肢肌萎缩　多发生在下肢股四头肌、小腿三头肌（腓肠肌、比目鱼肌）或胫骨前肌，两侧不对称，一侧变薄，肌张力下降，腱反射减弱，但深浅感觉存在。

腰椎间盘突出症患者常出现受损神经支配区失用性肌萎缩。椎管狭窄症的下肢肌萎缩多为双侧性，但有一侧相对较重。下肢骨关节疾病，如股骨头坏死、膝关节骨性关节炎、半月板损伤等，可导致股四头肌萎缩，需检查相应关节作鉴别诊断。

中风偏瘫、脑瘫或外伤性骨折脱位引起肌肉萎缩，均有相应的原发病史。脊椎骨结核、肿瘤引起下肢肌萎缩，一般都伴有明显感觉障碍。脊髓病变造成下肢肌萎缩，则可检查出神经系统反射异常，如腱反射亢进，巴宾斯基氏征阳性等。

2. 直腿抬高试验　患者仰卧，两腿伸直，分别作直腿抬高动作，然后再被动抬高。正常时，两侧下肢抬高幅度相等且无疼痛。若一侧下肢抬高幅度降低，不能继续抬高，一般为 60° 以内，同时出现下肢放射性疼痛则该试验为阳性，表明存在神经受压现象。直腿抬高试验阳性，是由于直腿抬高时，坐骨神经受到牵拉，从而加剧了神经根的压迫程度所致。临床上多见于腰椎间盘突出症。（图 2-2-9）

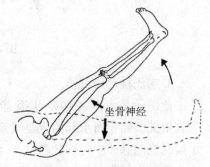

图 2-2-9　直腿抬高试验

3. 直腿抬高加强试验　在上述直腿抬高试验阳性的基础上，将患肢下降 5°～10°，在患肢疼痛减轻的情况下，突然将其足跖屈，此时由于坐骨神经更为紧张，而引起大腿后侧的剧烈疼痛，借此可与髂胫束及腘肌紧张所造成的直腿抬高受限进行区别。因足跖屈时，可加剧坐骨神经及腓肠肌紧张，而对小腿以上的肌筋膜则无影响。（图 2-2-10）

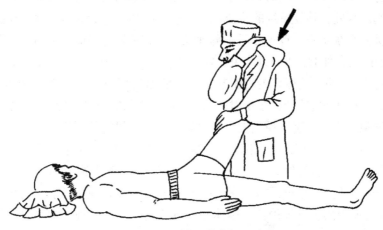

图 2-2-10　直腿抬高加强试验

4. 单足站立征　嘱患者站立，将一脚抬起，呈单足站立，如站立一侧疼痛则为阳性，提示骶髂关节病变。

5. 凯尔尼格征　患者仰卧，屈膝屈髋均呈 90°，然后被动伸膝以牵拉坐骨神经，如果不能伸膝并出现放射痛即为阳性。

6. 弓弦试验　又称坐位伸膝试验。患者坐于床缘或凳上，头及腰部伸直，小腿自然下垂，嘱患者将患侧膝关节逐渐伸直，或检查者用手按压固定患膝，再将膝关节逐渐伸直，如有坐骨神经痛即为阳性。

7. 盖斯林试验　患者仰卧，患侧臀部置于床边，健侧屈髋屈膝。检查者用手按住膝部以固定骨盆，另一手把患侧下肢移至床外并使之过度后伸，这时可使骨盆产生较强的旋转应力，若产生疼痛则提示骶髂关节病变。

8. "4"字试验　患者仰卧，检查者把患肢屈膝踝关节放于健侧髌骨处，然后将膝向下压，直至与床面相接触，此时髂骨上部因下肢外展外旋受到大腿前侧和内侧肌群牵引而向外分离，若产生疼痛则提示骶髂关节病变，但首先应排除髋关节本身病变。如有可疑，可作盖斯林试验证实。

9. 股神经牵拉试验　患者俯卧，检查者一手固定患者骨盆，另一手握患肢小腿下端，膝关节伸直或屈曲，将大腿后伸，如出现大腿前方放射样疼痛即为阳性，提示股神经根（第 2～4 腰神经根）可能受压。

10. 跟臀试验　患者俯卧，检查者握患侧踝部，将小腿抬起使膝关节逐渐屈曲，使足跟接近臀部。如出现腰痛则提示腰椎或腰骶关节疾患。

第四节　神经系统检查法

神经系统检查也是体征诊断内容之一，本节将对神经系统疾病常见体征检查进行重点介绍。整脊学是研究脊柱病的临床学科，脊柱病引起的人体运动功能障碍大多为神经系统损伤引起。因此，神经系统的检查诊断是整脊医师不可少的基本诊断技能。

要熟识神经系统检查，首先必须了解神经系统的结构与功能。脑与躯干四肢间的联系是通过脊髓内的各种上、下行纤维束、脊神经、脑神经完成，在此基础上才能实现各种感觉和运动功能。因此，脊髓病变可引起相应支配区的感觉和（或）运动障碍。脊髓除有传导功能外，其本身还能完成许多反射活动，因此，脊髓的病变也会出现反射的变化。

脊髓传导束，指在脊髓白质内占特定区域的上、下纵行的纤维束，每个纤维束的纤维一般具有共同的起、止和走行路径。脊髓传导束分为脑与脊髓之间长距离上行纤维束（感觉传导束）、下行纤维束（运动传导束）和脊髓内短距离联络性的固有束。一般来说，长的纤维束位于脊髓的周边，短的纤维束位于脊髓灰质附近。上行传导束（感觉传导束），脊神经中的感觉纤维传导躯体和内脏感觉，经后根进入脊髓时，随即分为外侧和内侧两部分。外侧部为细有髓纤维和无髓细纤维（B 类与 C 类纤维），传导外部感觉及内脏感觉。内侧部主要为有髓的中纤维和粗纤维（A 类纤维），传导本体感觉和精细触觉。上行传导束不仅将感觉信息经过中继传至大脑皮质引起意识感觉，也传导感觉信息至脑干及小脑，调节肌肉张力和运动协调等。下行传导束（运动传导束），将大脑皮质运动区、红核、前庭核、脑干网状结构等部位下行至脊髓的纤维束，支配躯体运动和四肢运动，参与锥体束与锥体外束的形成。下行纤维束主要有皮质脊髓束、红核脊髓束、前庭脊髓束、网状脊髓束、顶盖脊髓束、内侧纵束等，与肌肉的随意运动、姿势、平衡、部分反射有关。

锥体束支配骨骼肌的随意运动。此束在大脑皮质内的起始神经元称上运动神经元。其轴突发出纤维经皮质脊髓束终止于脊髓前角细胞，皮质脑干束终止于脑干颅神经中支配横纹肌的运动细胞。上运动神经元传导障碍典型的体征是肌腱反射亢进，痉挛性瘫痪（硬瘫）。位于脊髓内的前角细胞的运动细胞，发出纤维经脊髓前根和周围神经到达肌肉（头部肌肉由颅神经发出），则属下运动神经元（包括位于脑干内支配骨骼肌的脑神经运动核）。下运动神经元传导障碍典型的体征是肌腱反射减弱或消失，弛缓性瘫痪（软瘫）。上、下运动神经元的概念，对临床鉴别运动功能障碍非常重要，为定位诊断的依据。

一、感觉的检查法

（一）感觉的种类及其检查法

1.浅感觉　包括痛觉、温度觉和触觉的一部分。

（1）痛觉：用大头针的尖端和钝端交替轻刺身体两侧对应部位的皮肤，每侧刺激的强度相等，询问被检者是否疼痛，是"钝"或"尖"，左右痛的程度是否相同。

（2）温度觉：包括两种不同的感觉——冷觉和热觉。常用两个试管，一管盛冷水（0~10℃），一管盛热水（40℃~50℃）。以冷热试管分别接触皮肤，询问被检者辨别"冷"或"热"。

（3）触觉（一部分）：应用棉花或软毛笔，对体表不同部位依次接触，询问被检者立刻回答"有"或"觉得"。刺激不应过频，其间隔时间不应相等。此外用棉花或软毛笔不应以"涂抹"方法接触，以免压力过大，产生压觉。

做以上检查时，请被检者闭目，以便专心确定和分析所获得的感觉，且可避免用视觉来确定刺激种类。

2. 深感觉 运动觉、位置觉和振动觉。

（1）运动觉：嘱被检查者闭目，检查者用拇指和示指轻轻捏住被检查者手指或足趾末节，上下移动5°左右，询问患者"向上"或"向下"。如感觉不明显，可逐渐加大移动幅度或换为大关节。

（2）位置觉：嘱患者闭目，检查者将被检查者肢体摆成某一姿势，请被检查者用对侧肢体模仿或描述该姿势。

运动觉和位置觉丧失可引起感觉性共济失调的运动障碍。即患者丧失了对身体某些部分的空间定位感觉，丧失了对运动方向和范围的感觉，特别是在没有视觉控制时更为明显。

（3）振动觉：将普通音叉柄放在软组织较薄的骨（如指背、手背、足背、胫骨）或关节上，询问被检者有无振动感和持续时间及振动程度。

（4）压觉：可用简单的指压法或压力测试计检查，对被检者给予不同压力，询问被检查者触觉和压觉的区别，区分不同压力之间的差别。

3. 实体感觉 是一种复杂的感觉。嘱被检者闭目，以触摸来确定置于其手中的物体。对于该物的性质（温度、重量、形状、表面、大小）的各种感觉，在大脑皮层结合成对该物体一定的综合概念。如果被检者触摸的是他所熟悉的物体，并将对该物的感觉和过去对该物的了解作比较（分析和综合），则能辨认该物。因为在实体感觉过程中有许多种不同的感觉参与，所以实体感觉消失是由于上述各种感觉，特别是触觉和关节肌肉觉消失所致。但也可能单纯发生实体觉障碍（顶叶受损害时），此时患者能够描述物体的各种性状，但不能借触摸而辨认出该物。

（二）感觉障碍的种类

1. 常见的感觉障碍类型

（1）感觉消失：即指某种感觉丧失或缺失。如浅感觉（痛、温觉）消失、深感觉（位置觉、振动觉等）消失或深浅感觉全部消失。

（2）感觉减退：即感觉不完全消失或感觉的程度减弱。

（3）感觉过敏：即轻度刺激而有强烈的感觉，表示感觉系统有刺激性病变。

（4）感觉分离：即在同一个区域内单独有几种感觉障碍，而其他感觉正常。如脊髓空洞症的浅深感觉分离，脊髓后索病变的深感觉消失、浅感觉存在等。

（5）感觉过度：特点是兴奋阈增高，对痛刺激又异常强烈的感觉。患者对微弱刺激的精细辨别能力丧失，感觉不出轻微的触觉刺激，温、冷觉消失，精细分析觉如确定刺激部位的感觉、体会刺激性质的感觉均受损失；对于痛觉刺激，必达到很强的程度才能感觉到，从刺激到产生感觉有一段长潜伏期，一旦产生感觉即为强烈的爆发性疼痛与剧烈的不适，并不能明确定位。此种异常感觉有些类似灼性神经痛，但一般不伴随局部内脏神经功能障碍。感觉过度于丘脑病变时最常见，但并非丘脑病变的特异症状，也可以见于中枢神经系统其他部位（脑干、岛盖、顶叶皮层）病变时，亦可见于周围神经病变。

2. 自发性感觉异常　无外界刺激而发生的感觉异常称为自发性感觉异常。包括以下几种情况：

（1）异常感觉：未受外界刺激而产生的不正常感觉，如麻木感、蚁走感、冷或热感、刺痛或灼热感等。

（2）自发性疼痛：即无外界刺激而产生的疼痛，它是感受器、感觉传导束或中枢受刺激的结果。虽说感觉系统任何部分的损害都可以引起疼痛或异常感觉，但是，最明显的疼痛现象是发生于周围神经（如正中神经、胫神经等）、脊髓感觉后根和脑神经感觉根、脑脊膜及丘脑等部病变。

（3）内脏反应痛（"Head 带"）：内脏疾病时的内脏反应痛是刺激扩散的结果，此时刺激由内脏感受器扩散到脊髓后角的痛觉细胞；感觉疼痛发生在该脊髓节相应的神经分布区。这种疼痛称为内脏感觉现象，发生这种疼痛的区域名为海特（Head）带。除疼痛外，这里还能发现感觉过敏。与各内脏相当的节段如表 2-2-1 所示。上述内脏感觉现象（疼痛、感觉过敏）有一定临床诊断意义。它们说明了为什么心绞痛时出现左上肢尺侧缘和第五手指部疼痛，阑尾炎时右髂部疼痛等。有时这些内脏感觉现象是诊断内脏疾病有价值的辅助症状。

表 2-2-1　内脏之投射性痛与脊髓节段的关系

内脏	可能发生疼痛和感觉过敏的节段
心脏	第 1～3 胸椎
胃	第 6～9 胸椎
肠	第 9～12 胸椎
肝脏和胆囊	第 7～10 胸椎
肾脏和输尿管	第 11 胸椎～第 1 腰椎
膀胱：	
（1）膀胱颈黏膜的刺激	第 2～4 骶椎
（2）过度充满时膀胱壁的强烈扩张	第 11 胸椎～第 1 腰椎
睾丸、卵巢	第 10 胸椎
子宫	
（1）体部	第 10 胸椎～第 1 腰椎
（2）颈部	第 1～4 骶椎

（4）烧灼性神经痛：是一种特殊的疼痛现象，呈烧灼样剧烈疼痛，发生于周围神经，特别是正中神经和胫神经损伤后。痛苦难受的烧灼感常迫使患者不停地用水浸泡患

肢。在该神经所支配的皮肤区域内检查时，感觉极度过敏，并伴有许多血管运动异常现象如皮肤发紫、发红等。有人认为烧灼性神经痛的产生与神经不完全破坏而形成"短路"传导有关。疼痛现象的特殊性质是由于病变波及交感神经（交感神经痛）所致。可能丘脑受刺激也是发生烧灼性神经痛的一个致病环节。

3. 刺激性疼痛　当压迫或牵拉位置较表浅并靠近骨骼的神经干或神经时产生的疼痛，称为刺激性疼痛。例如，压迫锁骨上窝以检定臂丛神经的疼痛，压迫尺神经沟以检定尺神经痛，压迫腓骨小头以检定腓神经痛等。直腿抬高试验（Lasegue 征）就是用直抬腿牵拉坐骨神经引起疼痛反应。

（三）感觉病变的定位诊断

根据一般临床经验，将感觉障碍分为下列几种类型，比较有利于进行定位诊断。

1. 神经干型感觉障碍　神经系统周围部分病变的基本特征是综合性障碍，受损害的某一神经干分布区内各种感觉均减退或消失；进言之，由于周围神经中多数不仅有感觉纤维，同时也有运动纤维及内脏神经纤维，周围神经病变时不仅有各种感觉障碍，还会有运动障碍、肌营养障碍及反射障碍等。常见的神经干型感觉障碍有桡神经麻木、尺神经麻木、腓总神经损伤和股外侧皮神经炎等。这种按周围神经分布的皮肤区发生的感觉障碍对于周围神经损伤的定位诊断相当重要；因而，遇有感觉障碍的患者，应认真检查，以确定其感觉障碍的范围。

2. 末梢型感觉障碍　距细胞体最远的肢体远端部位，往往最先发生异常，因而在各类型多发性神经炎时常常有如手套或袜套型分布的感觉减退或异常，表现为四肢对称性的末端各种感觉障碍（痛、温、触觉和深感觉）。

3. 后根型感觉障碍　脊髓神经后根可因压迫、炎症等病变而发生刺激性症状。最重要和最常见的现象是根痛，这种疼痛大致按神经根的分布扩散，同时也影响到同一根所支配的组织及相应的内脏。如病变在胸根，典型症状是所谓"束带样痛"；如在四肢，则条带形分布。根痛一般均相当严重，患者痛苦很大。当然，如刺激病变轻，也可以仅在其分布区域以内的某一小区疼痛，例如第一腰根受刺激时疼痛可限于腹股沟及大转子部位。有时，后根虽受病变刺激，但无明显疼痛，仅表现为根分布区的各种异常，如麻木、放电样感觉等。后根受到破坏性病变时，则在受累神经根范围内发生感觉减退或消失，原则上也是各种感觉都丧失。但需注意，由于各节段间存在交互支配，单一神经根病变时，往往查不出客观的感觉障碍。根症状的一个典型而重要的伴发现象是所谓脑脊液冲击征，即咳嗽、喷嚏或用力憋气时，可使疼痛或麻木加重。病变涉及后根神经节时，发生带状疱疹。后根病变的最常见的原因有脊椎管内肿瘤、椎间盘突出等，有些黄韧带肥厚的病例也可产生类似症状。

4. 髓内型感觉障碍

（1）后角型及前连合型：二者均可引起节段性感觉障碍，分布范围与根性分布相同。但有一重要区别，即后角及前连合病变时为分离性感觉障碍。因为，感觉后根进入脊髓时，只有痛觉及温度觉纤维进入后角，而触觉及深感觉纤维则绕过后角，直接进入后索的白质传导束中。因此，后角及前连合病变时，只有从该节段来的痛觉和温度觉纤维遭到中断，使病变范围的节段内痛、温觉消失，而触觉、深感觉仍然存在。后角与前连合病变时都引起节段性感觉分离，但二者仍有不同。前者为一侧节段性感觉分离，前连合病变时则为双侧对称节段性感觉分离。因为两侧的痛、温觉纤维在前连合交叉，一旦发生病变即两侧同时受累。

脊髓后角和灰质前连合病变的最常见原因是脊髓空洞症，病变可位于后角或前连合，或在胸脊髓，或在腰脊髓，甚或在延髓；双侧病变既可对称，又可不对称，分离性感觉障碍的形式多种多样，临床上须认真分析研究。另外，在脊髓内肿瘤的初期，也可有相当一个时期表现为分离性感觉障碍。必须结合其他体征连贯思索进行鉴别。

（2）横贯性脊髓损害：表现为病变平面以下所有感觉（温、痛、触、深）均缺失或减弱，而不限于某几个节段或某几个神经支配区。常见于脊髓炎和脊髓肿瘤等。如在颈胸段可伴有截瘫或四肢瘫、大小便功能障碍。

（3）侧索型感觉障碍：脊髓侧索病变时，在病变平面以下对侧（一直到骶尾节段分布区，即肛门、会阴部）发生痛、温觉丧失，而触觉和深感觉保存。这是因为痛、温觉传导束的第二级神经元在进入侧索以前，已在灰质前连合内进行了交叉。本型非整脊科诊疗范畴，由神经科进一步检查诊断。

5. 半身感觉障碍　遇有患者半身感觉障碍时，定位诊断方面考虑的部位有脑干病变、丘脑病变、内囊病变或大脑皮层中央后回和旁中央小叶后部病变。

二、神经反射检查法

（一）反射的生理与解剖

反射是神经活动的基本形式，是有机体对内外环境刺激所做的非自主反应。常见的刺激有触觉、痛觉或突然牵引肌肉；反应包括收缩肌肉、改变肌肉张力、分泌腺体等。

反射的实现，依赖于刺激的感受和传递到效应器官。前者由感受器、感觉神经元来实现；而后者则借运动性神经元及效应器官完成。这些机构称为反射弧。

反射弧中，接受刺激并把它传递到中枢神经系的部分，称为传入部分；把应答冲动传到效应器官的部分称为传出部分。有的反射弧仅有两个神经元组成，但有的在传入部分和传出部分之间还有一个中间神经元，接受周围来的刺激，将它变为传出冲动，而后由传出部分作应答反应，这个中间神经元是反射弧的"连接"部分。以膝反射反射弧为例说明，如用叩诊锤叩击膝腱，则引起四头肌收缩和小腿伸展。其反射是通过在肌腱的感觉神经末梢所产生的冲动，借传入神经元的外周支（感觉纤维）传至细胞体（位于脊髓神经节内），再沿其中枢支，经后根而传入脊髓后角。在这里，反射弧的传入部分即告终止，冲动传给中间神经元，再传递于前角运动细胞。冲动从前角运动细胞沿前根运动纤维到达肌肉，引起肌肉收缩。这就是由三个神经元组成的反射弧。冲动也可能由向心神经元直接传至离心神经元，反射弧仅由二个神经元连成。

临床上常将正常反射分为浅反射和深反射。刺激身体表面组织引起浅反射，刺激深部组织神经末梢而引出深反射。

1. 深反射　有神经支配的骨骼肌，如受到外力牵拉使其伸长时，能产生反射反应使受牵拉的肌肉收缩，此称为牵张反射。伸肌与屈肌都有牵张反射，但脊髓的牵张反射主要表现在伸肌；屈肌的牵张反射不明显，主要表现为对伸肌的抑制。牵张反射的生理意义，在于维持骨骼肌的肌紧张（肌张力）。临床上检查时刺激肌腱、骨膜、肌肉引起的各种深反射均属于牵张反射。牵张反射的基本反射弧大都相当简单，但它们也受高级中枢的控制。在其脊髓反射弧中断时，它可以消失；在它失去高级中枢控制时，可以亢进。

2. 浅反射　刺激皮肤、黏膜或角膜引出的反射。虽然它也是皮肤–肌肉反射，但在生理意义上不属于牵张反射而属于保护性反射。它们的反射较长，反射冲动可能上达皮层顶叶及运动区或运动前区。因而，在锥体束损伤时，浅反射不是亢进而是消失或减弱。

（二）反射的类型、反射弧部位与检查法

现在按由上向下的检查顺序将临床上常检查的反射名称、反射的类型、反射弧和引出方法叙述如下。（表 2-2-2）

表 2-2-2　各种反射的名称、类型及其反射弧

反射名称	反射类型	肌肉	神经	节段
屈肘反射	深，肌腱	肱二头肌	桡神经、正中神经	颈 5 ~ 颈 6
伸肘反射	同上	肱三头肌	桡神经	颈 7 ~ 颈 8
腕桡反射	深，骨膜	旋前肌，指屈肌，肱桡肌，肱二头肌	桡神经、正中神经、肌皮神经	颈 5 ~ 颈 8
肩臂反射	同上	大圆肌，肩胛下肌	肩胛下神经	颈 5 ~ 颈 6
上腹壁反射	浅，皮肤	腹横肌，腹斜肌，腹直肌	肋间神经	胸 7 ~ 胸 8
中腹反射	浅，皮肤	同上	同上	胸 9 ~ 胸 10
下腹反射	同上	同上	同上	胸 11 ~ 胸 12
提睾反射	同上	提睾肌	生殖股神经	腰 1 ~ 腰 2
膝反射	深，肌腱	股四头肌	股神经	腰 3 ~ 腰 4
跟腱反射	同上	小腿三头肌	胫神经（坐骨神经）	骶 1 ~ 骶 2
跖反射	浅，皮肤	趾屈肌等	坐骨神经	腰 5 ~ 骶 1
肛门反射	同上	肛门括约肌	肛尾神经	骶 4 ~ 骶 5

1. 眉弓反射　用叩诊锤叩击眉弓的内缘引出，属于深反射，反应是眼睑闭合（眼轮匝肌）。反射弧主要由三叉神经第一支、三叉神经感觉核、脑桥中的面神经核、面神经构成。

2. 角膜反射　嘱患者侧视，睁大眼睛。趁其不注意小心地用棉花轻触角膜而引出，

应注意不触其睫毛，属于浅反射。其运动反应也是眼睑闭合，反射弧与眉弓反射相同。

3. 下颌反射　口稍张，用叩诊锤叩击下颌而引出，属深反射，反应是咀嚼肌（咬肌）收缩，使两颌骨闭合（即下颌上举）。反射弧主要由三叉神经下颌支的感觉纤维、延髓三叉神经感觉核、脑桥的三叉神经运动核、三叉神经第三支运动纤维构成。此反射在正常人并不存在，在病理情况下（例如假性球麻木）则显著增强。

4. 咽反射　用压舌板触咽后壁引出，出现咽下运动，有时出现咳嗽或呕吐动作。反射弧主要由舌咽和迷走脑神经的感觉纤维及核，舌咽和迷走神经运动核和运动纤维构成。

5. 腭（软腭）反射　触软腭或令其发"啊"的声音而出现。反应是软腭悬雍垂上举。反射弧与咽反射相同。

咽反射和软腭反射很不恒定，健康人亦可以没有。然而一侧反射减弱或消失则有诊断价值，所以应分别试验两侧的咽反射和软腭反射。这两个反射都是浅反射。

6. 肱二头肌腱反射（屈肘反射）　用叩诊锤叩击肘弯的肱二头肌肌腱引出。反应为二头肌收缩，肘关节屈曲。反射弧主要由肌皮神经、脊髓第五和第六颈节构成，属深反射。为了引出屈肘反射，坐位时检查者用左手执被检查者一手，平卧时令患者将两手臂置于胸前，并屈曲其肘关节，上肢肌肉应尽量松弛。然后用叩诊锤准确、敏捷而不连贯地叩击二头肌腱（可事先用手指将此腱摸到），检查左右上肢时叩击的力量必须相同，以便双侧对比。有时检查者可用左侧前臂托着被检者的前臂，左手拇指摸得肌腱，用拇指的指肚紧压肌腱，再用叩诊锤叩击自己的拇指甲，则更易引出。（图 2-2-11）

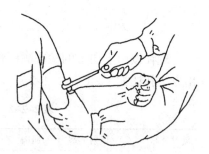

图 2-2-11　肱二头肌腱反射

7. 肱三头肌腱反射（伸肘反射）　用叩诊锤叩击三头肌肌腱，引起该肌收缩和肘关节伸展，叩击的位置在尺骨鹰嘴上方 1.5～2cm 处。检查的位置与前一反射相同，检查者以左手握住被检者一手，被检者上肢放松，肘关节屈成直角（有时略呈钝角更佳）。此反射亦可以用另一方法检查，在肘部稍上方处执住被检者的上臂，使其肌肉完全放松，前臂及手自然地下垂，弯曲肘关节呈直角或略呈钝角，然后用叩诊锤在尺骨

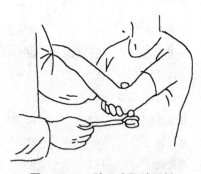

图 2-2-12　肱三头肌腱反射

鹰嘴上方叩击。反射弧由桡神经，脊髓第七和第八颈节段构成，属深反射。（图 2-2-12）

8. 腕桡反射　以叩诊锤叩击桡骨茎突后引出，其反应为肘关节弯曲、旋前和手指弯曲。上述各反应并不是经常都能出现，表现得最明显的往往是旋前。在检查时，被检者的肘关节应屈成直角或略呈钝角，手的位置应介于旋前及旋后之间。被检者的手或由检查者用左手托住，或令被检者坐下，两手按上述位置对称而自然地放在大腿上。反射弧由旋前肌、指屈肌、肱桡肌和肱二头肌，正中神经、桡神经和肌皮神经，脊髓第五、

六、七、八颈节构成。属深反射。

9. 肩臂反射　用叩诊锤叩击肩胛骨的内缘时出现，反应为上臂的内收和外旋，检查时上臂应自然下垂。本反射属于深反射。反射弧由大圆肌、肩胛下肌、肩胛下神经、第五、六颈节构成。

10. 腹壁反射　划时应迅速，用稍尖之物。划的部位如下。上腹壁反射为脊髓第七和第八胸节；中腹壁反射为第九和第十胸节；下腹壁反射第十一和第十二胸节。反应是腹壁肌肉收缩。均属浅反射。

（1）上腹壁反射：划肋弓以下的腹壁皮肤引出。

（2）中腹壁反射：相当于脐水平。

（3）下腹壁反射：划腹股沟韧带上方的腹壁皮肤。

用叩诊锤叩击腹直肌左右各距中线 1～1.5cm 处，可以引出相应侧腹壁收缩，此为腹肌腱的深反射（第 7～12 胸节）。叩击第九肋尖端肋弓缘而引起腹肌收缩，也是腹壁深反射，称胸肋缘反射。

11. 提睾反射　对男性患者，轻划大腿内侧皮肤而引出，表现为该侧提睾肌收缩，睾丸上举。此反射在正常人可有轻度的不对称（可能是由于睾丸在阴囊中之位置不同所致）。反射弧由股神经，脊髓第 1、2 腰节构成，属浅反射。

12. 膝反射　以叩诊锤叩击膝盖骨下方的膝腱而得，结果是股四头肌收缩，小腿伸展。膝反射的检查最好在患者仰卧位时进行。检查者站在被检者的右侧较为方便，左手托在被检者的膝关节下，被检者的腿弯曲成钝角，两足支在诊察台上，下肢肌肉应完全放松，以右手持叩诊锤叩击两侧膝腱。患者仰卧时，尚可分别检查两侧的膝反射：请患者一腿搁在另一腿上，医生将左手置于其大腿上以判定股四头肌收缩之程度。此外，尚可在被检者取坐时检查膝反射，被检者的小腿应靠着诊察台或床的边缘，自然地下垂，与大腿呈直角，两足不应着地。有时因患者不会把下肢肌肉完全放松，因而使膝反射难以引出。这时可请被检者举起双上肢以转移注意力。或请被检查者双手扣握，检查者喊一、二、三时，患者用力牵拉，在其牵拉时叩击膝腱，此谓加强法。膝反射的反射弧为股神经，脊髓第 3、4 腰节，属深反射。（图 2-2-13）

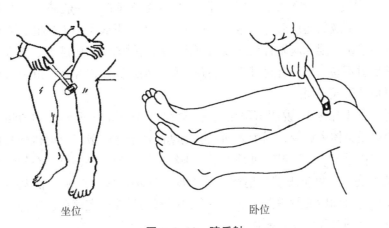

坐位　　　　　　　　　卧位

图 2-2-13　膝反射

13. 踝反射　以叩诊锤叩击跟腱而引出，出现小腿三头肌的收缩和足的跖屈。最方便的检查方法是请被检者仰卧位，膝关节外展、足跟向内，检查者左手持足掌右手叩跟腱。必要时嘱其跪在诊察台上或椅子上较易引出，两足靠边自然而松弛地垂下，双手扶着墙壁或椅背。亦可嘱被检者俯卧，双膝作 90°屈，检查者用左手握其两足趾，再使踝关节屈曲成直角，然后用叩诊锤依次叩击左右两跟腱。反射弧由胫神经（坐骨神经的分支），脊髓第 1、2 骶节构成。属深反射。（图 2-2-14）

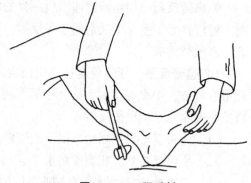

图 2-2-14　踝反射

14. 跖反射　用叩诊锤柄或尖物划足内缘或外缘时出现。划的方向可由下向上，亦可由上向下；有时在划时稍加压力。反应是足趾的跖曲，当反射增高或刺激很强时，亦有足的背屈，并伴有膝和髋关节的屈曲（缩腿），形成防御反射。在检查时患者仰卧，下肢平放在诊察台上，或是检查者用左手执住下肢，并使其稍屈曲。反射弧包括坐骨神经，脊髓第 5 腰节和第 1 骶节，属浅反射。

15. 肛门反射　以针刺肛门附近皮肤而引出，表现为肛门括约肌收缩。反射弧为肛尾神经，脊髓第 4、5 骶节。属浅反射。

（三）反射的异常

反射可能有下述异常：减弱或消失、增强、病理反射。

1. 反射消失或减弱　可因反射弧的任何部位（感受器、传入、中间、传出神经元和效应器官）遭受破坏而发生深反射的减弱或消失。深反射减弱或消失是下运动神经元性瘫痪的一个重要体征。而反射弧的中断或锥体束病变可引起浅反射减弱或消失。因此，上运动神经元和下运动神经元性瘫痪都可造成浅反射减弱或消失。

单纯对称性的反射减弱或消失不一定是神经系统损害的指征，因为在精神紧张、注意力集中、服用镇静安眠药物的情况下深反射会受到抑制。一般来说，上肢深反射有时很难引出；但下肢的腱反射却有很大的恒定性，因此下肢反射消失时，必须仔细而全面的检查神经系统。婴儿应发育尚未成熟可出现浅反射消失；肥胖者、老人等由于腹壁松弛而腹壁反射不易引出；有时健康人的跖反射常很迟钝。而深睡、麻醉或昏迷可导致深、浅反射均消失或减弱。

2. 反射增强（亢进）　说明节段装置（脊髓的、脑干的）反射活动增强。反射增强最常见的原因是锥体束病变，因为大脑皮层运动区对于脊髓节段反射机构的抑制作用是通过锥体束来传递的。深反射亢进是上运动神经元损害的重要体征。在神经系统兴奋性普遍增高的疾病时，可出现腱反射增强，但反射区不扩大。然而，若无其他病理症状存在，仅表现为对称性反射增强，还不一定说明有器质性病变存在，在神经官能症的患者，有时也可见到对称性反射增强。

阵挛是腱反射增强的极度表现。阵挛是在拉长某一肌腱后该肌肉所发生的有节律的收缩。本质上，阵挛是由于肌腱不断地拉长而引起的一连串的腱反射。最常见的是髌阵挛和踝阵挛。

（1）髌阵挛：骤然向下推动髌骨，并将推下的髌骨继续保持于这个位置，即可引出髌阵挛。检查时，被检者仰卧，下肢伸直。检查者用拇指和示指持住髌骨，冲击状向下推移。附着在髌骨囊上缘的股四头肌腱即被拉长，当膝反射高度增强时，这就足以引起该肌收缩，肌腱继续拉长，肌肉的收缩便一个接着一个，引起髌骨有节律的运动。

（2）踝阵挛：患者亦取仰卧位，用右手握住足的远端部，使膝和髋关节屈曲；猛力推足使踝关节背伸。此时（当跟腱反射极度活跃时），由于跟腱的拉长而发生足的有节律的跖屈和背伸运动。（图 2-2-15）

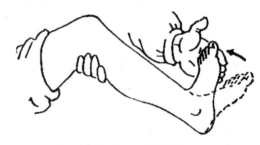

图 2-2-15 踝阵挛

因为髌阵挛和踝阵挛只是膝腱反射和跟腱反射高度增强的指征，所以它们可以发生在任何有腱反射增强的场合，也包括神经系统无器质性病变时。不过在神经官能症和全身生理反射亢进时的阵挛与器质性病变时的阵挛不同，前者通常不甚恒定，两侧表现的程度一般相等，且不伴有其他器质性症状。

3. 病理反射 一般说是神经系统发生器质性病变时出现的异常反射。主要是巴宾斯基氏反射及其有关的一组体征。巴宾斯基征的出现，绝大多数情况下均表示锥体系有器质性病变，然而，有几种个别情况如低血糖昏迷或全身麻醉时可有一过性巴宾斯基氏征。此时如经静注高渗葡萄糖或麻醉解除则此征迅速消失。这种情况似乎还不能表明锥体束已发生组织损伤。临床上主要的病理反射有：

（1）霍夫曼（Hoffmann）征：检查时用左手托住患者一手，右手的示指和中指夹住患者的中指，并以拇指轻弹或以叩诊锤轻叩而引出。（图 2-2-16）反应是患者拇指及其余各指出现屈曲动作。可见于锥体束损害。

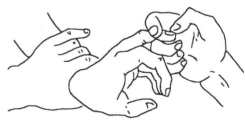

图 2-2-16 霍夫曼征

（2）巴宾斯基（Babinski）征：用一钝尖刺激物，刺划患者足掌外缘。正常人出现足底反射，五趾趾屈；锥体束损伤时，出现踇趾背伸伴或不伴其余四趾扇形散开。（图 2-2-17）这是最重要的一个病理反射。提示有锥体束损害。据临床经验，如操作和判断准确，此反射的"假阳性"是很少见的。

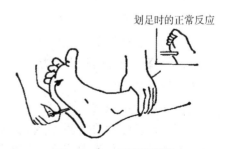

划足时的正常反应

图 2-2-17 巴宾斯基征

（3）奥本海姆（Oppenheim）征：检查者用拇指和示指紧压小腿前面，由上向下推移而得。其反应和巴宾斯基征一样，也是踇趾背伸。

（4）戈登（Gordon）征：也是踇趾反射性背伸，是由检查者紧捏腓肠肌引起的。

上述各种病理反射，都是锥体束病的指征，是低级运动装置与大脑皮层联系中断的表现。但是，在正常一岁半以内的婴儿，由于尚未直立行走，锥体束的发育也还不完全等（其髓鞘尚未完全形成），也能见到这类反射。因而，对婴儿期出现的这种反射，还不能认为是病理反射。

（5）防御性反射：也是锥体束病变的指征。在横贯性脊髓损害时，表现得特别明显。捏夹、针刺（有时须连刺几次）或突然使足背伸均可引出。其特点是有相当长的潜伏期，刺激后瘫痪的和感觉已消失的肢体仍能"回缩"，髋、膝及踝关节均不自主屈曲（"缩短反应"）。此种防御反射对判定脊髓横贯性损伤，有一定意义。在脊髓横贯水平以下的部位给予刺激，可引出此种反射。

如两侧反射不对称，则常常表示有器质性疾病存在。反射的不对称或者由于一侧反射减弱（在神经、神经根或脊髓灰质中的反射弧损坏），或者由于一侧反射增强（锥体束损坏）。因此判定反射的不对称是非常重要的。所以检查应仔细；检查左右两侧时，叩诊锤叩击、轻划刺激都应在两侧用相同的力量，最好重复几次，用各种方法对照检查，以便加深体会。

三、运动功能检查法

运动功能是接受了感觉刺激以后所产生的反应。运动功能在一定程度上可分为"随意"运动和"不随意"运动。随意运动是指有意识地执行某种动作，主要是锥体束的功能，由横纹肌的收缩来完成。不随意运动是指不受意识控制的"自发"动作。在正常情况下保持正常姿势的活动，主要是锥体外系统和小脑系统的功能，由横纹肌的"不随意"收缩来调节；在病理情况下即可出现不随意（不自主）运动或运动过多，例如震颤、舞蹈样或手足徐动样动作等。受内脏神经调节的内脏运动功能也属于不随意运动，由平滑肌的收缩来完成。脊髓前角细胞是直接执行运动功能的神经元，其轴突组成神经纤维，分布到受支配的肌肉。

（一）检查方法

运动功能的检查方法有：

1. 观察患者的一般外貌、言语、姿势和步态。
2. 判定主动运动的力量和范围。
3. 检查被动运动和肌张力。
4. 检查共济运动。
5. 测定神经和肌肉的电活动。

仅仅检查患者的外表就能得到很多重要的材料，并使检查者发现某种运动功能和肌肉状态的缺陷，如肌肉萎缩和肢体挛缩，异常姿势、运动过少或过多。和患者谈话时，可发现其表情肌的不全麻木，言语和发音障碍，看到震颤、痉挛抽动等。此外必须检查患者的步态，在上运动神经元性轻瘫时可发现"偏瘫性画圈"步态。在上运动神经元下肢截瘫时出现"痉挛性轻瘫性"步态，患者走路时，两腿挺直，足掌不离地面；运动下肢时便可发现下肢肌紧张。下运动神经元轻截瘫时，常有足下垂，患者为了免于足尖绊地不得不高抬其腿（"跨越式"步态）。

主动运动按由上而下的顺序检查；通常只需测定某些主要运动的范围。面部可检查皱额，闭眼，眼球运动，张口，口角向外运动，伸舌等。此外，应测定头向侧方旋转的范围。嘱患者两肩上举（耸肩）。两上肢平举或上举、屈曲或伸直肘、腕和指关节；手腕旋前和旋后；检查轻度不全麻木和精细运动障碍，宜嘱患者用手迅速的做屈伸运动，同时两手前伸，以观察其平举之持久力。其次，应检查躯干向前后左右的运动。再检查髋关节、膝关节、踝关节、趾关节的屈伸运动，用足尖和足跟行走。在个别的病例，须检查个别肌肉的较精细的单独运动。运动检查表（表2-2-3）指出完成每一动作的肌肉、神经和神经节段中枢。如果上述这些部位发生病变时，则相应的运动消失（下运动神经元性麻木）。主动运动范围正常，并不表示没有轻度的麻木，在这些情形下，不全麻木可能仅限于肌力减弱。因此，检查肢体主动运动范围时，同时要检查肌力，为此检查者对其运动应给以相当阻力器测定之。

表 2-2-3 运动检查表

运动	肌肉	神经	颅神经核和脊髓节段
头向前屈	胸锁乳突肌和头前直肌等	副神经，Ⅰ～Ⅲ颈神经	副神经核和Ⅰ～Ⅲ颈神经节
头向后仰	夹肌，头后直肌	颈神经	Ⅰ～Ⅳ颈节
头转向侧方	胸锁乳突肌等	副神经	副神经核
躯干向前屈	腹直肌和腹斜肌	Ⅶ～Ⅻ胸神经	Ⅶ～Ⅻ胸节
脊柱背屈	背最长肌和背棘肌等	脊后神经	胸节
脊柱侧弯	腰方肌等	腰神经丛肌支	Ⅰ～Ⅳ腰节
膈运动	膈肌	膈神经	Ⅳ颈节
肩上举（耸肩）	斜方肌	副神经	副神经核
手平举	三角肌	腋神经	Ⅴ颈节
手高举	斜方肌，前锯肌	腋神经，副神经，胸长神经	Ⅴ～Ⅵ颈节
肘关节屈曲	肱二头肌等	肌皮神经	Ⅴ～Ⅵ颈节
肘关节伸直	肱三头肌	桡神经	Ⅶ颈节
手腕屈曲	腕屈肌	正中神经和尺神经	Ⅷ颈节
手腕背屈	腕伸肌	桡神经	Ⅶ颈节
手指屈曲	骨间肌和指屈肌	正中神经和尺神经	Ⅷ颈节
手指伸直	指伸肌	桡神经	Ⅶ颈节
手指分开和并拢	骨间肌	尺神经	Ⅷ颈节
中、末两指节伸直，同时基节屈曲	蚓状肌，骨间肌	正中神经和尺神经	Ⅷ颈节
髋关节前屈（屈腿向腹）	髂腰肌等	股神经	Ⅲ～Ⅳ腰节
髋关节后屈	臀大肌	臀下神经	Ⅴ腰节～Ⅰ骶节
大腿内收	内收肌等	闭孔神经	Ⅱ～Ⅲ腰节

续表

运动	肌肉	神经	颅神经核和脊髓节段
大腿外展	臀小肌	臀上神经	Ⅳ～Ⅴ腰节
膝关节伸直	股四头肌	股神经	Ⅲ～Ⅳ腰节
膝关节屈曲	股二头肌，半腱肌，半膜肌等	坐骨神经	Ⅴ腰节～Ⅰ骶节
足背屈	胫骨前肌	腓神经	Ⅳ～Ⅴ腰节
足跖屈	小腿三头肌	胫神经	Ⅰ～Ⅱ骶节
足外翻	腓骨肌	腓神经	Ⅳ～Ⅴ腰节
足内翻	胫骨前肌，胫骨后肌	胫神经	Ⅰ～Ⅱ骶节
足趾伸展	趾伸肌	腓神经	Ⅳ～Ⅴ腰节
足趾屈曲	趾屈肌	胫神经	Ⅰ～Ⅱ骶节
足尖行走	小腿三头肌，趾屈肌等	胫神经	Ⅰ～Ⅱ骶节
足跟行走	胫骨前肌，趾伸肌等	腓神经	Ⅳ～Ⅴ腰节

（二）运动障碍

运动障碍含义较广，因神经系统执行运动功能的部分病变引起的异常均发生运动障碍，如运动过多、运动过少、痉挛、麻木，以及内脏的运动异常，均属之，但本节主要讨论上、下运动神经元损伤时所发生之麻木现象。临床上习称为上运动神经元麻木（又称硬瘫、痉挛性瘫、中枢性瘫）及下运动神经元麻木（又称软瘫、萎缩性瘫、周围性瘫）。

1. 下运动神经元麻木　下运动神经元麻木是脊髓前角细胞（或脑神经运动核细胞）、脊髓前根、脊周围神经和脑周围神经的运动纤维受损害的结果。这一种麻木的特点是反射减弱或消失、肌张力下降及肌肉萎缩，无病理反射。

（1）反射减弱或消失：周围运动神经元是反射弧的传出部分，因此它受损时反射消失。如果损害的程度较轻，则可能是反射减弱。

（2）肌张力下降：同样是由于反射弧的中断失去了正常牵张反射维持的肌张力。此外肌肉萎缩亦可以使肌张力缺乏更加明显。无张力的肌肉摸起来是松弛的，有过度的被动运动，关节松弛。因而，有时根据肌肉的状态将下运动神经元麻木称为弛缓性麻木。

（3）肌肉萎缩：是由于肌肉与前角细胞的联系离断所致。因为促进肌肉组织正常代谢的神经营养冲动是从前角细胞沿运动神经纤维而抵达肌肉的。因肌肉萎缩为下运动神经元麻木特点之一，又可称萎缩性麻木。在萎缩的肌肉中有时可见到肌束抽动——单群肌纤维或肌束急速收缩。

（4）电变性反应：肌肉萎缩在运动神经纤维变性和死亡之后出现，此时发生肌肉"失神经"现象。神经中之运动纤维自中断部位以下消失；肌纤维发生变性和死亡，脂肪和结缔组织增生。受损神经和肌肉的电反应发生下运动神经元麻木特有的典型变化，称为电变性反应。

正常时用直流电（通电和断电时）和感应电刺激神经，能引起该神经支配的肌肉收缩；刺激肌肉本身也发生肌肉收缩，并且用直流电阴极通电时引起的（"闪电样"）收缩大于阳极通电时的收缩。变性反应时，由于离心运动神经纤维发生变性和死亡，神经不能把电流传到肌肉；肌肉本身也发生变性，丧失了对感应电刺激起收缩反应的能力，只对直流电刺激还保留着兴奋性。但这种收缩也是缓慢的（蠕动状的），而且阳极通电时的收缩反而比阴极通电时的收缩大了。这种情形称为完全变性反应。产生于神经中断或前角细胞死亡后的第 12～15 天。

在下运动神经元不完全损坏时也可以出现部分变性反应。此时神经对于电刺激的兴奋性不丧失，只减弱。肌肉对感应电的兴奋性减弱，直流电刺激时，肌肉的收缩产生得也慢，阳极通电时的效果也比阴极通电时大。完全变性反应还不是预后不良的指征。神经纤维再生时，它可以经过部分变性反应而恢复正常的电兴奋性。但在下运动神经元性麻木时，如果肌肉完全丧失神经支配超过 12～14 个月（有时更久），则肌肉纤维由于进行性变性而完全死亡，被脂肪和结缔组织代替，发生肌肉硬化，对直流电流不发生反应，即电兴奋性完全丧失。这就表示在肌肉中发生了不能复原的变化。

下运动神经元损坏而发生的肌萎缩，可有变性反应。肌肉其他性质的萎缩过程（关节源性，失用性，由肌肉本身疾病而发生的萎缩）不伴有变性反应。在临床上，变性反应的检查具有一定的意义，我们可用它来对不同性质的肌肉萎缩进行鉴别诊断。此外，电兴奋性的检查使我们能够判断病变的变化情形，例如能确定下运动神经元麻木在恢复过程中从完全变性反应变成部分变性反应的情况等。

2. 上运动神经元麻木 上运动神经元麻木由皮层运动区和上运动神经元径路（内囊、脑干、脊髓）损坏而引起。因为锥体束的纤维和细胞排列得相当紧密，故上运动神经元麻木多为广泛性的，波及整个肢体或身体的一侧。下运动神经元麻木则可能仅限于某些肌群或甚至个别的肌肉。当然，也有例外，如大脑皮层的小病灶即能引起足、颜面等处小范围上运动神经元麻木；相反地，神经或脊髓前角的广泛性病变，有时也引起广泛的下运动神经元麻木。

上运动神经元麻木的症状与下运动神经元麻木的症状有明显差别。上运动神经元麻木没有肌萎缩和电变性反应，也不会有肌张力缺乏及反射消失。因为上运动神经元麻木时，下运动神经元（和反射弧）并未受到损害，因而，在没有受到损伤的脊髓节段不仅保留着它的反射线活动，而且由于在上运动神经元病变（锥体系损害）时脱离了大脑皮层的抑制性影响，反射活动反而增强。

上运动神经元麻木的主要特征是肌张力增高，腱反射亢进，出现所谓连带（联合）运动和病理反射。

（1）肌张力过强和肌痉挛：上运动神经元麻木因有肌张力过强又称为痉挛性麻木。触摸时肌肉紧张、坚硬；被动运动有明显的抵抗，有时很难克服，甚至引起关节挛缩。上运动神经元麻木时上肢常靠近躯干，肘关节屈曲，手及手指也处于屈曲位置。下肢的髋、膝关节伸直，踝关节跖屈，足掌内转（因而使下肢伸直，"加长"），在这种情况下即出现"画圈"步态。

（2）腱反射增强：也是脊髓自动活动增强和抑制解除的表现。一切深反射均亢进，甚至极轻微的叩击也引出反射或反射带扩大，即叩击肌腱邻近部位也出现反射。反射极度增强时出现阵挛。与深反射相反，皮肤反射（腹壁反射、跖反射、提睾反射）在上运动神经元麻木时不增强，反而减弱或消失。

（3）连带（联合）运动：当健康肌肉收缩或紧张时，患侧肢体可以反射性地出现连带运动。其发生的原因，是由于脊髓内兴奋向同侧和对侧的邻近节段扩散（正常人这种扩散的倾向受着皮层的抑制）。在抑制解除后，其兴奋扩散性表现得特别强烈，因而出现麻木肌肉"额外的"反射性收缩。上运动神经元麻木时连带运动很多，此处列举几种：

1）嘱患者健侧上肢使劲，不让检查者将其拉直，或用健侧的手使劲握紧检查者的手，则麻木的上肢也连带发生反射性屈曲。

2）咳嗽、打喷嚏、打哈欠时患臂也发生屈曲。

3）如果患者坐在床缘或椅子上，小腿悬空，则在上述条件下可见到麻木下肢不随意的伸展。

4）患者仰卧，两腿伸直，嘱其健侧下肢强行内收或外展，检查者用手给以阻力，则能发现麻木的下肢有相应的不随意内收和外展。

5）上运动神经元麻木时，最恒定的一种连带运动是大腿和躯干联合的屈曲症状。试验时请患者仰卧，两手交叉在胸前，两腿伸直起坐，则麻木或不完全麻木的下肢稍向上抬起（有时并内收）。

（4）病理反射：是上运动神经元麻木非常重要和恒定的体征。当麻木发生于下肢时，足部见到的病理反射有特殊的意义。最敏感的是巴宾斯基征。深反射增强，浅反射减弱和巴宾斯基征是锥体束完整性破坏的极精细的早期征象，也可见于损害还不足以引起麻木或不全麻木时。因而，其诊断意义重大。下运动神经元麻木和上运动神经元麻木的区别，见表 2-2-4。

表 2-2-4　上、下运动神经元麻木的区别

麻木类型	上运动神经元麻木	下运动神经元麻木	混合性麻木
损害部位	皮层运动投射区或锥体束	脊髓前角、前根和周围神经的运动纤维	
麻木程度	不全性	完全性	以完全性为主
肌萎缩	不明显	较明显	较明显
肌张力	增高	降低或丧失	早期可增高，后期丧失
麻木范围	较广泛	局限于所支配脊节	较广泛
腱反射	亢进	消失	先亢进，后消失
病理反射	多有	无	先有，后消失
电变性反应	无	有	有

（三）运动系各部病变的定位诊断

临床上，遇到瘫痪患者，首先应判明是上运动神经元瘫痪，还是下运动神经元瘫痪。无论对肢体瘫痪患者或是颅神经瘫痪的患者都必须这样做。这个体格检查一般并不难完成。但有时也会碰到一些复杂情况，例如，在内囊部位出血的早期（在昏迷期），瘫痪的一侧完全有可能因"休克"而肌张力低，反射消失，病理反射也不出现。此时，

切不可将这种肌柔软的瘫痪（软瘫），误认为下运动神经元瘫痪。反之，上运动神经元瘫痪如病程较久，也可能因局部"废用"而引起相当程度的肌萎缩，甚至因肌腱挛缩，腱反射也不易引出。又切不可将这种情况，误定位为下运动神经元瘫痪。确定为上运动神经元瘫痪或下运动神经元瘫痪之后，还应进一步去分析病灶的具体部位在哪里。

1.下运动神经元瘫痪（或麻木）的进一步定位诊断

（1）周围神经病变时，该神经支配的肌肉发生下运动神经元麻木。因为绝大多数神经都是混合性的，既有运动纤维，又有感觉纤维，故除麻木外，往往同时伴有感觉障碍。

当病变不是在某个单一周围神经而是部位较高，如位于神经丛（即颈、臂、腰、骶各丛）时，亦可引起下运动神经元麻木，且易合并感觉障碍和疼痛。但其症状分布范围与单个周围神经干损伤者不同，因神经丛是神经干比较集中的地方，一旦产生损伤，即能造成多数周围神经干损伤的体征。

（2）脊髓前角病变的特点是产生纯运动性下运动神经元麻木，而无感觉障碍。其典型病例是急性脊髓前角炎（婴儿瘫）。有时，在临床上遇到一些患者，身上一个局部肌萎缩，例如一侧大腿明显较细，无感觉障碍，发病时间不详，病程并无进展，虽无明确病史回顾，仍可能为一轻型脊髓前角炎后遗症。此类病变，如发生于脑干运动核，则发生运动性颅神经的下运动神经元麻木。

有的格林－巴利氏综合征患者，因病变主要在前角、无明显感觉障碍，故又称为多发性神经元炎。前角病变引起的下运动神经元麻木，呈节段型分布，即所谓节段型运动障碍，这也是与周围神经干、丛病变之体征不同。肌电图检查对前角病变（出综合巨大电位）与周围神经干、丛病变（出纤颤电位）的区别也有一定参考价值。

2.上运动神经元瘫痪的进一步定位诊断

上运动神经元（即锥体束）在脊髓侧索中出现孤立性病变的情况十分罕见。如脊髓侧索受压，则必然同时有对侧浅感觉障碍；若为侧索硬化，可无感觉障碍，但多伴有下运动神经元损伤体征如肌萎缩、肌束震颤等。脊髓横贯损伤，必于病灶水平以下发生上运动神经元瘫痪，这将在脊髓病变定位诊断一节讨论。

四、肌力及神经功能测定法

1.肌力检查　肌力指肌肉收缩力，可以关节为中心检查肌群运动，也可检查单块肌肉的肌力。运动功能六级肌力测定检查时嘱患者依次做肌肉收缩运动，检查者给予阻力，或嘱患者维持某一姿势，检查者用力改变其姿势。六级肌力记录标准如下：

0级：肌肉完全麻木，通过观察及触诊，肌肉完全无收缩力。

Ⅰ级：患者主动收缩肌肉时，虽然有收缩，但不能带动关节活动。

Ⅱ级：肌肉活动可带动水平方向关节活动，但不能对抗地心引力。

Ⅲ级：对抗地心引力时关节仍能主动活动，但不能对抗阻力。

Ⅳ级：能抗较大的阻力，但比正常者为弱。

Ⅴ级：正常肌力。

2. 神经功能测定方法　神经功能测定方法有神经电生理检查、神经系统影像学检查、神经活组织检查等。本节主要介绍临床较常用的几种神经电生理检查。

（1）肌电图：是用针极电极记录肌肉安静状态下和不同程度随意收缩时电活动。主要用于神经源性或肌源性损害的诊断，尤其是脊髓前角细胞、神经根和神经丛病变定位诊断。

（2）神经传导速度：可测定运动神经传导和感觉神经传导速度，可评定周围神经传导功能。主要用于各种周围神经病的诊断，可区分轴索和髓鞘病变，结合肌电图对鉴别脊髓前角细胞、神经根、周围神经及肌源性病变损害有意义。

（3）运动诱发电位：经颅磁刺激大脑皮质运动细胞、脊神经根及周围神经运动通路，在对应肌肉记录动作电位，检测潜伏期和中枢运动传导时间。本方法主要用于运动通路病变的诊断，如脊髓型颈椎病等。

第五节　神经系统定位诊断

神经系统由中枢神经系统和周围神经系统构成。中枢神经系统由脑和脊髓组成，处于身体结构和功能的中枢地位。周围神经系统包括脑神经、脊神经、内脏神经。脑神经从脑发出，共 12 对；脊神经从脊髓发出，共 31 对。中枢神经系统可以被看作协调人或决策者，周围神经系统传导从外界输入的感觉信息，并将中枢关于运动的指示传递到肌肉和腺体等组织。

脊髓和脊神经与脊柱的解剖关系密切，脊柱伤病常影响到脊髓和脊神经而出现相应的临床表现。因此，神经系统的定位诊断，尤其是脊髓病变和脊神经的定位诊断，对中医整脊学有着重要意义。

一、脊髓病变的特征

脊髓病变与脑部病变一样，常出现肢体感觉或运动障碍，但两者的分布情况有所不同。脊髓属节段性分布结构，以节段性受损为主要特点，病变主要表现为截瘫或四肢瘫痪。感觉障碍也常在病变的某一平面以下，其运动及感觉障碍多为双侧性。而脑部病变多属交叉性功能障碍，以病变对侧身体受损为其特征，感觉和运动障碍出现在患者的对侧躯体，有偏侧性，脑神经亦可受累。

脊髓病变除了在高颈段部位可损害三叉神经背束核，引起面部痛、温觉障碍外，其他部位的病损多不造成脑神经的损害。

脊髓病变引起的共济失调常以后索受损、感觉性共济失调为主，表现为深感觉障碍，闭目难立征为闭眼时身体摇晃，但睁眼时却不明显，常同时累及双侧，以下肢为重。而小脑病变的症状主要见于病变侧肢体，常出现小脑共济失调、躯体平衡功能障碍、肌张力降低、轮替动作笨拙和眼球震颤等，闭目难立征在睁眼时即可出现身体摇晃。脊髓半侧损害（或称脊髓半切综合征）时出现同侧肢体上运动神经元瘫痪和对侧肢体感觉障碍。脑干病变时，感觉、运动障碍均出现在对侧，且伴有脑神经损害。

脊髓病变时的感觉障碍为传导束型，深、浅感觉障碍常同时出现，且可有分离性感觉障碍，自发性疼痛较少见。周围神经病变多可引起下运动神经元性瘫痪，感觉障碍的分布呈根性、干性或末梢性，常有自发性疼痛。

二、脊神经的定位诊断

（一）颈段

1. 颈段的解剖和生理 颈段可分为颈丛和臂丛。

（1）颈丛的解剖和生理：颈丛由第 1～4 颈神经的前支和第 5 颈神经前支的一部分相互交织构成，位于颈侧部，胸锁乳突肌上部的深面。

1）颈丛的皮支：由枕小神经、耳大神经、颈横神经和锁骨上神经组成，均为感觉神经。枕小神经由第 2 颈神经前支通过颈浅丛分出，分布于枕部及耳郭背面上 1/3 的皮肤。耳大神经起自第 2、第 3 颈神经，分布于面颊下部及耳郭部的皮肤。颈横神经由第 2～3 颈神经发出，分布于颈前部皮肤。锁骨上神经起自第 3～4 颈神经，分布于颈侧部、胸壁上部和肩部的皮肤。

2）颈丛的肌支：主要由膈神经构成，它是颈丛中最重要的分支，由第 3～5 颈神经组成，为混合神经。膈神经经胸廓上口入胸腔，沿肺根前方、心包的两侧下行至膈。膈神经的运动纤维支配同侧膈肌，感觉纤维分布于胸膜、心包膜和膈下中央腹膜。右侧膈神经的感觉纤维还分布于肝、胆囊和肝外胆道的浆膜。

（2）臂丛的解剖和生理：臂丛的解剖可概括为"五根、三干、六股、三束、五支"。（图 2-2-18）

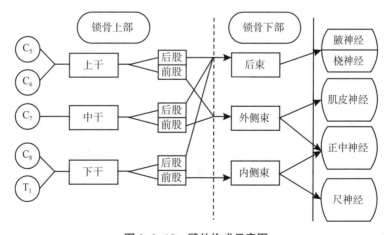

图 2-2-18 臂丛构成示意图

1）五根：臂丛神经由第 5～8 颈神经前支和第 1 胸神经根的前支组成，位于斜角肌间隙内。

2）三干：第 5、6 神经根组成上干，第 7 颈神经根组成中干，第 8 颈神经根及第 1

胸神经根组成下干，位于锁骨上窝内。

3）六股：上、中、下干各自分为前、后两股。

4）三束：上干和中干的前股组成外侧束，下干前股形成内侧束，上、中、下三干的后股组成后束，位于锁骨下窝内。

5）五支：各束在喙突平面分成神经支，即上肢五大神经——腋神经、桡神经、肌皮神经、正中神经、尺神经，均为混合神经。腋神经由第5、6颈神经组成，其运动支支配三角肌、小圆肌，感觉支分布于三角肌的皮肤。桡神经主要由第7颈神经根组成，运动支支配前臂伸肌（肱三头肌、肘肌）、手的伸肌（桡侧腕伸肌、尺侧腕伸肌）、指的伸肌（指总伸肌）、前臂旋后肌、拇长展肌和肱桡肌，感觉支分布于上臂后面的皮肤（臂后皮神经）、前臂背面的皮肤（前臂背侧皮神经）及拇指、示指、中指桡侧的背面皮肤（末节除外）。肌皮神经由第5~7颈神经根组成，其运动支支配喙肱肌、肱二头肌，感觉支分布于前臂外侧皮肤。正中神经由第6~8颈神经根和第1胸神经根组成，运动支支配旋前圆肌、旋前方肌、桡侧腕屈肌、掌长肌、指深屈肌、指浅屈肌、拇短展肌、拇长屈肌、拇短屈肌、拇对掌肌、第一及第二蚓状肌，感觉支分布于手部桡侧3个半手指（拇指、示指、中指、无名指桡侧）的掌面及末节指背的皮肤。尺神经由第8颈神经根和第1胸神经根组成，其运动支支配尺侧屈腕肌、蚓状肌、指深屈肌、骨间肌、小指屈肌、拇收肌，感觉支分布于手部尺侧1个半手指（小指、无名指尺侧）的掌面皮肤及2个半手指（小指、无名指、中指尺侧）的背面皮肤（除外无名指末节的桡侧及中指末节）。

2. 颈段脊神经的定位诊断　可分为上颈段和下颈段。

（1）上颈段：包括寰枕关节和寰枢关节，该区域神经血管多而复杂，包括颅底的迷走神经、副神经、舌下神经、舌咽神经及第1、2、3颈神经和椎动脉。

脊髓根起自颈部脊髓节段的副神经核，自脊髓前、后根之间出脊髓，于椎管内上行，经枕骨大孔进入颅腔，与颅根合成副神经后，由颈静脉孔出颅腔，支配胸锁乳突肌及斜方肌。头颅与寰椎错缝时会引起颈项痛及大面积肩背部痛，同时舌咽神经、舌下神经、迷走神经也随颈静脉孔出颅腔，面神经也由其旁边的茎突孔出颅腔，因此上述神经可同时受累，出现相关症状。第二颈椎的神经自脊髓发出后，再与舌下神经汇合共同支配舌下的组织，因此寰枢椎错位也会引起咽喉的一些症状。当病变累及该区的神经与血管时，会出现头痛、眩晕、耳鸣、听力下降、耳聋、面部抽搐、咽喉部异物感、吞咽困难、呕吐、失眠、心动过速、心律不齐、胸闷、打嗝、牙痛、甲亢及血压上升等症状，称为上段颈椎病变症状。

（2）下颈段：主要是臂丛神经受累引起的症状。

1）第5颈神经受累：可见肩部疼痛和麻木，并可向上臂的外侧放射。第5颈神经支配三角肌，部分患者会出现上肢抬举困难，两侧对比检查可见三角肌肌力减弱，严重者会出现三角肌萎缩，患者不能梳头、穿衣，并可出现进食困难，常被误诊为肩周炎。

2）第6颈神经受累：可出现颈肩部疼痛和麻木，沿肱二头肌、前臂桡侧至拇指与示指之间，最后止于拇、示指指尖。检查可见肱二头肌萎缩、肌力减弱，肱二头肌肌腱反射减弱或消失。感觉障碍平面变化较大，但主要在肘部以下至拇、示指间背侧。乃是桡神经的支配区域，此神经的感觉纤维较丰富，以麻木及疼痛为主，因此治疗后，即使解除了神经的受累，最后示指尖仍有较长时间的麻木。

3）第 7 颈神经受累：疼痛和麻木多由肩背部、上臂后面、前臂后外侧放射至中指。颈 7 神经受累时，可同时涉及中指和第 6 颈神经支配的范围如拇、示、中指。检查可见患者肱三头肌肌力减弱，少数病例胸大肌萎缩，肱三头肌腱反射早期即表现为减弱或消失。

4）第 8 颈神经受累：疼痛和麻木由颈后肩背部、上肢后外侧放射到手的外侧、环指和小指。第 8 颈神经大部分为运动神经纤维，因此受累后疼痛和麻木较其他神经根为轻，而主要表现为手部无力、功能障碍，患者握物、持筷子、写字、捏针等动作困难。可见小指和环指尺侧一半感觉减退，肱三头肌、尺侧伸腕肌和屈腕肌部分功能减退。

（二）胸段

1.胸段的解剖和生理　胸神经为混合神经，共有 12 对。除第 1 对的大部分参与颈丛、第 12 对的小部分参与腰丛外，其余皆不成丛。胸神经出椎间孔后分为前支和后支。前支为肋间神经，上 6 对肋间神经的运动纤维支配参与呼吸运动的胸廓肌肉（锯肌、提肋肌、肋间肌、肋下肌和胸横肌），下 6 对肋间神经的运动纤维支配腹壁诸肌（腹直肌、腹外斜肌、腹内斜肌和腹横肌）；肋间神经的感觉纤维分布于胸腹部的前面和外侧面的皮肤，也分布于胸膜和腹膜。后支的运动纤维支配背部肌肉，感觉纤维分布于背部皮肤。

2.胸段脊神经的定位诊断　胸段脊髓位于脊髓中段，其体积稍细，且椎管较为狭窄，占位性病变时脊髓易受损害。胸段脊髓病变的共同特点是：胸腹部神经痛或有束带感，下半身的各种感觉减退或消失，双下肢瘫痪和大小便功能障碍。胸髓损害定位常以出现感觉障碍的平面为依据，特别是出现神经根痛或过敏的部位，常是脊髓相应损害的平面。

（1）上胸段：第 1～4 胸神经病变可出现上臂前内侧、腋下区、肩胛部疼痛、气喘、咳嗽、心悸、心律不齐、胸痛、打嗝、乳房痛等临床表现；若脊髓病变或损伤则感觉平面下达乳头平面、呼吸力弱、肌力减退或消失。急性脊髓损伤时腹壁反射、肛门反射、膝反射和跟腱反射均消失，而慢性期则上述反射多表现为亢进。

（2）中胸段：病变累及第 5～6 胸神经时，以下胸部神经根痛及束带感为主，如累及胸第 7～8 胸神经，疼痛可向下至上腹部，轻则表现为胃痛、肝区痛、胆囊痛、胰腺、脾及横膈膜等上腹部不适，常误诊为慢性胃炎，而严重者则需与急腹症相鉴别。若急性脊髓损伤则乳头线下感觉消失，腹肌麻木，双下肢呈上运动神经元性瘫痪。早期常见尿潴留，后期见尿失禁、大便失控。

（3）下胸段：下段胸髓病变感觉障碍位于中下腹部，可出现感觉减退或消失，也可表现为神经根性疼痛或束带感。病变位于第 9 胸神经者，根性疼痛及感觉障碍在肋缘下平面，第 10 胸神经在脐平面，第 11 胸神经在脐下 5cm 平面，第 12 胸神经在髂嵴和腹股沟平面。当出现根性疼痛时，易误诊为阔筋膜张肌炎及盆腔病变。第9~10胸神经病变时，上腹壁反射正常，而中腹壁反射减退或消失；第11~12胸神经病变时上、中腹壁反射均正常，下腹壁反射减退或消失，提睾反射及双下肢腱反射亢进。下胸椎病变时，还可影响大小肠、膀胱、前列腺、卵巢、输卵管、子宫的功能，出现不育症等病症。

（三）腰段、骶尾段

1. 腰段、骶尾段的解剖和生理

（1）腰丛：由第12胸神经前支的一部分、第1~3腰神经前支和第4腰神经部分前支组成，位于腰大肌深面，腰椎横突之前。从腰丛发出的神经主要有股神经、闭孔神经、股外侧皮神经和生殖股神经。

股神经和闭孔神经由第2~4腰神经根组成，为混合神经。股神经是腰丛中最大的一根神经，其运动支支配髂腰肌和股四头肌等，感觉支分布于大腿前面下2/3的皮肤（股前皮神经）和小腿前内侧面的皮肤及足内侧缘皮肤（隐神经）。闭孔神经的运动支支配大腿内收肌群（包括大收肌、短收肌、长收肌、股薄肌和闭孔外肌），使大腿内收、内旋和屈曲，感觉支分布于大腿内侧下2/3的皮肤。股外侧皮神经由第2~3腰神经根组成，为感觉神经，分布于大腿外侧面皮肤。

（2）骶丛：主要由第4腰神经前支的一部分、第5腰神经、第1~2骶神经和第3骶神经中前支的一部分组成，位于骶骨及梨状肌前面，髂内动脉的后方。其分支分布于骨盆壁、臀部、会阴、股后部、小腿及足的肌群和皮肤。从骶丛发出的神经主要有坐骨神经、臀上神经、臀下神经和阴部神经。

坐骨神经是由第4、5腰神经、第1~3骶神经根组成的混合神经，是人体最粗大、行程最长的神经。它经梨状肌下孔出骨盆，发出分支支配闭孔内肌、孖肌和股方肌，经坐骨结节与股骨大转子之间至大腿后面，在股二头肌深面下降达腘窝，在腘窝上角处分为胫神经和腓总神经两大终支。胫神经的运动支支配足的屈肌（小腿三头肌）、足趾的屈肌（趾长屈肌、姆长屈肌）及足内翻肌（胫骨后肌）；感觉支分布于小腿后面、足和足趾的跖面、足趾末节的背面及足外侧缘。腓总神经自腘窝上方下降至腘窝外侧，走向浅表，在腓骨小头下方分出腓深神经和腓浅神经，其运动支支配足的伸肌（腓骨前肌）、足趾的伸肌（趾长伸肌、姆长伸肌）及足外翻肌（腓骨肌），感觉支分布于小腿外侧的皮肤、足和足趾的背面。

臀上神经和臀下神经均为运动神经，臀上神经由第4~5腰神经根和第1骶神经根组成，支配臀中肌、臀小肌和阔筋膜张肌，使大腿外展。臀下神经由第5腰神经根和第1~2骶神经根组成，支配臀大肌，使大腿向后伸展，当身体处于前倾位置时使躯干挺直。阴部神经由第2~4骶神经发出，主要包括肛神经、会阴神经、阴茎背神经及阴蒂背神经。

（3）尾丛：主要由第5骶神经和尾神经的干支构成，肌支分布至肛提肌处，感觉支有3~5支细小的肛尾神经分布于尾骨区及肛周皮肤。

2. 腰骶段脊神经的定位诊断　脊髓下段终止于第1~2腰椎水平，成年人第1腰椎以下的椎管内不再有脊髓存在，只有马尾神经和终丝，马尾神经从对应的椎间孔离开椎管。第2腰神经根在第2～3腰椎间隙离开椎管；第3腰神经根在第3、4腰椎间隙离开椎管，以此类推。因此马尾病变部位越高，受影响的神经根就越多。患者可出现下背部、腹股沟区、臀部、下肢后外侧疼痛、下肢乏力等症状，甚则肌肉萎缩、行走困难。若病变累及第1～2骶神经，疼痛可放射至大腿内侧、小腿后侧及足跟部。

3. 脊髓圆锥的定位诊断　脊髓末端变细呈圆锥状，称为脊髓圆锥，主要由第3～5骶椎和尾节构成，支配范围为会阴部鞍区。脊髓圆锥损害多属髓内病变，神经根痛较为少见，但有时第2～4骶椎内的副交感神经病变也可以影响到排尿、排便功能和性功能。

>> **复习思考题**

1. 如何对疼痛进行辨证分析？

2. 体征检查的注意事项有哪些？

3. 椎间孔挤压试验、臂丛神经牵拉试验、直腿抬高试验、韦氏桡动脉试验的检查方法及其临床意义。

4. 常见的感觉障碍类型有哪些？

5. 肌力的分级标准是什么？

6. 周围神经系统的组成是什么？

7. 脊髓病变与脑部病变所引起的感觉、运动障碍有什么区别？

8. 第5、6、7～8颈神经受累时分别会出现哪些临床表现？

（于天源　石玉生　张国仪　高　爽）

第三章 影像学与物理诊断简介 ▷▷▷▷

影像学与物理诊断是整脊学科非常重要的诊断方法，它可以提供客观的影像和数据，相关著作也很多，在此仅简介临床最常用的 X 线、CT、MRI 诊断和肌电图诊断方法。

整脊学科医生在诊断时必须以症状体征诊断作为主要依据，影像学诊断作为重要佐证。当然，有时候影像学诊断可起决定性作用，但是，也要临床症状体征支持，特别是在脊柱的伤病诊断中，更要结合症状体征。Joseph A Buckwalter 已报道有 28%～35% 的患者在影像上可看到椎间盘突出，而无任何症状体征。国内贾宁阳等报道 58 例正常人的颈椎 MRI，可表现出椎体及其附件结构信号异常（包括椎间盘突出、椎间盘高度丧失及硬膜囊或脊髓受压），其异常出现频率与范围随年龄增大而显著增加；其中椎间盘变性及突出较常见，分别为 41 例（70.68%）57 个节段、23 例（39.65%）34 个节段；椎体骨赘形成 27 例（46.55%）；硬膜囊受压者 34 例；4 例硬膜囊及脊髓受压但脊髓信号未见明显异常；各节段椎间盘以颈 4、5，颈 5、6 最易发生变性突出，分别为 21 例、16 例。可见，临床上不能忽视患者的症状体征的诊断，以免发生误诊。

第一节　X 线诊断

X 线诊断，在整脊学科诊疗中可以说是必不可少的。整脊学科的核心理论是椎曲论，所诊疗的伤病，都是由于脊柱骨关节结构紊乱引起的伤病，是脊柱结构力学、运动力学紊乱、椎曲异常而产生的病变。整脊学科治疗目的也是通过恢复脊柱的力学关系和正常的椎曲，最终达到临床治愈。而 X 线片能够提供脊柱整体的客观影像，因此，X 线片既是诊断的客观依据，也是整脊学科辨证施法的重要参考依据和疗效评定的客观凭据。现简介脊柱的正常 X 线显像和临床常用的测量方法、常见的病理改变、颈腰椎曲测量及分级和先天发育畸形的 X 线片。

一、正常脊柱X线片（图2-3-1～图2-3-12）

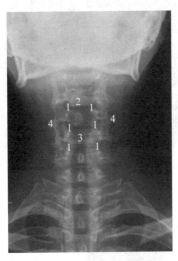

图 2-3-1 颈椎正位 X 线片

（1.钩椎关节，2.第3颈椎椎体，3.棘突，4.横突）（本例4、5钩椎关节不对称）

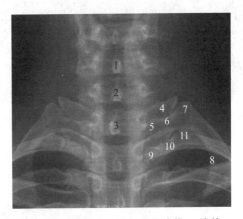

图 2-3-2 下位颈椎与上位胸椎 X 线片

（1.第6颈椎之椎体，2.气管阴影之缘，3.第1胸椎，4.横突，5.肋骨头，6.肋骨颈，7.肋骨结节，8.肋骨体，9.肋骨头，10.肋骨颈，11.肋骨结节）

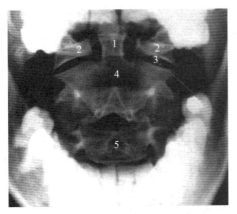

图 2-3-3 上位颈椎 X 线片（张口位）

（1.枢椎之齿突，2.寰椎之外侧块，3.寰枢关节，4.枢椎之椎体，5.第3颈椎）

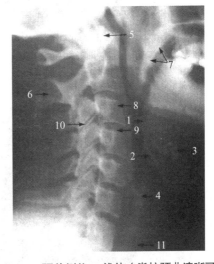

图 2-3-4 颈前侧位 X 线片（脊柱颈曲清晰可见）

（1.舌的咽部，2.会厌软骨，3.舌骨体，4.甲状软骨正进行钙化，5.寰椎前结节，6.枢椎棘突，7.软腭，8.特征性颈椎椎体，9.椎间盘，10.关节突关节，11.气管内空气）

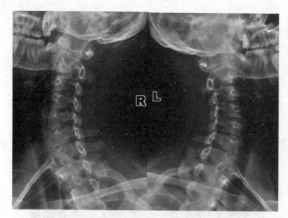

图 2-3-5　颈椎双侧斜位片（45°斜位片，观察椎间孔）

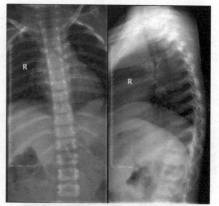

图 2-3-6　正常婴儿脊椎正位及侧位片

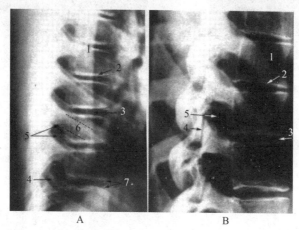

图 2-3-7　中胸部脊柱侧位 X 线片（A 为 14 岁儿童，B 为 22 岁成年女性）

（1.椎体骨松质，2.骨密质壳，3.椎间盘位置，4.关节突关节，5.椎间孔，6.重叠肋阴影，
7.正在骨化尚未愈合的椎体环状骺）

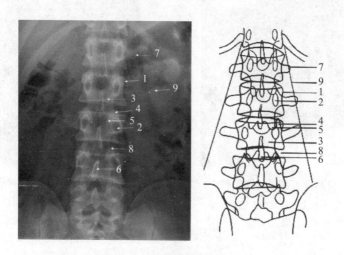

图 2-3-8　正常腰椎前后位像

（1.椎体，2.椎弓根，3.椎板，4.上关节突，5.下关节突，6.棘突，7.横突，8.椎间隙，9.腰大肌）

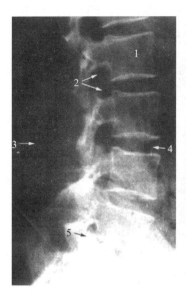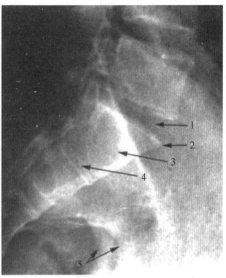

A B

图 2-3-9A、B 26 岁成年男性腰骶部脊柱侧位 X 线片

（A：1.腰椎椎体，2.椎间孔，3.棘突，4.椎间盘部位，5.关节突间滑膜关节；

B：1.腰骶椎间盘部位，注意呈楔形，2.骶岬，3.第 1 骶节，

4.骶骨椎间盘余留部，5.坐骨大切迹形态）

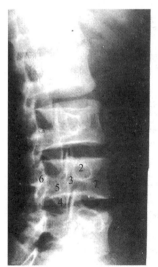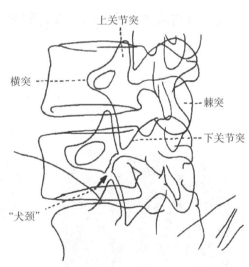

图 2-3-10 腰椎斜位像

（椎弓关节及椎弓在斜位像上近似狗的外形：1.耳为上关节突，

2.其嘴相当于横突，3.颈为峡部，4.前腿为下关节突，5.体为椎弓，

6.体之后部为椎弓及对侧之上关节突与下关节突，7.为椎体）

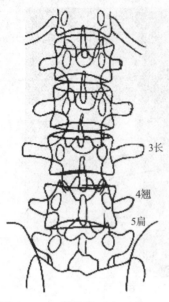

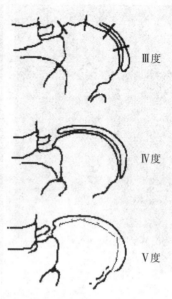

图 2-3-11　椎体鉴别法：正位片，根据腰椎横突峰的特点，即第 3 腰椎横突最长（3 长），第 4 腰椎横突向上翘（4 翘），第 5 腰椎横突扁大（5 扁）

图 2-3-12　骨骼成熟度的评价（即 Risser 征），可将髂骨分成四等份，骨化由髂前上棘逐渐移向髂后上棘，骨骺移动 25% 为 I 度，50% 为 II 度，75% 为 III 度，移动髂后上棘为 IV 度，骨骺与髂骨融合为 V 度，此时骨骼发育停止

二、脊柱 X 线片测量（图 2-3-13 ~ 图 2-3-25）

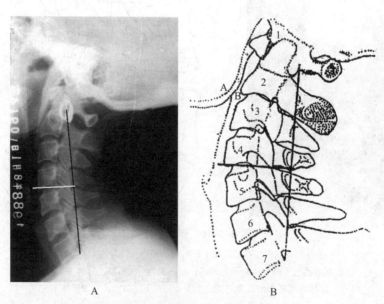

图 2-3-13　颈椎标准侧位像生理曲度

（A. X 线片测量法，图中示正常椎曲；B. 图示下颌角 A 平第 2 颈椎下缘，示第 1 颈椎棘突基底部向下至第 7 颈椎后下缘连线，其中点连线经过第 4、5 颈椎间为正常椎曲）

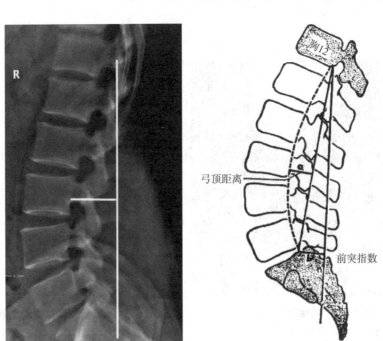

A B

图 2-3-14 腰椎弓顶距离及前突指数（Seze 测量法）

（A. X 线片测量法；B. 弓顶距离测量图示 12 胸椎后下缘向第 1 骶椎后
上角连线正常 a 线为 1.8~2.2cm，前突指数 b 线正常 2.5cm 以内）

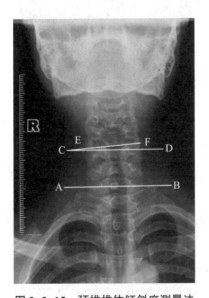

图 2-3-15 颈椎椎体倾斜度测量法

沿第 7 椎下缘至第 1 肋弓作 AB 连线，
在所需测量椎体的下一个椎体上缘作
CD 连线，并与 AB 线平行，将倾斜的
椎体下缘作 EF 连线，EF 线与 CD 线
相交角度，为该椎体倾斜度

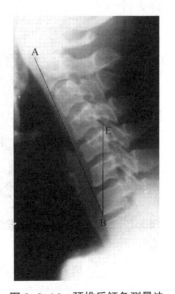

图 2-3-16 颈椎后倾角测量法

自第 1 颈椎前缘至第 7 颈椎前缘
作 AB 线，E 为反弓椎体后上角，
AB 线与 EB 线交角为后倾角。
示椎曲消失且反弓成角

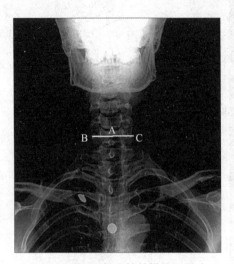

图 2-3-17 颈椎旋转棘横线测量法

A. 棘突，B、C 分别为左右横突，正常
AB 线等于 AC 线，如不相等，则椎体旋转

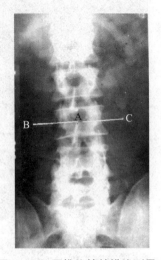

图 2-3-18 腰椎旋转棘横线测量法

A. 棘突，B、C 为左右横突，正常
AB 线等于 AC 线，如不相等，则椎
体旋转。本例 AC<AB 是旋转倾斜

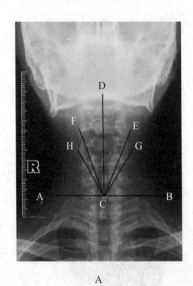

A

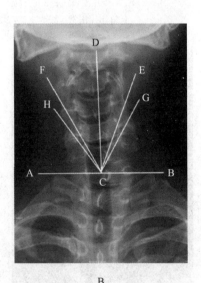

B

图 2-3-19 颈椎侧弯测量法（A. 正常；B. 侧弯）

沿第 7 椎下缘至第 1 肋弓作 AB 连线，经第 7 椎棘突作 CD 垂线并与 AB 线成 90°角，然后取上部颈椎
第 3、4 颈椎横突分别作 EFGH 点。A. 正常 ECD 角 =FCD 角约 10°，GCD 角 =HCD 角约 15°；
B.ECD 角 12°减去 10°，侧弯为 2°，GCD 角 18°减去 15°，侧弯 3°

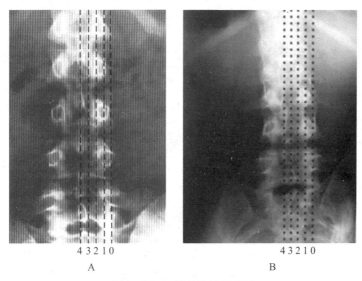

图 2-3-20　椎体旋转级评价

根据正位片上椎弓根和椎体侧壁的位置关系分为 5 级（0 级为椎弓根对称，1 级为凸侧椎弓根移向中线但未超过第一格，凹侧椎弓根变小，2 级为凸侧椎弓根移至第二格，凹侧椎弓根消失，3 级为凸侧椎弓根移至中央，凹侧椎弓根消失，4 级为凸侧椎弓根超越中线，靠近凹侧。）上图 A 测量法，B 显示第 1 腰椎 2 级旋转，第 2、3 腰椎 1 级旋转

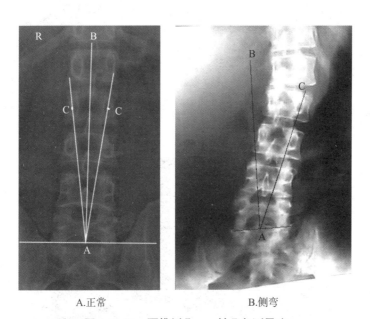

图 2-3-21　腰椎侧凸——轴凸角测量法

（A. 沿骶椎上缘作横线，取棘突为中点作 90° AB 垂线，椎体椎弓根 C 点与 A 点组成的角度为正常的椎弓根侧偏角，一般是 10°左右。B. 腰椎侧凸 CAB 角大于 10°，本例为 20°）

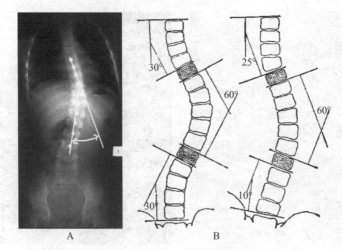

图 2-3-22 脊柱侧凸测量方法

（A. Ferguson 测量法；B. Cobb 测量法）

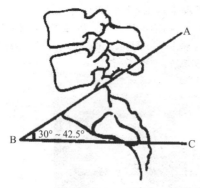

图 2-3-23 腰骶角测量法（水平角）
正常为 30°～42.5°

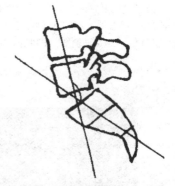

图 2-3-24 腰骶角测量法（轴交角）
正常为 130°左右

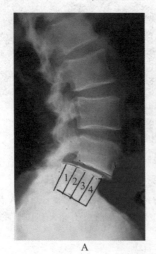

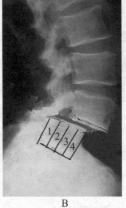

图 2-3-25 腰椎滑脱症测量法

（将下一个椎体分为 4 度，上椎体向前移动度为滑脱度，图 A 为 I 度，B 为 II 度）

三、颈腰椎曲测量及分级

（一）颈、腰曲弓形面积测量

为了较准确观测椎曲的量变，韦以宗等采取数学几何学的弓形面积测量法，经观测240 例正常颈曲和腰曲，测到国人成年男女腰曲弓形面积为 32.36cm²（±5.26cm²）；颈曲弓形面积为 14.10cm²（±2.86cm²），具体操作如下。

1. X 线片条件 受检者所照颈腰曲 X 线片均为常规标准侧位片，即两目平视，投照距离 1 米：颈椎侧位，站立位和坐位均取双肩自然下垂，中心对第 4 颈椎的标准侧位；腰椎侧位取站立位，两手抱头，收腹挺胸，中心对第 3 腰椎。CRX 线（zoom 可变焦距）颈、腰椎均为 83%。

2. 测量方法 先按通用的颈曲（Borden 法）、腰曲（Seze 法）观测法，即取 X 线侧位标准投影照片：颈曲自寰椎棘突基底部下缘（A）到第 7 颈椎后下缘（B 点）连线。正常此线中心点经第 4~5 颈椎之间（C 点），（图 2-3-26）腰曲自第 12 胸椎后下缘（A点）到第 1 骶椎后上缘（B 点），正常此线中点在第 3 腰椎中间（C 点）。（图 2-3-27）C点与 AB 线中点 D，作垂直延长线，此线与 AC 或 BC 线（图中虚线）中点 E 的垂直延长线与 CD 的延长线相交点 G，即为扇形圆心。

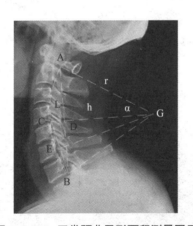 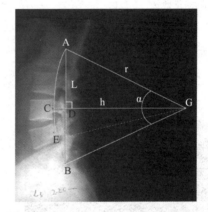

图 2-3-26　正常颈曲弓形面积测量图示　　图 2-3-27　正常腰曲弓形面积测量图示

AG、BG 交角即为圆心角 α，DG 线为三角形的高 h，AG、BG 为圆的半径 r。

计算法：测量 AG、BG、AB、DG 的长度，再测量 <AGB 角度 α，然后按照以下公式计算，即可测出弓形面积。

运算公式：$S_{弓形} = \dfrac{\pi r^2 \alpha}{360°} - \dfrac{1}{2}Lh$

具体计算法：

颈曲面积：$S_{弓形} = \dfrac{3.14 \times 15.8^2 \times 50°}{360°} - \dfrac{1}{2} \times 13.3 \times 14.35 = 13.44cm^2$

腰曲面积：$S_{弓形} = \dfrac{3.14 \times 24.5^2 \times 50°}{360°} - \dfrac{1}{2} \times 20.2 \times 22.6 = 33.52\text{cm}^2$

结果：240 例颈腰弓形面积平均值，其中颈曲为 14.10cm²，标准差 2.86cm²；腰曲为 32.36cm²，标准差 5.26cm²。此法如果应用到 MRI 的椎管弓形面积的测量，则可提供椎管容积的计算数据。

（二）颈腰椎曲分级标准

为了方便临床观察和统计，根据侧位片的形态改变和椎曲弓形面积，把颈腰曲改变分为 V 级分级标准。（见表 2-3-1，图 2-3-28 ~ 图 2-3-37）。

表 2-3-1　颈腰椎曲分级标准

级别	颈曲		腰曲	
	弓形面积（cm²）	形态	弓形面积（cm²）	形态
Ⅰ级（正常）	10 ~ 16（含 10）	正常	28 ~ 39（含 28 和 39）	正常
Ⅱ级（良好）	5 ~ 10（含 5）	减小	16 ~ 28	减小
Ⅲ级（尚存）1 型	1 ~ 5	显著减小	0 ~ 16（含 16）	显著减小
2 型	1 ~ 5	上直下曲或下直上曲	0 ~ 16（含 16）	上直下曲
Ⅳ级（消失）1 型	0	变直	0	变直
2 型	0	上弓下曲或下弓上曲	0	上弓下曲
Ⅴ级（差）1 型	负数	反弓	负数	反弓或上弓下直
2 型	>16	加大	> 39	椎曲加大

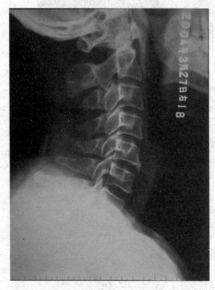

图 2-3-28　Ⅰ级（正常）

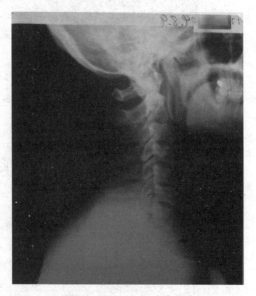

图 2-3-29　Ⅱ级（变小）

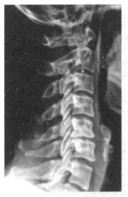
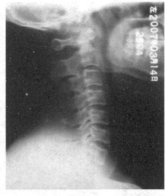
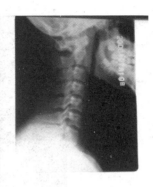

Ⅲ-1型（显著减小）　　　　　Ⅲ-2型（上直下曲）　　　　　Ⅲ-2型（下直上曲）

图 2-3-30　Ⅲ级

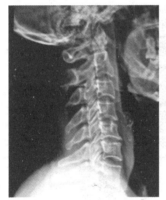
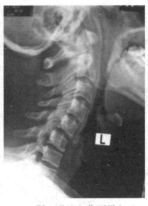
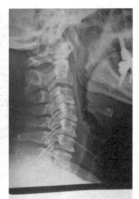

Ⅳ-Ⅰ型　　　　　　　Ⅳ-2型（上曲下弓）　　　　　Ⅳ-2型（上弓下曲）

图 2-3-31　Ⅳ级

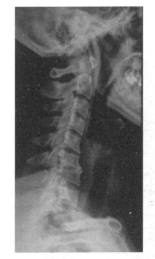
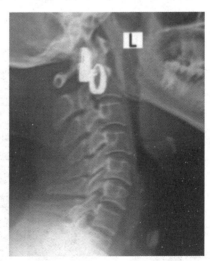

Ⅴ-1型（反弓）　　　　　　　　Ⅴ-2型（加大）

图 2-3-32　Ⅴ级

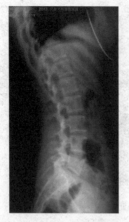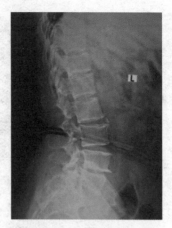

图 2-3-33　Ⅰ级（正常）　　图 2-3-34　Ⅱ级（变小）

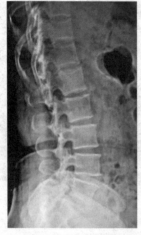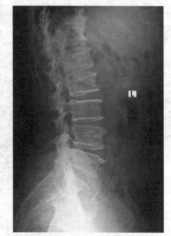

Ⅲ-1型（显著减小）　　　　Ⅲ-2型（上直下曲）

图 2-3-35　Ⅲ级

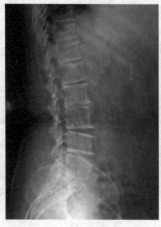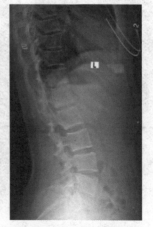

Ⅳ-1型（变直）　　　　　　Ⅳ-2型（上弓下曲）

图 2-3-36　Ⅳ级

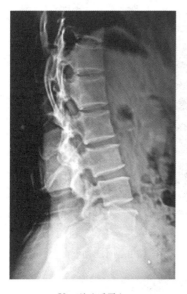
V-1型（反弓）

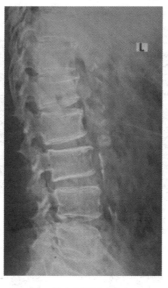
V-1型（上弓下直）

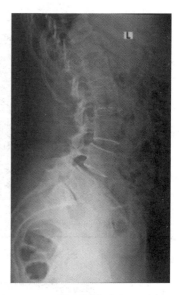
V-2型（加大）

图 2-3-37 V 级

四、常见脊柱伤病的 X 线表现（图 2-3-38 ～ 图 2-3-79）

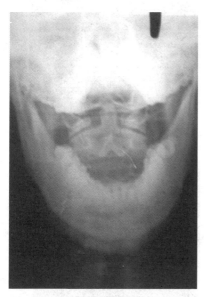

图 2-3-38 寰枢关节错位侧偏型，寰枢关节腔右宽左窄，提示齿状突侧偏

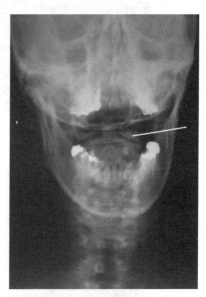

图 2-3-39 寰枢关节错位前倾型，左寰椎侧块（线条所指），出现双边征，提示齿状突前倾，椎体旋转

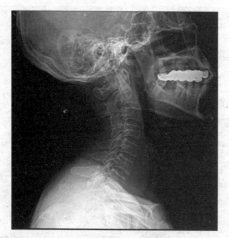

图 2-3-40　颈前曲Ⅰ型

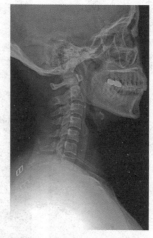

图 2-3-41　颈前曲Ⅱ型（上曲下直）

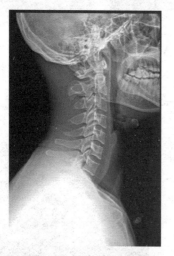

图 2-3-42　颈前曲Ⅲ型（上直下曲）

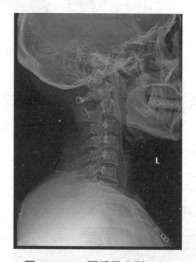

图 2-3-43　颈后弓Ⅰ型（直）

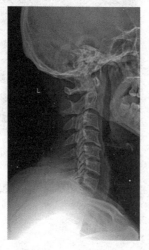

图 2-3-44　颈后弓Ⅱ型

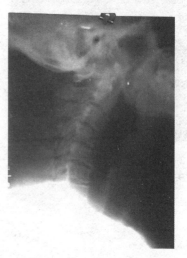

图 2-3-45　颈后弓Ⅲ型

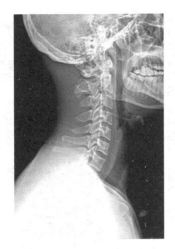

图 2-3-46 颈后弓Ⅳ型（上直下曲）

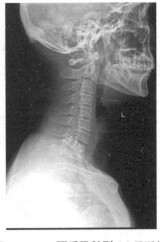

图 2-3-47 颈后弓Ⅴ型（上弓下曲）

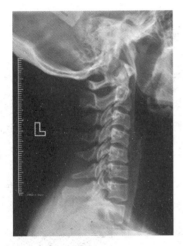

图 2-3-48 颈后弓Ⅵ型（上弓下直）

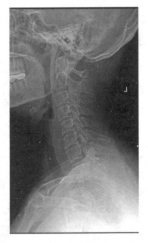

图 2-3-49 颈后弓Ⅶ型（上曲下直）

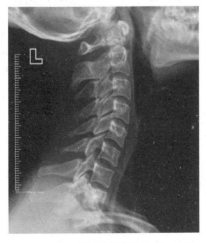

图 2-3-50 颈后弓Ⅷ型（上曲下弓）

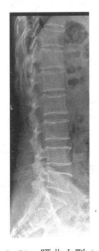

图 2-3-51 腰曲Ⅰ型（全直）

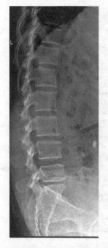 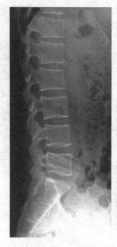 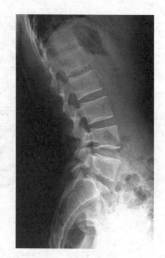

图 2-3-52　腰曲Ⅱ型（全弓）　图 2-3-53　腰曲Ⅲ型（上弓下直）　图 2-3-54　腰曲Ⅳ型（上弓下曲）

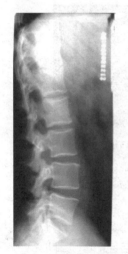 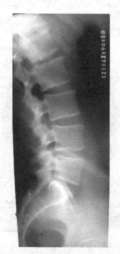 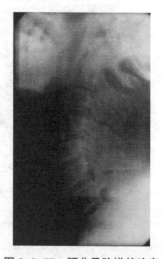

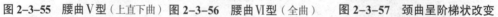

图 2-3-55　腰曲Ⅴ型（上直下曲）　图 2-3-56　腰曲Ⅵ型（全曲）　图 2-3-57　颈曲呈阶梯状改变

第 3～6 颈椎诸椎体后缘不能构成连续弧线，而呈前后错位之阶梯状改变，上一椎体后移。以第 4～5 颈椎之间最明显

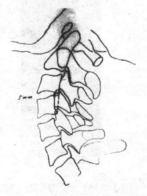 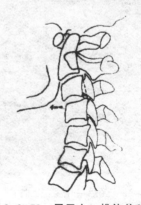

图 2-3-58　颈曲阶梯状错位的测量线　图 2-3-59　显示上一椎体前移 4mm

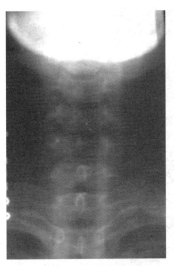

图 2-3-60　常规正位片双侧钩
椎关节对称，无侧弯

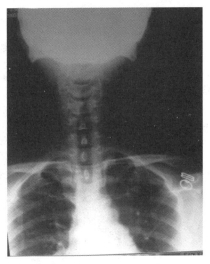

图 2-3-61　钩突关节不对称

（正位相显示第 3～4 颈椎间双侧钩突关节不对称）

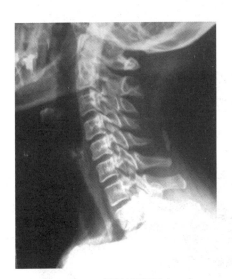

图 2-3-62　双边双突征（一）

颈椎侧位片，可见第 2、3、4 颈椎小关节呈
双突影（双边），说明颈 4 以上轴向旋转

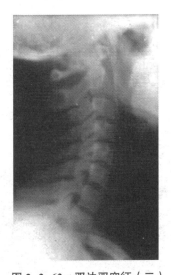

图 2-3-63　双边双突征（二）

侧位片第 5～7 颈椎均为纯侧位相，但第 6 颈椎下关
节突呈清晰之双突影。说明第 6 颈椎单个轴向旋转

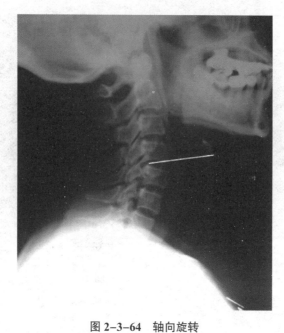

图 2-3-64　轴向旋转

自第 5 颈椎以下颈椎呈侧位相，双侧关节突投影重合，但自第 4、5 颈椎阶梯状改变，
提示第 4、5 颈椎处有轴向旋转。旋转处变化骤然，非移行改变

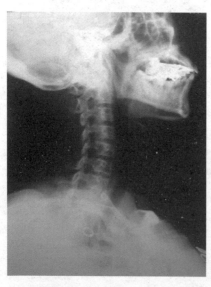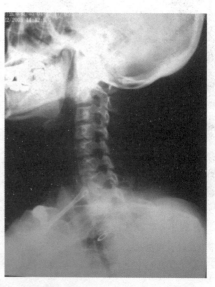

图 2-3-65　左右斜位第 4 颈椎以上椎间孔明显变窄，呈米粒状与第 5～7 颈椎花生米状形态不同

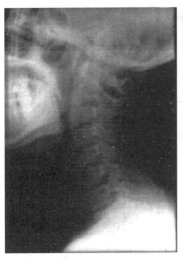

图 2-3-66　后纵韧带骨化，第 6 颈椎椎体后方，椎管前壁处后纵韧带呈细条状骨化（注意骨化影与椎体后缘之间存在透亮间隙，应予以足够的重视）

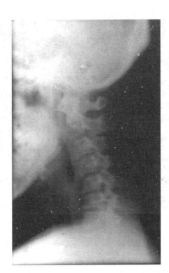

图 2-3-67　第 6 颈椎椎体后方，后纵韧带细条状骨化

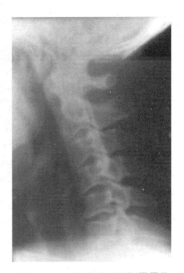

图 2-3-68　连续型后纵韧带骨化（由第 1~4 颈椎纵跨四节颈椎，长达 6cm，颈椎前后顺列僵直，于后纵韧带骨化之下方，即第 4~5 颈椎处，顺列明显向后成角）

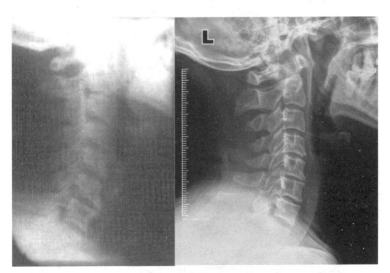

图 2-3-69　连续型，后纵韧带钙化

（第 2~4 颈椎后纵韧带连续型骨化，厚度达 0.5cm。前纵韧带亦骨化，于第 6~7 颈椎间隙处前纵韧带骨化呈局限性肥厚，厚度达 1cm）

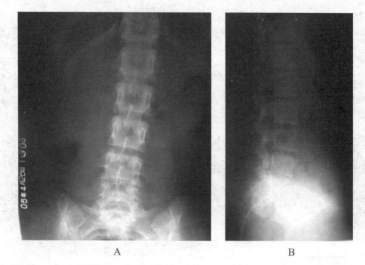

A   B

图 2-3-70　女性，24 岁，腰椎间盘突出症，正位片（A）显示侧弯，
第 4 腰椎椎体倾斜、旋转；侧位片（B）腰曲变直，腰 5 骶 1 椎间隙变窄

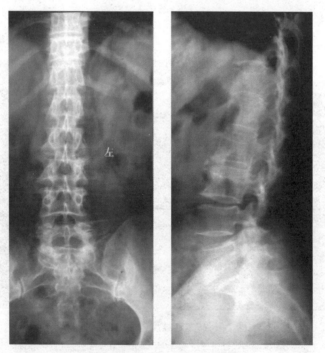

图 2-3-71　女性，50 岁，腰椎正位片轻度侧弯，侧位片第 5 腰椎旋转，
腰曲呈上弓下曲，腰骶轴交角变小

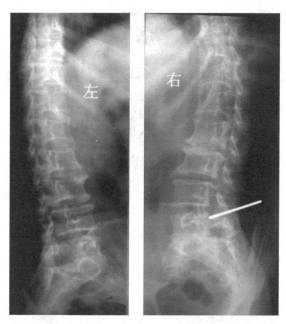

图 2-3-72 同一病例，斜位片右大致正常，左第 5 腰椎弓峡部裂（线条所指）

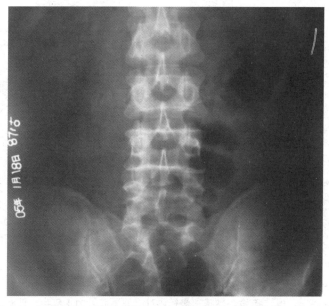

图 2-3-73 腰椎正位，腰骶后关节病，腰骶关节左右不对称，右为矢状面，
左为冠状面，并第 5 腰椎向右旋转，右侧小关节软骨发白，提示慢性骨性关节炎

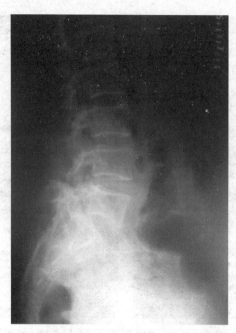

图 2-3-74　腰椎侧位，第 5 腰椎变小，提示旋转，椎体向前位移——旋移性滑脱

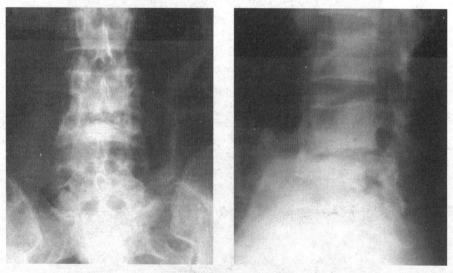

图 2-3-75　男，45 岁，腰痛、步行困难、双下肢无力 1 年半，伴有低热、
出汗，X 线片正侧位显示第 4 腰椎椎体上缘软骨面消失，骨质破坏、
椎体变扁、椎间隙变窄。诊断：腰椎结核

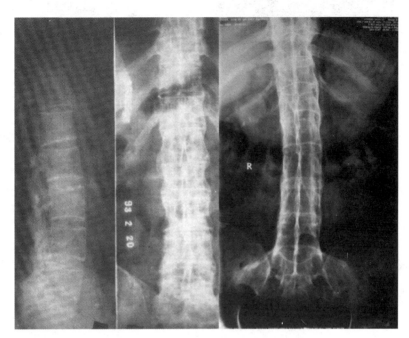

图 2-3-76　强直性脊柱炎"竹节样椎体"

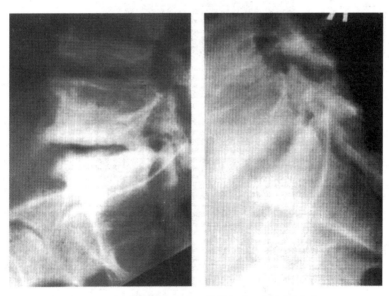

图 2-3-77　腰椎骨髓炎，椎骨钙化，椎间隙存在

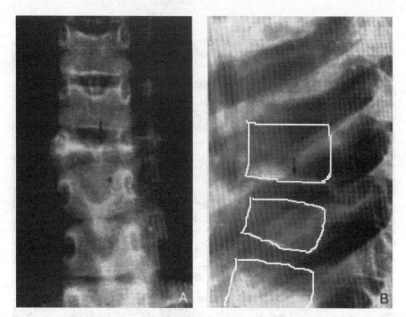

图 2-3-78　休门病，椎体楔状改变，椎间隙软骨面正常

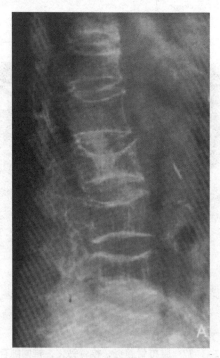

图 2-3-79　骨质疏松症，椎体多个元宝状改变，软骨面、椎间隙存在

五、先天性脊柱发育异常 X 线片（图 2-3-80 ~ 图 2-3-89）

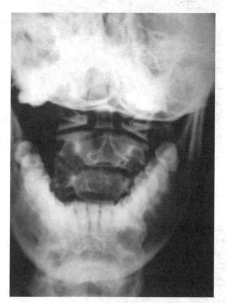

图 2-3-80　枢椎齿突骨化不愈合

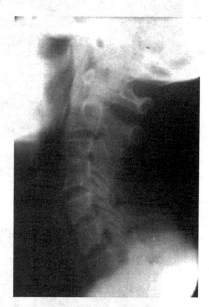

图 2-3-81　第 3、4 颈椎椎体及附件先天性融合

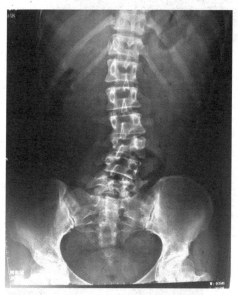

图 2-3-82　第 3 腰椎半椎体
（女性，22 岁）（正位）

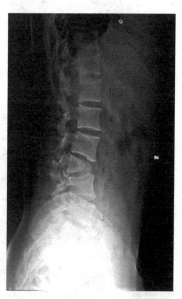

图 2-3-83　第 3 腰椎半椎体
（女性，22 岁）（侧位）

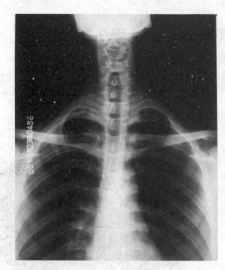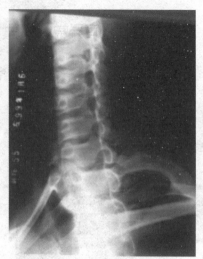

图 2-3-84　第 7 颈椎椎肋

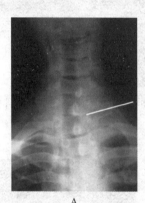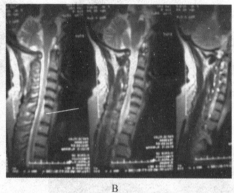

A　　　　　　　　　　　　　B

图 2-3-85　第 7 颈椎、第 1 胸椎椎体半融合（线条所指）（A、X 线片，B、MRI 显像）

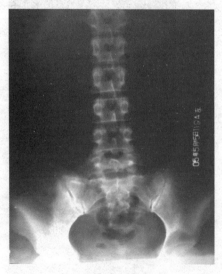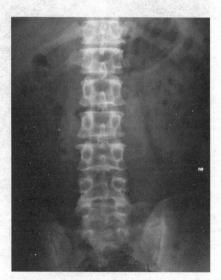

图 2-3-86　骶椎腰化　　　　　　　　图 2-3-87　腰椎骶化不全

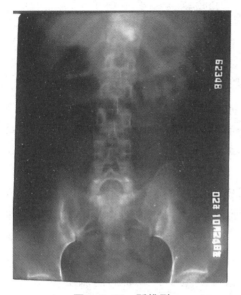

图 2-3-88　骶椎裂

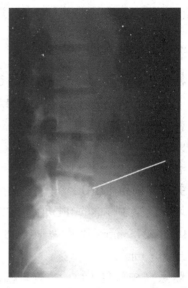

图 2-3-89　第 5 腰椎有 Schmerl 结节
（线条所指）

第二节　CT 诊断

Computed tomography 简称 CT，自 1972 年首先由 Hounsefield 临床应用于头部扫描之后，1974—1975 年 Ledly 等进一步制作全身扫描机，使用这种原来只用于头部的扫描机扩展到全身各个部位，1998 年多层 CT 的问世，它的发明是影像学的第二次革命，多层 CT 得到了飞速的发展。2002 年 RSNA 年会 16 层螺旋 CT 展出；2003 年 RSNA 年会已有 64 层 CT 与大家见面。而 CT 的发展又帮助了临床对脊柱的研究。

一、CT 扫描在脊柱方面的应用

（一）CT 脊柱扫描解剖学概述

CT 能显示人体横断层面图像，可鉴别人体各种不同组织的密度差异。骨组织密度最高，CT 值高，CT 片上呈白色；体内脂肪、空气密度最低，CT 值也低，CT 片上呈黑色；体内各种软组织，如肌肉、血管、韧带、椎间盘、神经、脊髓等密度差异较小，高分辨 CT 扫描均能显示，有时尚需借助各种造影剂增加对比度，提高对局部组织形态的识别能力。在脊柱方面，CT 能准确显示脊椎骨的完整骨性结构，如椎管、椎间孔、侧隐窝、椎间后小关节、椎板结构形态等，可观察脊髓神经根鞘袖，硬膜外和椎体骨的静脉、后纵韧带、黄韧带和椎间盘。CT 还能清楚显示椎体周围软组织、包括椎体后部椎旁肌，如骶棘肌等；椎体前部，可观察到胸、腹腔脏器及相应节段的动、静脉。

（二）CT 扫描检查的适应证

临床上凡患有颈、肩、腰腿痛的患者及脊柱病变，如肿瘤、结核、炎症等，脊柱骨折、脱位、普通 X 线及定位不明者，均需做 CT 扫描检查。

（三）正常椎管的 CT 测量

1. 椎管矢状径（AP） 即椎体后缘至棘突基底部之间的距离。正常 AP 径范围为 11.62 ~ 19.62mm 不等，平均值为（14.11±2.42）mm。

2. 椎管横径（IPD） 即两侧椎弓根内缘之间的距离。正常椎管层面测得的 IPD 值为 16.6 ~ 39.84mm，其正常值第 3 腰椎为（21.58±5.21）mm；第 4 腰椎为（24.46±3.97）mm；第 5 腰椎为（26.43±5.25）mm；第 3 ~ 5 腰椎 IPD 值稍增大。

3. 关节突间距（IFD） 即两侧关节突关节面之间的距离。多数的 IFD 值第 3 ~ 5 腰椎逐渐增大。第 3 腰椎的 IFD 值为 13.28 ~ 24.9mm，平均为（15.07±5.0）mm，第 4 腰椎为 11.62 ~ 24.9mm，平均为（16.36±2.0）mm；第 5 腰椎为 11.2 ~ 24.9mm，平均为（16.46±4.6）mm。

4. 侧隐窝矢状径（LR） 测量椎体后缘皮质至小关节面的内侧半径及关节突之间的垂直距离。在正常的层面上，侧隐窝的矢状径最小 3.32mm，最大 8.3mm，平均（5.52±1.47）mm。

5. 椎弓根长度（PL） 椎弓根长度自上而下逐渐变短，在正常层面上，第 3、4 腰椎的 PL 值均为 9.96 ~ 11.62mm，5 腰椎为 8.3 ~ 9.96mm。

6. 黄韧带厚度（LF） 黄韧带位于两相邻椎板之间，韧带上方附着于上位椎板下缘，下方附着于下位椎板上缘及后面。CT 的椎间盘层面上可清晰见到黄韧带结构，常呈梭形，中间部稍宽而端较窄。正常者厚为 2.49 ~ 3.32mm，平均为（3.23±0.23）mm。

7. Johmss-Thomson 商（JSQ） 即椎体横径与前后径乘积和椎管矢径与横径乘积的比值。正常者为 2 ~ 4.5，如此值大于 4.5 即为椎管狭窄症指征。

二、脊柱常见疾病的 CT 表现

（一）颈椎病（cervical spondylosis）

CT 图像可显示颈椎椎管前后径、横径及椎弓根肥大、椎板增厚、椎间关节肥大与退变等，为颈椎病分型及诊断提供重要依据。但磁共振（MRI）检查对脊髓、间盘组织、椎间盘脱出、脊髓受压显示均较 CT 清晰，且无创伤，诊断价值较高。对颈椎管狭窄症、颈后纵韧带钙化诊断 CT 优于 MRI。

（二）后纵韧带骨化（OPLL）

后纵韧带骨化可压迫脊髓，引起严重的脊髓病，有人认为 OPLL 是"日本人疾病"，其实不然，实际上中国人并非少见。中日友好医院 135 例颈椎 CT 片中发现 18 例 OPLL，占 13.3%，其发病率仅次于椎管狭窄症病。在 CT 图像上 OPLL 为横切面显示，可呈小圆块影、横条形、半圆形、卵圆形、椭圆形、飞鸟形、三角形及两半卷发形（图 2-3-90），根据其外形可分为 4 型，即平板形、蕈伞形、山丘形和花米形，在同一患者中常兼有 2

型甚至 3 型。

CT 扫描的重要价值在于：①它能在轴面上清楚地显示骨性椎管、硬膜囊和病变（OPLL）的相互关系，据此可估计脊髓受压的范围和程度。②CT 不仅能准确测量骨化的长度，且可查明不同水平骨化的厚度和宽度，从而判定神经根和椎间孔所受的影响。

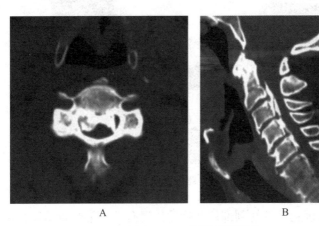

A   B

图 2-3-90　后纵韧带骨化

（三）椎管狭窄症

椎管狭窄症的病理改变为椎管径线变短，椎板增厚，椎体后缘骨质增生，椎小关节突肥大增生及黄韧带肥厚等，上述改变可单独或合并存在。CT 能较好地显示横切面，故对椎管狭窄症，尤其是侧隐窝狭窄的诊断比椎管造影优越。

1. 腰椎管狭窄症　CT 扫描脊柱横断面分层图像可以观察（图 2-3-91）：①椎管形态，椎板及上下关节突增生肥大以及引起椎管呈三叶状改变。②CT 可以测量椎管侧隐窝的大小和两侧对比。通常椎管矢状径 12～15mm 和侧隐窝小于 5mm，椎管矢状径低于 12mm 提示狭窄。Lee 则认为 10～15mm 提示狭窄，小于 10mm 以下为绝对狭窄。③黄韧带增厚，是造成椎管狭窄症的重要因素之一，因黄韧带介于密度高的椎板及硬膜外脂肪组织之间，比较容易测量，一般认为厚度超过 5mm 为增厚。④当椎间盘退变伴有椎间盘膨出时，CT 图像可见椎体周围呈均匀性膨隆，有时为多节段性，这与腰椎间盘局限性突出不同，椎间盘膨隆在脊柱原有退变的基础上可加重对脊髓神经的压迫。CT 扫描能分清大多数椎管狭窄症是发育型、退变型或混合型；它是除脊髓造影外一种有用的辅助检查手段。然而一般 40 岁以上脊柱退变的正常人，绝大多数没有临床症状，加之椎管内软组织的情况不同，单纯依靠 CT 片测量不能确定诊断。如侧隐窝矢状径小于 3mm，应高度怀疑狭窄，若大于 5mm 也不能排除此病，因此 CT 扫描检查必须结合临床症状、体征、X 线平片、脊髓造影及神经学检查加以综合分析判断，绝对不能一看到 CT 扫描显示有狭窄，就盲目采用手术疗法。

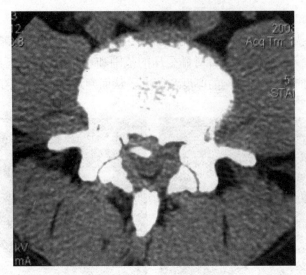

图 2-3-91　腰椎管狭窄症

2. 胸椎管狭窄症　因胸椎的解剖部位和投照位置有关，常受骨质器官重叠影响，骨的标志不清，椎管测量不易准确，而高分辨力 CT 能显示横断面图像，可观察黄韧带肥厚或骨化、后纵韧带骨化、骨质增生等退行性改变，测椎管 AP 径、IPD 径，对胸椎管狭窄症的诊断和治疗提供有用的参考资料。

3. 颈椎管狭窄症　大多数学者应用 NWRONE 法，测量椎管矢状中径作为判断狭窄的依据。颈椎椎管前后径正常变异较大，小于 12mm 可考虑为椎管狭窄症，曾幼鲁氏建议以 11mm 作为我国人颈椎椎管中心矢状径的正常下限；也有学者主张用相应的椎管矢状中径及椎体矢状中径比值，凡超过 3 节的比值小于 0.75 者为狭窄，这样可以避免误差。CT 扫描在测量椎管 AP、IPD 同时还可观察黄韧带肥厚、退行改变等，但在临床诊断中不能单纯测量数字，而应结合全部临床资料做出诊断。

（四）椎间盘突出症

腰椎间盘突出：是腰腿痛最常见的原因之一，好发于第 4、5 腰椎及第 5 腰椎、第 1 骶椎。CT 扫描主要可以显示（图 2-3-92）：①向椎管后突出的椎间盘软组织块影或钙化影。②突出部邻近的硬膜外脂肪消失，硬膜囊有压痕或移位；③神经根位移、增粗、变形、突出髓核钙化；④黄韧带肥厚，椎体后骨赘，小关节增生，中央椎管、侧隐窝及神经根管狭窄等。因为脊柱解剖两侧自然对称，所以容易发现异常变化，临床上极少见的极外侧型腰椎间盘突出 CT 扫描也能显示，这就是其优越性。CT 诊断腰椎间盘突出的准确率文献报道为 92%（John，1982），国内为 91.3%，较碘油脊髓造影及碘水腰骶神经根造影的手术符合率分别为 90% 和 90.6%，相比差别不大，但 CT 扫描没有造影剂引起的不良反应，安全性好。

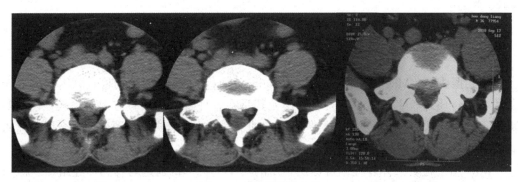

图 2-3-92 椎间盘突出

运用整脊手法治疗椎间盘突出症，应用 CT 扫描可以准确了解治疗效果。

椎间盘术后症状复发的患者，CT 扫描可以帮助区别骨或软组织的压迫，了解病变部位上、下椎间盘的情况，但有严重脊柱畸形，术后椎管内广泛纤维增生可因椎管狭窄症段椎管内脂肪过少时，CT 扫描辨别椎间盘突出及瘢痕粘连尚有一定困难，有时可采用 CTM 或 CE-MRI 检查。

为方便临床参考，现将李联忠介绍的椎管、脊髓、硬脊膜囊的测量数据附后（见表2-3-2，表 2-3-3）。

表 2-3-2 正常成人 CT 脊髓、硬脊膜囊径线平均值及比值　　　　（单位：mm）

	脊髓			硬脊膜			脊髓前后径 / 硬脊膜囊前后径	脊髓横径 / 硬脊膜囊横径
	前后径	横径	前后径 / 横径	前后径	横径	前后径 / 横径		
寰枕	11.2	12.8	0.88	24.6	24.6	1.00	0.46	0.53
C_1/C_2	9.1	12.0	0.76	15.0	22.2	0.68	0.62	0.54
C_2/C_3	8.7	12.4	0.70	12.6	19.3	0.65	0.69	0.64
C_3/C_4	8.4	12.7	0.66	12.0	19.0	0.63	0.71	0.67
C_4/C_5	8.1	12.9	0.63	11.7	19.1	0.62	0.70	0.68
C_5/C_6	7.9	12.5	0.68	11.6	18.9	0.62	0.68	0.68
C_6/C_7	7.6	11.5	0.66	11.7	17.8	0.66	0.65	0.65
C_7/T_1	7.7	10.4	0.75	12.9	16.6	0.78	0.60	0.63
T_7/T_8	7.1	8.2	0.87	13.3	14.1	0.96	0.54	0.59
T_{11}/T_{12}	7.5	8.6	0.58	14.7	17.5	0.85	0.51	0.50
L_1/L_2	—	—	—	14.6	19.8	0.74	—	—
L_3/L_4	—	—	—	12.0	16.8	0.72	—	—

表 2-3-3 正常成人 CT 脊髓、硬脊膜囊径线范围　　　　（单位：mm）

	脊髓		硬脊膜囊	
	前后径	横径	前后径	横径
寰枕	2 ~ 13	11 ~ 15	17 ~ 32	19 ~ 30
颈	7 ~ 9	11 ~ 14	10 ~ 15	16 ~ 22
胸腰	7 ~ 8	8 ~ 9	12 ~ 16	13 ~ 21

第三节 MRI 检查法

磁共振成像（Magnetic Resonance Imaging，简称 MRI），是目前检查软组织的最佳手段，在骨质疏松、肿瘤、感染、创伤尤其是在脊柱脊髓的检查方面用途较广。MRI 可显示水平及纵轴两平面的图像，但对有起搏器、脑内血管夹、主要部位有金属碎片的患者禁用。

MRI 用于检查人体脊柱，可提供丰富的科学资料，特别是对脊髓神经组织、椎间盘等所提供的影像资料，优于其他检查方法。适用于检查脊柱骨与软组织肿瘤、椎管内肿瘤、椎间盘病变、脊柱脊髓损伤、脊柱感染、1~2 颈椎不稳定，Arnold–Chiari 畸形，脊髓空洞等。

MRI 用于脊髓外伤检查，当 T1 加权质子密度（proton density）由短重复时间（repetition 600~800ms）与长回波时间（long echo time）产生图像时，用于检查骨髓、脂肪、脊髓与亚急性出血；T2 加权成像则由长重复时间（2000~3000ms）与短回波时间（20ms）产生，检查脑脊液与脊髓，在长回波时间（70~100ms），T2 加权成像其脑脊液为白亮信号，而脊髓稍淡图像犹如脊髓造影，对脊髓水肿与急性出血敏感。梯度回波脉冲序列（gradient echo pnlse sequence）系用部分 20°角，短重复时间与回波时间产生，对检出进行性出血敏感。因此，凡脊髓损害、神经根病变、有持续疼痛及疑有椎间盘突出或上颈椎不稳定者，应行 MRI 检查。

一、正常脊柱 MRI 表现

正常脊柱的 MRI 表现，按信号强度递减顺序为：脂肪、髓核、骨髓、骨松质、脊髓、肌肉、脑脊液、纤维环、韧带及骨皮质。用自旋回波序列（spin echo sequence），脊髓、骨髓、松质骨在 T1 加权成像显示清楚，而韧带、蛛网膜下腔、椎间盘在 T2 加权成像清楚。如果包括病理组织在内，在 T1 加权成像上亮度递减顺序为脂肪、骨髓、4~5 日的陈旧出血、富含蛋白的液体（如坏死组织）、黏液、黑素（melanin）、慢血流（如静脉血）自由基、GD–DTPA（为 MRI 增强剂 gadolinium diethylenetriamine pentaacetic acid 的缩写）；在 T2 加权成像亮度递减的顺序是肿瘤，胶质化（Gliosis）水肿，1 周陈旧出血、液体、椎间盘。在 T1 与 T2 加权成像上均呈暗（低）信号者；空气、快速血流（如动脉血）、钙、铁、数日内鲜血、韧带、肌腱及其他对磁敏感物质。

二、脊柱病变的 MRI 表现

MRI 可准确评价脊柱和各种病理情况，T1 加权成像适用于评价髓内病变、脊髓囊肿、骨破坏病变，而 T2 加权成像则用于评价骨唇增生、椎间盘退行病变与急性脊髓损伤。

（一）脊髓病变

脊髓空洞症（图 2-3-93），脊髓内管腔中含有脑脊髓、蛛网膜囊肿，不论硬膜内或硬膜外，都易于在 T1 加权成像上显出，不用鞘内对比剂。T1 加权成像可检出软组织纤维瘤、脊髓膨出、脂肪瘤，囊性星形细胞瘤、室管膜瘤与脊髓转移瘤，还可检出脱髓鞘病变，如脑干与上颈髓多发硬化，脊髓积水与 Arnold-Chiari 畸形。

MRI 有助于髓内、外肿瘤的鉴别。髓外硬膜内肿瘤表现为脊膜囊内软组织包块，可使脊髓移位；硬膜外肿瘤可使硬膜囊移位，并常见椎骨改变。多平面成像对神经纤维瘤的诊断特别有用，硬膜囊的扩张及肿瘤的硬膜内、外成分都可描绘出来，硬膜内脂肪瘤 T1 为高信号，脑脊液为低信号，脊髓为中信号，在 T2 则脂肪瘤信号低于脑脊液。钙化病变如钙化终丝室管膜瘤在 T1 与脊髓信号相同，在 T2 为极低信号。

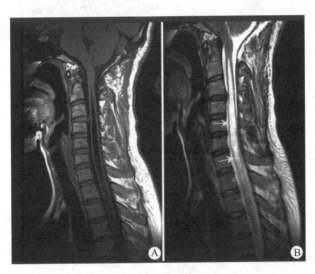

图 2-3-93　脊髓空洞症

（二）脊柱肿瘤

包括原发骨肿瘤、肿瘤样疾患、转移瘤与感染等骨结构改变，在 MRI 有特殊表现，正常骨松质在 T1 加权像表现为高密度，与此相对比，椎体海绵血管瘤或海绵血管内皮细胞瘤，则在 T1 与 T2 加权成像均呈现亮信号，在 T1 呈高信号与含有脂肪有关，又因含水较多，故 T2 亦呈高信号。囊性转移病变在 T2 加权成像通常表现为亮信号，而 T1 加权成像为暗信号。胚细胞（blastic）转移病变如前列腺转移癌在 T1 加权成像为低信号，与皮质骨表现相同。转移瘤像（图 2-3-94）与不含脂肪的新生物一样，在 T1 加权成像呈低信号，在 T2 为高信号。MRI 还可用于检出骨病，如骨髓铁沉积与骨硬化症（osteopetrosis），在这些骨病中，病变组织取代了正常骨髓。

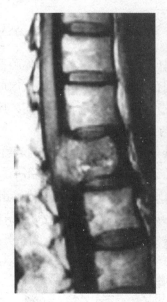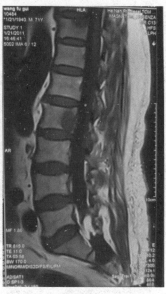

图 2-3-94　脊柱肿瘤

（三）脊柱感染性疾病

　　如化脓性骨髓炎（图 2-3-95）、脊柱结核（图 2-3-96）与椎间盘炎（图 2-3-97）。脊柱化脓性感染在 T1 加权成像为低信号，在 T2 加权成像为亮（高）信号。MRI 对诊断脊柱结核很有用，除椎体破坏外，还可见脓肿形成，此有助于制定手术治疗计划。

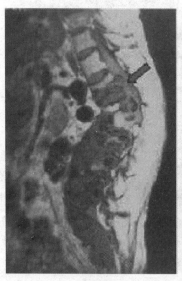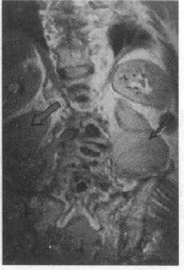

图 2-3-95　脊柱化脓性骨髓炎

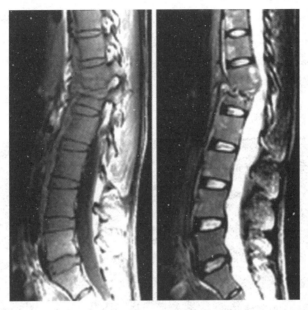

图 2-3-96 脊柱结核

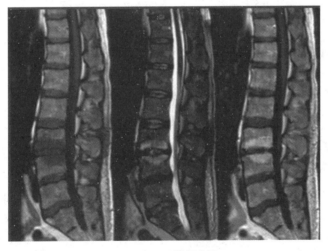

图 2-3-97 椎间盘炎

（四）椎间盘病变

由于其高度敏感而检出异常。在 T1 加权成像，正常椎间盘的中心部分为中等强度信号，周围部分则为较低信号；但在 T2 加权成像中，中心部分成为高信号而周围部分为低信号，因中心部分水分较多而周围为纤维组织。椎间盘退行性变的表现（图2-3-98），在 T2 加权成像上椎间盘信号的强度减低，但其是否引起临床症状则不一定，欲确定疼痛之原因是否为椎间盘脱出的价值，在于当其与临床神经根病或脊髓病相一致时，可明确检出疼痛症状的病理性根源。

用对比增强剂行 MRI 可检出纤维环破裂。此与椎间盘摘除术的瘢痕相似，特别对椎间盘手术后患者，用 GD-DTPA 增强剂行 MRI 可以区别是瘢痕还是又有新的椎间盘突出。在 T1 加权成像，瘢痕为低信号，如应用 gadolinium 成像，则瘢痕成为高信号，而椎间盘组织不被增强，在 T1 加权成像与增强成像都是低信号。用增强剂还可检出脊髓内软化及髓外机化压迫物。

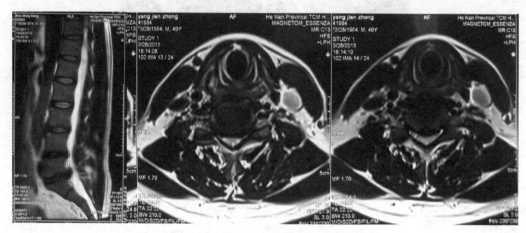

图 2-3-98　椎间盘突出合并椎管狭窄症

（五）椎管疾病

MRI 在椎管狭窄症中显示压迫部位及范围的精确度可与 X 线、CT 和脊髓造影术媲美，尤其是椎管高度狭窄时，脊髓造影可能得不到关键部位的满意对比，而 T2 加权 MRI 可较好地观察到脊膜管的硬膜外压迹。MRI 能显示蛛网膜下腔完全阻塞时梗阻的上下平面，无须在梗阻的上、下椎管内注入对比剂。Crawshaw 等认为 MRI 对神经根管狭窄的诊断有特别意义，硬脊膜外脂肪和侧隐窝内脂肪减少是诊断神经根受压的重要征象。不过，大多数研究资料表明，X 线、CT 在鉴别骨、软组织或椎间盘组织在椎管狭窄症中的相对作用方面，较体线圈 MRI 为优，而薄层表面线圈 MRI 区别椎间盘、黄韧带及骨皮质的效果较好。

对临床症状为颈脊髓受压表现者，MRI 能鉴别枕骨大孔疾病和髓内病变等，但迄今常用的体线圈 MRI 对颈椎病检查的效果显然不及 X 线、CT 和脊髓造影。矢状面 MRI 屈、伸位动态检查可观察颈椎排列情况。由于脑脊液衬出了神经组织的外貌，T1 加权图像可显示椎骨半屈、伸位动态检查可用于颈椎融合术前、后，有助于确定融合部位及融合部是否稳定。

近来 MRI 被用于腰椎融合术后以测定其功能稳定性，当融合超过 12 个月，在 T1 加权成像可见有软骨下强信号条带，反映了由于生物力学应力强度的减弱，红骨髓转变为黄骨髓。不稳定融合在 T1 加权成像的特征是软骨下低信号条带，此条带反映由于生物力学应力的增加而发炎、充血或肉芽形成。

（六）运动征象

MRI 运动征象有助于动静脉瘘的诊断，有 T1 加权成像的低信号模糊区表示高速度血流，其 T2 加权成像则可见多发的匍行（serpiginous）区，系动静脉畸形的高速流动区。

第四节　肌电图检查法

肌电图（electromyography，EMG）是神经系统的重要辅助检查。肌电图指用同心圆针电极记录的肌肉安静状态下和不同程度随意收缩状态下各种活动的一种技术。EMG 主要用于神经源性损害和肌源性损害的诊断及鉴别诊断，结合神经传导的结果，有助于脊髓前角细胞、神经根和神经丛病变定位。四肢、胸锁乳突肌和脊旁肌 EMG 对运动神经元病的诊断有重要价值。

测定肌电图一般应从下列几个方面观察：①插入电极或休止时自发性电活动的出现（即失神经电位出现）。②动作电位的平均时限。③动作电位的波幅。④轻微收缩时多相电位出现的情况。⑤有无同步性。⑥肌肉最大收缩时动作电位的波形。⑦神经刺激及传导速度等。

一、下运动神经元病变的肌电图

（一）定位基本表现

急性下运动神经元损害后，在神经尚未发生变性前，肌电图表现仅为完全性电静息（完全麻木）或运动单位电位数减少（部分麻木），插入电位正常。当神经病变发生时（一般在 2~3 周后）其支配肌肉的插入电位，呈现失神经电位，如正相尖波、纤颤电位或束颤电位，且可持续一段时间。在肌肉静止情况下，失神经电位可自发性出现。失神经电位的频率越高，则病情越重，但随着肌纤维萎缩变性被纤维组织所替代时，纤颤电位的消失就不能表示病情的轻重了。在部分神经变性的肌肉收缩时，运动单位电位的波幅与时相增大，多相电位增多，运动单位同步性也可增多。在最大收缩时，如完全麻木者则呈病理性电静息，不完全麻木者则呈单纯相，神经传导速度减慢。

慢性进行性下运动神经元病变的肌电图表现与神经变性后相似。

（二）神经再生

神经再生后，纤颤电位减少，最早期为新生运动单位电位，可在临床恢复前数周出现，因而有预后意义。特别是神经外伤时，出现这种电位则手术应当推迟进行，多次检查可见随着神经的继续再生，纤颤电位逐渐消失，运动单位逐渐增多，多相电位逐渐减少，最后恢复正常。

（三）病变定位

根据失神经电位出现的范围及其他异常肌电图表现，推测病变的部位在脊髓前角、神经丛或周围神经。

脊神经前支分布于肢体肌肉，后支分布于椎旁肌肉，因此，当神经电位出现于肢体及相应节段的椎旁肌，说明病变在神经根及前角细胞。如仅出现于肢体肌肉，而相应节段的椎旁肌不出现者，则说明病变在神经根以下的神经丛或神经干。因而，可根据不同范围来确定病变部位。

二、原发性肌病的肌电图（表2-3-4）

表2-3-4　正常及不同部位病损引起的运动障碍的肌电图

	插入电位	自发电位			运动单位作电位改变				神经传导速度	
		纤颤电位	正相尖波	束颤电位	平均波幅	平均时限	多相电位（%）	同步性	最大收缩时表现	
正常	正常	无	无	偶见	正常范围	正常范围	0～10	少	干扰相	正常
前角细胞病变	失神经电位	常见	常见	常见	显著增高	增加	10～20	增加	单纯相有时混合相	稍减慢
周围神经病变	失神经电位	常见	常见	常见	增高	增加	10～30	少	单纯相有时混合相	明显减慢
多发性肌炎、皮肌炎	假性强直电位	可见	无	无	降低	增加	15～30	少	干扰相	正常
肌营养不良	正常	无	无	无	降低	降低	15～30	少	干扰相	正常
肌强直症	肌强直电位	无	无	无	正常	正常	0～10	少	干扰相	正常
废用性肌萎缩	正常	无	无	无	稍降低	正常	10～20	少	干扰相	正常

三、神经肌肉传递障碍的肌电图

重症肌无力的肌电图主要表现为运动单位电位的失节律性，即于持续用力时，开始的电位正常，其后波幅及频率逐渐减低，与正常人运动单位电位波幅、频率逐渐增高相反，用频率为30次/秒以下的电刺激时即产生神经肌肉疲劳。

1. 失用性肌萎缩　除运动单位动作电位的波幅在最大用力时减低外，基本上属于正常肌电图，个别运动单位呈多相电位轻度增多。

2. 功能性瘫痪　当令瘫痪肌用力时，其拮抗肌出现运动单位动作电位，因其频率、波幅显著不规则，提示为功能性瘫痪。有时功能性瘫痪可呈完全性电静息，但无临床肌萎缩，又无失神经电位，因而可与器质性瘫痪相鉴别。

四、肌电图检查在颈椎病诊疗中的应用

（一）判定根性损害

当骨赘、椎间盘或粘连性束带对脊神经根形成压迫后，此时可出现多种电位。当肌肉松弛时可出现震颤电位；肌肉收缩时多为正常动作电位，但多是低电压；当肌肉强烈收缩时，可出现单纯相或干扰相；当神经根长期受压，致使所支配肌肉完全失去控制，则可能出现各种异常电位，甚至电静息状态。因此其即可判定脊神经根是否受损，又可判定其受损程度。

（二）判定神经恢复情况

通过治疗前后肌电图波形的对比，以判定所支配的脊神经根恢复情况，并结合临床检查（肌力、感觉）综合判定，则更为可靠。

（三）有助于肌萎缩病因的鉴别

根据波型改变不仅可区别肌源性萎缩与神经源性萎缩，而且可根据其用力收缩时电位波幅的高低，及是否有肌肉不同点动作电位的同步性，来判定是属于周围神经性（其波幅正常或降低，动作电位的同步性少见）或中枢性（波幅增高，常出现动作电位的同步性）。此外，尚可根据性损害的范围推断是单纯根性或包括多节神经根的脊髓段性损害，前者波及范围多为单根，而后者则为多节段。

五、肌电图检查在腰背痛诊疗中的应用

由于腰椎间盘突出症多发生于第4、5腰椎和第5腰椎、第1骶椎，故一般常规检查双侧胫骨前肌第4、5腰椎，腓骨长肌第5腰椎、第1骶椎，腓肠肌第5腰椎、第1骶椎，也可检查股四头肌第3、4腰椎、拇长伸肌或趾长伸肌第4腰椎~第1骶椎及双侧竖脊肌（通常测第3腰椎~第1骶椎水平）。

（一）神经根受压时的肌电图表现

1. 插入电位延长　将针电极插入正常肌肉或移动电极时，引发短暂的运动单位动作电位爆发，称为插入电位。历时100毫秒~3秒，瞬时表现为电静息。在神经根受到损伤时，出现插入电位异常，主要表现为持续时间延长。波形为短时程的双相波或三相波，或者为时程较长的正相波。插入电位延长，为较早出现的异常电位，一般在神经根受损后8~14天内就可出现。

2. 肌静息　当肌肉放松时，出现短时程（常为1ms）、低电压（常在100uv以下）、

多为双相波的纤颤电位。这是肌纤维自发性收缩时产生的电位，是肌纤维失神经支配的有力指征。另一种自发电位为正相失神经电位（正锐波），常与纤颤电位同时存在。自发电位的产生，是失神经支配的肌纤维静息电位降低，对乙酰胆碱敏感性增加，出现不自主的阵发性收缩所致。随意收缩时，在病变神经根所支配的全部肌肉，可出现放电频率减少，即最大用力时呈单纯相或混合相。动作电位降低，时程延长，复合运动单位（多相电位）明显增多。在周围神经病变时，多相电位是较早出现的异常电位，但单纯多相电位的增多，并不能确定所检查肌肉病变是由于失神经损害或原发性肌病所致。多相电位的增多，伴有各种失神经电位，说明有失神经损害。如果多相电位有中等以上数量的增加，伴有少量纤颤电位，并局限于某一肌群，表明有轻度失神经损害；如果多相电位数量很少，而有大量失神经电位，表明有严重失神经损害。因此，多相电位增多，对诊断神经根性病变有重要意义。

（二）腰骶神经根受压的肌电图定位诊断

通过测定不同神经根所支配的肌肉的肌电图，发现异常肌电位的分布范围。结合外周神经感觉或运动传导速度测定及 H 反射和 F 波结果的分析，可确定根性病变的诊断并判定受损的神经。继而推断出椎间盘突出的节段。腰椎间盘突出节段与肌电图检查各肌肉异常肌电图改变的关系为：

第 3、4 腰椎椎间盘突出：累及的肌肉较多，如股四头肌等可出现异常电位。

第 4、5 腰椎椎间盘突出：主要累及腓骨长肌及胫骨前肌。

第 5 腰椎、第 1 骶椎椎间盘突出：主要累及腓肠肌。

六、诱发电位及其临床应用

一个多世纪以前，英国学者 Richard Caton 进行了一系列著名的动物试验，首先诱发出视觉电位，随后又诱发出体感电位。由于当时没有照相机，因而直到 1913 年 Pravdich-Neminsky 才首次记录到动物的诱发电位。30 多年后，1947 年 Dawson 首次在人的头皮记录到躯体感觉诱发电位（somatosensory evoked potential，SEP）。到 1958 年才有了现代数字电子平均器，记录更加简便，技术上更标准化，所以首先广泛应用于临床。

感觉刺激经感觉传入纤维后根进入脊髓以后，在脊髓中上行，现一般认为其上行途径很可能是后柱，然后在楔束核（上肢）或薄束核（下肢）发生突触联系，其纤维再通过脑干（丘系）上行至丘脑，与腹后外侧核发生突触关系，最后，冲动经第三级神经元到达感觉皮层。有鉴于此，SEP 可用来研究脊髓、脑干、丘脑或感觉皮层的病变。

传统的感觉传导技术，主要是用于评价周围神经的远端段，而对于难以接近的近端神经，则很少能够进行。SEP 的检测则不同，可评价传入通路的全长。早期对 SEP 的研究，侧重于对电位波幅和波形的分析，如在小脑或脊髓病变时。对中枢神经传导的评价，也具有重要意义。例如记录脊髓电位和皮层电位，以测量中枢传导时间。

一般情况下，在体感皮层可最好地记录到 SEP。尽管如此，通过局部解剖定位的研究表明，SEP 中的好几个成分广泛分布于头皮，而且某些成分在体感皮层以外反而最大。由于 SEP 所监测的不仅仅限于体感通路，因而在某些原发于运动系统的疾病（如肌萎缩侧索硬化症）中，出现 SEP 的异常。

（一）刺激技术

通过对混合神经和皮神经的电刺激、自然刺激以及自身控制运动节律的刺激，均可诱发出 SEP。每种方法各有其优缺点，最好结合临床选用诊断价值最大的方法。一般来说，在临床实践中，多采用电刺激的方法。

在脑和脊髓诱发电位的记录中，一般都要使用平均技术。对于上肢刺激的 SEP，通常要平均 200～500 次，而对于下肢刺激的 SEP，有时平均需要 2000～4000 次。但必须注意的是，并非平均次数越多，就能加强那些小波幅的短潜伏期电位。为了确保结果的可重复性，至少应重复测试两次。现在常用各种肌电诱发电位。

（二）体感电位的通路和临床意义

早期的临床研究发现，无论病变是累及脊髓、小脑半球，还是脑干，仅当患者有振动觉和位置觉障碍时，才显示出 SEP 的异常。

临床上，根据各神经体感电位（SEP）潜伏期平均值（ms），正中神经为 19.8ms，腓总神经和胫神经正常值为 42～50ms，一般延长者为传导障碍。在诊断脊髓、神经压迫性损害有重要参考价值。

▶▶ 复习思考题

1. 试述颈、腰椎曲的分级标准。
2. 如何测量椎体的旋转、脊柱侧弯及腰骶轴交角？
3. 在脊柱疾病的诊疗中，X 线、CT、MRI 各有什么优势？
4. 肌电图的观察内容有哪些？
5. 肌电图检查对于颈椎病的诊断和治疗有什么意义？
6. 简述诱发电位的临床应用。

（黄俊卿 杨 彬 杨中杰）

第四章　整脊治疗学 ▷▷▷▷

　　整脊治疗学，是韦以宗根据中医历代脊柱伤病的诊疗技术和他近半个世纪的临床经验，在中医脊柱生物力学理论指导下，于2002年，首先提出了"理筋、调曲、练功"整脊三大治疗原则。后又运用整体方法论研究，围绕三大治疗原则，提出正脊调曲、针灸推拿、内外用药和功能锻炼四大疗法以及医患合作、筋骨并重、动静结合、内外兼治、上病下治、下病上治、腰病治腹、腹病治脊八大策略。同时，通过科学研究筛选出安全实用的十大正脊骨法和六大牵引调曲法以及健脊强身十八式。构建了独具中医特色的脊柱伤病治疗体系，成为《中医整脊常见病诊疗指南》的规范化治疗措施，并贯彻到脊柱每个伤病的治疗中。现分述如下。

第一节　整脊治疗原则方法概论

一、治疗原则

现代整脊治疗学的主要原则包括理筋、调曲和练功三个方面。

（一）理筋

　　脊柱形态结构与功能的统一协调性，决定了脊柱轮廓应力对脊柱的稳定性。在脊柱轮廓应力的外四维中，以肌肉韧带的第一杠杆为动力和支撑力。因此，在进行整脊治疗时首先要理筋。另外，脊柱的不平衡，除了外来暴力以及骨质自身破坏以外，常见的劳损病，均起源于肌肉韧带损伤而致轮廓应力不平衡后而继发。所以，在诊疗脊柱劳损及各类伤病中，理筋为首要治疗原则。

　　理筋的主要方法有多种，包括膏摩、药熨、药浴、骨空针灸调压、铍针松解、拔罐刺血、推拿理筋等。

（二）调曲

　　通过对脊柱局部的功能解剖学、运动力学和生物力学的研究发现，椎曲决定了椎间孔的大小和方位，同时对椎管的宽度、长度等形态也起到调节作用，椎曲还对脊神经的排列及脊髓的自我定位有着重要的影响。因此，脊柱劳损性伤病几乎所有病理改变均为椎曲改变。所以，整脊治疗是以调整和恢复椎曲为主要目的和治疗原则。

　　椎曲的病理改变往往不是短期形成，所以，临床上有适应性的（代偿性）椎曲改变，也有导致主要症状体征的改变，这需要鉴别清楚，以恢复其导致主要症状体征的椎曲改变为主要治疗目标和原则。

调曲的主要方法，包括稍后介绍的整脊手法疗法、器具整脊疗法和中药内服疗法，以达到恢复脊柱的力学关系，恢复其平行四维平衡目的。由于椎曲的稳定需依赖肌肉韧带和关节软骨、椎间盘以及骨骼自身的正常与否，而维系椎曲的骨关节结构，如椎体骨骺软骨、椎间盘、关节软骨以及椎骨自身需靠气血调养并受内分泌功能调节。椎曲的动力系统之肌肉韧带，更需气血营养。因此，根据证候之寒热虚实施用的中药内服疗法，也是调曲的重要方法。

（三）练功

脊柱的形态结构决定了功能，而功能也影响形态结构，所以，在理筋调曲后，维持正常脊柱运动功能的练功（包括协助治疗的练功）是维持疗效和康复的重要方法，也是整脊诊疗的重要原则之一。

根据脊柱运动力学创立的各种练功方法，均可以对脊柱的形态结构起到维系作用。本书介绍的健脊强身十八式，是一种简单实用的强健脊柱的功法，可以按照各种脊柱伤病辨证施法。

二、治疗方法

实施理筋、调曲、练功的三大治疗原则，具体运用针灸推拿，正脊调曲，内外用药和功能锻炼四大疗法。

（一）针灸推拿法

针灸推拿法是理筋的主要治法。导致筋伤病因有外伤、六淫及骨关节错位。筋伤，经脉气血失调，血不荣筋、经络筋脉麻木等症状。骨空针调压法、针灸调压法、铍针松解粘连法、刺血拔罐、推拿八种手法等，都是理筋的治法。整体方法论认为，针灸推拿法不仅仅是针对某一病因、某症状，而是整体的、系统的调理肌肉韧带和神经的功能。

（二）正脊调曲法

正脊调曲法是在理筋的基础上进行调曲的方法，包括正脊骨十法和牵引调曲六法。正脊调曲法有 16 种方法，但均有一个目标，恢复或改善颈、腰生理曲度。

正脊骨法是局部的疗法，可恢复局部的骨关节错位，但如果不调曲，则局部错位可重新移位。整体方法论从整体观、动态观提出"点线结合"的疗法。

（三）内外用药法

中国传统医学对脊柱劳损病的认识，不仅仅是脊柱骨关节或椎间盘问题，而是从整体观出发，认为全身气血脏腑的寒热虚实，均可导致脊柱的病变。尤其是"肾"的功能，明朝张介宾有句名言："久腰痛者，肾必虚"。因此，历代医家积累十分丰富的辨证论治方药经验。内服方药疗法，不仅仅是消除症状体征，而是从整体观出发，调整全身的气血和脏腑功能。

在外用药方面，膏摩药熨、药浴，也可调整筋骨气血平衡。

（四）功能锻炼法

损伤病期间，在医师指导下，运用"健脊强身十八式"对不同的伤病，辨证进行功能训练，是"练功"治疗原则的具体运用。

三、治疗策略

（一）医患合作

脊柱劳损是长期积劳成疾，整脊医师给患者进行整脊治疗时，应首先取得患者的合作。包括患者的知情权，配合治疗的责任，巩固疗效的义务。

知情权：是否了解自己患脊柱劳损病的原因？为什么出现症状？诊断为什么病？如何治疗？如治疗不正确后果如何？整脊疗法具体措施是什么？预计疗程多长？预期疗效等，都要让患者了解，积极配合治疗。

需要患者配合治疗的责任：诸如卧床休息，在施行针灸、手法时如何配合，以及在医师指导下的功能锻炼。

巩固疗效的义务：指病痛治愈后，在工作生活中还要避免哪些不良运动，如何坚持练功等。

整脊是以"理筋、调曲、练功"为三大原则，其中练功主要是患者自我锻炼，因此，在整脊临床中医患合作是第一需要。

（二）动静结合

骨折治疗的动静结合是指夹板对骨折的固定和早期功能活动相结合。在整脊临床上，维系脊柱的肌肉韧带就是脊柱骨关节的"夹板"。而"肌肉夹板"必须在相互平衡基础上，才能对脊柱骨关节起"固定"作用。因此，整脊医师必须十分清楚了解，导致脊柱骨关节不稳定的肌肉是什么？如此才能正确运用"肌肉夹板"对脊柱骨关节的稳定。

脊柱劳损病的病理基础是肌肉韧带劳损，导致脊柱骨关节错位、运动力学、生物力学失衡所致。因此，在治疗上，首先要恢复、改善动力系统——肌肉韧带。所以"理筋"在三大原则中为首。理筋、正骨、练功，三方面即是动态的治疗，目的都是恢复运动力学和生物力学的平衡。而骨关节复位后的稳定，也是靠肌力平衡来稳定的。所以，动中有静，动为了静，不动则不能静。例如，治疗颈曲紊乱的颈椎病，正骨后，需坚持颈肌的锻炼，时时做扩胸运动。练颈肌，练扩胸运动，"动"，为了颈椎骨关节复位的"静"稳定。如果复位后不运动、肌力不协调，则不稳定，重新移位，不能"静"了。

同样，治疗腰椎滑脱症，椎体复位后，靠"哈腰""床上起"锻炼腰背的竖脊肌来稳定椎体，使竖脊肌起到"肌肉夹板"的作用。

另外，一些脊柱病变是因"动"而发病的，典型的腰椎间盘突出症，由于腰椎关节紊乱，椎体旋转、倾斜导致椎间盘突出，压迫神经根引起症状。在治疗上则因其源于"动"，而制之以"静"——卧床休息，使椎间盘避免脊柱骨关节的纵轴应力加重其压迫。因此，有"椎间盘突出症可以睡好"之说，并非没有道理，不少报道椎间盘突出症卧床一个月可以自愈，就是以"静"制"动"的动静结合治疗观。

（三）筋骨并重

做推拿者重视"筋"，行正骨者重视"骨"。但脊柱劳损病不是突发的外伤，而是长期的单侧某肌群损伤导致脊柱骨关节错位。骨折复位要求对位对线。所谓对线指恢复原来的解剖生理的力线。整脊对脊柱骨关节的复位同样要求恢复力线。这力线主要是"椎曲"，特别是"腰曲"和"颈曲"。

临床上几乎所有的脊柱劳损病都源自椎曲紊乱。椎曲紊乱的病因病理基础就是椎体关节三角力学结构位移后出现"骨牌效应"所致。而椎曲紊乱起源于维持椎曲的四维肌力不平衡，所以要正骨——调曲，就必须先理筋。在创伤骨科是"骨正筋柔"，因为源自"骨伤"；而在整脊来说，是"筋柔骨正"，因为源自"筋伤"。所以，理筋、调曲、练功三大原则，最终目标是"调曲"。练功也是为了维持复位后椎曲的稳定。所以，在临床应用中，除了推拿手法仅仅是理筋之外，其余的旋转法、侧扳法、屈曲法、过伸法、整盆法，以及一维、二维、三维和四维的牵引、悬吊法都是筋骨并重的治疗方法。

（四）内外兼治

《灵枢·寿夭刚柔》曰："内合于五脏六腑，外合于筋骨皮肤。是故内有阴阳，外亦有阴阳。"人体是统一的整体。脊柱骨关节疾病，既发生于"筋骨皮肤"，也影响到"五脏六腑"。因此，在治疗上需内外兼治。

整脊临床常用拔罐、药熨、针灸的外治法，可有效松解肌肉韧带的粘连、活血化瘀，改善局部循环，恢复肌容积、肌张力。通过正骨、调曲，可使关节复位，减轻软骨、椎间盘的压应力，被压迫的脊髓、神经得到松解，缺血得以改善。但这些组织，均需要气血的补充，才有利于循环改善。因此，根据八纲辨证论治，配合中药内服，则有利于组织的修复。例如：有风寒湿邪者可除之；有瘀血者可散之；实者泻之；虚者补之；寒者温之，使内外平衡，气血协调。临床实践证明，不少内服方药既可消减椎间盘突出的炎症水肿，也可延缓椎间盘的退变，改善脊髓、神经的功能，减轻脊柱劳损病的症状。因此，整脊治疗学是主张内外兼治。

（五）上病下治

上病下治，是中医整脊学"一圆一说两论"在临床的具体运用。

《灵枢·经脉》论曰："厥头痛，项先痛，腰脊为应。"脊柱轮廓应力是平行四边形平衡的。平行四边形的数学法则，是研究脊柱运动平衡的重要理论。平行四边形的数学法则是对边相等、对角相等。因此，在临床上寰枢关节错位要调腰骶角；颈曲变直、反弓的颈椎病，调胸椎和腰椎；胸椎侧凸，调腰椎。这种疗法已取得临床近万例的成功，避免了过去局部正骨手法引起的误伤。

中医整脊学认为腰椎是脊柱结构力学、运动力学的基础。腰椎椎曲紊乱、侧凸，即可继发胸椎、颈椎的椎曲紊乱、侧弯。临床调查 347 例颈曲紊乱的颈椎病，98% 合并腰曲紊乱。X 线动态实验，也证实腰曲变直时，颈曲也同时变直。因此，采取上病下治法治疗严重的、疑难的颈椎病，以及胸椎侧凸症疗效好，安全可靠，已成为中医整脊临床诊疗的特色。

（六）下病上治

根据脊柱圆运动规律，脊柱骨关节紊乱、侧弯或椎曲改变，都维持在一条中轴线上。所以，"上梁不正下梁歪"。要调整"下梁"，就必须调整"上梁"。脊柱颈段、胸段、腰段三个节段中，活动度最大者，颈段是第 1～4 颈椎；胸段是第 1～5 胸椎；腰段是第 1～3 腰椎。据此，腰下段的病变，必须纠正腰上段的侧弯；颈下段的病变，必须纠正颈上段的侧弯，如此才能达到调曲复位的目的。例如：腰椎滑脱症，就必须纠正上段腰椎的反弓、侧弯，滑脱才能复位。急性腰扭伤，往往是第 4、5 腰椎关节错缝，但只要在胸腰枢纽做一小旋转，其错缝即可复位。这都是临床上"下病上治"的典型例子。

（七）腹病治脊

腹病治脊，指脊源性胃肠功能紊乱、脊源性妇科病、脊源性男性性功能衰退等。这些病变源自下段胸椎及上段腰椎骨关节紊乱，导致支配该脏器的脊神经紊乱而产生功能性病变。所以，通过整脊恢复其脊神经功能，这是整脊治疗脊源性疾病的具体措施。

（八）腰病治腹

腰椎的稳定，后缘靠腰背的竖脊肌，前缘靠紧贴后腹膜的腰大肌和腹内压。因此，腹内压是稳定腰椎的主要内动力。腹肌松弛，腰椎不稳，易患慢性腰痛。所以，临床有"腹针疗法"治疗腰痛，其原理就是调整腹肌——腹内压。

另外，腹部内环境与腰椎的内环境是相互影响的。典型的腰椎间盘突出症患者早期往往有便秘、小便短赤的"湿热下注"证候，而晚期有二便无力或小便频繁的虚寒证候。所以临床上用中医辨证论治，虽是"治腹"（服药），实则"治腰"，湿热下注的椎间盘突出症、腰腿痛，用通下逐瘀血的方法治疗后，症状即可减轻；虚寒腰痛，用温补壮阳药后，即可治愈。

在功能锻炼中，"床上起""俯卧撑"等均为练腹肌的功法，目的也是"腰病治腹"。

总而言之，中医整脊治疗学八大对策，是富于中医特色的整体辨证治疗观。临床上只要运用正确，可提高疗效，缩短疗程，降低复发率。

四、急性期疗法

脊柱伤病急性期的疗法主要是遵循"急则治其标，缓则治其本"的原则，对发病急骤的急性腰扭伤患者和腰椎间盘突出症疼痛症状严重的患者，可先行止痛，缓解急性期症状。再配以整脊综合疗法继续治疗。现介绍临床常用的脊柱伤病急性期止痛方法。

（一）针刺法

即毫针刺法。对急性腰腿部疼痛患者针刺承山穴、委中穴或经外奇穴腰痛穴。对神经根型颈椎病引起的颈背部疼痛患者针刺大杼穴、肩井穴、外关穴或颈项部疼痛阿是穴。

（二）封闭疗法

封闭疗法是指使用具有局麻作用的普鲁卡因或利多卡因与类固醇药物，对疼痛局部进行注射的疗法。

类固醇类药物有消除炎症，促进组织水肿吸收的作用，临床上广为应用，特别是对椎间盘突出症急性期，常用硬膜外封闭或骶管封闭或椎板封闭等疗法。

1. 硬脊膜外封闭疗法

操作方法：采取上半身高，下半身低的侧卧位，在腰椎间盘突出处硬膜外穿刺；穿刺针经过皮肤、皮下、棘上韧带、棘间韧带和黄韧带后，即可到达硬脊膜外腔，进行气泡压缩试验、气泡上涌试验、气泡搏动试验或负压试验等判断是否在硬脊膜外腔。到达硬脊膜外腔后置入硬膜外导管，注入药物。药物包括1%利多卡因5mL、地塞米松（Dexamethasone）5~10mg，山莨菪碱（Anisodamine）10mg，加入0.9%生理盐水150~200mL。药物注入方式包括硬膜外点滴或灌注，视病情选用。此法适用于腰椎间盘突出引起的剧烈腰痛或伴下肢放射痛者。

注意事项：①操作时不能穿破硬脊膜，如一旦穿破有脑脊液流出，禁用此法。②硬脊膜外穿刺，需有操作经验，因此应谨慎操作。

2. 骶管封闭疗法

操作方法：为低位骶管穿刺。患者采取上半身高，下半身低的俯卧位，循正中线找到骶管裂孔，穿刺后，如顿觉阻力消失，针头接触到光滑的骨面，即到达骶管。当抽吸无血，试验注射无阻力且局部无隆起时，即可缓慢注入药液。药物包括曲安西龙（Triamcinolone）40mg、地塞米松（Dexamethasone）5mg、维生素B_{12} 250μg、糜蛋白酶4000U、山莨菪碱（Anisodamine）5~10mg、0.9%生理盐水40mL，1%利多卡因10mL。药物注入方式包括硬膜外点滴或灌注，视病情选用。此法适用于剧烈腰痛或伴下肢放射痛者。

3. 局部封闭疗法

操作方法：患者采取适当体位，于疼痛部位寻找痛点。在痛点进行局部肌肉注射。注射药物包括1.0%的利多卡因，加入醋酸氢化可的松或醋酸泼尼松龙。注射深度及范围视损伤部位的深浅以及范围的大小而定。利多卡因用量一般为 100mg，醋酸氢化可的松或醋酸泼尼松龙用量为 1.25～2.5mg。一般每周操作 1 次，一般不超过 5～8 次。此法适用于椎间盘突出症患者腰痛点行椎板封闭或臀上皮神经损伤、梨状肌综合征患者的局部封闭。

注意事项：①严重肝脏疾病、晚期严重脓毒血症及败血症者；②大血管晚期炎症或坏死，如四肢深部、盆腔、纵隔等处静脉炎，肺坏疽等，局部封闭可能加速坏死组织脱落而引起大出血；③肿瘤及结核病、骨质疏松症者，禁用局部封闭。

4. 经穴注射疗法

经穴注射疗法是指将具有局部麻醉作用的药物如普鲁卡因注射液和局部营养作用的药物如当归注射液、丹参注射液等对疼痛局部的穴位进行注射的方法。

（1）操作方法

患者采取适当体位，于穴位处进行局部肌肉注射。常用经穴注射疗法选用的穴位主要有阿是穴、肾俞穴、小肠俞穴、关元俞穴和环跳穴。不同穴位的操作方法略有不同，分述如下。

阿是穴（痛点）注射疗法：患者采用适当体位。医师以拇指尖仔细寻找明显的压痛点，做好标记。根据痛部深浅用长度适合的针头。压痛点较浅，用细的短针头，直接刺至痛点深层或骨膜上，局部有酸胀沉重感，有时伴有沿经络放射感时，即可注入药液。如压痛范围较大，单点注射不能达到全部，应做多点或扇形注射。改变方向时，针头应先退至皮下，再行刺入。此法适用于单纯软组织急慢性损伤，肌肉附着点痛及筋膜痛者等。

肾俞穴注射疗法：患者侧卧，穴位注射侧在上。用腰椎穿刺长针头沿横突部位垂直刺入，触及横突时将针头稍退，向上或向下避开横突，以 45°角向正中刺入，到达椎体外侧，再向前推进 1cm，抽吸无血和脑脊液，即可注入药液。此法适用于腰背痛、神经痛者等。

小肠俞、关元俞注射疗法：患者俯卧，用腰椎穿刺长针头呈 60°～70°角斜向内刺入，找到横突后稍向上或向下滑行 1～2cm，刺至患肢有酸胀或触电感，抽吸无回血或脑脊液，即可注射药液。此法适用于腰椎间盘突出症、腰骶部损伤者等。

环跳穴注射疗法：患者侧卧或俯卧位，穴位点在股骨大粗隆与坐骨结节连线中心偏内 0.5～1cm。用腰椎穿刺长针头垂直缓慢刺入，深达 5～8cm，直至出现下肢酸胀触电感，抽吸无回血，即可注入药液。此法适用于梨状肌损伤综合征者。

以上诸穴位行注射疗法的药物主要包括 1.0% 利多卡因，当归针，丹参针，红花注射液，麝香注射液，维生素 B_1、B_{12}，20% 葡萄糖等。注射剂量视损伤部位的深浅和范围的大小而定，一般 1% 利多卡因各配以当归针、丹参针各 2～4mL、红花注射液 0.5～1mL、维生素 $B_1$100～200mg，B_{12}100～500μg。葡萄糖一般用量为 10～18mL。一般每 2～3 天操作 1 次，或视病情而定，一般不超过 10 次。

（2）注意事项：①术前向患者说明治疗意义和作用，消除其恐惧和疑虑。②有普鲁卡因过敏史者及在使用磺胺类药物治疗期间，注射液不宜用普鲁卡因，可用利多卡因。

③老年体弱或全身状况不佳者慎用。一般以卧位为宜。随时注意患者情况，如有不良反应，立即停止注射。④严格无菌操作。注射点先做皮丘麻醉，注射后遇针眼出血，可用无菌敷料压迫止血。注射前应先回抽，遇回血则改变部位或方向。

（3）不良反应及处理：①轻反应。患者可有头晕等不适，停止注射后平卧，一般可迅速自行消失，不需特殊处理。②重反应。极少见，患者主要表现为恶心、呕吐、胸闷、痉挛、呼吸困难、昏迷、惊厥等，应立即进行抢救：取平卧位，呼吸衰竭者行人工呼吸和吸氧，有惊厥者缓慢静脉注射 2.5% 硫喷妥钠，成人用量不超过 0.5g。

第二节　外治法

一、刺血疗法和拔罐调血疗法

（一）传统经验刺血疗法

刺血疗法源远流长，它的起源可追溯到新石器时代。在现存的文献中，此法最早载于马王堆出土的汉帛书《五十二病方》中，其中曾有"……引下其皮，以砭穿其旁"的记载，即用砭石刺破八髎以治疗疝气。《黄帝内经》的问世，促使这一疗法发展到比较成熟的阶段，全书 162 篇，论及此疗法的竟多达 40 余篇，从理论到临床基本形成了一个比较完备的体系，其中对放血疗法的机理、施术部位、操作手法、适应证及禁忌证均做了精辟的论述。

中国古代名医扁鹊、华佗以及历代名医均在古书中留下了刺血治病的记载。据《史记》记载，春秋时代的名医扁鹊已经施用针砭法，他在治疗虢太子尸厥症时"乃使弟子子阳厉针砥石，以取外三阳五会"，说明当时扁鹊及其弟子精通针砭法。扁鹊为齐桓公诊断疾病时论道："疾，在血脉，针、石之所及也，"这里指的针、石，无疑是放出一定血量的砭石针具。古代名医华佗也有很高明的针刺放血技术，他曾刺络出血治愈过"红丝疗"。西晋皇甫谧著的《针灸甲乙经·奇邪血络》中专门论述了奇邪留滞络脉的病变、刺血络为主的治法。

唐代刺血疗法的应用更为广泛，理论更臻完善，出现了用刺血疗法治疗疾病的专案记载。如御医秦鸣鹤针刺百会及脑空出血，治愈了唐高宗的头眩、目不能视。宋·王怀隐《太平圣惠方》中在治疗舌头肿胀时，"用手指或钺刀把舌下两边的皮肤弄破使之出血"。此法不仅为后世医家所借鉴用于治疗舌肿胀，而且发展为针刺金津、玉液出血，治疗构音障碍及吞咽困难。

金元时期，随着医学争鸣之风的兴起，刺血疗法也得到了提高和发展。身为金元四大家之一的张从正，虽不专攻针灸，但对刺血疗法的运用颇有心得。据《儒门事亲》记载，张从正曾身患目疾，或肿或翳，休止无时。后用钺针针刺攒竹、丝竹空等穴，且使之出血约两升许，三日后平复如故，从此张从正对刺血疗法不仅在理论上潜心研究，而且在实践中不断发挥和创新，形成了其极具特色的刺络放血诊疗方法。张从正认为刺血不仅可发汗，而且可以补虚。在治疗时，不仅刺血部位多，针刺次数多，而且出血量大。他在《儒门事亲》中记述的针刺医案 30 余例，几乎都是刺血疗法的验例。脾胃学派的代表李东垣对刺血疗法也很精通，其门人罗天益在其代表著作《卫生宝鉴》中，也收集了不少刺血疗法的经验。

明清医家杨继洲、叶天士、赵学敏等皆擅刺血。杨继洲在《针灸大成》一书中详细记述了针刺放血的穴位及针刺放血治疗重症、急症的经验。清代医家郭志邃所著的《痧胀玉衡》堪称刺血治疗急症的专著，对后世影响极深。

针刺出血，就是用三棱针、梅花针、毫针等刺破皮下浅表静脉以泻其病血来治病，古代称为"络刺""启脉"，现代俗称"刺血疗法""针刺放血"等。针刺出血法在《灵枢·官针》中是这样记载的："络刺者，刺小络之血脉也。""赞刺者，直入直出，数发针而浅之出血，是谓治痈肿也。""豹文刺者，左右前后针之，中脉为故，以取经络之血者"。

所谓"络刺""赞刺""豹文刺"都指针刺出血的具体方法。其络刺是用三棱针、梅花针、毫针等直接刺入络脉，使其自然出血，以此达到治病的目的。赞刺是用针在患病部位直入直出，多次地浅刺，使患处出血，进针和出针的动作较快，以此达到消散痈肿的目的。豹文刺是用针在患处前后左右多处刺入血络，泻出瘀阻血液，以此达到治病目的。

（二）现代刺血疗法

西医学认为，生命的基础是新陈代谢，人体内的新陈代谢有赖于正常的血液循环。刺血疗法可以促进人体新陈代谢，刺激骨髓造血功能，血液循环中的幼红细胞增多，代谢活动旺盛；并通过神经体液的调节作用，改善微循环、血管功能、血液成分，排除血中的毒素，提高机体的免疫功能。

1. 现代刺血法分类

（1）血管刺血疗法：即用三棱针直接刺入皮下浅静脉，使其自然流出血液，血尽而止，自然止血。

（2）孔穴刺血疗法：用三棱针或注射用一次性针头直接在穴位处刺破皮肤，使之出血，待"血尽而止"。如果出血量不足，可于刺后用手挤压或拔火罐。

（3）局部刺血疗法：即用三棱针在病变部位或四肢末梢部位点刺，"出血如大豆"，或用梅花针重叩局部加拔火罐。

2. 操作规程

消毒：首先消毒针具。针具使用前应煮沸消毒，或用高压蒸汽消毒，或用一次性针具。

施针前在选定的穴位和血络施针皮肤局部用含 2% 碘酒的棉球进行常规消毒后，再用酒精棉球脱碘，然后即可施术进针。

进针：做常规消毒后，用右手拇指、示指和中指持针，中指在前可控制进针的深浅度。在选定的部位上进针时一般多倾斜进针，针体与血管呈一定角度，针尖朝上，针尾朝下，这样既不易使针刺贯穿血管壁，发生血肿，又可使血液顺势自然流出。

血量：古文献记载有"出血如大豆""微出血"，说明出血量少；现代刺血治病的出血量，一般是根据病情而定，如松解肌痉挛，以出血如豆即可。

（三）刺血拔罐调血疗法

待针刺出血自然停止后，再加拔火罐，一般采用闪火法，此法安全，不受体位限制。加拔火罐的目的，一是以此控制出血量，加强针刺放血的医疗作用。二是更可以拔出针刺伤口局部的瘀血，减轻针口伤处疼痛。拔火罐时注意不要烧伤皮肤，具体操作方法同一般针灸拔罐操作方法。

刺血拔罐调血法，在整脊临床中应用较多，特别对肌筋膜粘连、硬结，应用此法能很好地松解肌筋膜粘连。

针刺放血治病安全可靠，一般没有什么危险。但是，如果患者过分担心或操作时疏忽大意或针刺技术不够熟练，也会导致异常情况的发生。为了避免晕针或其他意外情况的发生，应在治疗前做好患者的思想工作；在施术过程中要规范操作，严格消毒，同时一方面要熟悉解剖，注意不要刺伤深部动脉，另一方面要密切观察患者的反应，防止意外的发生。

针刺放血疗法不仅对许多常见病、多发病有效，而且对某些疑难病症也有意想不到的效果，但我们必须严格掌握其适应证和禁忌证，临床治疗时正确地选择运用，才能确保和提高疗效。

二、膏摩药熨疗法

膏摩疗法，指用药膏进行按摩的一种古老的外治法。此法是外用药的活血化瘀、温通经络作用与推拿按摩作用的科学结合。

药浴即运用药物温浴局部，有喷浴、泡浴和淋浴，以达到温通血脉、舒筋活络的作用。膏摩药浴疗法属药物外治之类，在骨科临床应用广泛，疗效显著。

（一）膏摩疗法

1.传统经验　摩膏疗法，源自战国时期的摩法和熨法。按摩药熨是《黄帝内经》的主要疗法，《素问·至真要大论》曰："摩之浴之。"《史记·扁鹊仓公列传》中扁鹊曰："疾之居腠理也，汤熨之所及也……为五分之熨，以八减之剂和煮之，以更熨两胁下。"《灵枢·寿夭刚柔》治寒痹"以药熨之"。《素问·调经论》曰："病在骨，焠针药熨""按摩勿释。"公元3世纪的晋代，王叔和在《脉经·卷二》中论述痹痛治疗："以药熨之，摩以风膏，灸诸治风穴。"首次介绍按摩配以药膏的治疗方法。葛洪在《肘后方》将"摩以风膏"的药膏称为"摩膏"，也即专供配合按摩的药膏，从而开创"膏摩"疗法的先河。此疗法经唐、宋、元、明的发展，不仅在筋骨痹时应用，而且在内外妇儿各科疾病亦广泛应用，从而积累了丰富的经验方药。所以，清代张振鋆在《厘正按摩要术》一书中指出："摩法，前人以药物摩者多，而以手法摩者，只此数条。"

（1）葛洪摩膏治颈腰痛、四肢痹痛

篋中方："治风头及脑掣痛，不可禁者，摩膏主之：取牛蒡茎叶捣取浓汁二升，合无灰酒灰一升，盐花一匙，头塘火煎令稠成膏，以摩痛处，风毒散自止。亦主时行头痛。摩时须极力令作热，乃速效。冬月无叶，用根代之亦可。"（《肘后方·卷三》）

莽草膏："疗诸贼风肿痹，风入五脏恍惚方：莽草一斤，乌头、附子、踯躅各三两，四物切以水苦酒一升渍一宿，猪脂四斤，煎三上三下，绞去滓，向火以手摩病上三百度应手即瘥。耳鼻病可以绵裹塞之。疗诸疥癣杂疮。"（《肘后方·卷八》）

丹参膏："疗伤寒时行贼风恶气。在外即肢节麻痛……则摩之，并瘫痪不随，风湿痹不仁，偏枯拘屈……骨疽者摩之：丹参、蒴藋各三两，莽草叶、踯躅花各一两，秦艽、独活、乌头、川椒、连翘、桑白皮、牛膝各二两，十一物以苦酒五升，麻油七升，煎令苦酒尽，去滓用如前法。"（《肘后方·卷八》）

苍梧道士陈元膏疗百病方："当归、天雄、乌头、各三两，细辛、川芎、朱砂各二两，干姜、附子、雄黄各二两半，桂心、白芷各一两，松脂八两，生地黄二斤，捣绞取汁，十三物别捣，雄黄、朱砂为末，余咬咀以淹苦酒三升合地黄渍药一宿，取猪脂八斤，微火煎十五沸，白芷黄为度，绞去滓，内雄黄、朱砂末搅令稠和，密器贮之，对火摩病上……主心腹积聚，四肢痹躄，举体风残，百病效方。"（《肘后方·卷八》）

（2）范汪蹉跌膏兼疗金疮方："当归、续断、附子、细辛、甘草、通草、川芎、白芷、牛膝、蜀椒，上十味粉末，以猪膏二斤煎以白芷色黄膏成。绞去滓。日再以摩损处。"（《外台秘要·卷二十九》）

（3）摩风白芷膏："治风毒流注，骨节疼痛，筋脉挛急，宜用。白芷、防风、附子、白芍、当归、川椒、羌活、独活、藁本、川乌、细辛、僵蚕各半两，生姜、黄醋各五钱，猪脂一斤（制法略，制为膏），每取少许于火畔熠手摩之。"（《太平圣惠方》）

（4）摩风膏："治风湿着痹。服药虽多，肌肉犹顽痹，摩风膏摩之方：防风、羌活、芎藭、细辛、蜀椒、当归、踯躅花、白蔹、白及、丹参、苦参、黑参、桂、附子、乌头、皂荚、莽草各一分，杏仁半两，上十八味，细锉如麻豆，以米醋二升拌匀，浸三宿熬干同腊月猪脂二斤，以文武火煎一日，绵滤去滓，瓷瓶贮，每用少许，点摩痹处。"（《圣济总录》）

当归摩膏："治诸风寒湿骨肉痹痛，当归、细辛各一两半，肉桂一两，生地黄一斤，天雄十块，白芷一块，川芎半两，丹砂一两，干姜三分，乌头一两三分，松脂四两，猪脂五斤，上一十二味，先将八味锉，如大豆粒，以地黄汁浸一宿，与猪脂松脂同慢火煎，候至留者一块白芷黄色，以厚绵滤去滓，瓷盒盛，入丹砂末，不住搅，至凝即止，每用药，用火炙手，摩病处千遍。"（《圣济总录·卷一十九》）

（5）丹溪摩腰膏："治老人腰痛并妇人白带。附子尖、乌头尖、南星各二钱半，雄黄、朱砂各一钱，樟脑、丁香、吴茱萸各一钱半，麝香五粒。（为末蜜丸，制法略）姜汁化开，火上燉热，置掌中，摩腰上，候药枯黏腰上，供绵衣包缚定，随即觉热如火，易一次。"（《丹溪心法》）

清·徐灵脂《兰台轨范》云："有人专用丹溪摩腰方，治形体之病，老人虚人极验，其术甚行，或加入倭硫黄、人参、鹿茸、沉香、水安息，或单用麻油、黄蜡为丸，如胡桃大，烘热摩腰，俟腰热扎好。"

2. 现代操作方法

膏摩疗法，是医者运用按摩手法配以药膏作用于病症部位，与膏药贴、熨区别在于手法按摩，而后者仅是辅贴热熨。在具体运用上，有直接膏摩法和药膏包摩法。

（1）直接膏摩法：将药膏直接放置需按摩的部位上，医者用手接触药膏作按摩、推拿、揉、拍等分筋理筋的手法。手法可反复应用至局部发热、皮下充血、皮肤渐红为佳。古云："摩千遍"即此意。操作结束，揩干净局部。如此利用药膏的药效，加强按摩的效果。直接膏摩的药膏多为油膏。

（2）药膏包摩法：将药膏用纱布包成拳头大小，加热后对患部进行按摩。此法优点是可保护皮肤不受药黏，操作方便。缺点是药效发挥不如直接膏摩法。

（3）适应证与禁忌证

适应证：①脊柱劳损病与脊柱相关病，如颈椎病、慢性腰腿痛、脊柱侧弯等。②骨折后期，肌肉、关节粘连，或骨折延缓愈合等。③风湿骨病和骨关节退化疾病，如肩周炎、膝关节炎，以及风湿性关节炎和类风湿性关节炎等。

禁忌证：急性关节扭挫伤血肿期、骨折初期、骨结核、骨髓炎、骨肿瘤不宜用此法。

（二）药熨疗法

药熨疗法，指用热材料（药物或热敷料、热水袋等）敷贴患处，随患者自觉热度面移动位置，使局部皮肤红活，以促进局部血液循环，改善组织新陈代谢，缓解痉挛和疼痛的外治法。

1. 传统经验　熨法，是最古老的治法，在战国时期已十分盛行。《史记·扁鹊仓公列传》曰："案扤毒熨。"毒熨即用药物热敷贴患处，扁鹊还"为五分之熨""以更熨胁下"。《素问·血气形态》曰："病生于筋，治之以熨引。"《灵枢·刺节真邪》曰："治厥者，必先熨调和其经，掌与腋、肘与脚、项与脊以调之。火气以通，血脉乃行。"《灵枢·寿夭刚柔》治寒痹，"每刺必熨"。记载"熨药"，"用醇酒二十升、蜀椒一升、干姜一斤、桂心一斤"，粉末后，用酒浸渍，再用棉絮与药同浸渍，然后用双层布包棉絮（长六七尺），"用生桑炭炙巾，以熨寒痹所刺之处，令热入至于病所。寒复炙巾以熨之，三十遍而止，汗出以巾拭身"。后世广泛应用熨法治疗骨伤痛证、痹证及各种痛证，从而积累丰富的熨药经验。特别是《医宗金鉴·正骨心法要旨》将熨法列为各种骨伤疼痛的主要疗法，书中论及："伤损之证，骨伤作痛者，乃伤之轻者也。若伤重，则或折，或碎，须用手法调治之，此乃磕蹦微伤，骨间作痛，肉色不变，宜外用葱熨法，内服没药丸。"

（1）葛洪《肘后备急方》

葛氏疗卒毒肿起急痛，柳白皮酒煮令热熨上痛止。丹参膏疗恶肉、恶核、瘰疬、风结诸脉肿。

丹参、蒴藋各二两、秦艽、独活、乌头、白及、牛膝、菊花、防风各一两，芒草叶、踯躅花、蜀椒各半两，十二物切以苦酒二升渍之一宿，猪膏四斤，俱煎之，令酒竭，勿过焦，去滓，以涂诸疾上。日五涂，故布上贴之此膏，亦可服，得大行即须少少服。短剧同。（《肘后备急方·卷五》）

葛洪《肘后备急方·卷五》经验方治诸处皮里面痛，何首乌末取汁，姜汁调成膏。痛处以帛子裹之，用火炙鞋底熨之妙。

（2）《圣济总录》

摩膏方：治扑仆内损疼痛。蓖麻子（去皮研一两半）、草乌头（生为末半两）、乳香（研一钱）。研三味，一处和匀，量多少，入炼成猪脂，研为膏。每取少许，涂伤处。炙手摩令热取效。如痛甚不可摩，即涂肿痛处。（《圣济总录·卷第一百四十五》）

桂附贴熁膏方：治接骨、寒痹腰痛。桂（去粗皮）、附子（去皮脐生用）、乳香（研）、蜀椒（去目及闭口炒出汗）、白矾（碎）、吴茱萸（浸炒）各一两、生姜汁、酒各五合。上八味，捣研六味为散，将姜汁并酒各五合，共煎取七合，入药末调令匀，于油单子上摊贴患处，急裹缚之，其痛立定。（《圣济总录·卷第一百四十五》）

摩痛膏方：治伤筋骨。肿痛不可忍。丁香（别捣为末）、麝香（别研）、羌活（去芦头）、川芎、防风（去叉）、细辛（去苗叶）、牛膝（去苗）各半两、驼脂（十两）、腊月猪脂（二十两）、木鳖子（去壳）、附子（去皮脐生用）、栝楼根各一两。上一十二味。除驼脂、猪脂、丁香、麝香外，细锉，以米醋二升拌匀，经三宿，入铛中炒令干，下驼脂及猪脂等，以慢火再煎，候诸药焦黄色，即住火。用绵滤去滓，后下丁香、麝香撑匀，内瓷盒中盛，旋取用之。（《圣济总录·卷第一百四十五》）

治腰疼熨方：食盐、干姜（生为末）、杏仁（汤浸去皮尖双仁研）、酱瓣（研）。上四味等分，再同研匀，以绵裹内腰间，当觉冷气动下。日五六次用，差即已。（《圣济总录·卷第八十五》）

（3）《古今医鉴》

运用熨贴治肩臂痛。用"生姜半斤，取自然汁；入牛膝三两，乳香、没药各一钱五分，铜杓内煎化，就移在滚汤内炖，以柳条搅成膏，又入花椒少许，再搅匀用皮纸作壳子，看痛处宽狭贴患处，用鞋履烘热熨之。"（《古今医鉴·卷十》）

（4）《种福堂公选良方》

百发神针：治漏肩鹤膝，寒湿气，半身不遂，手足瘫痪，痞块腰痛。"乳香、没药、生附子、血竭、川乌、草乌、檀香、降香、贝母、麝香各三钱，丁香四十九粒，祈艾二两。"和药末作艾条，烧针熨痛处。

熨背法：治胸背疼痛而闷，因风寒湿而起者。肉桂、附子、羌活、乌头、细辛、川椒各一钱半、川芎一钱。为末，帛包烧暖，以熨背上。

2. 现代操作方法 熨法，是用药物加热或纱布浸热药水，或用矿物质加热，然后置于患处，并逐渐移动，使患处周围皮肤红活为度。

适应证：跌打损伤、骨折脱位、局部肿痛或骨关节疾病疼痛，如骨性关节炎、风湿、类风湿性关节炎、骨坏死等。

注意事项：细菌感染之急性炎症期，慎用。另，熨时注意熨包的温度，注意预防烫伤。

（三）药浴疗法

1.传统经验 药浴疗法是中国传统医学治疗学的重要方法。《素问·玉机真脏论》论述"风者百病之长"的各种病变时，就提出"可按、可药、可浴"治疗。在《素问·至真要大论》论述治则"浴之"是治疗大法之一。晋代·葛洪《肘后备急方》也应用药物煮水或用盐水，洗开放创伤，浴法治四肢痹痛。《刘涓子鬼遗方》对痈疽治疗介绍多种洗浴方药。唐代·孙思邈《备急千金要方》治小儿疾病多用药浴法（见卷五），在《千金翼方》中介绍用白矾浴足治脚气。宋、元时期，浴法是主要疗法之一。《圣济总录》及《世医得效方》均介绍浴法治疗伤疾。《圣济总录·卷四·治法》中，渍浴法为21种治法之一；对各种疾病治疗，多介绍淋熨贴熁的治疗方药。至明清时期，浴法已成为各科疾病治疗方法之一，从而形成了淋浴、浸浴、熏浴、喷浴、足浴等方法及丰富的药浴方药。

（1）《圣济总录》淋洗方选

苍耳汤浸淋方：治风腲腿四肢不收。

苍耳五升、羊桃四升、蒴藋切二升半、赤小豆二升半、食盐二升。上五味，以水一石五斗，煮取一石。去滓适寒温，浸所患脚，勿过绝骨。每浸一炊顷出，勿令汤冷，可将汤更番添换令热，若遍身汗出差。每隔三日一度浸淋，避外风。（《圣济总录·卷一十一》）

川芎汤方：治伤折疼痛，淋渫。

川芎、甘草、蜀椒、当归、吴茱萸、桑根白皮、泽兰各二两，松脂一两、黑豆一升。上九味，粗捣筛，每用药三两，水一斗煎沸，淋渫痛处，立效。（《圣济总录·卷一百四十五》）

（2）《世医得效方》洗方

荆叶散：治从高坠下，及一切伤折筋骨，瘀血结痛。

顽荆叶两半、蔓荆子、白芷、细辛、防风、桂心、川芎、丁皮、羌活各一两，上为末，每用一两，盐半匙，连根葱白五茎，浆水五升，煎五七沸，去滓。通手淋洗痛处，冷却再换，宜避风。

（3）《景岳全书》淋浴方

熏蒸方：治肾气衰弱或肝脾肾三经受风寒湿气停于腿膝经络，致成脚痹疼痛，宜用此药和荣卫通经络是亦治痹之法。

花椒一撮、葱、盐一把、小麦面约四五升、酒一盏、醋不拘多少以拌前件至润为度。

上放铜器内炒令极热扑卧褥下将患脚熏蒸其上，以衣被稳卧一时要汗出为度，勿见风，或加姜桂亦妙。（《景岳全书·卷五十四》）

2.药浴方法及其适应证和注意事项 根据传统的经验和临床实际，药浴疗法有淋浴法、浸浴法、熏浴法、喷浴法和足浴法，现分别简介其方法及适应证和注意事项。

（1）淋浴法：或称淋洗法，即用药水淋浴，或局部淋洗，或全身淋浴。局部淋洗，以肤微红为妥；全身淋浴，以肤色红活，自觉发热为妥。

适应证：局部淋洗，适用于创伤早期血肿者，淋洗活血化瘀药以促消散，晚期淋洗可舒筋活络，增强局部血运，有利于骨折愈合和关节功能恢复。如对皮肤病和痈疮淋洗局部，可祛毒排秽，有利于局部血运改善。

注意事项：药水以适和患者的温度为宜，避免烫伤。有高血压、心脏病及支气哮喘患者，全身淋浴不宜时间过长，且不宜站立淋浴。

（2）浸浴法：又称浸渍、渍浴，即《素问·阴阳应象大论》曰："其有邪者，渍形以为汗。"《圣济总录·治法》称渍浴，以温热药水全身浸泡使全身发汗，祛散外邪风毒。

适应证：外感风寒湿邪所致全身筋骨疼痛、发热恶寒的重感冒，且多用于治疗强直性脊柱炎、椎管狭窄症等。

注意事项：此法出汗较多，因此体虚患者、有严重高血压、心脏病患者慎用。

（3）熏浴法：又称熏汽浴，取药物水煮的蒸汽或烧热的矿石（如磁石、云母石、麦饭石、铁石、火山石等）加水，使之产生蒸气以熏蒸全身或局部，致全身冒汗，或局部渐红为宜。此法自古有之，近年保健业发展，多配合仪器熏蒸，骨科临床适用于关节炎、风湿性关节炎和类风湿性关节炎的辅助治疗。

注意事项：注意蒸汽的温度，避免烫伤，同时做全身熏蒸，用药以芳香性药物为宜，过强气味刺激，不利于呼吸道健康。同时，在应用时注意蒸汽，适当调节室内空气，避免窒息。

（4）喷浴法：将药物置压力锅内煮取蒸汽，通过喷浴，将蒸汽喷射到病体部位的方法，称喷浴法。

适应证：脊柱关节退化性疾病、筋骨痛、中风偏瘫、风湿、类风湿性关节炎、强直性脊柱炎。即可顺肌肉表面，也可循经络走向喷射。

注意事项：蒸汽温度要适宜，避免烫伤，喷射的压力应以患者能承受为宜，应用时操作者先用自己的手背测试喷射的压力，适宜后，再用于患者病变部位。如脊柱，喷射部位以皮肤红活为度。对高血压、冠心病患者、糖尿病患者不宜用此法。

（5）足浴法：又称泡足法，取热药水泡双足或单足，并逐步加量，泡至膝部为宜，以全身出汗为佳，或配合足底按摩仪器一起泡足。

适应证：骨关节疾病，如髋、膝、踝关节和足跟骨性、创伤性关节炎、风湿、类风湿关节炎、股骨头坏死、腰腿痛，对高血压、糖尿病也有效。

注意事项：足浴法，如体弱者，可先服红参、大枣、桂圆汤 1～2 杯，以免出汗虚脱。对高血压、冠心病患者，应用此法需严密观察患者自觉症状，如有不适，应停用，另预防烫伤。

第三节 针灸法

中医将经络的生理功能统称为"经气"，其主要表现在联系、滋养、调节活动各方面。经络沿身体特定路线循行，联系内外组织。病理上，病邪可沿经络传变，侵袭身体各部，又或者体内脏腑病变通过经络反应在体表。医师可依证候来分析辨别脏腑经络受病的深浅。治疗上，通过刺灸体表腧穴，疏通经气，调节脏腑气血功能，改善失衡状态，达到防治疾病的目的。针灸学内容如辨证归经、循经取穴、针刺补泻等，都以经络学说为理论依据。

经络学说是针灸处方的基础，熟悉经络循行和交接规律等，对辨经络、选穴定方非常重要。中医经络系统是由十二经脉、奇经八脉、十二经别、十二经筋、十二皮部、十五络脉，以及无数的孙络和浮络等组成。其中十二经脉是主干；十二别经是十二经脉在胸腹及头部的内行支脉；十五络脉是十二经脉在四肢及躯干的外行支脉；奇经八脉具有特殊分布和作用；十二经筋支配筋肉骨骼；体外皮肤按十二经脉分布而有十二皮部。经络系统对中医学的重要性就像解剖学、生理学对于现代医学的重要性。

一、骨空针调压法

《黄帝内经》列"骨空论"，历代医家校注此篇，均认为所论之"骨空"，即"骨孔"，指骨骼部位孔窍。腧穴位于骨空之中，是全身经气出入之所。且这些穴位是灸治风邪所致寒热病证及任、督脉病证的主要穴位，故篇名"骨空论"。但纵观《黄帝内经》有关"骨空"的论述，就可以了解到古人在宏观上已认识到骨内循环的生理现象和病理改变。

西方医学在 17 世纪，随着显微镜的发明，哈佛大学（Harvard University）发现骨板是同心圆排列，中心有"管""孔"，内有血管、神经、淋巴管通过，与髓腔内、外形成循环，后人将此骨皮质、骨板的管命名为"哈佛管"，或称"滋养孔"。

到 20 世纪 40 年代后，随着血液流变学研究的发展，人们认识到髓腔内动静脉血流动力学产生压力，1938 年 Larsen 首先提出"骨内压"的概念，到 20 世纪 70 年代后，对骨内压进行了测定，逐步应用于骨关节创伤疾病的病理诊断及治疗。

（一）关于骨空论

《黄帝内经》的"骨空论"，实质上是中国传统医学宏观的、朴素的骨内循环理论。古人根据此理论，解释骨关节病理，指导诊疗。

"空"是古代对孔窍的简称。《说文》："空，窍也。"段玉裁注："今俗语所谓孔也。"《黄帝内经》所谓"骨空"，即指骨骼的孔窍。是古人研究骨骼形态解剖的知识。

《素问·骨空论》描述了全身大部分骨骼的骨空部位。特别对脊椎的"骨空"有十分确切的记载，指出："脊骨上空在风府上""脊骨下空，在尻骨下空。"风府上指第一颈椎上之椎大孔，是椎管最上面孔，与颅骨相连。尻骨下空指骶骨孔，是椎管最下面孔。《骨空论》描述其他骨骼骨孔位置，分别是"数髓空在面夹鼻，或骨空在口下，当两肩两髆骨空，在髆中之阳，臂骨空在臂阳，去踝四寸两骨空之间；股骨上空在股阳，出上膝四寸，骱骨空在辅骨之上端，股际骨空在毛中动下，尻骨空在髀骨之后相去四寸。扁骨有渗理凑，无髓孔，易髓无孔"。这些描述是对骨骼形态直视下的记载，与现代骨骼形态学长骨干皮质小孔位置基本一致。《黄帝内经》已指出扁状骨无髓腔所以无髓孔，是松质骨网状"理腠"，血液骨髓交换是"易髓无孔"时时充满的。

"骨空论"除描述骨骼形态骨空外，还论述了骨空相邻的腧穴及其主治病症。现结合现代解剖学介绍"骨空论"所记载穴位的解剖关系。

骨空是气血津液和骨髓交汇的通道。"骨空论"已论述骨空是经气运行的通道。根据气血学说的理论，津液气血的物质基础，《灵枢·五癃津液别》指出："五谷之津液和合而为膏者，内渗入于骨空，补益脑髓，而下流于阴股。"又"骨之属者，骨空之所以受益而益脑髓者也。"科学地论述了饮食营养吸收后，转成津液、气血，经过骨空补充脑髓，并与脑髓交换。

如上所述，骨空是气血骨髓交汇通道，气滞血瘀，则骨空不通畅，肌肉筋骨失养，就可导致各种痹痛。《素问》还描述了风邪、寒邪、水湿之邪侵犯，从经络传导至骨空，而深入体内引起各种病症，主张针灸相应的骨空穴治疗。

《灵枢·痈疽》论及："寒邪客于经络之中则血泣……骨伤则髓消，不当骨空，不得泄泻，血枯空虚，则筋骨肌肉不相荣，经脉败漏，熏于五脏，脏伤故死矣。"阐明了骨空是血液与骨髓交换的通道，"不当骨空，不得泄泻"，就可导致血枯空虚，结果肌肉筋骨都得不到营养，严重可导致死亡。

（二）压力学说及其病因机制

1. 物压、气压、热压 和冷压人体正常结构的压力，是按照牛顿第三定律，即每一作用力必有与其力等值而方向相反的反作用力来维持的内在平衡。机体内热力是按照热力学第一定律，即关于热平衡的定律，是两个热力学系统如果均与第三系统处于热平衡，则它彼此也处于热平衡。互为热平衡的所有系统具有一个取得同样数值的参数，此参数定义为"温度"。我们人体的体温即是此定律的参数。

人体结构出现变异，在骨、关节系统任何的移位产生的剪力，就形成压力。我们把骨关节移位出现的压力，称为"物压"，即固体物质的压力。物压的形成，普遍地导致骨、关节功能障碍，刺激周围组织引起疾病。

体内的热能靠血液循环维持。当血液循环障碍——包括局部组织、细胞，违反了热力学第一定律，组织内部因热效应出现热膨胀，产生"热压"或"冷压"。由于循环障碍，体内细胞交换的化学介质，气体调节紊乱，组织内形成"气压"。

物压、热压、冷压和气压，可统称为致病的四大压力，是致病的病因病理之一。

2. 压力致痛的病因机制 压力作为人体生理病机的理论，是较古老的也是现代的。两千年前《黄帝内经》朴素的血流动力学说（见《素问·五脏生成》），以及有关生理病理的论述，无不包含了压力的理论。特别有关寒、热等邪气致病的论述，可谓热力理论的宏观知识。《素问·调经论》中论针刺的补、泻理论，也可说是调压理论："余闻刺法言，有余泻之，不足补之。""神有余，则泻其小络之血，出血勿之深斥，无中其大经，神气乃平。神不足者，视其虚络，按而致之，刺而利之，无出其血，无泄其气，以通其经，神气乃平。"

3. 热效应病变 组织间热效应失衡而出现冷压;《黄帝内经》称为"寒"致痹痛证。《素问·举痛论》指出:"经脉流行不止,环周不休。寒气入经而稽迟,泣而不行,客于脉外则血少,客于脉中则气不通,故卒然而痛。"《素问·痹论》曰:"痛者,寒气多也,有寒,故痛也。"(《素问·长刺节》)曰:"病在骨,骨重不可举,骨髓酸痛,寒气至,名曰骨痹。"(《素问·皮部论》)曰:"寒多则筋挛骨痛。"(《灵枢·阴阳二十五人》)曰:"感于寒湿则善痹,骨痛爪枯也。"综观《黄帝内经》有关痹痛的论述,都与寒有关。也即组织之间热效应失调后产生的负平衡。

4. 血流动力学与热效应的关系 上述经文已论及"寒的形成是血流不通""泣而不行"所致。而血的运行,是"血气者,喜温而恶寒,寒则泣不能流,温则消而去之。""寒湿之中人也,皮肤不收,肌肉坚紧,荣血泣,卫气去,故曰虚。"(《素问·调经论》)"血行而不得反其空,故为痹厥也。"(《素问·五脏生成》)说明热效应失调致寒(有外邪,也有内生)可导致血流闭塞,血泣不通,也可生内寒,而出现痹证、痛证。调整热效应,就能调整血循环而止痛。《素问·调经论》指出:"虚者聂辟,气不足,按之则气足以温之,故快然而不痛。"又说:"病在骨,焠针药熨。""其病所居,随而调之。"《灵枢·寿夭刚柔》说:"刺寒痹内热奈何?伯高答曰:'刺布衣者,以火焠之;刺大人者,以药熨之。'"《灵枢·官针》又提出:"焠刺者,刺燔针则取痹也。"《灵枢·刺节真邪》亦有精辟论述:"人脉犹是也,治厥者,必先熨调和其经,掌与腋、肘与脚、项与脊以调之,火气已通,血脉乃行。"

值得指出的是,在《黄帝内经》之前的《足臂十一脉灸经》则是以灸法治疗痹痛症。针法是《灵枢》之后流行于世。可见,古人治痹痛早已应用调节热效应的作用,《黄帝内经》以下二千多年来,历代医家尊"火气已通,血脉乃行"的主训,以温通经络为主治疗痹痛。这也可说热力学说是自古就有之,至今天还有着实际临床价值。

(三)"骨空论"与骨内压理论

《素问》的"骨空论"是论述治疗骨、关节痹痛的主要穴位,实际是此穴位即该骨(经脉)的"骨空"。"骨空"是这些穴位的统称,《灵枢·痈疽》指出:"寒邪客于经络之中则血泣,血泣则不通,不通则卫气归之,不得反复,故痛肿……骨伤则髓消,不当骨空,不得泄泻,血枯空虚,则筋骨肌肉不相荣,经脉败漏,熏于五藏,藏伤故死矣。"(《灵枢·痈疽》)这里指的"骨空",则是与血液循环和骨髓相关的部位,此部位关系到血液与骨髓的"泄泻"即循环、调压之义。"骨空""不得泄泻",则"血枯空虚"。《素问·五脏生成》也有"血行而不得反其空",也含有"骨空"部位之义。我们从《黄帝内经》所列"骨空"的穴位解剖,也可了解到这些部位对骨关节自身的调节作用。

现代研究骨内压理论的核心,也是血液循环问题,骨的微循环障碍(血液)导致骨髓腔内压升高,继发骨膜下内压、关节软骨内压升高,又进一步加剧微循环障碍"血行而不得反其空""不当骨空,不得泄泻"而致充血,炎症渗出,骨膜、关节软骨缺血性坏死,骨化(增生),"血枯空虚,则筋骨肌肉不相荣"而出现系列骨关节炎症或痹痛的病理改变。

骨伤痹痛多为压力因素，即物压、热压、气压、冷压，物压可通过手法整复、理筋，解除骨关节错位及筋歪斜或筋出槽。热压、冷压、气压——即内压平衡，针灸、银针调压使之恢复平衡，改善局部血运，使炎症水肿消退，微循环修复，促进组织修复，也即《黄帝内经》所述的"火气已通，血脉乃行""神气乃平"，这是针灸、银针调压镇痛的远期疗效，此原理不仅是以痛止痛，而且是治愈致痛病灶，乃至痊愈康复。

（四）临床常用骨空穴位（表 2-4-1、表 2-4-2）

表 2-4-1 《黄帝内经》骨空穴位及其解剖关系

骨空	穴位	经络	解剖关系
脊骨上空	风府	督脉	在枕骨与第一颈椎之间，有枕动脉分支及棘突间静脉丛；布有第三枕神经与枕大神经之分支
	百会	督脉	在帽状腱膜中；有左右颞浅动、静脉吻合网及左右枕动、静脉吻合网；布有枕大神经分支及额神经分支
髓空	哑门	督脉	在第一、二颈椎之间；有枕动、静脉分支及棘突间静脉丛；第三枕神经和枕大神经分布处
脊骨下空	腰俞	督脉	有骶尾韧带；有骶中动、静脉后支及棘间静脉丛；布有尾神经
	会阴	任脉	在球海绵体的中央，有会阴浅、深横肌；有会阴动、静脉分支；布有会阴神经的分支
	天突	任脉	在胸骨切迹中央，左右胸锁乳突肌之间，深层为胸骨舌骨肌和胸骨甲状肌；皮下有颈静脉弓，甲状腺下动脉分支，深部为气管，向下胸骨柄后方为无名静脉及主动脉弓；布有锁骨上神经前支深部神经
	肩髃	手阳明大肠经	有旋肱后动、静脉；布有锁骨上神经，腋神经
数骨空	迎香	手阳明大肠经	在上唇方肌中，有面动静脉及眶下动、静脉分支；布有面神经与眶下神经的吻合丛
	足三里	足阳明胃经	在胫骨前肌、趾长伸肌之间；有胫前动、静脉；为腓肠外侧皮神经及隐神经的皮支分布处，深层当腓深神经
股骨上空	伏兔	足阳明胃经	在股直肌的肌腹中；有旋股外侧动、静脉分支；布有股前皮神经，股外侧皮神经
股际骨空	气冲	足阳明胃经	在耻骨结节外上方，有腹外斜肌腱膜，在腹内斜肌、腹膜肌下部；有腹壁浅动、静脉分支，外壁为腹壁下动、静脉；布有髂腹股沟神经
	冲阳	足阳明胃经	在趾长伸肌腱外侧；有足背动、静脉及足背静脉网；当腓浅神经的足背内侧皮神经第二支本干处，深层为腓深神经
髆骨空	天宗	手太阳小肠经	在冈下窝中央冈下肌中；有旋肩胛动、静脉肌支；布有肩胛上神经
	天容	手太阳小肠经	在下颌角后方，胸锁乳突肌停止部前缘，二腹肌后腹的下缘；前方有颈外浅静脉、颈内动、静脉；布有耳大神经的前支，面神经的颈支、副神经，其深层为交感神经干的颈上神经节
	攒竹	足太阳膀胱经	有额肌及皱眉肌；当额动、静脉处；布有额神经内侧支

续表

骨空	穴位	经络	解剖关系
尻骨空	白环俞	足太阳膀胱经	在臀大肌，骶结节韧带下内缘；有臀下动、静脉，深层为阴部内动、静脉；布有臀下皮神经，深层内侧为阴部神经
	委中	足太阳膀胱经	在腘窝正中，有腘筋膜；皮下有股腘静脉，深层内侧为腘静脉，最深层为腘动脉；有股后皮神经，正当胫神经处
	承扶	足太阳膀胱经	在臀大肌下缘；有坐骨神经伴行的动、静脉；布有股后皮神经，深层为坐骨神经
	承山	足太阳膀胱经	在腓肠肌两肌腹交界下端；有小陷静脉，深层为胫后动、静脉；布有腓肠内侧皮神经，深层为胫神经
	昆仑	足太阳膀胱经	有腓骨短肌；有小隐静脉及外踝后动、静脉；布有腓肠神经
	上髎	足太阳膀胱经	在骶棘肌起始部及臀大肌起始部；当骶外侧动、静脉后支处；布有第一骶神经后支
	次髎	足太阳膀胱经	在臀大肌起始部；当骶外侧动、静脉后支处；为第二骶神经后支通过处
	中髎	足太阳膀胱经	在臀大肌起始部；当骶外侧动、静脉后支处；为第三骶神经后支通过处
	下髎	足太阳膀胱经	在臀大肌起始部；有臀下动、静脉分支；当第四骶神经后支通过处
	涌泉	足少阴肾经	在足底第二、三跖骨之间，跖腱膜中，内有趾短屈肌腱，趾长屈肌腱，第二蚓状肌，深层为骨间肌；深层有来自胫前动脉的足底弓；布有足底内侧神经分支
	大陵	手厥阴心包经	在掌长肌腱和桡侧腕屈肌腱之间，有拇长屈肌和指深屈肌肌腱；有腕掌侧动、静脉网；当正中神经本干，前臂内侧皮神经
臂骨空	三阳络	手少阳三焦经	在指总伸肌、拇长展肌起端之间；有前臂骨间背侧动、静脉；布有前臂背侧皮神经，深层有前臂骨间背侧神经和骨间掌侧神经
	环跳	足少阳胆经	在臀大肌，梨状肌下缘；内侧为臀下动、静脉；布有臀下皮神经，臀下神经，深部正当坐骨神经
骺骨空	阳陵泉	足少阳胆经	当腓骨长、短肌中；有膝下外侧动、静脉；当腓总神经分为腓浅及腓深神经处
	光明	足少阳胆经	在趾长伸肌和腓骨短肌之间；有胫前动、静脉分支；布有腓浅神经
	悬钟（绝骨）	足少阳胆经	在腓骨短肌与趾长伸肌分歧部；有胫前动、静脉分支；布有腓浅神经
	京门	足少阳胆经	有腹外斜肌，腹内斜肌及腹横肌；有第十一肋间动静脉；布有第十一肋间神经
	侠溪	足少阳胆经	有趾背侧动、静脉；布有趾背侧神经

表 2-4-2　临床常用骨空穴解剖关系及其主治

骨空穴位	经络	解剖关系	主治
承浆	任脉	在口轮匝肌下方，下唇方肌和颏肌之间，有下唇动、静脉的分支，布有面神经的下颌支及颏神经分支	面瘫、急性腰扭伤
腰眼	奇穴	在腰背筋膜、背阔肌，髂肋肌中；有第四腰动、静脉背侧支分布；布有第三腰神经后支，深层为腰丛	椎管狭窄症、腰椎滑脱症、椎间盘突出症
华佗夹脊	奇穴	横突间韧带和肌肉中，一般位置不同，涉及的肌肉也不同。大致分三层：浅层斜方肌、背阔肌、菱形肌；中层有上、下锯肌；深层有骶棘肌和横突棘突间的短肌。每穴都有相应椎骨下方发出的脊神经后支其伴行的动、静脉丛分布	
四强	奇穴	在股直肌、股中间肌；布有股动脉的肌支；浅层布有股神经前皮支，深层有股神经	膝痛症
膝眼	奇穴	在髌韧带两侧，有膝关节动、静脉网；布有隐神经分支，股外侧皮神经分支，深层有胫腓总神经分支	
手三里	手阳明大肠经	在桡骨的桡侧，桡侧有腕伸短肌及腕伸长肌，深层有旋后肌；有桡动脉分支；布有前臂背侧皮神经及桡神经深支。血管为桡返动脉的分支	网球肘、颈椎病（颈下型）
血海	足太阴脾经	在股骨内上踝上缘，股内侧肌中间；有股动、静脉肌支；布有股前皮神经及股神经肌支	
阴陵泉	足太阴脾经	在胫骨后缘和腓肠肌之间，比目鱼肌起点上；前方有大隐静脉，膝最上动脉，最深层有胫后动、静脉；布有小腿内侧皮神经本干，最深层有胫神经	膝痛证
颧髎	手太阳小肠经	在颧骨下颌突的后下缘稍后，咬肌的起始部，颧肌中；有面横动、静脉分支；布有面神经及眶下神经	面瘫
秉风	手太阳小肠经	在肩胛冈上缘中央，表层为斜方肌，再下为冈上肌；有肩胛动、静脉；布有锁骨上神经和副神经，深层为肩胛上神经	颈椎病肩臂病
肾俞	足太阳膀胱经	在腰背筋膜，最长肌和髂肋肌之间；有第二腰动、静脉后支；布有第一腰神经后支的外侧支，深层为第一腰丛	腰痛
白环俞	足太阳膀胱经	在臀大肌，骶结节韧带下内缘；有臀下动、静脉，深层为阴部内动、静脉；布有臀下皮神经，深层为阴部神经	椎间盘脱出、梨状肌证候群
申脉	足太阳膀胱经	在腓骨长短肌腱上缘；有外踝动脉网及小隐静脉；布有腓肠神经的足背外侧皮神经分支	
然谷	足少阳肾经	在指外展肌中；有跖内侧动脉；布有足底内侧神经	足跟痛
内关	手厥阴心包经	有指浅屈肌，深部为指深屈肌；有前臂正中动、静脉，深层为前臂掌侧骨间动、静脉；布有前臂内侧皮神经，下为正中神经，深层前前臂掌侧骨间神经	颈椎病、腕管综合征
外关	手少阳三焦经	在指总伸肌和拇长伸肌之间；深层有前臂骨间背侧动脉和前臂间掌侧动、静脉；布有前臂背侧皮神经和骨间背侧神经	
脑空	足少阳胆经	在枕肌中；有枕动、静脉分支；布有枕大神经分支	颈枕型颈椎病
风池	足少阳胆经	在胸锁突肌和斜方肌停止部的凹陷中，深层为头夹肌；有枕动、静脉分支；布有枕小神经分支	

续表

骨空穴位	经络	解剖关系	主治
肩井	足少阳胆经	有斜方肌，深层为肩胛提肌与冈上肌；有颈横动、静脉；布有腋神经分支，深层上方为桡神经	颈椎病（颈下型）
丘墟	足少阳胆经	在趾短伸肌起点中；有外踝前动、静脉分支；布有足背外侧神经分支及腓浅神经分支	椎间盘脱出
足五里	足厥阴肝经	在耻骨结节下方，有长收肌，其下为短收肌；有股内侧动脉浅支，布有闭孔神经的浅支和深支	膝痛、髋关节痛

二、针灸调压疗法

《黄帝内经》论述针灸治病的机制，就是疏通经络，调理气血，《灵枢·九针十二原》说："欲以微针通其经脉，调其血气，营其逆顺出入之会……凡用针者，虚则实之，满则泄之，宛陈则除之，邪胜则虚之……泻曰必持内之，放而出之，排阳得针，邪气得泄；按而引针，是调内温，血不得散，气不得出也。补曰随之，随之意若妄之，若行若按，如蚊虻止，如留如还，去如弦绝，令左属右，其气故止，外门已闭，中气乃实。"针刺行补泻之法，主要是通过调气，即调气压，实证即内压高，故"放而出之"；虚证，气内压不足，所以要"随之"，"其气故止，外门已闭，中所乃实""气至乃去之"。因此，历代医学文献对针灸取穴以"得气"为原则，"针以得气，密意守气勿失也"。《灵枢·小针解》行补泻之法，即调整经络气压，通过调气以调血，通过调气以调整热压和冷压。

《黄帝内经》和《针灸甲乙经》论述针灸疗法的三大治法：即"虚则实之""进而济之，补也"（补法）；"满则泄之，逆而夺之，泻也"（泻法）；"宛陈则除者，去血脉也"（攻泻法）。如用调压医学的观点来看，补法即调冷压，泻法和攻泻法即调热压，《黄帝内经》有26种针刺法，现可分为三大类简介。

（一）调冷压法

虚证和寒证实质相似，组织缺血缺氧，表现为虚的证候，局部出现冷效应，也即寒证。针灸疗法对虚证寒证刺法有三。

1. 温针、焠针和灸法、药熨法、雷火针法 灸法是最早的疗法，《五十二病房》就列"足臂十一脉灸经"，以灸为主，《灵枢·寿天刚柔》："刺寒痹内热奈何？伯高答曰：'刺布衣者，以火焠之。刺大人者，以药熨之。'"还列出醇酒、蜀椒、干姜、桂心等药熨药物，"每次必熨"。因痹证多为寒证，因此《灵枢·官针》论九针，"焠刺者，刺燔针则取痹也。"《针灸甲乙经》："凡刺寒邪，日以温，徐往疾去致其神，门户以闭气不分，虚实得调真气存。"

焠针即火针，将针烧赤针之，此法后世既用于治寒痹也有用于代刀作脓肿排脓，或烧烙外伤止血。

燔针为温针，一可用艾绒或药物燃烧温热、银针，使热直达病所，也可用药代针，作灸法，又称"雷火针"，皆治寒痹，调冷压之法。

《针灸大成》载："雷火针法，治闪挫诸骨间痛及寒湿气而畏刺者，用沉香、木香、乳香、茵陈、羌活、干姜、穿山甲各三钱，麝香少许，蕲艾二两，以绵纸半尺，先铺艾、茵于上，次将药末掺卷极紧，收用。按定痛穴，笔点记，外用纸六七层隔穴，将卷艾药，名雷火针也。"此是药艾灸，调冷压。后世医家应用针法还有"烧山火"针法，是以针刺调气，使经络乃至肢体全身发热，故名。

2. 刺骨法和梅花点穴法　刺骨法，《灵枢》称为"输刺""短刺"，以及论述："输刺者，直入直出，深内至骨，以取骨痹。""短刺者刺骨痹，稍摇而深之，针致骨所，以上下摩骨也。""深入至骨""针致骨所，以上下摩骨也。"谓用针直至骨膜，并对骨膜做针式分离，此可谓针刺骨膜减压法。骨膜是神经末梢最丰富和最敏感的部位，也是骨内高压的唯一调压部位。此刺法对调整局部组织缺血、痉挛、粘连和骨内压作用十分明显。从止痛理论上说，无论是闸门学说或脑内抗痛系统学说，都能理解。梅花点穴法，即"扬刺法"，"扬刺者，正内一，傍内四而浮之，以治寒气之博大者也"。对寒证痛证牵涉范围广而用之。例如，对臀上皮神经炎的脂肪疝的治疗用梅花点穴刺骨法，疗效确切。

（二）调热压法

热证与实证实质相似，是局部充血、瘀血、炎症水肿的急性期及正气旺盛而局部组织瘀积、粘连、硬结的痛证。也即《灵枢》所论："满则泄之，宛陈则除之。"

1. 刺络放血法　"宛陈则除之者，去血脉也。"《灵枢·官针》介绍了"豹文刺""络刺""大泻刺"和"赞刺"，均属刺脉放血调压法。其论述："豹文刺者，左右前后针之，中脉为故，以取经络之血者，故必之应也。"指在穴位前后左右进行散刺，以刺中毛细血管出血，以调整局部组织的充血、炎症、水肿。"赞刺者，直入直出，数发针而浅之出血，是谓治痈肿也。"针刺直出直入对准瘀血凝结或痈肿脓疡，以放血放脓，泻其热压。"大泻刺者，刺大脓以铍针也"，用如尖刀之铍针以放血放脓。"络刺者，刺小络之血脉者。"以上刺法均是放血减压，适用于实证、热证。

2. 调气刺法　《灵枢·官针》介绍的"经刺""远道刺""极刺""傍针刺"等刺法，是通过调整经络气机以调压，"经刺者，刺大经之结络分也"，"远道刺者病在上取之下，刺府输也"。"报刺者，刺痛无常处，上下行者，直内无拔针，以左手随病所按之，乃出针复刺之也"，即阿是穴。"傍针刺者，直刺，傍刺各一，以治留痹久居者也"。上病调下，左病调右，直刺傍刺，均以"得气"调整经气平衡，还有偶刺、分刺，均属此类刺法。

3. 刺筋法　《灵枢·官针》对筋痹，用刺筋调压法，谓"关刺""恢刺"。"关刺者，直刺左右尽筋上，以取筋痹，慎无出血，此肝之应也"。直刺肌腱韧带附着处以减压。"恢刺者，直刺傍之，举之前后，恢筋急。以治筋痹也"。刺肌腱韧带两旁，并用提插弹拨法，以松解粘连、缓解内压舒缓充血、水肿和痉挛。

4. 天地人三针法　《灵枢·官针》谓之："齐刺""齐刺者，直入一，傍入二，以治寒气深者。或曰三刺，三刺者，治痹气水深者也。"三刺以治痹病较深部位。《针灸甲乙经》："一者天也，天者阳也……皮者肺之舍也，故为之治锐针……二者地也，地者土也，人之所以应土者肉也，故为之治员针……三者人也，人之所以生者，血脉也，故为之治提针……八者风也，故为之治长针。"锐针、员针、提针及长针是分别刺皮下、肌筋膜、血脉和骨所。三针法选其皮、肌、脉、骨，治深痹、顽痹，调整局部骨膜、肌筋膜之内压，以泄邪气，调热压。

调热压刺法最典型的是"透天凉"针法，即运用针泻法调气，使经络乃至肢体发凉，是调热压之法。

（三）银针调压疗法

针灸的调压作用是肯定的。而现代所用毫针较细小，传统的银针较粗，无论从调压的观点，或者脑内抗痛系统（DNIC）的观点，其镇痛及调整局部血运效果比毫针好得多。《灵枢·九针十二原》就主张："长针者，锋利身薄，可以取远痹""大针者，尖如杵，其锋微圆，以泻机关之水也。"杨继洲在《针灸大成》中认为："锋如刺，长七寸，痹深居骨解腰脊节腠之间者用此，今之名跳针是也""圆利针，且圆且利，其末微大，长1寸6分，取暴痹，刺小者用此。"可见，自古治疗骨关节痹痛证都主张用长针、圆利针。

传统银针即取长针之长，大针之大，"以泻机关之水也"。

现代临床应用的银针直径1mm，90%为银，因为银导热快、质软、韧性强、不易折，也不易误伤重要韧带、动脉，更不可能穿透骨骼，避免损伤脊髓神经。因此，历代医家多应用银针。

由于调压效果较毫针强，调冷压也较艾灸、雷火针佳，热力可直达病所，可温经脉循行远调冷压，改善整个肢体或脊柱的血液循环，对一些顽固性痹痛（长时期局部缺血变性）通过热效应作用，改善微循环，使血液向缺血组织渗透从而逐步修复，并消除疼痛病源。

（四）针刺调经法

传统针灸手法是以经络学说为指导，按经络穴位针灸以调整经络气血。现代临床依据经络学说，针刺起调节体感电位，刺激神经传导，促进细胞新陈代谢。因此，针刺疗法在整脊治疗中，尤其是神经根及脊髓损伤，其疗效是肯定的，具体应用在后介绍。

第四节　正脊骨法

一、概述

正脊骨法，传统称"正骨法"，泛指对错位的骨关节施以手法使其恢复正常解剖位置。正骨法包括四肢骨关节的复位手法，整脊主要是对脊柱的骨关节错位进行复位，故名"正脊骨法"。

手法疗法是中国传统医学的重要治疗方法。对手法的定义和临床应用，《医宗金鉴·正骨心法要旨》有一段精辟的论述："夫手法者，谓以两手安置所伤之筋骨，使仍复于旧也。但伤有重轻，而手法各有所宜。其痊之可迟速，及遗留残疾与否，皆关乎手法之所施得宜，或失其宜，或未尽其法也。盖一身之骨体，既非一致，而十二经筋之罗列序属，又各不同，故必素知其体相，识其部位，一旦临证，机触于外，巧生于内，手随心转，法从手出。或拽之离而复合，或推之就而复位，或正其斜，或完其阙，则骨之截断、碎断、斜断、筋之弛、纵、卷、挛、翻、转、离、合，虽在肉里，以手扪之，自悉其情，法之所施，使患者不知其苦，方称为手法也。况所伤之处，多有关于性命者，如七窍上通脑髓，膈近心君，四末受伤，痛苦入心者，即或其人元气素壮，败血易于流散，可以克期而愈，手法亦不可乱施；若元气素弱，一旦被伤，势已难支，设手法再误，则万难挽回矣。此所以尤当审慎者也。盖正骨者，须心明手巧，既知其病情，复善用夫手法，然后治自多效。诚以手本血肉之体，其宛转运用之妙，可以一己之卷舒，高下疾徐，轻重开合，能达病者之血气凝滞，皮肉肿痛，筋骨挛折，与情志之苦欲也。较之以器具从事于拘制者，相去甚远矣。是则手法者，诚正骨之首务哉。"

中国整脊学的整脊手法，有文献记载者始自公元 7 世纪《诸病源候论》，书中对颈胸腰疾病介绍"养生方异引法"，有引、伸、努、挽、压、筑、摇、抱等手法。同时期孙思邈总结的"老子按摩法"又介绍了伸、推、捺、捻、掘、捩、细、挽、振、摇、抱、托、搦、筑等法，至 18 世纪《医宗金鉴》在介绍手法的同时指出配合器具，认为"因身体上下，正侧之象，制器以正之，用辅手法之不逮"。19 世纪初《中国接骨图说》绘包含 15 母法、36 子法的整脊整骨手法图谱。从而，中国整脊手法学形成一系列配合器具的手法技巧。

现代整脊临床应用的整脊法，以恢复曲度为主要治疗目标，调曲首先理筋。理筋除了应用手法之外，还应配合应用前述的针灸等外治法。

手法虽也是诊断方法，更主要的是治疗方法。因此，临床应用手法治疗，就如应用方剂一样，既要辨证施法，也要随证加减，不宜拘泥某法，《医宗金鉴·正骨心法要旨》所谓："素知其体相，识其部位，一旦临证，机触于外，巧生于内，手随心转，法从手出。"

整脊手法运用原则：明确诊断、医患合作、辨证施法。

二、十大正脊骨法

现介绍临床常用正脊骨十法：

（一）按脊松枢法

1. 定义　指按压脊柱双侧椎板，并叩击枢纽关节，以达到松解脊椎骨关节粘连目的的方法。

2. 操作方法

术式一：患者俯卧位，医者用双拇指指腹自大椎穴开始，自上而下，垂直按压在脊柱双侧椎板上（图2-4-1），反复3～5遍；然后让患者侧卧，屈曲脊柱，医者握拳，用小鱼际肌侧拳叩击颈胸枢纽、胸腰枢纽及腰骶枢纽（图2-4-2）。

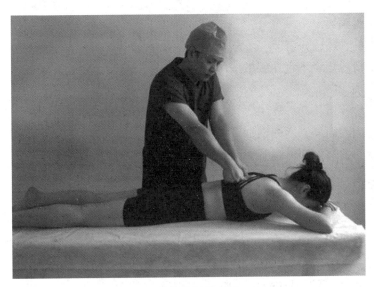

图 2-4-1　按脊松枢法术式一（一）

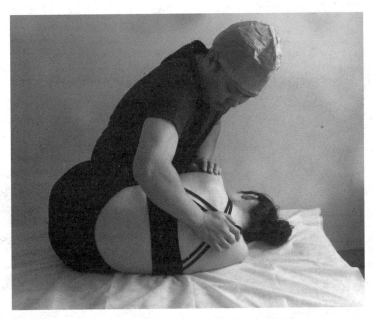

图 2-4-2　按脊松枢法术式一（二）

术式二：患者俯卧，医者将患者一侧下肢提起过伸牵拉，用另一足跟沿大椎以下的椎体逐一进行轻轻踩压（图2-4-3）。又称"过伸足蹬法"，本法适用于青壮年，不宜用于中老年患者。

3. 适应证　需要理筋、调曲的各种脊柱伤病。

4. 禁忌证

（1）脊柱骨结核。

（2）脊柱骨肿瘤。

（3）脊柱骨髓炎。

（4）严重的骨质疏松者。

（5）腰椎滑脱症者不宜在腰椎按压。

5. 注意事项

（1）按压时缓慢移动。

（2）力度因人而异，逐渐增加。

（3）对枢纽关节处叩击注意力度，以患者无痛苦为宜。

（二）寰枢端转法

1. 定义　通过端提寰椎横突，并提转头部，使寰枢关节复位的正脊骨法。

2. 操作方法

患者端坐，医者站在患者侧后方。医者一手拇指、示指分别置于寰椎两侧（相当于两侧风池穴位置），另一肘托起患者下颌，两手同时稍用力将患者头颅轻轻向上提，然后轻轻向突出一方旋转10°以内，稍旋即放下，每次端转不超过1分钟，做3～5次欲合先离手法后，再反向端转，即可感到突出的侧凸下有空虚感，无压痛，表明已复位（图2-4-4）。

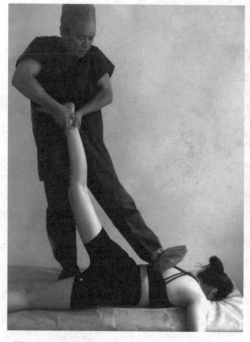

图 2-4-3　按脊松枢法术式二（过伸足蹬法）

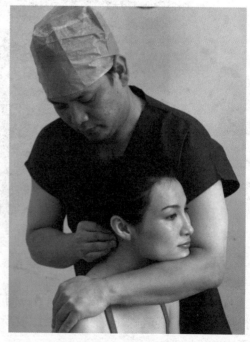

图 2-4-4　寰枢端转法

3. 适应证　寰枢关节错位。

4. 禁忌证

（1）寰枢椎先天畸形。

（2）外伤所致寰枢关节错位急性期。

5. 注意事项

（1）端提时间不要超过 1 分钟，否则影响患者吞咽活动。

（2）端提时要持续用力，不可用暴力。

（3）旋转头颅不宜超过 10°。

（三）牵颈折顶法

1. 定义　通过医者手掌牵引头部，并向上顶颈椎棘突，以调整颈椎曲度的方法。

2. 沿革　沿自《备急千金要方》。

3. 操作方法

术式一：患者仰卧位，先对颈部施以理筋松筋手法，然后医者用双手掌抱住枕部对颈椎牵拉 1～3 分钟，再用四指指腹在颈项后背部，从第 7 颈椎往前随牵、随揉、随折顶颈椎棘突，反复牵、顶，约 20 分钟（图 2-4-5）。

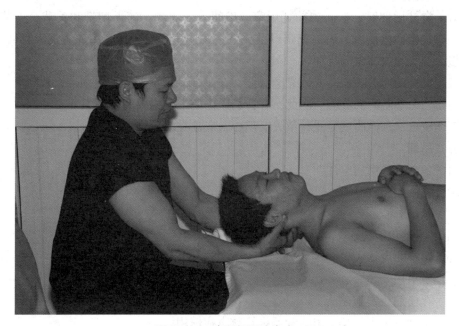

图 2-4-5　牵颈折顶法术式一

术式二：旋转解锁法：让患者自我高度旋转颈椎，医者一手牵拉后枕，另一手前臂提下巴，肘部按压对侧肩关节，两手对抗用力，将第 6、7 颈椎和胸椎拉开（图2-4-6）。

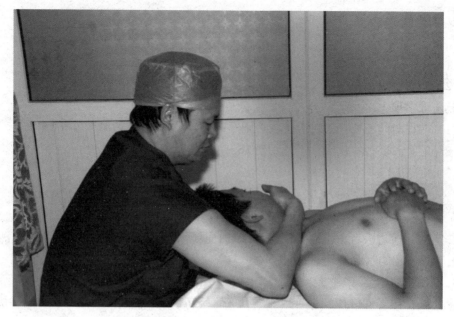

图 2-4-6　牵颈折顶法术式二（旋转解锁法）

4. 作用机制

（1）脊柱后伸时，椎间隙前宽后窄，椎间盘的前缘、前纵韧带和关节突关节囊伸张；同时，椎间盘后缘、后纵韧带以及关节突关节囊收缩。如利用外力加大其伸展度，上述组织伸张和收缩也同时加大。

（2）脊柱的伸展功能需要依靠竖脊肌，在颈椎靠头颈夹肌和项韧带以及附着于脊背的纵向排列的各肌群的收缩。因此，脊背的肌肉韧带是主要的动力组织。

5. 适应证　颈椎曲度变浅、消失、反弓及成角类的颈椎病。

6. 禁忌证

（1）各种颈部疾病急性期。

（2）颈椎结核。

（3）颈椎肿瘤。

（4）颈椎骨髓炎。

（5）颈椎曲度加大者。

7. 注意事项

（1）在松筋后实施该法。

（2）急性颈椎椎间盘突出症和颈椎管狭窄症慎用。

（四）颈椎旋提法（颈胸枢纽旋转法）

1. 定义　旋转并提拉颈椎，以松解颈椎骨关节粘连的方法，又名颈胸枢纽旋转法。

2. 沿革　《诸病源候论》和《备急千金要方》记载旋转法治颈椎病，捩、挽等法治腰背痛，18 世纪《中国接骨图说》载图介绍系列颈、胸、腰的旋转法。

3. 操作方法

患者端坐，医者立于患者后方，先用推拿法松解颈肌（图 2-4-7），嘱患者头颈屈曲，医者用四指按压后枕，嘱患者头颈旋转至最大，医者左肘兜患者下颌，右手拇指按压患椎右侧，并轻轻兜颌向上（图 2-4-8，图 2-4-9），即可听到颈部"咯"的一声，表明复位成功。右侧与左侧操作相反。

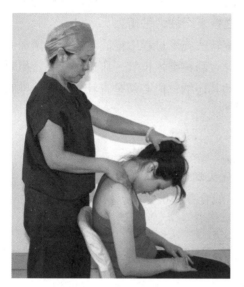

图 2-4-7　推拿法松解颈肌

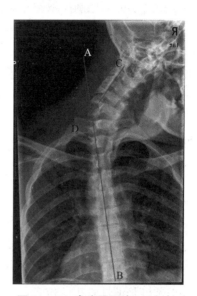

图 2-4-8　高度屈颈达 90°左右，其 ABCD 的剪力在第 6 ~ 7 颈椎

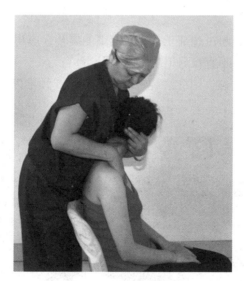

图 2-4-9　颈椎旋提法

4. 作用机制

（1）脊柱椎体之间的关节是三角形组合，即前为椎体关节，后为左右各一个关节突

关节（颈椎为钩椎关节），在横轴面上，在肌肉韧带力作用下具有旋转运动。如果某一侧旋转肌力不平衡，轻者可导致关节突关节错缝，重者可引起椎体关节旋转、椎间盘突出。另外，由于椎间盘突出或退化不全，导致椎体旋转、倾斜，二者均可出现病理性椎体旋转现象。

（2）脊柱的旋转轴是脊柱内部和外部肌肉的双向轴，因此，其旋转必为角状移动。

（3）旋转法即利用圆筒枢纽在旋转肌力及医者靠力作用下，因反向旋转（指病理旋转方向而言）方法纠正其病理性旋转，使之恢复脊柱力平衡。

（4）有学者通过生物力学研究，证实旋转法施术过程中椎间盘内压有增加倾向，如果髓核已完全突出或已破裂，旋转手法会导致髓核突入椎管，压迫硬脊膜。但对未破裂之突出椎间盘，通过椎体的反向旋转可带动其还纳，但必须是青壮年患者，椎间盘还具备弹性者。

5. 适应证 颈椎棘突偏歪的各类颈椎病。

6. 禁忌证

（1）诊断不明确，未具备 X 线片排除先天畸形及骨病者。

（2）60 岁以上患者和 16 岁以下儿童，或合并脊椎骨质疏松者。

（3）严重心脏病、甲亢患者。

（4）椎间盘突出压迫硬脊膜囊大于 1/2 者。

（5）颈椎手术后。

（6）颈椎陈旧性骨折脱位者。

（7）牵引下禁用此法。

（8）颈曲消失、反弓者慎用。

7. 注意事项

（1）切忌暴力旋转，超过颈部正常旋转范围的旋转，应视为暴力旋转。

（2）旋转到位即可，不宜盲目追求"咯嗒"声。

（3）旋转法慎用中立位，因此法旋转剪力多在第 5 颈椎以上（图 2-4-10），容易造成骨折脱位。

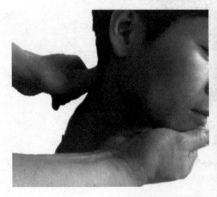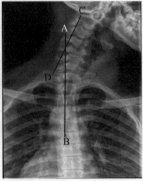

图 2-4-10　中立位旋转

AB 线与 CD 线交叉于第 4、5 椎，可见明显椎体位移

（五）提胸过伸法（挺胸端提法）

1.定义　使胸椎后伸，升提胸廓使胸椎骨关节粘连得到松解复位的方法，又名挺胸端提法。

2.操作方法

术式一：患者骑坐在整脊椅上，面向前，双手十指交叉抱枕部，医者站在患者后方，用一膝顶上段胸椎，双手自患者肩上伸向两侧胁部，然后双手抱两胁将患者向后上方提拉（图2-4-11）。

术式二：患者骑坐在整脊椅上，面向前，双手十指交叉抱枕部，医者站在患者背后，双手自患者腋下穿过，向上反握其双前臂，用前胸顶患者胸背，然后双手用力，将患者向后上方提拉（图2-4-12）。

术式三：患者骑坐在整脊椅上，面向前，双臂前胸交叉，双手抱肩，医者坐在患者背后，从腋下双手拉患者对侧肘关节，使肩胛拉开，然后将患者向后上方提起（图2-4-13）。

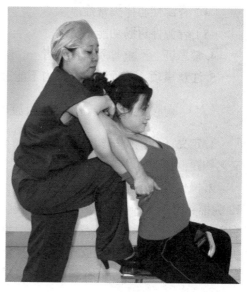

图2-4-11　提胸过伸法术式一

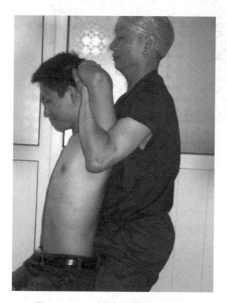

图2-4-12　提胸过伸法术式二

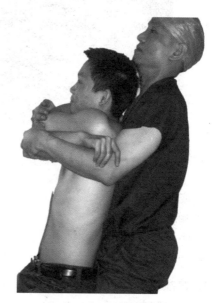

图2-4-13　提胸过伸法术式三

3.适应证

（1）合并胸椎侧凸的各类颈椎病。

（2）胸椎侧弯症。

（3）脊椎骨骺软骨病。

（4）脊源性心律失常症。

（5）脊源性胃肠功能紊乱症。

4. 禁忌证 严重骨质疏松患者。

5. 注意事项 膝顶法向前顶力不能过大。

（六）胸腰旋转法（胸腰枢纽旋转法）

1. 定义 使胸腰枢纽旋转，以松解胸腰段骨关节粘连并使移位的椎骨复位的方法，又名胸腰枢纽旋转法。

2. 操作方法 患者骑坐在整脊椅上，面向前，双手交叉抱后枕部，略向前屈至以第12胸椎和第1腰椎为顶点。以右侧为例，助手固定患者左髋，医者立于患者右侧后方，右手经过患者右臂前、至颈胸背部（大椎以下），左手固定于胸腰枢纽关节左侧，右手旋转患者胸腰部，待患者放松后，双手相对同时瞬间用力，即右手向右旋转的同时左手向右推（图2-4-14），可听到局部"咯嗒"声。左侧操作与右侧相反。

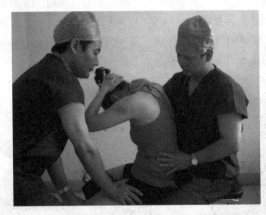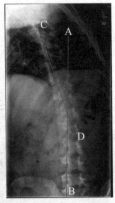

图 2-4-14 胸腰旋转法

采取的半屈曲位 AB 线与 CD 线剪力交叉于胸腰枢纽部位，所以又称胸腰枢纽旋转法。

3. 适应证

（1）胸腰椎小关节紊乱。

（2）腰椎滑脱症。

（3）腰椎间盘突出症。

（4）腰椎管狭窄症。

（5）脊柱侧弯症。

（6）脊源性月经紊乱症。

（7）脊源性下肢骨性关节炎。

（8）脊源性胃肠功能紊乱症。

（9）强直性脊柱炎脊柱畸形症。

4. 禁忌证

（1）胸腰椎手术后。

（2）腰椎严重骨质疏松。

（3）孕妇。

（4）胸腰椎骨肿瘤。

（5）胸腰椎骨结核。

（6）胸腰椎骨髓炎。

（7）腰椎间盘突出症急性期慎用。

（8）腰部肌肉痉挛未缓解者慎用。

5. 注意事项

（1）施法时需有助手固定髋部。

（2）忌为强求响声，反复旋转。

（七）腰椎旋转法

1. 定义　使腰椎旋转以松解腰椎骨关节粘连并使移位的椎骨复位的方法。

2. 操作方法　患者骑坐在整脊椅上，面向前，双手交叉抱后枕部，向前屈至棘突偏歪处为顶点。以棘突右偏为例，助手固定左髋，医者立于患者右侧后方，右手穿过患者右腋下至对侧肩部，左手掌固定于偏歪棘突右侧，右手摇动患者腰部，待患者放松后，双手相对同时瞬间用力，即右手向右旋转的同时左手向左推（图2-4-15），可听到局部"咯嗒"声。左侧操作与右侧相反。

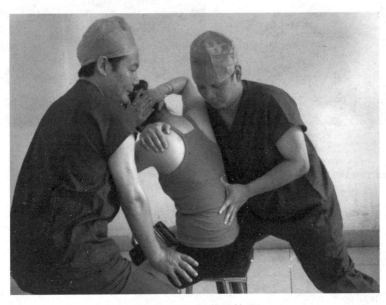

图 2-4-15　腰椎旋转法

3. 适应证

（1）腰椎后关节错缝。

（2）腰骶后关节病。

（3）腰椎间盘突出症。

（4）腰椎管狭窄症。

（5）腰椎侧弯症。

4. 禁忌证

（1）同胸腰枢纽旋转法禁忌证。

（2）椎间盘突出压迫硬脊膜囊大于 1/2 者。

（3）椎弓崩解、脊柱滑脱者慎用。

5. 注意事项　同胸腰枢纽旋转法。

（八）腰骶侧扳法

1. 定义　对腰骶枢纽关节侧位扳压，使腰椎后关节和骶髂关节粘连得到松解并使之复位的方法。

2. 沿革　源自《中国接骨图说》骑龙法。

3. 操作方法　患者取侧卧位。以右侧卧位为例，医者面向患者站立，左手或前臂置于患者左腋前，右手前臂置于患者左臀部，在患者充分放松的情况下，两手相对同时瞬间用力（图 2-4-16），力的交点在腰骶枢纽关节处。左侧卧位与此相反。

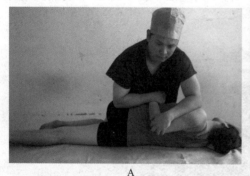
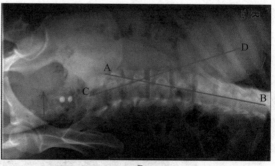

图 2-4-16　腰骶侧扳法

AB 力线往后，CD 力线往前，两力线剪力作用于椎弓峡部，如峡部有退变则容易造成误伤。

4. 作用机制　斜扳是利用胸腰枢纽和腰骶枢纽的作用力，调整关节突关节的紊乱和椎体倾斜，其作用力主要在下腰段关节突关节。

5. 适应证

（1）腰椎后关节错缝。

（2）腰椎间盘突出症。

（3）腰骶后关节病。

（4）骶髂关节错缝。

6. 禁忌证

（1）不明确诊断，未排除骶骨、髂骨的结核、肿瘤者。

（2）椎弓峡部不连、椎弓崩解、椎体滑脱者。

（3）骨质疏松患者。

（4）孕妇。

（5）胸腰椎手术后。

7. 注意事项

（1）侧卧体位，躯体和下肢在一中轴线上。

（2）如怀疑一侧椎间孔压迫神经根者，应取健侧卧位，而且不宜左右侧扳。

（3）腰僵者慎用。

（九）过伸压盆法

1. 定义 过伸患侧下肢，按压骶骨或髂骨使移位的骶骨或髂骨复位的手法。

2. 沿革 源自《备急千金要方》，具体手法出自《中国接骨图说》的燕尾法。

3. 操作方法 患者取俯卧位，医者立于患侧，用一肘托起患侧大腿，使其后伸，另一手与托腿手相握，肘部按压患侧骶髂关节处，后慢慢使患侧下肢后伸至极限，按压之手肘部稍用力往下按压，听到"咯嗒"声，则复位成功（图2-4-17）。

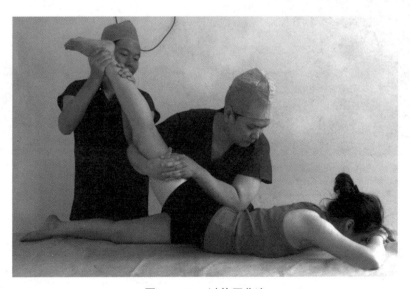

图 2-4-17 过伸压盆法

4. 作用机制

（1）骶髂关节错缝后，其髂嵴出现高低不对称，用按压法牵引复位。

（2）骨盆的旋转、倾斜都是骶髂关节韧带不平衡，用牵引法、侧扳法、屈髋法调整骶髂关节的韧带，使之恢复平衡。

5. 适应证

（1）骶髂关节错缝。

（2）腰骶后关节病。

（3）骨盆倾斜者。

6. 禁忌证

（1）同腰骶枢纽侧扳法禁忌证。

（2）有髋关节病变者。

7. 注意事项　后伸下肢注意保护髋关节，防止过伸导致股骨颈骨折。

（十）手牵顶盆法

1. 定义　手牵下肢，推顶骨盆使向上移位的髂骨复位的方法。

2. 操作方法

术式一：患者侧卧位，患侧在上，健侧屈膝，医者用一足跟蹬住健侧小腿，双手握住患侧踝部，待患者放松后，手足同时协调突然用力上牵下蹬动作（图2-4-18）。

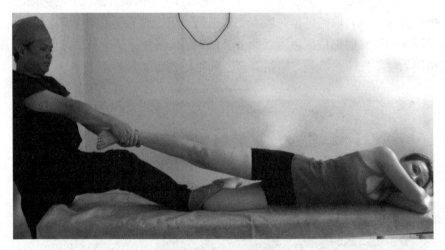

图 2-4-18　手牵顶盆法

术式二：让患者将双膝双髋屈曲，医者按压膝部，左右滚动骨盆。

3. 适应证　同过伸压盆法。

4. 禁忌证

（1）诊断不明者。

（2）椎弓裂、脊椎滑脱者。

（3）孕妇。

（4）有下肢疾患者慎用。

5. 注意事项　患者身体与下肢保持在同一水平位，手足用力协调。

第五节　牵引调曲法

一、概述

定义　牵引法，是指通过对脊柱实施纵轴牵引，使移位的脊柱骨关节复位，恢复（或改善）其正常生理中轴力线的方法。

沿革　汉代张仲景首创牵引颈椎救治自缢。《诸病源候论》和《备急千金要方》载引伸法。元代李仲南用快速牵引颈椎治骨折脱位，首创布兜牵引式，清代胡廷光牵头推肩法，均为颈椎牵引之源流。

《备急千金要方》创牵引屈伸法治伤腰，李仲南创攀门拽伸法治疗腰椎骨折，都是腰椎牵引之发明。

作用机制

1.脊柱的纵轴轴向有伸缩功能，当椎体后关节（颈椎钩椎关节）紊乱或纤维环损伤，或椎间盘突出、退化、紊乱，可导致椎体倾斜、塌陷、椎间隙变窄、关节腔也变窄、脊柱整体短缩。牵引法是通过牵引维持脊柱纵轴正常距离（椎间隙）的肌肉，如颈椎头颈夹肌、斜角肌、肩胛提肌及斜方肌；在腰椎是竖脊肌、腰大肌、腰背筋膜等，以及韧带如前后纵韧带、椎间盘纤维环、后关节囊等动力组织，使其挛缩之肌纤维、韧带拉开，达到肌力平衡，使倾斜、塌陷之椎体恢复正常椎间隙及后关节腔。

2.牵引是通过牵拉头颅圆筒以与躯体拮抗牵引颈椎；牵引骨盆圆筒对抗上半身重力以牵引腰椎。此牵引的重力需符合肌肉韧带生理的承载力。根据郑秀瑗的研究，国人青年男性，体重58.9kg，头颅的重量是5.5kg，上半身重量是35.96kg；女性体重50.4kg，其头颅重量是4.3kg，上半身重量是30.4kg。这些重量也是所有纵轴轴向的肌肉韧带综合承载力。因此，在拮抗牵引所负重力，如超生理的承载力，则导致损伤。

据此，在卧位牵引下，结合身体与牵引床的摩擦力，设计颈椎牵引3~6kg，骨盆牵引30~60kg是合理的、科学的。

3.牵引力是沿力的方向线延伸，也就是说，颈椎在正常颈曲下，其牵引力到达最佳点是第5颈椎，随椎曲变异，力的延伸到达点也随之不同。

4.腰椎的骨盆牵引，也是沿腰骶枢纽力的延伸线作用于椎体的。

二、临床常用牵引方法

（一）颈椎布兜牵引法

1.定义　患者仰卧位，利用布兜（图2-4-19）固定下颌及枕部，通过牵拉头颅圆筒，使其与躯体拮抗来

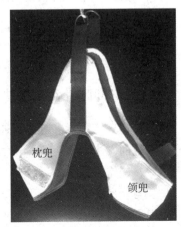

枕兜

颌兜

图2-4-19　颈椎牵引兜

牵引颈椎以调整颈椎骨关节紊乱的方法，又称"枕颌牵引"。

2. 操作方法　患者仰卧于倾斜约30°角的颈椎牵引床上，头高脚低，用牵引布兜固定好头部，然后悬挂重量进行牵引。牵引重量为3~6 kg，时间为30分钟左右（图2-4-20）。

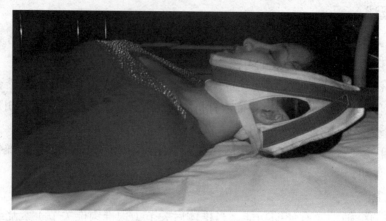

图2-4-20　颈椎布兜牵引法

3. 适应证

（1）颈椎骨折脱位。

（2）一切颈曲异常、椎体旋转移位的颈椎病变。

（3）颈椎间隙变窄者。

4. 注意事项

（1）固定布兜时必需前额兜长，后枕兜短。

（2）牵引时患者仰卧位，两目平视，鼻尖、下颌尖在一水平线上。

（3）布兜安置不能压迫到颈动脉及男性喉结。

（4）牵引重量以3~6 kg为宜，在此范围内视患者颈肌强弱而增减，不能超重牵引。

（5）颈椎牵引时，密切注意患者自我感觉，若患者出现头晕、胸闷等不适者，应立即撤除牵引。

（6）撤除颈椎牵引后，需卧床休息10分钟左右。

（7）颈椎牵引时禁用手法正骨。

（二）仰卧骨盆牵引法

1. 定义　患者仰卧位，通过脊柱单一地沿纵轴方向对抗牵引，以调整下段腰椎骨关节紊乱的方法。

2. 操作方法

（1）患者仰卧在牵引床上，将上端牵引带束于胸下部，下端牵引带束于髂骨上，然后根据病情、体重等来调整重量进行纵轴牵引。

（2）牵引时间为30~40分钟，牵引重量为20~40 kg，每日1~2次。临床上牵引时间和重量均从最小值逐渐增加作持续性牵引，儿童患者据体重酌减，最大牵引力不能超过体重的二分之一。

3. 适应证

（1）胸、腰、骨盆损伤。

（2）腰骶关节移位，第4、5腰椎椎体旋转位移者。

（3）青年人腰椎间盘突出症。

（4）腰椎后关节错缝。

（5）腰骶关节病。

4. 禁忌证

（1）诊断不明确，未具备X线片诊断骨关节力学改变者。

（2）腰椎间盘突出症急性期牵引后疼痛加重者。

（3）合并严重高血压、心脏病、哮喘及甲亢者。

（4）孕妇及严重骨质疏松患者。

（5）腰椎手术后患者。

（6）脊柱骨结核。

（7）脊柱骨髓炎。

（8）脊柱骨肿瘤。

5. 注意事项

（1）禁用突发性牵引。

（2）慎用在牵引时扭转骨盆。

（3）牵引时密切关注患者感觉，牵引重量不能过重。

（4）牵引后需卧床休息与牵引相同的时间。

（三）一维调曲法

1. 定义　患者俯卧位，通过脊柱单一地沿纵轴方向对抗牵引，以调整下段腰椎骨关节紊乱的牵引法。因其操作是取俯卧位，因而又称"俯卧骨盆牵引法"。

2. 操作方法

（1）患者俯卧于四维整脊治疗仪上，将上端牵引带束于胸下部，下端牵引带束于髂骨上。然后根据病情、体重等来调整重量进行纵轴牵引。

（2）牵引时间为30～40分钟，牵引重量为20～40kg，每日1～2次（图2-4-21）。

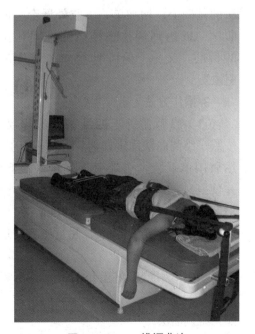

图2-4-21　一维调曲法

3. 适应证

（1）胸、腰、骨盆损伤。

（2）腰椎间盘突出症。

（3）腰椎管狭窄症。

（4）腰椎滑脱症。

（5）脊柱侧弯症。

（6）腰骶关节病。

（7）脊源性月经紊乱。

（8）脊源性下肢骨性关节炎。

（9）强直性脊柱炎脊柱畸形。

4. 禁忌证　同仰卧骨盆牵引法禁忌证。

5. 注意事项

（1）牵引时密切观察患者病情，若有疼痛、麻木加重者，及时撤除牵引。

（2）临床上牵引时间和重量均从最小值逐渐增加，儿童患者据体重酌减，最大牵引力不能超过体重的1/2。

（3）牵引重量不能过重。

（4）牵引后需卧床休息与牵引相同的时间。

（5）老年患者可选用腋下牵引带。

（四）二维调曲法

1. 定义　二维调曲法是指在一维调曲法的基础上，增加单一下肢外展牵引的调曲法，以达到调整腰椎痛侧椎间孔位移的目的。又称"俯卧骨盆加痛肢外展牵引法"。

2. 操作方法

（1）患者俯卧于四维整脊治疗仪上，按照一维调曲法固定好上、下两端牵引带，然后用单下肢牵引带束于有症状的下肢，并使其外展30°角。先按照一维调曲法调整好重量，牵引重量为20～40kg，再调整痛肢牵引重量至6～8kg，儿童患者重量酌减。（图2-4-22）

（2）牵引调整好重量后，根据患者腰椎曲度异常情况，进行加压调曲治疗。参照一维调曲法。

（3）牵引时间为30～40分钟，每日

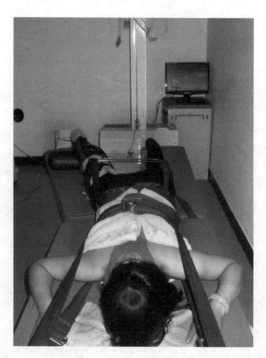

图2-4-22　二维调曲法

1 次。

3. 适应证

（1）腰椎间盘突出症伴有单侧下肢麻木或疼痛者。

（2）腰椎滑脱症伴有单侧下肢麻木或疼痛者。

（3）腰椎管狭窄症伴有单侧下肢麻木或疼痛者。

（4）脊柱侧弯症骨盆倾斜者。

4. 禁忌证　同仰卧骨盆牵引法禁忌证。

5. 注意事项

患肢有严重骨性关节病者慎用，其他同一维调曲法。

（五）三维调曲法

1. 定义　三维调曲法是指患者仰卧在四维整脊治疗仪上，通过牵引，悬吊骨盆和双下肢三个力学关系，以调整腰骶角变小或腰骶关节粘连、移位的牵引法。又称"仰卧下肢悬吊牵引法"。

2. 操作方法

（1）患者仰卧于四维整脊治疗仪上，将双下肢牵引带束于膝关节上下端。

（2）调整牵引仪，使双下肢缓慢逐渐升起，随时观察患者变化。角度以下肢伸直、髋关节与躯干呈 90°角为标准。牵引时间为 20～30 分钟，以患者耐受为度。每日 1～2 次（图 2-4-23）。

3. 适应证

（1）腰椎滑脱症。

（2）腰椎后关节错缝。

（3）腰曲加大需要调曲类伤病。

（4）腰骶轴交角变小类伤病。

4. 禁忌证

（1）严重下肢骨性关节病患者。

（2）严重静脉曲张患者。

（3）其他同仰卧骨盆牵引法禁忌证。

5. 注意事项

（1）束于下肢的带子不能固定在髌骨上，而且要松紧适度，不能太紧，以免影响血液循环。

（2）悬吊牵引需逐步升高，并随时观察患者病情变化。

（3）悬吊牵引力的支点在腰骶枢纽关节处。

（4）牵引时间以患者耐受为度，逐渐

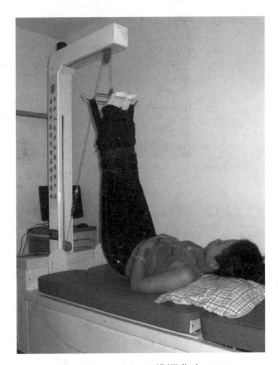

图 2-4-23　三维调曲法

增加牵引时间。

（5）牵引时密切观察患者足背动脉搏动情况。

（6）撤除牵引时要匀速、缓慢。

（六）四维调曲法

1. 定义　四维调曲法是指患者俯卧于四维整脊治疗仪上，通过双下肢及下腰部过伸悬吊牵引，调整双侧腰大肌和双侧竖脊肌四个力的方向，以达到改善或恢复腰曲的目的的方法，又称"俯卧过伸悬吊牵引法"。

2. 沿革　出自公元14世纪危亦林《世医得效方》，现代应用计算机程控之"以宗四维牵引整脊仪"操作。

3. 操作方法

（1）患者俯卧于四维整脊治疗仪上，将上半身用环带套过腋下，双下肢牵引带束于膝关节上下端（图2-4-24）。

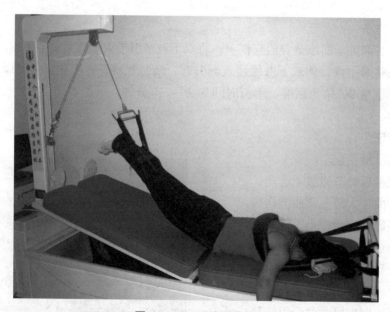

图 2-4-24　四维调曲法

（2）用升降板将下半身托起，胸腰段与上半身呈25°～45°，调整牵引仪，使双下肢缓慢升起，下肢与下半身呈悬吊状，后将托板放至离下肢约30cm处，以下腹部离开托板为宜。

（3）下肢与牵引床的角度根据患者腰椎曲度进行调整，一般情况下力的支点作用在胸腰枢纽关节处。牵引时间为20～30分钟，以患者耐受为度。每日1～2次。

4. 作用机制

（1）双下肢悬吊牵引，可充分调动腰背筋膜、竖脊肌、腰大肌、腰小肌、臀肌、阔筋膜张肌，以及起于盆腔止于下肢所有肌肉和胸腰韧带，对腰骶枢纽和胸腰枢纽的调整，进而调整腰椎和胸椎，应是腰椎最佳牵引法。

（2）前文已述及椎曲论，腰曲的形成是人类站立行走后腰大肌向前的牵引力，逐渐使腰椎产生椎间隙前宽后窄而形成椎曲的。因此，悬吊法充分调动腰大肌肌力，有效地纠正椎曲的变异和侧弯。

（3）作者曾研究牵引双下肢后，作用于椎间盘及前后纵韧带的生物力学测定，结果如下：

下肢牵引模拟治疗过程中牵拉方法：牵引力约为20kg，测试腰椎间盘及前后纵韧带张力变化量值（图2-4-25、图2-4-26）。

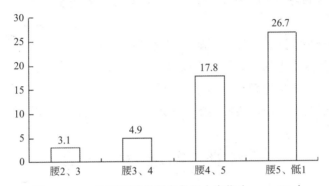

图 2-4-25　牵引下肢椎间盘负压力变化（x–mmHg）

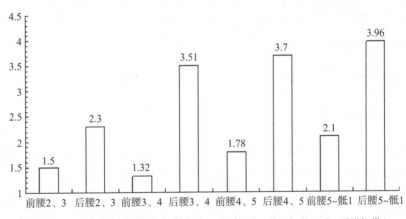

图 2-4-26　前后纵韧带张力变化（x–kg）（前：前纵韧带，后：后纵韧带）

下肢牵拉过程中对腰间盘负压值的影响较骨盆牵引有明显加强作用，其负压值变化趋渐与牵引过程相似。第4、5腰椎和第5腰椎～第1骶椎间盘负压值变化明显高于第2、3腰椎和第3、4腰椎椎间盘负压变化，后纵韧带张力由原始的无张力状态转变为高张力状态，并且明显高于前纵韧带张力。后纵韧带高张力状态是突出腰椎间盘回纳的必不可少的条件，后纵韧带高张力状态对突出腰椎间盘产生挤压效应。腰椎间盘内负压对突出腰椎间盘产生回纳作用，两者互相配合，促进突出椎间盘回纳，后纵韧带张力变化在第4、5腰椎和第5腰椎～第1骶椎最明显。

5. 适应证

（1）屈曲型胸腰椎骨折脱位。

（2）腰椎曲度变直、反弓的腰椎间盘突出症。

（3）腰椎曲度变直、反弓的腰椎管狭窄症。

（4）腰椎曲度变直、反弓的腰椎后关节错缝。

（5）脊柱侧弯症。

6. 禁忌证　同三维调曲法禁忌证。

7. 注意事项

（1）束于下肢的带子不能固定在髌骨上，而且要松紧适度，不能太紧，以免影响血液循环。

（2）双下肢悬吊需逐步升高，并随时观察患者病情变化。

（3）牵引时间以患者耐受为度，逐渐增加牵引时间。

（4）牵引时密切观察患者足背动脉搏动情况。

（5）撤除牵引时要匀速、缓慢，解开下肢牵引带后缓慢将托板放下。

第六节　辨证方药疗法

中国传统医学辨证方药疗法的兴起，是自汉末张仲景著《伤寒杂病论》之后。历代医家在辨证求因、审因论治的法则下，对脊柱伤病治疗创造了不少方剂，其中不乏被现代临床常用者。现以发明的时代先后介绍如下。另外，历代医家对颈腰痛实施方药辨证论治，现据《中国骨科技术史》介绍各历史时期的辨证论治经验。

一、颈腰劳损病辨证规则

（一）甘温滋补法

自《黄帝内经》之后，历代对腰背、腰腿痛从肾论治为主，活血治风寒湿者兼之。宋代，许叔微崇张仲景之学说，力主甘温滋润补肾法。他在《普济本事方》卷二中说："肾恶燥，如硫黄、附子、钟乳炬丹之类，皆刚剂，用之以助阳补接真气则可，若之补肾，则正肾所恶者，古人制方益肾，皆滋润之药，故仲景八味丸，本谓之肾气丸，以生地黄为主，又如肾沥汤之类，皆正补肾经也。"

许氏滋补之说，很有代表性。他还推荐"蔡太师香茸丸"，治肾虚腰痛。由于宋代元气学的发挥，治肾虚腰背、腰腿痛运用甘温滋补之法为之一振。如《圣济总录》的"补骨脂丸""还少丹"。

（二）苦寒滋肾阴法

腰背痛、腰腿痛有湿热之因，李东垣首创用黄柏等除湿热降阴火，救肾阴。他在《脾胃论·卷中》中论述到："水、肾、精……皆虚衰不足，先补，则：黄柏之苦寒，除湿热为痿，乘于肾，救足膝无力；亦除阴汗、阴痿而益精。"(《脾胃论·卷中》)朱丹溪秉李东垣之意，论曰："湿热亦因肾虚而生焉，肾者水也，气不利而成湿热者，因肾水涸，相火炽，无所荣制，故湿热相搏而成痛。"(《脉因证治·卷上》)并创治湿热腰腿痛的方药。如："湿热腰痛方"。方中龟板咸寒，黄柏苦寒，滋肾阴降相火而不滞湿；苍术、苍耳、威灵仙之辛平宣通湿滞而不助火，四物加陈皮小剂以行气活血通经。丹溪制方，深得仲景之意。

（三）温补法

张景岳指出："腰痛证，凡悠悠戚戚，屡发不已者，肾之虚也……凡病腰痛者，多由真阴之不足，最宜以培补肾气为主。其有实邪而为腰痛者，亦不过十中之二三耳。"(《景岳全书·卷二十五》)张氏集古人之经验，提出"腰痛多为肾虚，久腰痛必为肾虚，"主张用"当归地黄饮"，左、右归丸和"煨肾散"(人参、当归、杜仲、肉苁蓉、故纸、巴戟、鹿角霜、秋石)等治疗。(见《景岳全书·卷二十五》)

《古今医鉴·卷十》认为："肾气一虚，腰必痛矣。"《张氏医通》指出肾虚腰痛的特征是"腰酸"，其"脉大为肝肾阴虚""大沉为肾阳虚"。《医林绳墨》卷四也指出："大抵腰痛之症，因于劳损而肾虚者甚多……盖肾虚而受邪，则邪胜而阴愈消，不能荣养于腰者，故作痛也。宜以保养绝欲，使精实而髓满，血流而气通，自无腰痛之患。"《医学心悟》卷三也强调腰痛"如无外邪，则惟肾虚而矣"。这些论述，阐明了《黄帝内经》"腰为肾之府"的道理。由于气血和肾精的子母关系，肾虚，腰腿无以荣养，筋脉空虚，外邪易袭，气血凝滞而致痹痛。补肾也是益气血，气血旺盛，《医林绳墨》曰："血流而气通，自无腰痛之患。"叶天士治腰痛，也善用补肾祛邪之法，《临证指南医案》卷八曰："用血肉有情之品，鹿角、当归、肉苁蓉、薄桂、小茴以温养下焦，有痛苦着右腿，肌肉不肿，入夜势甚者……必在筋骨，邪留于阴，用归须、地龙、山甲、细辛，以辛香温入络搜邪……"《医宗金鉴·杂病心法要诀·腰痛总括》认为肾虚为第一病因，"腰痛悠悠虚下举，寄生青娥安肾丸，胡卢骨脂川楝续，桃杏茴苓山药盐。"

（四）驱邪法

《证治准绳》总结了明以前的论述，遵隋唐五大病因腰痛之说，把腰痛分为五大类。张景岳由于认为"腰痛肾虚十居八九"，因此，实际上把腰痛分为三大类，即肾虚、感邪和外伤。感邪有风寒湿滞之邪在表(经络)，水湿腰痛，邪热腰痛等。对外伤腰痛，张景岳《景岳全书·卷二十五》认为："跌仆伤而腰痛者，此伤在筋骨而血脉凝滞也，宜四物汤加桃仁、红花、牛膝、肉桂、延胡索、乳香、没药之类主之。"

程国彭治外伤腰痛颇有经验，《医学心悟·卷三》指出："若因闪挫跌仆，瘀积于内，转侧若刀锥之刺，大便黑色，脉涩，或芤者，为瘀血也，泽兰汤主之。"(泽兰汤用泽兰、丹皮、牛膝、桃仁、红花、归尾、三七、赤芍)

秦景明对邪气侵犯导致的腰痛，在辨证上综合前人的论述，其《症因脉治·腰痛》中指出：外邪侵犯少阴经腰痛是"如针刺"；阳明经是"不可顾""风湿痛重者，寒湿拘急，湿热必有小便赤涩；瘀血日轻，夜重；忧郁气滞必腰痛连胁"。

徐灵胎《兰台轨范》指出："腰痛属虚者固多，而因风湿痰湿，气阻血凝者亦不少，一概蛮补，必成痼疾，不可不察。"叶天士治腰腿痛，认为疼痛重而连腿者，是邪"必在筋骨"。他的二则治验，卓有见地。《临证指南医案》卷八曰："朱某，痛著右腿，身前肌肉不肿，必在筋骨，且入夜分势笃（重）。邪留于阴，间有偏坠，治从肝经，杜仲二两，当归、山甲各二钱，小茴、地龙各一钱，细辛三分。""汪某，脉涩，腰髀环跳悉痛，烦劳即发，下焦空虚，脉络不宜，所谓络虚则痛也。归身、桂枝、杜仲、防己、蚕沙、牛膝、萆薢、小茴。"徐、叶的经验仍值得今天治疗腰腿痛借鉴。

《丹溪心法》总结了前人的经验，根据腰背、腰腿痛的辨证审因论治："脉大者虚，杜仲、龟板、黄柏、知母、枸杞、五味之类为末，猪脊髓丸服。脉涩者瘀血，用补阴丸（龟板、黄柏、知母、熟地）加桃仁、红花。脉缓者湿热，苍术、杜仲、黄柏、川芎之类。痰积作痛者，二陈加南星、半夏。闪挫腰痛宜复元通气散。"

二、颈椎劳损病常用方药

（一）葛根汤

张仲景《伤寒论》方。葛根四两，麻黄、生姜各三两，桂枝、炙甘草、芍药各二两，大枣十二枚。先煮麻黄、葛根，去白沫，内诸药，水煎，分三次服，覆取微似汗。治太阳病，项背强几几，无汗恶风；或太阳病无汗而小便反少，气上冲胸，口噤不得语，欲作刚痉者。本方由桂枝汤加葛根、麻黄组成。

葛根加半夏汤：《伤寒论》方。葛根四两，麻黄三两，炙甘草、芍药、桂枝、生姜各二两，半夏（洗）半升，大枣十二枚。先煮葛根、麻黄，去白沫，内诸药再煎，分三次服。治外感风寒，头痛，项背强，发热恶寒，无汗，伴呕吐者。

现代药理研究：葛根含野葛苷A及B、葛根素、葛根素木糖苷、大豆素、大豆苷等黄酮类，以及β-谷甾醇、花生酸等。总黄酮及葛根素能增加狗的冠状动脉血流量，并能明显增加脑血流量，血管阻力下降。大豆素对肠管平滑肌有解痉作用，还能降低血糖。

现代临床应用：葛根15g，麻黄6g，生姜2片，桂枝6g，炙甘草6g，白芍药10g，大枣12枚，水煎服，每天1剂。

功效和主治：解肌发表，多用于感冒、发烧、头痛，也用于治疗急性斜颈。如用于寰枢椎错缝，椎动脉型颈椎病，加五味子10g、钩藤20g，水煎服。

（二）羌活胜湿汤

李东垣《内外伤辨惑论》方。羌活、独活各一钱，炙甘草、藁本、川芎、防风各五分，蔓荆子三分。为粗末，水煎，去渣服。功能发汗祛风胜湿。治湿气在表，症见头痛头重，腰脊重痛，或一身尽痛，难以转侧，恶寒微热，苔白脉浮。

《张氏医通》曰："肩背痛，背强，腰似折，项似拔，此足太阳经气不行也，羌活胜湿汤。"

现代临床应用：羌活、独活各 10g，炙甘草 6g，藁本 10g，川芎 10g，防风 6g，蔓荆子 10g，水煎服，每天 1 剂。

功效和主治：祛风化湿，活血止痛，常用于神经根型颈椎病、颈胸交锁综合征、肩周炎。

（三）当归拈痛汤

李东垣《医学发明》方。治湿热为痹，肢节烦疼，肩背沉重，胸膈不利，及身普遍疼痛，下疰于足胫，肿痛不可忍。羌活半两，人参、苦参、升麻、葛根、苍术各二钱，炙草、黄芩酒浸、茵陈各半两，防风、当归、知母、泽泻、猪苓各三钱，白术二钱半。《张氏医通》曰："湿热相搏，肩背沉重而疼，当归拈痛汤。"

现代临床应用：羌活 10g，党参 15g，苦参 10g，升麻 10g，葛根 20g，苍术 10g，炙甘草 6g，黄芩 10g，茵陈 10g，防风 10g，当归 10g，知母 10g，泽泻 10g，猪苓 10g，白术 10g，水煎服，每天 1 剂。

功效和主治：活血祛风，通经止痛，常用于神经根型颈椎病、颈胸交锁综合征、肩周炎。

（四）臂痛方

朱丹溪《丹溪心法·六十三》方。治臂痛，苍术、半夏、南星、白术、酒黄芩、香附、陈皮、茯苓、各半钱，灵仙三钱，甘草一钱。入生姜三片。

现代临床应用：苍术 10g，制半夏 10g，制南星 6g，白术 10g，黄芩 10g，香附 10g，陈皮 6g，茯苓 15g，威灵仙 10g，甘草 6g，生姜 2 片，水煎服，每天 1 剂。

功效和主治：散寒化湿，活络止痛，常用于神经根型颈椎病、颈胸交锁综合征、肩周炎。

（五）疏风滋血汤

《证治准绳·第四》方。治颈、肩痛，当归、川芎、白芍药、熟地黄、羌活、独活、红花、牛膝、防风、白芷、葛根、升麻、甘草、柴胡、桃仁，上药生姜煎服，又方多加紫金花。

现代临床应用：当归 10g，川芎 6g，白芍药 10g，熟地黄 10g，羌活 10g，独活 10g，红花 6g，牛膝 10g，防风 6g，白芷 6g，葛根 15g，升麻 6g，甘草 6g，柴胡 10g，桃仁 6g，水煎服，每天 1 剂，也可制成蜜丸。

功效和主治：活血祛风，通经活络，本方是治疗各种类型颈椎病的常用方。

（六）颈病灵汤（《韦以宗整骨术》）

功效与适应证：疏风养血、通经活络，治肩臂痹痛及颈椎病综合征。

组成：当归 12g，川芎 9g，白芍 15g，熟地黄 15g，羌活 10g，独活 10g，红花 5g，牛膝 10g，防风 10g，白芷 8g，葛根 20g，升麻 8g，柴胡 10g，甘草 6g，桃仁 5g，生

姜3片。

三、腰椎劳损病常用方药

(一) 肾气丸

张仲景《金匮要略》方。又名桂附八味丸、桂附地黄丸。干地黄八两，山药、山茱萸各四两，泽泻、茯苓、牡丹皮各三两，桂枝、炮附子各一两。为末，炼蜜和丸：梧桐子大，每服十五至二十五丸，酒送下，日2次。功能温补肾阳。治肾阳不足的腰酸脚软、身体以下常有冷感，少腹拘急，小便不利，或小便反多，脉虚弱，脚气，痰饮，消渴，转胞等症；近代也用于慢性肾炎，糖尿病，以及神经衰弱等属于肾阳不足者。

现代临床应用：干地黄15g，山药10g，山茱萸10g，泽泻10g，茯苓10g，牡丹皮10g，肉桂6g，炮附子6g，水煎服，每天1剂。也可做成蜜丸。

功效和主治：温肾壮阳。常用于慢性腰腿痛，如腰椎间盘突出恢复期，腰椎滑脱症，腰椎管狭窄症和腰骶小关节病等。

(二) 独活寄生汤

葛洪《肘后备急方》方。治肾气虚衰，腰脊疼痛，或当风卧湿，为冷所中，不速治，流入腿膝为偏枯冷痹缓弱，宜速治之方：独活四分，附子一枚大者炮、杜仲、茯苓、桂心各八分，牛膝、秦艽、防风、川芎、芍药六分，细辛五分，干地黄十分。"（水煎服，煮法略）（卷四）。唐代孙思邈在《备急千金要方》收录本方时加上独活寄生汤的方名。

现代临床应用：桑寄生15g，独活10g，熟附子6g，杜仲10g，茯苓15g，肉桂6g，细辛3g，干地黄10g，归身10g，牛膝10g，党参10g，甘草6g，水煎服，每天1剂。

功效和主治：温经通络，活血祛风，舒筋止痛。常用于各类腰腿痛，骨关节炎，风湿、类风湿性关节炎。

(三) 天麻丸及天麻钩藤饮

宋代《圣济总录》卷五天麻丸第五方。天麻、独活、炮附子、麻黄、肉桂、乌蛇肉（酥炙黄）各一两，人参、防风、细辛、当归、白术、羚羊角、炒薏苡仁、炒全蝎、牛膝（酒浸）、川芎、茯神、炮天南星、炒白僵蚕各三分，牛黄、龙脑、麝香各一分，丹砂半两，梧桐子大，每服十至十五丸，温酒送下。治脾脏中风，身体急惰，四肢缓弱，恶风头疼，舌体强直，言语謇涩，皮肤脚膝痕痹。

现代临床应用：天麻钩藤饮：《杂病证治新义》方。天麻、钩藤、生石决明、栀子、黄芩、川牛膝、杜仲、益母草、桑寄生、夜交藤、朱茯神，水煎服。功能平肝息风，清热安神。治疗肝阳上亢，肝风内动所致的头痛眩晕、耳鸣眼花、震颤失眠，甚或半身不遂，舌红脉弦数等症；近代也用于高血压病属阴虚阳亢者。方中天麻、钩藤、生石决明平肝息风为主；辅以栀子、黄芩清热，牛膝引血下行，桑寄生、杜仲补益肝肾，夜交藤、朱茯神养心安神。实验研究：本方有降压作用。

（四）补肾熟干地黄丸

《圣济总录·卷二十》方。治肾虚骨痹，面色萎黑，足冷耳鸣，四肢羸瘦，脚膝缓弱，小便滑数。熟干地黄、山芋三分，牛膝酒浸一两，肉苁蓉、磁石各二两，山茱萸三分，桂、附子炮各一两，石南、白茯苓、泽泻、黄芪各三分，鹿茸二两，五味子三分，石斛一两，覆盆子、远志各三分，补骨脂一两，萆薢、巴戟天各三分，杜仲一两，菟丝子二两，龙骨一两。上二十三味，捣罗为末，炼蜜和杵数百下，丸如梧桐子大，每服空心，以温酒下三十丸，日三服。

现代临床应用：熟、干地黄各 15g，淮山 10g，牛膝 10g，肉苁蓉 10g，磁石 30g，山茱萸 10g，肉桂 6g，熟附子 6g，石南藤 15g，茯苓 15g，泽泻 10g，黄芪 15g，鹿茸 10g，五味子 6g，石斛 15g，覆盆子 10g，远志 10g，补骨脂 10g，萆薢 10g，巴戟天 10g，杜仲 10g，菟丝子 10g，龙骨 30g，甘草 6g，水煎服，每天 1 剂，也可做成蜜丸。

功效和主治：温肾回阳，健筋壮骨。常用于中风偏瘫后遗症、腰椎间盘突出症、腰椎滑脱症和椎管狭窄症。

（五）还少丹

《医学发明·卷七》方。大补心肾脾胃一切虚损，神志俱耗，筋力顿衰，腰脚沉重，肢体倦怠，血气羸乏，小便浑浊。干山药、牛膝酒浸、远志、山茱肉、茯苓、五味子、巴戟、石菖蒲、肉苁蓉、楮实各一两，枸杞子一两半，杜仲、茴香各一两，熟地黄一两半。（炼蜜为丸，用法略）如热，加山栀一两，心气不宁加麦冬一两，少精神，加五味子一两，阳弱加续断一两。

现代临床应用：淮山药 15g，牛膝 15g，远志、山茱肉、茯苓、五味子、巴戟、石菖蒲各 10g，肉苁蓉、楮实、枸杞子、杜仲各 15g，茴香 6g，熟地黄 15g，水煎服，每天 1 剂，也可做成蜜丸。

功效和主治：补肝肾，壮筋骨，常用于腰椎间盘突出症、腰椎滑脱症、椎管狭窄症和腰骶小关节病。

（六）二妙散

《丹溪心法·六十三》方。治筋骨疼痛，属湿热者，有气加气药，血虚加补药，痛甚加生姜汁，热辣服之。黄柏、苍术。

现代临床应用：黄柏 10g，苍术 10g，临床常用加味二妙散。

功效和主治：清热利湿，常用于急性腰扭伤、腰椎间盘突出症急性期。

（七）丹溪湿热腰腿痛方

《丹溪心法·卷四》方。龟板、黄柏、苍术、苍耳子、威灵仙各一两，扁豆半两，酒糊丸，用黑豆汁煎四物汤，加陈皮、甘草、生姜煎汤下。久腰痛，必用官桂以开之方止。

现代临床应用：龟板30g，黄柏10g，苍术10g，苍耳子15g，威灵仙10g，扁豆15g，陈皮6g，甘草6g，生姜2片，生地黄10g，川芎6g，归身10g，白芍10g，水煎服，每天1剂。

功效和主治：清热利湿，常用于慢性腰腿痛，阴虚有热者。

（八）香茸丸

《普济本事方·卷二》方。鹿茸、熟地黄各二两，苁蓉、补骨脂、炮附子、当归各一两，麝香一钱，沉香半两（炼蜜为丸，制法略）。又方加生地黄、牛膝、泽泻，治风虚劳损夹毒，脚弱疼痹或不随，下焦虚冷等。

现代临床应用：鹿茸10g，熟地黄15g，肉苁蓉15g，补骨脂10g，炮附子6g，当归10g，麝香5分，沉香6g（炼蜜为丸，制法略）。

功效和主治：温补肾阳，强筋壮骨，常用于腰椎间盘突出症后期、腰椎滑脱症和椎管狭窄症等慢性腰腿痛。

（九）补骨脂丸

《普济本事方·卷五十二》方。治肾气虚损，骨痿肉瘦，耳鸣心烦，小腹里急，气引膀胱连腰膝痛。补骨脂、五味子、石斛、肉苁蓉各二两，茯苓、熟地黄、人参、杜仲、炮天雄、菟丝子各一两（炼蜜为丸，制法略）。

现代临床应用：补骨脂15g，五味子10g，石斛15g，肉苁蓉10g，茯苓15g，熟地黄15g，党参15g，杜仲15g，熟附子6g，菟丝子15g，水煎服，每天1剂，也可做成蜜丸。

功效和主治：补肾益精，强筋壮骨，常用于腰椎间盘突出症后期、腰椎滑脱症和椎管狭窄症等慢性腰腿痛。

（十）舒筋保安汤

《普济方·卷九十三》方。治腰膝痹痛、痿软无力。木瓜、萆薢、五灵脂、牛膝、续断、白僵蚕、松节、白芍、乌药、天麻、威灵仙、黄芪、当归、防风，浸酒内服。又方，金毛狗脊、乳香、白胶香，浸酒内服。

现代临床应用：木瓜15g，萆薢15g，五灵脂10g，牛膝10g，续断15g，白僵蚕10g，松节10g，白芍10g，乌药10g，天麻10g，威灵仙10g，黄芪15g，当归10g，防风6g，水煎服，每天1剂。

功效和主治：活血祛风，通经活络，本方是治疗各类型腰腿痛和骨性关节炎的临床常用方。

（十一）劳伤丸

《江氏伤科方书》方。治劳伤筋骨痛，生地黄、熟地黄、五加皮、当归、丹皮、黄芩、杜仲、北芪、麦冬、远志、牛膝、补骨脂、柏子仁、茯苓。

现代临床应用：生地黄 15g，熟地黄 15g，五加皮 15g，当归 10g，丹皮 10g，黄芩 10g，杜仲 15g，北芪 15g，麦冬 10g，远志 10g，牛膝 10g，补骨脂 10g，柏子仁 10g，茯苓 10g，水煎服，每天 1 剂。

功效和主治：补肝肾，活气血，壮筋骨，常用于各种慢性劳损所致的骨关节疼痛及腰腿痛。

（十二）左归饮

《景岳全书·新方八阵》卷五十一方。熟地黄二钱至二两，山药、枸杞子各二钱，山茱萸一至二钱（畏酸者少用），茯苓一钱半，炙甘草一钱。水煎，食远服。功能补益肾阴。治真阴肾水不足，腰酸遗泄，眩晕耳鸣，口燥盗汗等症。

现代临床应用：熟地黄 15g，山药 10g，枸杞子 15g，山茱萸 10g，茯苓 10g，炙甘草 6g，水煎服，每天 1 剂，也可制成蜜丸。

功效和主治：滋阴补肾，临床常用于肝肾不足所致的腰腿痛、骨关节炎、骨质疏松症。

（十三）右归饮

《景岳全书·新方八阵》卷五十一方。熟地黄二钱至二两，山茱萸一钱，炒山药、枸杞子、杜仲（姜制）各二钱，炙甘草二至三钱、肉桂一至二钱，制附子一至三钱。水煎，食远温服。功能温补肾阳。治肾阳不足，气怯神疲，腹痛腰酸，肢冷，舌淡，脉沉细等症。

现代临床应用：熟地黄 15g，山茱萸 10g，炒山药 15g，枸杞子 15g，杜仲 15g，炙甘草 6g，肉桂 6g，制附子 6g，水煎服，每天 1 剂，也可制成蜜丸。

功效和主治：补肾壮阳，常用于肾阳虚所致的腰腿痛、骨关节炎和骨质疏松症。

（十四）经验二妙汤

《韦以宗整骨术》方。苍术 12g，黄柏 10g，牛膝 30g，草薢 15g，土茯苓 15g，赤芍 10g，归尾 10g，桃仁 10g，木通 10g，甘草 6g。

用法：水煎服。

功效与主治：清热除湿、活血化瘀，治急性腰扭伤、腰痛、腿痛、小便黄量少者。

四、脊柱劳损病常用中成药

1. 内服类

（1）颈复康颗粒：具有活血通络、散风止痛的功效。用于风湿瘀阻所致的颈椎病，症见头晕、颈项僵硬、肩背酸痛、手臂麻木。

（2）腰痛宁胶囊：具有消肿止痛、疏散寒邪、温经通络的功效。用于腰椎间盘突出症、腰椎增生症、坐骨神经痛、腰肌劳损、腰肌筋膜炎、慢性风湿性关节炎。

2. 外用类

消痛贴膏：具有活血化瘀、消肿止痛的功效。用于急慢性扭挫伤、跌打瘀痛、骨质增生、风湿及类风湿疼痛。亦可用于落枕、肩周炎、腰肌劳损和陈旧性伤痛等疾病。

第七节　功能锻炼疗法

脊柱的功能解剖表明，功能需要决定了形态的构造，形态构造又决定了功能，两者是相辅相成的。功能的动力来自肌肉的力量，因此，符合生理功能的锻炼，既能维持脊柱的正常力学平衡，在平衡失调情况下，也可以通过功能锻炼达到恢复平衡。因此，功能锻炼不仅是预防脊柱劳损病的方法，也是重要的治疗方法。以下简介常用的健脊强身十八式。

第一式：抱头侧颈式（图 2-4-27）

损伤病理：颈椎侧屈、侧旋运动，主要依靠颈前外侧的前、中、后斜角肌，胸锁乳突肌和后外侧的斜方肌。左右两侧需平衡协调。斜角肌起于第 1～6 颈椎的横突前缘，止于第 1、2 肋骨上。斜方肌起于颈椎横突后缘，止于肩胛及锁骨外缘。如果长期头颈单向运动（即经常向右或左一方转动），例如教师上课习惯单向转身向学生、向黑板，长期坐教室侧方的学生，或办公室接待客人长期一方向转头等，可导致斜角肌、胸锁乳突肌和斜方肌单侧劳损（运动多充血，运动少缺血）肌力不平衡，所维系之颈椎骨出现单侧旋转，钩椎关节紊乱而引起颈椎病。

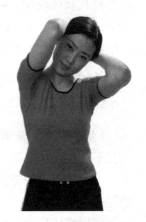

图 2-4-27　抱头侧颈式

防治机制：颈椎中轴位依靠两侧斜方肌、胸锁乳突肌和斜角肌平衡，侧颈锻炼这两组肌肉的肌力，使受损者得到恢复，受累者不致损伤，维持或恢复正常颈椎力学平衡。

体操运动：正位、两目平视，双手屈肘，两手掌合拢于脑后，然后将头颈往一侧屈，并稍加压力，左右侧屈各 8×4 次。

注意事项：侧屈时胸廓、腰背保持直立不动。

第二式：虎项擒拿式（图 2-4-28）

损伤病理：颈后之项韧带及头颈夹肌、肩胛提肌是维持颈曲和支撑头颅重力的重要支柱，此组肌肉因长期低头工作而劳损，继发颈椎紊乱，因此保护此组肌肉，是预防颈椎病的重要措施。

防治机制：此为颈肌自我按摩推拿的方法，可使粘连松解，缺血者增加血运，提高肌容积，增强肌张力。

体操运动：直立稍仰头，双手合拢于颈后，用腕关节拿捏颈后肌肉，并提拔 8×4 次。

注意事项：掌力要柔和，不要拿伤皮肤。

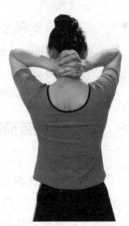

图 2-4-28　虎项擒拿式

第三式：抱头屈伸式（图 2-4-29）

损伤病理：头颈屈伸运动是靠颈前的斜角肌（屈）和颈后头颈夹肌、项韧带、斜方肌、肩胛提肌等（伸）。长期低头或半低头工作，如阅读、书写、司机、操作电脑、财会、缝纫工、车床工等工种，容易导致伸肌群劳损。特别是项韧带。该韧带是颈部最坚韧的骨骼肌韧带，深埋于所有颈椎叉状棘突中，起到支撑头颅重力，维持颈椎正常向前弯曲的曲度以及各颈椎中轴位置的重要作用。一旦劳损，肌力下降，颈椎骨失去中心维系力，产生旋转、侧弯，出现颈曲紊乱，而致颈椎病。

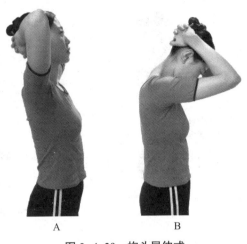

A　　　　　　B

图 2-4-29　抱头屈伸式

防治机制：锻炼颈部与损伤之伸肌群，维护对颈曲及颈椎中轴的肌力。

体操运动：两目平视，双手屈肘，双掌合拢后脑。

第一步：按压后脑屈颈至下颌抵胸。

第二步：抱头——双手略加压力对抗，使之慢慢抬头并后伸。如此反复 8×4 次。

注意事项：胸背不动，如已有病变，屈伸范围以不疼痛为原则。

第四式：侧颈双肩松胛式（图 2-4-30）

损伤病理：同第一式。长期劳累及风寒外袭，可导致斜方肌、肩胛提肌痉挛、粘连，颈椎力学平衡失调。

防治机制：侧屈后，可使屈侧肌肉松弛，伸侧肌肉紧张，松肩运动使其各组肌肉起止点受到牵拉、抖动、松解粘连、恢复肌力。

体操运动：正立、自主侧颈，双手叉腰、抖动双肩带胛，先前摇 8×2 次，再后摇 8×2 次，上下抖动 8×2 次。

注意事项：如松肩过程，自感有麻木者，为已有肌肉粘连，应加大力度。

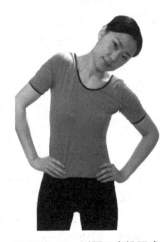

图 2-4-30　侧颈双肩松胛式

第五式：左右开弓式（图 2-4-31）

损伤病理：同第二式。

防治机制：运动双上肢，使肩胛带得到充分舒展，调整因伏位单上肢操作导致的胸背机制不平衡。

体操运动：站立位，双手屈肘握拳合拢于两胁下，然后一手伸直奋力向前，另一手肩肘向后，左右交替，做 8×2 次。

注意事项：伸直上肢需用力，另一肩尽力向后背靠拢。

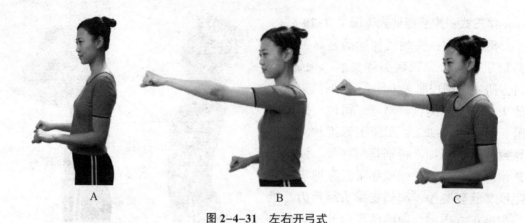

图 2-4-31　左右开弓式

第六式：双胛合拢式（图 2-4-32）

损伤病理：同第一式。

防治机制：使肩胛后耸，后胸椎合拢，以松解大小菱形肌与斜方肌因劳累充血或损伤而粘连，使疲劳恢复，血运改善，损伤修复。

体操运动：正立、屈双肘提肩，使双肩往背部靠拢，同时做深呼吸以扩胸，反复 8×4 次。

注意事项：提肩拿胛时，头颈不动。如有酸痛感，说明已有损伤，应多做此运动式，以达到自我康复。

第七式：抱肩转胸式（图 2-4-33）

损伤病理：维系颈椎椎曲及中轴位之斜方肌、头颈夹肌、项韧带均以肩胛、胸椎为附着点，特别是斜方肌，上连颈椎下连上段胸椎，因劳损或风寒损伤，肌力失去平衡，上可导致颈椎紊乱，下可导致胸椎肋胸关节、胸椎小关节紊乱，颈椎旋转、侧弯，可压迫神经根、椎动脉，使胸肋关节、胸椎小关节紊乱，导致支配内脏的神经紊乱，出现心动过速、胸闷、胃脘胀闷等并发症。

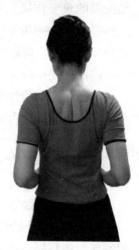

图 2-4-32　双胛合拢式

另外，肩胛骨上部肋骨背部组成胸胛关节，其冈上肌、肩胛提肌、斜方肌，可使肩胛上移，大小圆肌及大小菱形肌（附着胸椎）可使肩胛骨左右摆动。肩胛部肌肉可因长期单一上肢活动或风寒而受损，肌肉缺血粘连，可导致胸椎关节紊乱。

防治机制：运动肩胛内大、小菱形肌对胸椎中轴位的稳定作用（左右平衡），左右转动胸廓，调节肩胛内肌肉对胸椎的平衡力，纠正胸椎关节错缝。

体操运动：正立、双手抱紧两肩，左右转摇胸廓各 8×4 次。

注意事项：转胸时，腰胯尽量不动。

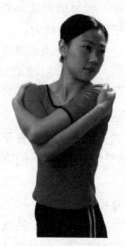

图 2-4-33　抱肩转胸式

第八式：抱背转胸式（图 2-4-34）

损伤病理：胸椎与腰椎之间的胸腰部是脊柱运动的枢纽，也即运动胸廓可带动腰椎。其运动力主要是背阔肌和腰骶棘肌，这两组肌肉可因长期坐位（如司机、办公室工作等）而劳损，肌力不平衡，导致胸腰椎关节紊乱，产生腰背痛。

防治机制：双手抱腰背部，以稳定两组肌肉交汇处，转动胸廓，使之肌力协调平衡，久坐充血可消散，损伤可恢复。

体操运动：正立，双手转向背，掌心按压腰背部，转动胸廓，左右转动各 8×4 次。

注意事项：转动胸廓，头颈随转但骨盆不转。

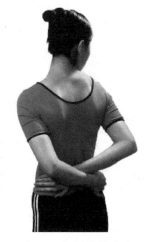

图 2-4-34　抱背转胸式

第九式：摸膝转胸式（图 2-4-35）

损伤病理：同第八式。

防治机制：在第八式基础上，增大胸腰枢纽的活动度，使因久坐、久站疲劳缺血之肌肉恢复血运，消除疲劳，已损伤者增加血运，使之恢复肌力平衡。

体操运动：正立，略弯腰，右手触摸左膝，左手触摸右膝，交替进行，各 8×4 次。

注意事项：患腰椎弓峡部裂、腰椎滑脱症者不宜用此法。

第十式：挺胸后伸式（图 2-4-36）

损伤病理：同第六、第八式。

防治机制：经第六、七、八、九式运动后，胸椎左右肌力得到调节，胸椎关节左右松解，本式使之关节前后粘连松解，错缝复位。

体操运动：双手按压腰骶，双肩往后做挺胸，略伸腰，并同时叫喊"呵"声，反复 8×4 次。

注意事项：挺胸时头颈及骨盆不动。

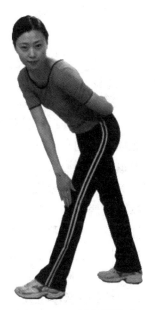

图 2-4-35　摸膝转胸式

第十一式：顶天立地式（图 2-4-37）

损伤病理：同第六、八式。

防治机制：提升胸廓，使胸肋关节及胸椎关节上下运动，松解肌肉韧带粘连，调节胸膈郁闷。

体操运动：正立，稍息步态，两目平视，双足站稳，腰背挺直，收腹、抬头、双手五指交叉，上举头顶，并向上伸展，同时喊出"呼"声，双手放下，再上举，反复 8×4 次。

注意事项：上举双手，同时尽力使胸廓上升。

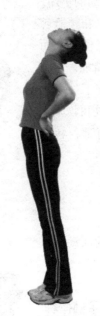
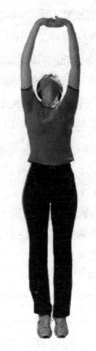

图 2-4-36　挺胸后伸式　　　　图 2-4-37　顶天立地式

第十二式：点头哈腰式（图 2-4-38）

损伤病理：脊柱伸肌群不仅有伸直脊柱功能，还有支撑躯干的负重功能。因长期坐位，易损伤，且背部肌肉也容易因姿势不正而损伤，或受风寒损伤，逐步出现肌肉劳损，继发椎间隙变窄、后关节腔变窄，因肌肉支撑力减弱而压力升高，椎间盘、关节软骨受高张压而变性退化，椎骨排列紊乱、旋转、侧弯，椎曲改变而刺激或卡压脊髓、神经，出现腰腿痛。

防治机制：以锻炼伸肌群为主，维护脊柱的支撑力。

体操运动：正立、分步、挺膝，双手五指交叉，屈低头颈、弯腰，双手抵地方向；再直立，弯腰，双手抵地，反复 8×4 次。

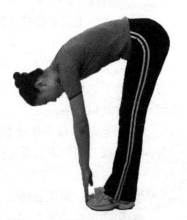

图 2-4-38　点头哈腰式

注意事项：双手抵地方向时，如能抵地更好，不能抵地尽量下弯，但双膝不能屈曲。

第十三式：剪步转盆式（图 2-4-39）

损伤病理：腹部肌肉如腹直肌，腹内、外斜肌，腹横肌，均与髂腰肌相连，与脏器形成腹内压维持腰椎平衡。同时，腰椎屈肌——腰大肌在腹腔后下连腿部内收肌群，止于股骨小转子。长期坐位，腹肌、腰大肌容易松弛，维系力减弱，导致腰椎不稳，另一方面，下肢外展之阔筋膜张肌因劳损而导致臀上皮神经卡压，出现疼痛。

防治机制：剪步（双下肢交叉运动）主要运动内收肌群及腹肌群，消除疲劳，使髂腰肌，阔筋膜张肌，有粘连可松解，缺血可改善，恢复下肢内收外展及腰部屈伸肌力平衡。

体操运动：立正，右脚起步跨至左下肢前方，后左脚起步跨至右下肢前方呈交叉步态，向前8步；退后反交叉步态8步，前、后各8×4次。

注意事项：交叉步态时，避免两下肢冲撞，并保持身体平衡。

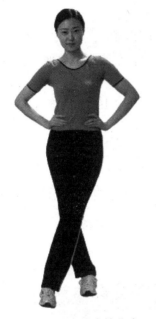 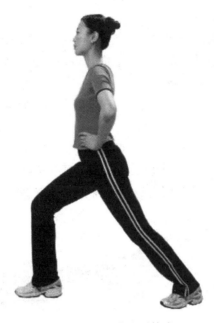

图 2-4-39　剪步转盆式　　　　　图 2-4-40　前弓后箭式

第十四式：前弓后箭式（图 2-4-40）

损伤病理：同第十三式。

防治机制：在十三式基础加强内收肌、腰大肌的锻炼，并有防治膝关节骨性关节炎作用。

体操运动：站立，双手叉腰，右下肢前跨，身体前倾，并屈膝（前弓），左下肢后伸直（后箭）后退回伸右膝，身体后倾，一前一后反复8×4次。

注意事项：如膝关节有病变者，运动时避免屈膝引起疼痛。

第十五式：金鸡独立式（图 2-4-41）

损伤病理：骨盆是脊柱的基础，维系腰椎、胸椎中轴位之骶棘肌、腰背筋膜均起于骨盆两髂骨。其骶骨承载腰椎。因此，骨盆损伤，出现倾斜，即可继发腰椎侧弯。骨盆之髂骨与骶骨由韧带连结，特别是骶髂韧带，妇女可因妊娠产后恢复不好，或长期侧身卧等导致骶髂韧带劳损、松弛或痉挛。对骶髂关节维系力减弱，由于下肢步行垂直应力作用，可导致骶髂关节错

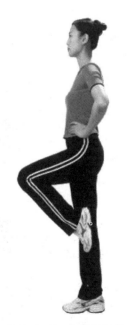

图 2-4-41　金鸡独立式

缝引起下腰痛，甚至骨盆倾斜。

防治机制：运用身体垂直弹性力，锻炼骶髂韧带，使之劳损者恢复，维持力平衡。

体操运动：双手叉腰，单下肢直立，弹跳，左右下肢交替各8×4次。

注意事项：如患者有膝关节炎性关节炎或下肢伤痛者，改为单下肢站立。如在弹跳中下腰痛者，说明骶髂关节已有损伤，应找整脊师调治。

第十六式：过伸腰肢式

损伤病理：同十五式。

防治机制：调整竖脊肌、腰大肌、骶髂韧带前后的维系力。

体操运动：正立、双手向前着地趴下，双下肢伸直，但胸腹不着地，然后一下肢屈膝置小腿于另一腿上；方法有三：

1式：作俯卧撑式——双上肢屈伸，使身体及双下肢直上直下。各俯撑4次（可视体力增加）；（图2-4-42）

2式：仰卧、屈膝、双手抱胸，挺腹挺腰，反复8次；（图2-4-43）

3式：俯卧、伸腰，双上肢后展，下肢后伸。（图2-4-44）

注意事项：按俯卧撑要求胸腹及膝不能触地。（按：此式仿韦陀献杵十二式之一）

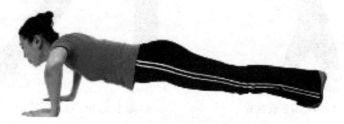

图 2-4-42　过伸腰肢式（1式）

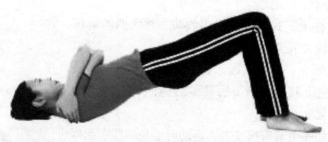

图 2-4-43　过伸腰肢式（2式）

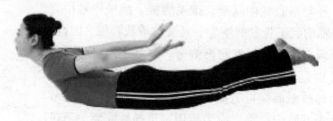

图 2-4-44　过伸腰肢式（3式）

第十七式：床上起坐式

损伤病理：腰椎的稳定，后靠竖脊肌，前靠腹肌及腹内压，因肥胖腹肌松弛，腹内压减低，腰椎椎曲可增大而导致椎间盘退化、小关节退化、崩解、腰椎滑脱症。

防治机制：锻炼腹肌及腹内压、竖脊肌，维持对腰椎力平衡。

体操运动：

1式、2式：仰卧，然后用力呈伸双下肢状，上肢伸直（1式）或双手十指交叉，抱于脑后（2式），使上半身离床，力争能坐起（如开始不能坐起，让旁人扶持），然后再躺下，再坐起，反复10次。（图2-4-45、图2-4-46）

3式：平卧床上，屈膝挺腰，双手抱膝，并呈起坐势，再躺下，再起坐，反复10～20次。（图2-4-47）

注意事项：有髋、膝关节创伤疾病和腰椎曲度变直、反弓者，不宜此法。

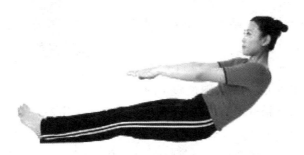

图2-4-45　床上起坐式（1式）

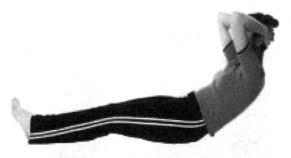

图2-4-46　床上起坐式（2式）

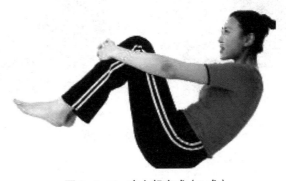

图2-4-47　床上起坐式（3式）

第十八式：拍墙松筋式

损伤病理：

1式：胸背拍墙式，胸椎侧弯可导致胸廓左右不平衡，继发颈椎骨关节紊乱并引起胸痛及脊源性胃肠病。

2式：屈髋双腿拍墙式，腰骶角变小，骶髂关节不平衡，腰曲加大，可导致腰椎椎弓退变，甚至腰椎滑脱症，腰骶关节病。

防治机制：1式可调整胸椎侧弯；2式可调整腰骶角及腰曲。

体操运动：

1式：直立两手抱肩（图2-4-48A），背斜靠墙，立正将背往墙上拍打（图2-4-48B），力度以自我感觉无痛苦，每次拍打50～100下。

2式：仰卧床上，屈髋伸腿往墙上，臀部抵墙呈90°（图2-4-49A），然后收腿往腹（图2-4-49B），再将双腿往墙上拍打，每次50～100下，力度以无疼痛为宜。

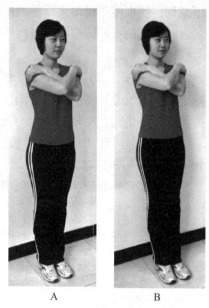

图2-4-48　拍墙松筋式（1式）

注意事项：1式：有冠心病和支气管哮喘者慎用，放置支架的心脏病患者禁用；2式：腰椎生理曲度变小或消失者不宜。

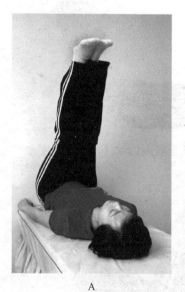
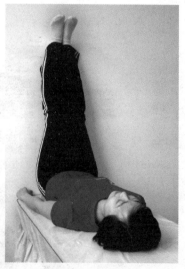

图2-4-49　拍墙松筋式（2式）

>> **复习思考题**

1. 整脊治疗的主要原则是什么？

2. 筋骨并重、上病下治、腰病治腹的临床意义是什么？

3. 脊柱伤病的急性期疗法主要有哪些？

4. 寰枢端转法和牵颈折顶法的操作方法及适应证是什么？

5. 提胸过伸法操作要点是什么？

6. 颈椎旋提法、腰椎旋转法和腰骶侧扳法的适应证、禁忌证和操作注意事项是什么？

7. 简述四维调曲法的作用机制。

8. 三维调曲法和四维调曲法各自的操作方法及其适应证是什么？

9. 简述颈腰劳损病的辨证规则。

10. 简述功能锻炼疗法在脊柱伤病治疗中的价值。

（周红海　李　瑛　陆　延）

下篇　疾病学

第一章　颈椎病　▷▷▷▷

　　颈椎病可以泛指发生于颈椎的病变。自 20 世纪 70 年代杨克勤教授提出因劳损引起的颈椎病变为颈椎病的概念之后，目前临床上颈椎病的概念有两种：一是从广义上来说，颈椎病是指由于劳损引起维系颈椎平衡的肌力失衡，或颈椎椎间盘突出、退变导致颈椎骨关节结构紊乱，损害到从颈椎椎间孔发出的颈神经、臂丛神经、相邻的交感神经和穿越颈椎横突孔的椎动脉，甚至压迫椎管内的颈髓，引起的一系列症状体征的统称。其中包括急性斜颈、寰枢关节错位、钩椎关节紊乱症、急性颈椎间盘突出症、颈椎椎曲紊乱综合征、颈椎管狭窄症、颈胸枢纽交锁症、颈肩综合征、颈肘综合征及颈脊髓空洞症等。二是从狭义上来说，颈椎病指颈椎椎曲紊乱综合征。

第一节　急性斜颈

　　急性斜颈指因突发性颈部一侧肌肉疼痛而致头颈部活动被限制，或屈曲位或后伸位向一侧倾斜。俗称"落枕"或"失枕"，好发于青少年。

【功能解剖与病因病理】

（一）功能解剖

　　1. 起于颅骨乳突、止于锁骨、左右各一的胸锁乳突肌和起于颈椎所有横突后缘及项韧带，止于肩胛、肩峰及上部胸椎的斜方肌，是支撑头颅并起旋转、侧屈运动的主要肌肉动力。这些肌肉因过度劳累或风寒湿邪侵犯，引起肌肉痉挛，可导致寰枕关节紊乱。

　　2. 枕骨与寰椎组成寰枕关节。寰椎两个侧块呈卵圆形，每个都有一个肾形的上关节面与枕髁组成寰枕关节。寰椎关节面凹向内侧、向前倾斜，因而人点头（屈）较后仰范围大。第 1 颈神经通过寰椎关节面与后弓之间的神经沟。因头颅过度侧屈或前屈、寰枕关节不平衡、寰椎旋转或倾斜刺激颈神经，导致所支配的肌肉痉挛、疼痛。

（二）病因病理

1. 因睡眠枕头不合宜，或过度屈曲头部，或一侧屈位，枕髁关节受累、充血，刺激颈神经导致所支配的寰枕韧带、胸锁乳突肌、枕后肌，出现肌肉痉挛、疼痛，以及头部活动受限。

2. 或因睡眠时颈肌受凉，一侧斜方肌痉挛，导致寰枕关节失衡，刺激颈神经，致枕后肌疼痛，头部活动受限。正如《诸病源候论·失枕候》所说："头项有风在筋膜间，因卧而气血虚，值风发动，故失枕。"

【诊断】

（一）诊断要点

1. 症状 颈部疼痛，动则疼痛加重，甚者疼痛牵及头部、上背部及上臂部，颈部一侧肌肉紧张、痉挛，头部转动不利。起病突然，往往于睡眠后急性发病。

2. 体征 颈部呈强迫斜颈状，患者头向患侧倾斜，下颌转向健侧，颈部旋转、屈曲活动受限，向患侧旋转尤为明显；触诊检查颈部肌肉僵硬；患侧胸锁乳突肌、斜方肌、肩胛提肌有明显压痛。

3. 辅助检查 常规 X 线片可有颈椎侧弯、颈曲紊乱等改变。

（二）鉴别诊断

1. 急性咽喉炎 咽侧壁和（或）咽后部间隙感染，出现发热、后颈部疼痛、斜颈、咽喉痛、喘鸣、呼吸困难、吞咽痛等症状。颈痛可因吞咽或转动而加剧，邻近下颌角处可触及咽侧壁间隙脓肿，咽后间隙感染可在咽部直接观察到并触及。颈侧位 X 线片可显示咽后部组织。CT 扫描可区别两个部位的脓肿。外科引流和静注抗生素可缓解病情。

2. 颈部淋巴结炎 颈前三角的淋巴结炎可引起颈痛，并伴有发热、寒战和斜颈，抗生素治疗有效。

3. 脑肿瘤 伴颈痛的急性斜颈，可由邻近脑干的小脑半球内的肿块（肿瘤或囊肿）所致的小脑扁桃体疝而引起。腰穿或特发性病变也可引起急性斜颈。

4. 颈椎脓肿 颈椎脓肿或结核性骨髓炎可引起严重的斜颈、颈痛并有发热症状。颈椎 X 线片、CT 扫描或 MRI 可确诊，其敏感性取决于症状的持续时间。抗生素治疗可获良效。

5. 急性创伤 急性创伤所致的椎骨骨折、半脱位或韧带破裂均可产生后颈部疼痛的斜颈。

6. 先天性斜颈 先天性斜颈为出生后即发现颈部一侧倾斜的畸形，分为肌源性斜颈和骨源性斜颈两种，表现为斜颈、颈部肿块、面部不对称且呈进行性加重。

7. 钩椎关节紊乱症 钩椎关节紊乱症是指因头颈姿势不正，颈肌肌力失衡，导致钩椎关节紊乱，引起颈项疼痛，活动障碍。钩椎关节紊乱症表现为颈项疼痛或牵涉肩背痛，颈肌紧张，颈部活动受限，局部肌肉压痛，X线片可见钩椎关节不对称。

8. 急性颈椎间盘突出症 急性颈椎间盘突出症是指因劳累或颈部受凉等外因导致颈肌力学失衡，颈椎骨关节位移，椎间孔错位，神经根与突出之椎间盘产生卡压，出现急性颈背痛，上肢麻痹痛等系列症状。表现为突发颈肩背痛，并上肢麻痹、窜痛、颈部活动明显受限，臂丛神经牵拉试验阳性，X线片可见椎间隙变窄，CT或MRI检查可显示突出的椎间盘大小、形状及对颈髓压迫的程度。

9. 寰枢关节错位 寰枢关节错位是指因枢椎旋转、倾斜导致与寰椎组成的关节正常位置偏移，而引发的症状体征。表现为头后枕部胀痛不适感，头晕头痛，方位性眩晕等；X线片张口位提示齿状突偏歪或前倾。

【中医辨证】

（一）辨证要点

本病常因平素缺乏锻炼，身体虚弱，气血循行不畅，复受风寒侵袭，致经络不舒，气血凝滞而闭阻不通，不通则痛。根据病邪侵犯机体的不同，分为气滞血瘀证、风寒外袭证。

（二）辨证分型

1. 气滞血瘀证 颈项疼痛，活动不利，活动时患侧疼痛加剧，头部歪向患侧，局部有明显压痛点。舌紫暗，脉弦紧。

2. 风寒外袭证 颈项背部疼痛，拘急，兼有渐渐恶风、微发热、头痛等表证。舌质淡，舌苔薄白，脉弦紧。

【治疗】

（一）治疗原则

以理筋治疗为主，辅以调曲、练功。

（二）治疗方法

1. 理筋

（1）药熨法：在患侧颈部进行药熨，采用活血化瘀、温经通络的中药打成粗粉，加酒、醋各半拌匀，加热后纱布包裹，在病变局部热熨致皮肤潮红。每日1次，每次30分钟。

（2）针刺法：针刺风池、风府、健侧内关、颈项穴，每日1次，每次30分钟。

（3）推拿法：急性期不宜行推拿手法治疗。进入缓解期后可行以下推拿手法：①拇指按揉肩井、肩中俞等，以有酸胀为度，同时令患者缓缓转动颈项，使肌肉放松。②小幅度捏揉法捏揉颈项及患肩，或弹拨紧张的肌肉，重点为压痛点，使肌肉逐渐放松。

③施擦法于颈项及肩背部肌肉，进一步缓解肌痉挛。④按揉、弹拨、擦动过程中，适当配合数次颈部屈伸、侧屈及左右旋转等被动活动，以改善颈部功能。

（4）拔罐法：急性期缓解后，酌情在颈部患侧行闪罐法，应顺肌肉走向进行拔罐。

（5）冷敷或热敷：早期为减轻局部的创伤反应，一般多采用冷敷，尤其是夏天；后期可选用热敷，以促进创伤性炎症消退。

2. 正脊调曲

（1）正脊骨法：急性期一般不适合用正脊骨法。急性期缓解后，可行正脊骨法，可选正脊骨法中的牵颈折顶法，以纠正颈椎骨关节移位、序列的紊乱。

（2）牵引调曲法：急性期缓解后（一般3天）可行仰卧位颈椎布兜牵引法，重量为3~6kg，每次30分钟，每日1次。

3. 药物治疗

（1）气滞血瘀证

治则：活血化瘀，理气止痛。

方药：和营止痛汤（《伤科补要》）加减。

（2）风寒外袭证

治则：疏风散寒，通络止痛。

方药：葛根汤（《伤寒论》）加减。

中成药：选用活血通络、散风止痛类中成药，如"颈复康颗粒"，局部外贴活血化瘀止痛类膏药，如"消痛贴膏"。

4. 功能锻炼　选用"健脊强身十八式"中的第一至第四式进行功能锻炼。

（三）注意事项

1. 观察疗程一般1~2周，如仍未缓解，需注意并发症。
2. 急性期不宜做颈椎牵引及颈部推拿按摩。
3. 急性期禁用颈部旋转法或斜扳法。
4. 药熨时温度以患者适应为宜，不能过烫，避免烫伤；所用药物尽量选择对皮肤刺激小的，熨后如局部皮肤有红点、出现过敏反应者，需停用本法。

【预防】

急性斜颈经上述治疗，一般1周左右可恢复，少有后遗症残留者；如仍不恢复者，需做鉴别诊断。平素应加强锻炼，选用高度合适的枕头，注意颈部保暖，防止受凉。

第二节　寰枢关节错位

因枢椎旋转、倾斜，导致与寰椎组成的关节偏移正常位置而引起的症状、体征，称寰枢关节错位。属中医学"头痛""眩晕"范畴。

【功能解剖与病因病理】

寰枢关节是由寰枢外侧关节、寰枢正中关节构成的结构复杂的轴性旋转关节，其主要功能是保证头部的旋转运动。旋转寰枢关节的肌肉主要有头下斜肌、头后大直肌、一侧的头夹肌，以及对侧的胸锁乳突肌。

由于缺乏较为发达的肌肉与韧带，故而形成了寰枢关节解剖学上的结构弱点。睡觉时枕头位置不适，可造成十字韧带、翼状韧带受伤，肌力不平衡，或颈曲紊乱，均可导致寰枢关节位移，损伤颈神经和椎动脉。颈椎曲度紊乱或侧弯，可导致枢椎齿状突旋转、倾斜，使寰枢关节发生位移，损伤颈神经和椎动脉。

按照脊柱圆运动规律和脊柱轮廓平行四边形几何图形法则，腰骶角与寰颈角（侧位寰椎中轴线与第2、3、4颈椎中轴线构成的角度）相对平衡，如腰骶角紊乱，也可继发寰枢关节错位。

【诊断】

（一）诊断要点

1.症状　患者有头后枕部胀痛不适感；头晕头痛、方位性眩晕，头晕、头痛可单一出现，也可同时存在；往往遇劳累加重，休息减轻。方位性眩晕可以是早上起床时头晕，或转头时头晕。眩晕严重时可出现跌仆。头痛多为偏头痛或后枕痛，可以忍受，往往早晨较轻，下午加重；休息减轻，遇劳加重。部分患者伴有胸闷，心悸，咽喉不适，或睡眠不好，甚至失眠；或记忆力下降，健忘；或血压波动；或视力下降，耳鸣，听力下降；或轻度面瘫。

2.体征　触诊可摸到侧偏之寰枢（即两风池穴不对称），局部有压痛者。桡动脉试验阳性。

3.辅助检查　X线片张口位可见齿状突侧偏或前倾；侧位片可见第2、3颈椎有成角旋转，颈曲可有改变。

（二）诊断分型

1.侧偏型　X线张口位可见齿状突偏移，寰椎旋转；侧位片可见第2、3颈椎后成角，颈曲改变不大，颈部活动正常。

2.前倾型　X线片张口位之齿状突前倾、寰枢后倾，出现双边征；侧位颈曲加大，第2、3颈椎呈阶梯状改变，颈部活动屈伸受限，旋转尚可。

3.混合型　指前倾与侧偏同时存在。

（三）鉴别诊断

1.梅尼埃病　为内耳膜迷路积水，表现为发作性眩晕，波动性听力减退及耳鸣。其特点是耳鸣加重后眩晕发作，眩晕发作后耳鸣逐渐减轻或消失，耳鼻喉科协助诊断。

2.三叉神经痛　三叉神经分布区内反复发作的阵发性短暂剧烈疼痛而不伴三叉神经功能破坏的表现称三叉神经痛。常于40岁后起病，女性较多。为骤然发生的剧烈疼痛，发作时患者常紧按病侧面部或揉擦面部减轻疼痛，严重者可伴有同侧面部肌肉的反射性抽搐，所以又称"痛性抽搐"。每次发作仅数秒钟至1~2分钟即骤然停止。患者面部某个区域可能特别敏感，稍加触碰即引起疼痛发作，如上下唇、鼻翼外侧、舌侧缘等，这些区域称为"触发点"。此外，在三叉神经的皮下分布穿出骨孔处，常有压痛点。

3.脑桥小脑角病变　表现为眩晕及一侧听力进行性减退，步态不稳。CT或MRI可见病侧脑桥，小脑角处占位性病变，X线片可显示病侧内听道扩大，张口位寰枢椎无错位。

4.急性缺血性脑血管病（TIAS）　因血管血栓形成栓塞导致脑缺血，引起脑功能短暂丧失，严重者因缺血而发生坏死。临床上短暂脑缺血多见于中年以上的人，发作时2分钟即出现以下症状，但多在15分钟内恢复，无后遗症。表现为对侧肢体或面部肌皮无力、瘫痪、麻刺感，或感觉消失，构音障碍；或者突然眩晕，或口周麻刺感，双侧肢体感觉异常，或出现共济失调。

5.局限性脑梗死　是因脑动脉供血不足致脑急性缺血性坏死，俗称"中风"，多为中年以上的高血压、糖尿病、心脏病或高脂血症患者，表现为一侧头痛、眩晕、呕吐，对侧身体感觉异常、偏瘫、言语不清，手足麻木等中风症状。CT、MRI可协助诊断。

【中医辨证】

（一）辨证要点

根据病邪性质及脏腑、气血虚实，将本病分为痰湿中阻证、肝阳上亢证、气血两虚证和气虚瘀滞证。

（二）辨证分型

1.痰湿中阻证　头晕目眩，头重如裹，胸闷发恶，甚则呕吐痰涎，嗜睡。苔白腻，脉濡滑。

2.肝阳上亢证　头晕目眩，两目干涩，急躁易怒，面色潮红，少寐多梦，口干口苦。舌红苔黄，脉弦。

3.气血两虚证　眩晕，面色不华，神疲懒言，心悸失眠，食少乏力。舌淡，脉弱。

4.气虚瘀滞证　头晕，头痛，疼痛如刺，痛处不移而拒按，身倦无力，少气懒言、面色淡白或晦滞。舌淡暗或见瘀斑，脉象沉涩。

【治疗】

（一）治疗原则

以理筋、调曲、练功为主。

（二）治疗方法

1. 理筋

（1）药熨法：可在颈项部、腰背部进行药熨。将活血化瘀、温经通络的中药打成粗粉，加酒、醋各半拌匀，加热后纱布包裹，在病变局部热熨至皮肤潮红。

（2）针刺法：针刺取风池、风府、脑空等穴，配合电针治疗，每日1次，每次30分钟，10次为1个疗程，休息1日，再行第2个疗程。

（3）按摩法：在寰枢部位及颈背部行理筋、分筋手法，松解肌肉粘连。

（4）拔罐法：在颈背部走罐，拔罐。

2. 正脊调曲 理筋治疗后行寰枢端转法，纠正寰椎位移；颈椎旋提法纠正颈椎旋转倾斜；胸椎过伸提胸法纠正胸椎侧凸。

3. 药物治疗

（1）痰湿中阻证

治则：化湿祛痰，健脾和胃。

方药：半夏白术天麻汤（《医学心悟》）加减。

（2）肝阳上亢证

治则：平肝潜阳，息风通络。

方药：天麻钩藤饮（《杂病证治新义》）加减。

（3）气血两虚证

治则：补养气血，健运脾胃。

方药：归脾汤（《济生方》）加减。

（4）气虚瘀滞证

治则：补气活血，祛瘀通络。

方药：通窍活血汤（《医林改错》）加减。

中成药：选用活血通络、散风止痛类中成药，如"颈复康颗粒"，局部外贴活血化瘀止痛类膏药，如"消痛贴膏"。

4. 功能锻炼 可采用"健脊强身十八式"中的第一式至第十式进行康复锻炼。

（三）注意事项

1. 一般观察2～4周，X线摄片复查复位后，神经功能恢复需一段时间。

2. 寰枢关节错位不宜行颈椎布兜牵引法，牵引有时易加重头晕、恶心。

3. 禁用寰枢椎的高位旋转和后伸手法，也不宜用斜扳法。

4. 药熨时温度要以患者舒服为宜，不能过烫，避免烫伤；所用药物尽量选择对皮肤刺激小的，熨后如果局部皮肤有红点、出现过敏反应者，需停用本法。

【疗效评定标准】

1. 治愈 颈枕部痛及头痛、头晕消失，寰枢椎旁压痛（-），颈项活动受限恢复；颈曲恢复到 I 级者，张口位片齿状突居中，偏移纠正。

2. 好转　颈枕部痛及头痛、头晕明显减轻，寰枢椎旁压痛（－），颈项活动受限明显减轻；颈曲恢复到 II、III 级者，张口位片寰齿间距基本相等。

3. 未愈　症状、体征无改善；X 线片均无改善。

【预防】

1. 年轻患者恢复快，侧偏型治疗一般 2～4 周可以康复；混合型和前倾型需 4～6 周。

2. 如合并神经功能症状，例如失眠、健忘或耳鸣，在寰枢椎复位后往往需较长时间症状才能消失，必要时配合骨空针法和中药辨证论治。

第三节　钩椎关节紊乱症

因头颈姿势不止，颈肌肌力失衡，导致钩椎关节紊乱，引起的颈项疼痛，活动障碍称为钩椎关节紊乱症。

【功能解剖与病因病理】

（一）功能解剖

钩椎关节由第 3～7 颈椎椎体上面两侧缘的钩突与上位椎体的斜坡形成的关节，又称 Luschka 关节。钩椎关节是 100° 夹角的角状结构，在旋转过程中产生角状运动，往往因左右肌力不平衡，在角状运动中产生关节囊滑膜嵌顿，关节结构紊乱而刺激神经背侧支。

颈椎钩椎关节靠颈项韧带中轴稳定，两侧肩胛提肌（上部）、斜方肌和前缘的前中后斜角肌是旋转和侧屈的主要动力。如某一组肌力损伤，则可导致关节不稳。

（二）病因病理

1. 多因睡枕不当，或睡姿不正确，也有因长时间抬头、低头、侧头运动或风寒之邪侵犯颈项背肌导致肌肉韧带痉挛（急性）或劳损（慢性），关节不稳产生错位，刺激颈神经后支，引起其支配的颈项部肌肉韧带痉挛产生疼痛，进而造成颈部活动障碍。

2. 因头颈冲撞伤或挥鞭式损伤，导致钩椎关节紊乱或半脱位。

【诊断】

（一）诊断要点

1. 症状　初起觉颈项不舒，活动有疼痛，颈项疼痛或牵涉肩背痛，有明显颈椎外伤史。病程久者可并有头晕、头痛或肩背一侧上肢麻痹。

2. 体征

（1）急性期：突发头颈转动障碍，尤其不能向一侧旋转，称转动即牵涉颈肩背疼痛，触压颈部有压痛，多发生于颈胸部，多由外伤引起。

（2）慢性期：曾有颈项转动障碍病史，未经治疗好转，但逐渐感颈项活动不灵活，有牵拉颈肩酸痛及颈部活动障碍。特别是旋转功能障碍，稍加旋转即颈项痛。

3. 辅助检查 急性期 X 线片可见钩椎关节不对称，颈曲有改变或正常。慢性期 X 线片可见钩椎关节明显不对称，颈曲有改变，稍直，或有阶梯改变，或有双边征。

（二）鉴别诊断

1. 颈背筋膜炎 多见于项韧带和肩胛提肌、斜方肌，因慢性劳损或风寒湿邪侵犯，韧带肌肉受损，局部粘连或有条索状改变。如果是项韧带还会与棘突剥离，甚至钙化，患者表现为局部酸痛，压痛或出现弹响，但一般颈曲无改变，治疗宜针灸、药熨，局部推拿按摩。

2. 颈椎病 指颈椎椎间盘退化、椎曲紊乱症，本症影像学显示有椎间盘突出、退化，椎曲紊乱。

3. 颈椎间盘突出症 本症有急性颈痛，臂丛神经压迫的症状，影像学显示有椎间盘突出。

【中医辨证】

（一）辨证要点

本病为实证，根据病邪侵犯机体的不同，分为气滞血瘀证、风寒外袭证。

（二）辨证分型

1. 气滞血瘀证 晨起颈项疼痛，或外伤所致活动不利。活动时患侧疼痛加剧，头部歪向患侧，局部有明显压痛点，有时可见筋结。舌紫暗，苔薄，脉弦紧。

2. 风寒外袭证 颈项背部强痛，拘急麻木。可兼有渐渐恶风，微发热，头疼等表证。舌淡，苔薄白，脉弦紧。

【治疗】

（一）治疗原则

急性期以理筋疗法缓解疼痛为主，慢性期以理筋、调曲、练功为主。

（二）治疗方法

1. 理筋

（1）急性期：①点穴转项法：点健侧内关，同时嘱咐患者自行转动颈项。②针刺通络法：针风池、颈夹脊、秉风、肩井、列缺。

（2）慢性期：①药熨法：可在颈背部进行药熨，以改善肌肉功能。②针刺法：取颈夹脊、肩井、秉风、天突、外关、列缺等穴，配合电针治疗，每次 30 分钟。③推拿法：在项背部行揉法、擦法、拿法及点按舒筋法，以放松、理顺颈肩部肌肉，以患侧为主。④灸法：取阿是穴、天柱、肩井、肩中俞穴、用艾条灸或艾炷灸。每次灸 10～20 分钟。⑤拔罐及刮痧法：在颈背部痛点、肩井、天宗、肩贞等穴部位拔罐，如用刮痧则选颈背部位。

2. 正脊调曲

（1）正脊骨法：行按脊松枢法、牵颈折顶法、颈椎旋提法、提胸过伸法调整椎体旋转。

（2）牵引调曲法：行仰卧位颈椎布兜牵引法，以改善颈椎曲度。

3. 药物治疗

（1）气滞血瘀证

治则：活血化瘀，理气止痛。

方药：和营止痛汤（《伤科补要》）加减。

（2）风寒外袭证

治则：祛风散寒，止痛。

方药：葛根汤（《伤寒论》）加减。

中成药：选用活血通络、散风止痛类中成药，如"颈复康颗粒"，局部外贴活血化瘀止痛类膏药，如"消痛贴膏"。

4. 功能锻炼　选用"健脊强身十八式"中第五式至第七式锻炼。

（三）注意事项

1. 颈肌在紧张疼痛状态下，不宜实行旋转复位手法。
2. 如颈曲变小者，先行牵颈折顶法，1 周后颈曲改善，再行颈椎旋提法。
3. 不宜行颈椎侧扳法。

【疗效评定标准】

1. 痊愈　疼痛症状消失，颈部活动功能恢复正常，X 线片椎曲恢复，钩椎关节恢复平衡，椎体无旋转。

2. 好转　疼痛症状消失，颈部活动基本正常，X 线片椎曲改善，钩椎关节不对称改善。

3. 无效　症状体征均无改善。

【预防】

钩椎关节紊乱多发生于伏案工作的人群，以青壮年为多见，也可出现在中老年人，主要是早期治疗，恢复颈曲，并嘱患者做点头运动，自我推拿颈肌。如迁延日久，可继发椎间盘突出或退变，引起更严重的颈椎病。

第四节 急性颈椎间盘突出症

颈椎间盘突出症是由于受强力屈、伸或旋转外伤，导致颈椎间盘纤维环撕裂，髓核从椎间隙后缘突（膨）出，压迫或刺激神经根或脊髓，而出现的一系列综合征，也称急性颈椎间盘突出症。

【功能解剖与病因病理】

（一）功能解剖

大部分颈椎间盘突出症是在慢性劳损和椎间盘退变的基础上发病，因颈椎间盘较腰椎间盘小而弱，但其承受应力及活动范围不亚于腰椎间盘，因此不管退变程度如何，当颈部突然过度屈、伸或旋转或头部受压力而导致椎间盘纤维环撕裂或原有膨出脱入椎管，造成神经或颈髓受刺激甚至压迫。

因为颈髓在第5~6颈椎处为颈膨大，故颈髓在椎管内与椎管壁的空间相对较小，轻度压迫即可出现相应的症状。

青春期富有弹性的椎间盘，可以由于外伤而急性突出。中年人已退变的椎间盘，由于原有膨出甚至已压迫硬脊膜囊，可无任何症状，但由于颈部的突发外伤，也可使退变的原有膨出加重，突入神经根孔或椎管，引起急性椎间盘突出。特别是，退变的椎间盘，已经纤维化或骨化，一旦突入椎管，对脊髓造成的损伤又比青春期原发的椎间盘突出对脊髓损伤更为严重。

（二）病因病理

1. 头部冲撞伤或过度的强力屈颈或后伸，颈椎过伸性损伤，引起近侧椎体向后移位；颈椎屈曲性损伤可使双侧小关节脱位或半脱位，椎间盘后方张力增加，引起纤维环破裂髓核突出。

2. 椎间盘是人体中最早退变也是最易随年龄增长而发生退变的，由于年龄增长，髓核失去一部分水分及其原有的弹性，致使椎间盘发生退变。因外力过度的旋转导致纤维环撕裂，椎间盘突出。

3. 颈部肌肉因受凉或受湿，疼痛、痉挛、肌力不平衡、椎体旋转、倾斜、椎间隙内压增高，将髓核压向纤维环薄弱的后缘。

【诊断】

（一）诊断要点

颈椎间盘突出根据其突出的节段和向椎管内突出位置的不同，可以分为侧方神经根型、旁中央脊髓型、中央脊髓横贯型。各个分型有不同的临床表现。

1. 症状、体征

（1）侧方神经根型：突出部位在后纵韧带的外侧、钩椎关节内侧。该处是颈脊神经根通过之处，突出的椎间盘压迫脊神经根而产生根性症状。主要症状有颈痛、颈僵直，疼痛可放射至肩胛或枕部。

有时感觉以颈痛为主，部分患者随神经根受压时间的延长，而以麻木症状为主。疼痛和麻木可放射到一侧上肢至肘处、腕背部，再至某个手指，很少发生于两侧上肢。头颈往往处于僵直位，活动可受限于任何方向，但可有一个方向活动是自如的。患者颈椎棘突旁可有压痛和放射痛；椎间孔挤压试验可呈阳性，向上拔伸头部可使疼痛缓解。痛觉和触觉减退或消失按神经节段分布而定。如颈5神经根受累可见患侧三角肌肌力减弱，甚则三角肌萎缩，患侧上肢抬举困难。若第7颈椎～第1胸椎椎间盘突出，可累及第8颈神经，出现第7颈椎～第1胸椎棘突旁压痛，小指和无名指尺侧一半感觉减退，肱三头肌、尺侧伸腕肌和屈腕肌部分功能减退。

（2）旁中央脊髓型：突出部位偏于一侧而介于脊神经根与脊髓之间。可以压迫两者而产生单侧脊髓及神经根的压迫症状。中央型或较大的颈椎间盘突出，以脊髓受压症为主，一般可分为3类：①运动系统障碍：前角细胞皮质脊髓不受累，表现为痉挛性瘫痪，但相对较轻，没有感觉障碍。②脊髓中央综合征：表现为严重的运动和感觉障碍，主要在上肢。③上肢痛并脊髓受压：表现为上肢是下运动神经元受损症状，下肢是上运动神经元损害症状，根性痛是本型的特征。

根据脊髓受压的严重程度不同，神经症状可逐步出现，霍夫曼氏征可呈阳性。开始时患者感到行动不灵，并逐渐加重，同时呈痉挛性轻瘫，以后出现上肢麻木，做精细运动障碍，可伴大小便障碍，下肢肌张力增高，膝反射亢进。下肢症状出现较早、较重，上肢症状出现较晚。

（3）中央脊髓横贯型：突出部位在椎管中央，脊髓的正前方。可以压迫脊髓双侧的腹面而产生脊髓双侧的压迫症状。大部分传导束受累，如皮质脊髓束、脊髓丘脑束，以及后核其他部分，出现严重的痉挛性瘫痪和括约肌功能障碍，1/3患者表现有锥体系和锥体外系症状和体征。

2. 辅助检查

（1）X线检查：一般要拍颈椎正侧位，双斜位，过伸过屈位，开口位。观察骨质情况，有无增生和畸形，陈旧骨折，骨破坏，骨新生灶，序列是否正常，颈椎椎管是否狭窄，有无颈椎不稳定，半脱位。青春期原发型椎间盘突出，X线片不一定有侧弯及椎曲紊乱，可以看到病变的椎间隙变窄，轻度椎曲改变。中年人陈旧的椎间盘突出，可有椎曲紊乱，椎间隙变窄。

（2）CT或MRI：可显示突出的椎间盘大小、形状，以及对颈髓压迫的程度。

CT能对轴位断层扫描，了解颈椎骨结构、软组织与脂肪的轮廓，对颈椎间盘突出的部位、程度及方向的诊断有重要意义。颈椎间盘突出在CT图像上常表现为突出椎间盘的密度比鞘膜囊或脊髓的密度稍高，椎体后缘有向外凸的软组织影。

MRI具有比CT更高的对比分辨率，可获得任意成角平面，可直接显示颈椎间盘突出部位，类型及脊髓和神经根受损的程度，在 MRI 图像上可显示椎间隙变薄，梯形变，信号不均匀，裂隙点状变性，真空现象，椎间盘的外缘超出椎体外缘。

（3）脊髓造影及 CTM：脊髓造影可以动态观察脊髓受压情况，CTM 可以在横断面观察脊髓受压情况，并测量扁平率。可更好地显示脊髓形态及骨性结构，利于与骨赘骨化的后纵韧带造成的压迫进行鉴别。

（4）肌电图：是一种客观检查方法，用来确定神经根损害，并对神经根的定位有所帮助。肌电图阳性结果对诊断有价值；阴性结果表示神经根功能尚好，预后良好。

（二）鉴别诊断

1. 急性脊髓炎　急性脊髓炎为多种原因所致的脊髓炎症反应，表现病变节段以下的瘫痪、感觉减退和自主神经功能障碍。中下胸段脊髓最常受累。最初症状可为病变节段的脊柱痛、束带感。脊髓症状出现急剧，数小时至数天内发展为最重。急性期，病损节段以下肢体弛缓性瘫痪，深浅感觉消失，大小便失禁，为脊髓休克期。经十数日至数月，腱反射出现，肌张力增高。继而反射亢进，肌力和感觉有不同程度的恢复。颈段脊髓炎出现四肢瘫痪，累及第 3、4 颈椎者常需人工辅助呼吸。累及腰段者仅出现下肢感觉缺失。累及骶段者出现鞍区感觉缺失，无明显运动障碍但有严重而持久的膀胱、直肠括约肌功能障碍。病变从胸腰段起始逐步上升到颈段乃至延髓者称为上升性脊髓炎。

2. 颈椎病——颈椎椎间盘退变、椎曲紊乱综合征　颈椎间盘突出症与颈椎病有相似的病理改变，都是在颈椎椎间盘退变的基础上，椎间盘或髓核对神经根、脊髓的刺激。颈椎椎间盘突出刺激物只是突出的椎间盘或髓核，发病急，症状剧烈；颈椎病发病缓慢，突出物除椎间盘外还有骨赘等退变组织，受刺激部位除神经根及脊髓外，还有血管等周围组织，因此症状多样而稍缓和。

颈椎间盘突出症反复发作，病情迁延，出现颈椎关节骨质增生，骨赘形成，与椎间盘组织一同压迫刺激神经根、脊髓、椎动脉等组织，则发展成颈椎病。一般来讲，颈椎病多有以下特点：①发病年龄偏大，40～60 岁多见。②发展缓慢，反复发作，有缓解期。③病变部位多达 2～3 个椎间隙。④CT 检查可见两侧椎间孔大小不等，钩椎关节骨赘形成。

3. 颈椎椎管狭窄症　本症发病缓慢，以头晕、上肢无力发抖，下肢步态颤抖为主要症状，影像学诊断 X 线片显示椎曲加大或变直、反弓、侧弯，多个椎间隙狭窄；CT 和 MRI 显示多个椎间盘突出或有韧带钙化。

4. 肩周炎　第 5 颈神经根受累引起的肩周疼痛应与肩周炎相鉴别。肩周炎多见于50 岁左右的患者，肩部疼痛，活动受限，一般不向前臂放射。压痛点多在肱二头肌短头、喙突附着处及肱二头肌长头腱鞘部。

5. 牵涉痛或放射痛　第 6 颈神经根受累，在左侧时引起左侧胸肌疼痛及臂部放射性痛，应与心脏病变相鉴别。

6. 胸廓出口综合征　在年龄较小的妇女，应与胸廓出口综合征相鉴别。胸廓出口综合征疼痛多呈针刺样或烧灼样，可出现典型的臂丛神经痛。疼痛多从受压点向患侧颈部、腋下、前臂内侧及手部放射。患侧手高举而不耸肩时，锁骨动脉受压，出现手部皮肤变冷、苍白。甚至出现典型的雷诺现象。

7. 其他 还需要与颈椎肿瘤、颈肋、腕管综合征、尺神经炎等疾病进行鉴别。

【中医辨证】

（一）辨证要点

本病根据病邪侵犯机体的不同，分为风寒证、血瘀证、肝肾不足证。

（二）辨证分型

1. 血瘀证 颈部有外伤史，颈项部疼痛剧烈，活动受限，可出现一侧或双侧肩、背、手的麻木疼痛，伴头痛、头晕、颈肌紧张，压痛明显，舌暗有瘀斑，脉弦涩。

2. 风寒证 颈项部疼痛剧烈，遇冷则发，颈部僵硬，活动不便，一侧或双侧上肢麻木，有放射痛，皮肤感觉异常，伴头晕、恶风寒。舌淡红，苔薄白，脉浮紧。

3. 肝肾不足证 颈项部酸困疼痛，一侧或双侧肩、臂麻痛，项部压痛，伴放射痛，颈活动不利，伴眩晕耳鸣、失眠健忘、腰膝无力、易摔倒或出现下肢瘫痪。舌红少苔，脉细数。

【治疗】

（一）治疗原则

急性期以活血化瘀、消除神经根水肿为主，缓解期以理筋、调曲、练功为主。

（二）治疗方法

急性期，椎间盘急性突出，局部充血，炎症水肿。应用消炎止痛药物有很好疗效。20%甘露醇注射液250mL，静滴，每日1次，5天为1个疗程。慢性患者可用改善微循环药物。0.9%氯化钠注射液250mL，加盐酸川芎嗪注射液80~120mg，静滴，每日1次，15天为1个疗程。维生素E50~100mg，口服，每日3次，30天为1个疗程，促进脊髓再生。

缓解期，可应用理筋、调曲、练功方法系统治疗。

1. 理筋

（1）药熨法：颈背、胸背及疼痛侧上肢行药敷，以改善肌肉功能，缓解疼痛症状。

（2）骨空针法：针颈部第4、5、6、7夹脊穴，痛肢循经取穴；颈椎间盘突出症压迫部位不同，临床症状各异，治疗时应重视经络辨证。侧方突出型症状表现多在手足太阳经和手少阳三焦经循行部位，并与手三阴经有关；中央突出型表现为四肢瘫痪与三阳经关系密切。旁中央型病变表现部位与前两型之经络分布均有关。选穴时，局部取穴与循经远端取穴并重。取穴：①侧方突出型主穴取风池、天柱、颈夹脊、合谷、曲池、外关；配穴取风府、大椎、天井、后溪。②旁中央突出型取穴同中央突出型。③中央突出型上肢瘫痪主穴取风池、颈夹脊、天柱、手三里、合谷；配穴取肩髎、天井、曲池、外关、后溪。下肢瘫痪主穴取风池、颈夹脊、天柱、环跳、髀关、承扶、阳陵泉、足三里、委中、昆仑；配穴取秩边、殷门、伏兔、风市、悬钟、丘墟。方法：每次选 3～5 穴，急性期每日 1 次，好转后隔日 1 次。

（3）推拿法：行颈胸背分筋理筋法，如推、拿、擦、拍等法。

2.正脊调曲

（1）正脊骨法：行牵颈折顶法、颈椎旋提法和提胸过伸法调整椎体旋转。对侧方神经根型和旁中央脊髓型颈椎间盘突出患者，先行牵颈折顶法，待颈椎曲度出现后再配合颈椎旋提法。

（2）牵引调曲法：取仰卧位行颈椎布兜牵引法，以调整颈椎椎间隙及颈曲。旁中央脊髓型不宜使用颈椎布兜牵引法。

上述理筋、调曲疗法，每日 1 次，10 次为 1 个疗程，休息 1 日后再行第 2 个疗程。

3.药物治疗

（1）瘀血证

治则：活血化瘀，通络止痛。

方药：桃红四物汤（《医宗金鉴》）加减。

（2）风寒证

治则：祛风散寒，通络止痛。

方药：羌活胜湿汤（《内外伤辨惑论》）或葛根汤（《伤寒论》）加减。

（3）肝肾不足证

治则：补益肝肾，强筋止痛。

方药：天麻钩藤饮（《杂病症治新义》）或疏风止血汤（《证治准绳》）加减。

中成药：选用活血通络、散风止痛类中成药，如"颈复康颗粒"，局部外贴活血化瘀止痛类膏药，如"消痛贴膏"。

4.功能锻炼 选用"健脊强身十八式"中的第一式、第五至第十式进行功能锻炼，加强颈胸部肌肉功能，以增强其活力和韧性，维护脊柱的力学平衡。

（三）注意事项

1.一般 1 个疗程可显效，两个疗程复查 X 线摄片，观察椎曲恢复程度，临床疗效观察 4～6 周。神经功能恢复可能需要较长时间。

2.疼痛剧烈、颈部活动严重受限者禁用推拿按摩手法，不宜使用牵引调曲法和正脊骨法。

3.缓解期切忌暴力推拿及正骨，牵引调曲法应严格掌握适应证和禁忌证。

4.药熨时温度以患者适应为宜，不能过烫，避免烫伤；所用药物尽量选择对皮肤刺激小的，敷后如局部皮肤有红点，出现过敏反应者，需停用本法。

【疗效评定标准】

1.治愈　症状体征消失，颈椎和上肢的活动功能恢复；X线检查青壮年患者颈椎椎曲恢复到Ⅰ～Ⅱ级，中老年患者颈椎椎曲改善2级以上。

2.好转　症状、体征基本消失，可参加一般活动，但遇寒、疲劳时有颈部及上肢轻度不适；X线检查青壮年患者颈椎椎曲改善2级以上，中老年患者的颈椎椎曲改善1级。

3.未愈　临床症状、体征无改善；X线检查椎曲无改变。

【预防】

1.急性颈椎间盘突出症，一般用整脊疗法1～2周症状应显著减轻，4～6周可完全恢复。

2.整脊疗法以恢复颈椎的力学为治疗目标，因此患者痊愈后，只要坚持功能锻炼，避免损伤，复发机会较少。

3.颈椎间盘突出后，颈椎的结构力学必定产生紊乱，例如，椎曲改变、侧弯，因此，如力学改变不恢复，症状虽然消失，并不等于治愈。由于结构力学的紊乱，会继发多个椎间盘突出或退变，最后迁延日久形成颈椎病。

第五节　颈椎椎曲紊乱综合征

颈椎间盘因损伤或年龄因素膨出后纤维化，甚至软骨化，或钩椎关节软骨退变、增生或韧带钙化，导致椎曲紊乱力学结构改变，神经和椎动脉受损，而产生一系列症状体征，为颈椎椎曲紊乱综合征，也称颈椎病。

【功能解剖与病因病理】

1.慢性劳损　上部胸椎侧凸据韦以宗等调查448例颈曲紊乱的颈椎病患者，发现其中87%的患者有上段胸椎超5°侧凸。其原因是长期伏案、俯首工作的人，习惯用右手工作（如书写、鼠标操作或握方向盘），长期一侧上肢运动，肩胛带内大小菱形肌、斜方肌慢性劳损，在早期由于肌肉紧张痉挛，可导致胸椎向右侧弯；如长期充血、粘连，可导致肌肉萎缩、肌力下降，对上段胸椎的牵拉作用力减弱，使上段胸椎容易向左产生侧弯。侧弯的上段胸椎通过棘上韧带、头颈夹肌、颈胸棘肌和胸长肌力的传导，继发颈椎侧弯、旋转。而且，维系颈椎的肌肉韧带，几乎都是起止于胸廓的胸椎、肩胛骨、锁、肋骨，胸廓紊乱，均可导致颈肌肌力不平衡而出现钩椎关节紊乱。颈椎椎体的旋转、倾斜，逐渐导致椎间盘损伤——膨出或退变而致神经根孔受压，出现肩背痛或上肢麻痹，椎动脉供血不足等颈椎病症状体征。

2.肩背肌受凉、粘连　肩背肌受凉、粘连同样可导致胸椎关节紊乱、胸椎侧弯，除诱发颈椎紊乱之外，还因刺激胸神经，引起胸闷、心跳或胃肠功能紊乱等。

3.外伤　外伤后钩椎关节早期创伤性反应，肿胀、充血及渗出可直接或通过椎动脉周壁的交感神经纤维而引起椎动脉痉挛与狭窄；后期结缔组织增生、钙化形成骨赘压迫椎动脉；或因钩椎关节松动与移位的动力性因素刺激椎动脉，而引起椎 - 基底动脉供血不足的症状。此型又称外伤性钩椎关节病。

4. 椎间盘膨出和退变　由于慢性劳损、肌力不平衡，导致某一椎体旋转，继发椎间盘膨出，椎曲改变。由于长期椎曲紊乱，结构上失去了正常的力学关系，压应力作用加速椎间盘的退变，以及相邻的钩椎关节退变。

【诊断】

（一）诊断要点

1. 症状

（1）眩晕：为本病的主要症状，眩晕可为旋转性的、浮动性的、摇晃性的，或下肢发软站立不稳，有地面倾斜或地面移动等感觉，并有头晕眼花的感觉；头颈部伸屈或左右侧弯及旋转，或患者转换体位，均可诱发眩晕或使其加重。

（2）头痛：椎 - 基底动脉供血不足可使侧支循环血管扩张，引起头痛。头痛部位主要是一侧枕部及顶枕部，其性质多为发作性胀痛或跳痛。

（3）发音障碍：发音不清、嘶哑，严重者发音困难，并伴有口唇麻木感。

（4）精神症状：以神经衰弱多见，失眠、多梦、精神抑郁等。

（5）颈脊神经受累表现：受累神经分布区疼痛。

（6）交感神经症状：心慌、胸闷、心律不齐或失眠、健忘等。

2. 体征　血压波动，时而升高，休息后恢复正常。还可见上肢麻木、感觉障碍，以及腱反射改变等颈脊神经受累表现。

3. 辅助检查　X 线片颈椎有侧弯，钩椎关节不对称，椎曲加大、变直或反弓，或有阶梯状改变，或有双边双凸征；部分患者椎体或钩椎关节有增生，或有韧带钙化；CT、MRI 显示椎间盘退变、膨出或压迫硬脊膜。椎动脉多普勒彩超：可观察血管走行和受压后的形态，如扭曲、狭窄。

（二）诊断分型

以受损伤组织分型，分为椎动脉型、神经根型、脊髓型、交感神经型和混合型。由于临床上神经根型和脊髓型一般从症状体征可以鉴别诊断，其他各型由于症状体征相似，需影像学才能确诊。而脊髓型多为椎管狭窄症，于相关病中论述，在此不重复。韦以宗等是以整脊疗法治疗颈椎病的，所以多运用以下分型法。

（1）神经根型：臂丛神经受刺激或压迫而出现相应症状，颈肩痛及一侧上肢麻痹痛或沉重无力，病程长者可有轻度肌萎缩，上肢受累部位与受压神经根相一致。X 线检查：颈曲紊乱的分型中多为上曲下直型或上直下弓型。

（2）椎动脉型：因椎动脉受损，供血不足而出现症状，以头晕、头痛症状为主，休息后症状可减轻，还有血压波动、健忘失眠等临床表现。X 线检查：颈曲紊乱的分型中多为全曲型和颈后弓Ⅰ型、Ⅱ型、Ⅲ型、Ⅳ型、Ⅴ型、Ⅵ型。

（3）椎动脉-神经根型：以椎动脉型症状为主，伴有颈脊神经受刺激或压迫的症状，上肢有节段性感觉障碍及腱反射改变。X线检查：颈曲紊乱的分型中，多为上直下曲型、上曲下直型和上弓下直型或上曲下弓型。

（三）鉴别诊断

1. 脊髓空洞症 脊髓空洞症为慢性进行性的脊髓的变性性疾病，其病理特征为髓内空洞形成有胶质细胞增生，临床特征为受累节段的分离性感觉障碍、节段性肌肉萎缩和传导束性运动、感觉障碍及局部营养障碍等。脊髓空洞症的形成，即第四脑室出口受阻与第四脑室脑脊液搏动的反复冲击，使与中央管相通的血管周围间隙、中央管本身逐步扩大，脑脊液淤积而形成空洞。但多数学者仍认为空洞症是多种因素所致的综合征。空洞症以颈段脊髓最为多见，向下延伸累及胸段脊髓，向上延伸累及延髓而称为延髓空洞症。空洞大小、长短不一。常见于20～40岁，男性多于女性。起病隐匿、进展缓慢。临床表现之特点依受累部位而异，但共有特点为：

（1）感觉障碍：最明显。不少患者主诉割破手指不痛，浸在热水中不知道烫而偶然发现有病。但触觉通常存在。空洞扩大累及后束时出现病侧深感觉障碍，空洞压迫脊丘束时出现对侧传导束型感觉障碍。

（2）运动障碍：下运动神经元性肌萎缩是空洞症最常见的体征。以爪形手最多见，空洞扩大压迫锥体束时出现痉挛性两下肢运动障碍，病理束征阳性。

（3）神经营养障碍及其他症状：病变区皮肤出汗异常、皮肤发绀，溃破后发生溃疡且不易愈合。

（4）颈脊髓CT和MRI检查：可明确空洞的部位和范围，尤以MRI所见更为清晰。

（5）凡脊髓空洞症诊断明确，空洞长度在4cm以上者可考虑手术切开引流治疗。

2. 运动神经元疾病 运动神经元疾病为一组选择性地累及脊髓前角、脑干颅神经运动神经细胞以及大脑运动皮质椎体细胞的进行性、变性疾病。

（1）肌萎缩侧束硬化：最多见，常在40～50岁发病，男性多于女性。多数病者起病缓慢，常从手部开始，无力和动作不灵活、手小肌萎缩。然后向前臂、上臂和肩胛带发展，由一侧上肢发展到另一侧。萎缩肌肉有明显的肌束颤动。下肢为锥体束受损症状，即肌张力增高、腱反射亢进、Babinski征阳性。

（2）进行性脊肌萎缩症：病变仅限于脊髓前角细胞，而不影响上运动神经元。按其发病年龄，病变部位又可分为：①成年型（远端型）进行性脊肌萎缩：多数起病于中年男性，从上肢远端开始，为一只手或两手无力、肌萎缩，渐向前臂、上臂、肩带肌发展；受累肌有明显的肌束颤动、肌张力减低、腱反射减退或消失。②少年型（近端型）进行性脊肌萎缩：可有家族史，症状为骨盆带与下肢近端肌无力与肌萎缩，行走时步态摇摆不稳，站立时腹部前凸，继而出现肩胛带与上肢近端的无力与肌萎缩，有肌束颤动、仰卧时不易爬起。以上表现类似肢带型肌营养不良症。肌电图有助于两者鉴别诊断。

（3）原发性侧索硬化：病变仅限于大脑运动皮质Betz细胞和锥体束，不累及下运动神经元。男性居多，临床表现为缓慢进展的双下肢或四肢无力、剪刀样步态，受累肢体肌张力增高、腱反射亢进、Babinski 征阳性。肌电图检查常具特征诊断价值。被检病损肌肉可见明显纤颤电位；肌肉收缩时运动单位减少，波幅增高。受累肌肉出现广泛的正尖波，纤颤波和巨大电位。运动和感觉传导速度正常。磁刺激运动诱发电位有特征诊断价值。脑脊液正常或轻度蛋白增高，1/3 病者可有 CM1 抗体升高。

3. 颈椎先天性结构异常　X 线片可显示有无先天性椎体融合等异常。

4. 颈椎管狭窄症　可出现双上肢麻痹、无力、发抖，步态颤抖，霍夫曼氏（Hoffmann）征阳性。X 线检查：椎曲加大或反弓或侧弯；CT、MRI 显示多个椎间盘突出，压迫硬脊膜，椎管狭窄。

5. 寰枢关节错位　X 线张口位可见寰枢关节错位。

6. 颈髓肿瘤　颈髓占位性病变，椎管内、脊髓外者可出现脊髓压迫症状，如上肢麻痹、瘫痪，下肢步态不稳，如在脊髓内者，压迫椎体处可出现病理反射。CT、MRI 可明确诊断。

7. 脑外伤后遗症　外伤性钩椎关节病常有头部外伤史，应与脑外伤后遗症进行鉴别，一般无颈部症状，头痛常为弥漫性，颈椎 X 线检查和椎动脉造影无阳性所见。

8. 梅尼埃病（参考寰枢关节错位的鉴别诊断）。

9. 眼源性眩晕　多因眼肌麻痹、屈光不正所致。其与颈性眩晕鉴别的主要依据：闭目时眩晕消失；眼源性眼震试验多呈异常反应；眼科检查有屈光不正，以散光为多见；闭目转颈试验阴性。

10. 颅内肿瘤　除由于肿瘤组织直接对前庭神经或其中枢侵犯外，多因肿瘤继发颅内压升高所致。因此，在伴有眩晕症状的同时，常出现颅内压升高的其他症状，临床上不难与颈源性眩晕相鉴别。CT、MRI 检查可明确诊断。

11. 动脉硬化症　主要由于椎动脉本身亦出现硬化之故，其病理改变除管壁增厚、硬化及弹性减弱或消失外，可出现结节样变。因其所产生的症状常与颈源性椎动脉供血不足者完全相似，因此，多需依据椎动脉造影确诊。长期有高血压病史者可作为参考依据之一。

【中医辨证】

（一）辨证要点

本病属于痹证范畴，根据病邪侵犯机体的不同，分为血瘀证、风寒证、肝肾不足证。

（二）辨证分型

参照急性颈椎间盘突出症的辨证分型方法。

【治疗】

（一）治疗原则

以非手术疗法为主，按颈椎整脊法辨证施治。但对于严重高血压患者、心脏病患者不宜应用整脊手法。

（二）治疗方法

1. 理筋

（1）药熨法：在颈背部进行药敷，将活血化瘀、温经通络的中药打成粗粉，加酒、醋各半拌匀，加热后以纱布包裹，在病变局部热敷致皮肤潮红，以活血化瘀、温通经络，改善肌肉功能，缓解疼痛，每次30分钟。

（2）骨空针调压：按部位分型法辨证用穴。颈枕型选取三风（即风池穴、风府穴、翳风穴）、外关、列缺。颈中型可选天柱、大杼、肩井、曲池等穴位。颈下型多选取大杼、肩井、秉风、曲池、手三里、后溪、外关等穴位。

随症取穴，如合并口眼㖞斜，加听宫、四白、颊车、地仓等穴；合并视力下降，加翳明、攒竹、睛明；合并呃逆或心悸，加膻中、内关；或有合并血压紊乱，加内关、太冲、光明；颈下型的上肢麻痹，循经取穴。

2. 正脊调曲

（1）正脊骨法：基本手法有"牵颈折顶法""颈椎旋提法""牵颈折顶法"，每天1次，10天1个疗程，休息1天，再行第2个疗程。

（2）牵引调曲法：行仰卧位颈椎布兜牵引法，重量3~6kg，每日1次。

3. 药物治疗

（1）风寒证

治则：祛风散寒，通络止痛。

方药：羌活胜湿汤或葛根汤加减。

（2）血瘀证

治则：活血化瘀，通络止痛。

方药：桃红四物汤加减。

（3）肝肾不足证

治则：补益肝肾，强筋止痛。

方药：天麻钩藤饮（《杂病证治新义》）或疏风滋血汤（《证治准绳》）加减。

中成药：选用活血通络、散风止痛类中成药，如"颈复康颗粒"，局部外贴活血化瘀止痛类膏药，如"消痛贴膏"。

4. 功能锻炼　练功疗法是巩固疗效、防止复发的重要手段。本病可选用"健脊强身十八式"中第一至第十二式进行康复训练。

（三）注意事项

1. 对颈椎椎曲异常综合征的正脊调曲治疗一般1个疗程显效，2个疗程复查X线摄片观察椎曲恢复程度。疗效观察为2~6个疗程。肌肉神经功能恢复靠自主练功。

2. 推拿手法宜柔和，切忌暴力。

3. 椎动脉型椎曲病理反弓的患者，不宜使用旋转颈椎的手法。

4. 药熨时温度以患者适应为宜，不能过烫，避免烫伤，所用药物尽量选择对皮肤刺激小的，敷后如局部皮肤有红点、出现过敏反应者，需停用本法。

5.关节退变、增生，既是人体衰老的表现，也是脊柱劳损病因之一。

【疗效评定标准】

1.治愈 症状、体征消失；青壮年颈曲恢复到Ⅰ～Ⅱ级者，中老年颈曲改善2级以上。

2.好转 症状、体征减轻；青壮年颈椎曲较治疗前改善2级以上，中老年颈曲有改善或改善1级。

3.未愈 症状、体征和椎曲无改变。

【预防】

1. 本病视年龄大小和颈曲改变程度决定疗程和疗效，一般青壮年患者（35岁以下）颈曲常无严重反弓者，用整脊法治疗2～4周可望治愈。如中老年患者或颈曲加大或反弓，则用整脊疗法需6～8周。

2. 本病治疗以调曲为主要治疗目标，若症状消失或减轻，椎曲均无改变者，多容易复发。

3. 对颈曲严重紊乱的患者，如不恢复颈曲，迁延日久，容易继发颈椎管狭窄症。

第六节 颈椎管狭窄症

由于外伤、劳损等因素，椎体旋转、倾斜，椎曲紊乱，椎间盘突出、退化，椎体和椎间盘突入椎管压迫脊髓，或椎曲紊乱，后丛韧带钙化和黄韧带肥厚，导致椎管管腔狭窄，脊髓受压，引起的症候群，为颈椎管狭窄症。属于中医学"痿证"范畴。

【功能解剖与病因病理】

颈椎管由7个颈椎的椎间孔叠加而成，椎体旋转、倾斜，椎曲紊乱，椎间突与突出的椎间盘随旋转、倾斜的椎体突入椎管，后纵韧带钙化，黄韧带增生，均可造成管腔变窄。

1. 颈椎间盘突出症或颈椎病治疗不当，迁延日久，椎间盘突出后逐步纤维软骨化，由于颈曲的改变或侧弯，而压迫脊髓。

2. 颈椎钩椎关节紊乱，椎曲变直，长期得不到正确治疗，导致多个椎间盘突出，并继发黄韧带肥厚，导致椎管狭窄。

3. 头颈部外伤除造成骨折脱位的严重外伤以外，头颈部外伤还可造成急性髓核突出、韧带及关节囊损伤，创伤性水肿、渗出，局部出血，血肿机化，造成椎管内容积变小，压迫脊髓。

4. 慢性劳损所导致的颈椎间盘、关节突关节、韧带的退行性变，在椎体的后缘形成骨刺，关节突关节增生肥大，黄韧带松弛、增厚而突入椎管，后纵韧带纤维增生及硬化，造成颈椎管矢状径的变小，对脊髓产生机械性压迫。

5.外伤和劳损可造成颈椎椎节不稳与松动，可因颈椎的活动或体位而影响椎管的容积。

6.先天发育性椎管狭窄是由于胎生性椎管发育不全，主要是软骨不全，椎管矢状径绝对值小于12，椎管狭小，椎管内有效间隙缩小，脊髓组织处于临界饱和状态。如遇上述外伤性水肿、椎节松动不稳，髓核突出或脱出、骨赘形成、劳损、退行性变等因素，极易刺激、压迫脊髓而引起症状。这种情况，不但发病早，病情重，且治疗困难、预后差。

7.造成椎管狭窄的这些脊髓神经营养因素不但直接压迫脊髓，还可导致脑脊液梗死，同时，刺激、压迫脊髓血管，可出现某组脊髓血管的痉挛、狭窄，甚至血栓形成，减少或中断脊髓的血供，而引起相应供血区表现出各种脊髓缺血和神经营养障碍的症状。

【诊断】

（一）诊断要点

1.症状　交感神经刺激症状，如头晕、头痛、半身出汗，胸闷、心悸，失眠等。发病年龄多在40岁以上，常有慢性劳损的因素，或有外伤史。

2.体征　下肢感觉、运动障碍为其首发表现，超过95%以上的病例具有感觉障碍，主要表现为四肢麻木、皮肤过敏或感觉分离等表现，主要是脊髓丘脑束及其他感觉神经纤维受累所致。早期即首先出现，且持续时间较长，可有阵发性加剧，与脊髓型颈椎病明显不同的是，后者感觉障碍症状出现较晚；患者主诉本病初发时有手指或手臂部疼痛及麻木感，尤以刺痛为多见；运动障碍多表现为锥体束征，单侧或双侧下肢麻木、沉重感，行走困难，步态不稳，双脚有踩棉花的踏空感；下肢多有感觉障碍，浅反射减退或消失，深感觉存在；下肢肌张力增高，呈不完全性痉挛性瘫痪；膝、跟腱反射亢进，踝、髌阵挛阳性，肌痉挛侧的 Babinski 征阳性。颈部僵硬，后伸或侧弯活动受限，棘突或棘突旁有压痛。椎间孔挤压试验和臂丛神经牵拉试验阴性。上肢可出现一侧或两侧的麻木、疼痛，手无力，持物不稳，精细动作困难。肱二、三头肌腱反射亢进，霍夫曼（Hoffmann）征阳性。感觉障碍平面不规则，躯干部常从第2或第4肋以下感觉障碍，胸或腹部发紧有"束带感"，部分患者有大小便功能障碍。如若出现痛觉、温觉与触觉分离现象，多为脊髓半侧受压所致。行走困难，单侧或双侧下肢痉挛性瘫痪，但感觉障碍不规则，颈部运动障碍。至少检查出一个以上的腱反射亢进，一个以上的病理反射。尤其是 Hoffman 或 Rossolimo 征必有一个存在，髌阵挛或踝阵挛有一个出现。

3.辅助检查

（1）X线检查：颈椎平片上可见颈椎椎曲变直或向后成角，或阶梯状改变，椎间隙狭窄，椎体后缘骨刺形成，斜位片可见椎间孔变小，关节突关节重叠，韧带钙化等。在标准侧位片上除可显示颈椎退行性改变情况外，有助于了解椎管前后径。在成年人正常第4～7颈椎椎管前后径为15～18mm，脊髓前后径约10mm。当椎管前后径仅10mm时为颈椎管绝对狭窄，常出现脊髓病症状；10～12mm者为相对狭窄，12～14mm为临界椎管，大于 14mm 者属正常椎管。

（2）CT 扫描：应作为颈椎管狭窄症的常规检查，显示椎体后缘骨质增生、椎管容积、黄韧带和后纵韧带的增厚及钙化情况。CT 主要显示骨组织。

（3）MRI 检查：清楚地分辨骨、椎间盘、脊髓、神经根及其他软组织的形态，判断脊髓受压的情况和脊髓的变性情况。可了解压迫源是骨赘、椎间盘，或者是增厚的黄韧带。MRI 主要显示软组织，特别是对脊髓具有高分辨力，可了解脊髓有无其他病变。

（4）肌电图检查：神经体感电位（SEP）潜伏期平均值延长者为传导障碍，提示脊髓、神经压迫性损害。

（二）诊断分型

根据临床观察，颈椎管狭窄症的常见类型有以下四种：

1. 椎间盘型 多发于中老年人，由于多个椎间盘突出、退化，椎曲变直或反弓，椎间突连同椎间盘突入椎管，压迫脊髓，影像学支持诊断。这种类型占颈椎管狭窄症的多数。

2. 椎管型 由于第 4、5、6 颈椎某一椎间盘突出、退化，椎体旋转并颈椎侧弯，导致局部椎管管腔狭窄；或后纵韧带钙化，黄韧带肥厚——即椎管内容物增生，导致椎管管腔狭窄。影像学支持诊断。

3. 颈腰混合型 即颈椎管狭窄和腰椎管狭窄同时存在，除有颈椎管狭窄症症状体征外，合并有下肢间歇性跛行，马尾神经压迫症状，如尿频、大便无力或二便失禁。并可见鞍区麻痹，腱反射减弱。X 线片腰椎椎曲变直或反弓或腰椎滑脱，CT、MRI 可见腰椎多个椎间盘突出，压迫硬脊膜或明显腰椎滑脱。

4. 脊髓半切综合征（Brown Sequard Syndrome） 多发生于老年人。常见于第 5、6 颈椎，陈旧性椎间盘突出纤维软骨化突入椎管，呈横贯状压迫脊髓，将脊髓向对侧挤压，导致对侧脊髓和神经根受骨性压迫。临床表现为对侧的上肢痿软无力，不能抬举，但肌肉萎缩不明显，脊髓节段支配区痛感和温度降低，少汗或无汗。影像学支持诊断。

脊髓半切综合征所出现的脊髓损伤，是由于浅感觉传导路径进入脊髓后先交叉再上行，而深感觉传导路径则先上行后交叉。半横切后，在切断水平以下，同侧出现：（1）由于切断了皮质脊髓束，上运动神经元瘫痪；因锥体系的抑制作用被阻断，肌张力增强，深反射亢进，出现病理反射。（2）皮肤血管运动麻痹。（3）由于切断后索，触觉和本体感觉障碍，包括关节位置觉和振动觉丧失，两点辨别觉也消失。（4）皮肤感觉过敏，于对侧则出现痛觉和温觉的丧失和钝麻。（5）由于损伤脊髓前角，与切断节段相当，有节段性下运动神经元瘫痪和感觉障碍。

（三）鉴别诊断

1. 与脊髓侧索硬化症的鉴别 近年来，发现脊髓侧索硬化症发病率日渐增多，且其年龄大多较为年轻，本病可有广泛上运动神经元和下运动神经元损害的各种表现，呈进行性发病，但无感觉障碍及括约肌障碍，罕见智能及精神障碍；有肌束颤动；肌电图检查可出现前角病变的典型改变；颈椎 X 线片无改变；脊髓碘油造影无梗死。

2. 后纵韧带钙化症　本病可与颈椎管狭窄症合并存在。其 X 线表现侧位片可见椎体后方相当于后纵韧带部位有密度增高骨化影，大小形态不一。CT 检查能准确了解后纵韧带骨化的形态、成熟度、位置、范围、对脊髓的压迫等情况。

3. 与颈椎病的鉴别　临床上颈椎椎管狭窄症与颈椎病经常伴发，甚至 80% 以上的颈椎病是建立在椎管狭窄这一病理解剖基础上；重点与脊髓型颈椎病进行鉴别，以便于制订治疗方案。

4. 原发性（发育性）颈椎椎管狭窄症与继发性颈椎椎管狭窄症鉴别　两者后期临床表现较为相似，但由于其致病原因明显不同，在诊断、治疗方面截然不同，需加以鉴别。

【中医辨证】

（一）辨证要点

按中医的辨证法则，颈椎管狭窄可分为肝阴不足证和督脉阳虚证。

（二）辨证分型

1. 肝阴不足证　肝阴不足，血不养精，肝风内动，症见头目眩晕，胸闷心悸，睡眠不宁、四肢麻痹、颤抖、无力，面色苍白，舌质淡红，舌苔白，脉弦细、无力。

2. 督脉阳虚证　症见四肢无力，四肢发冷，疲倦，盗汗或自汗，便溏、尿频，舌质淡红，舌苔白滑，脉虚无力。

【治疗】

（一）治疗原则

以理筋、调曲、练功为主。

（二）治疗方法

1. 理筋

（1）膏摩药熨：对颈胸背部进行膏摩药熨，缓解肌肉紧张粘连。可将活血化瘀、温经通络的中药打成粗粉，加酒、醋各半拌匀，加热后纱布包裹，在病变局部热熨。

（2）骨空针调压法：选用颈胸椎的华佗夹脊、肩井、肩中俞、肩外俞、曲垣，四肢穴位按循经取穴。可配合电针治疗，每日 1 次，每次 30 分钟，10 次 1 个疗程，休息 1 日，再行第 2 个疗程。

2. 正脊调曲

（1）牵引调曲法：行仰卧位颈椎布兜牵引，重量为 3 ~ 5kg，不宜超重牵引，安装牵引后随时了解患者自我感觉，如有脊髓刺激症状，应停止使用。对脊髓半切综合征慎用此法。

（2）正脊骨法：颈椎管狭窄症应用正脊骨法需有丰富的临床经验，手法需十分轻巧，用轻揉的牵引折顶法，施行本法时以患者颈部后伸的自如活动度为标准，如在折顶过程中，患者有四肢麻痹感，则停止应用，改用其他方法。如颈腰混合型，配合腰椎的调椎整曲。

3. 药物治疗

（1）肝阴不足证

治则：滋阴养肝，祛风除湿。

方药：劳伤丸或滋风活血汤或天麻丸加减。

（2）督脉阳虚证

治则：补肾填精，通调督脉，强筋健骨。

方药：肾气丸或补肾熟干地黄丸或还少丹、右归饮、舒筋保安汤加减。

中成药：选用活血通络、散风止痛类中成药，如"颈复康颗粒"，局部外贴活血化瘀止痛类膏药，如"消痛贴膏"。

4. 功能锻炼 选用"健脊强身十八式"第五至第十式进行功能锻炼。

（三）注意事项

1. 一般4~8周，椎曲改善，脊髓神经功能恢复需较长时间。

2. 急性期不宜用颈椎牵引法，更不宜做颈部的按摩推拿。

3. 禁用旋转类手法。

4. 颈椎牵引不能超重，牵引时应随时了解患者的自我感觉，如有脊髓刺激症状，应停止使用。

5. 内服或注射激素类药物，请严格按照药品使用说明，避免并发症。

6. 注意卧床休息，尤其急性期，卧床可使颈部肌肉松弛，有利于症状的缓解。

7. 如经整脊治疗4周无效，或症状进行性加重，应选用其他治疗。

8. 药敷时温度以患者适应为宜，不能过烫，避免烫伤；所用药物尽量选择对皮肤刺激小的，敷后如局部皮肤有红点、出现过敏反应者，需停用本法。

【疗效评定标准】

根据颈椎管狭窄症百分评定法，分别记录治疗前后的百分比数值，以分数计算为指标（表3-1-1）。

1. 治愈 基本能正常生活和工作，颈曲恢复达Ⅱ级或Ⅰ级。分数增加31分以上者；部分病例基数偏高，则以总分达80分以上者。随访两年无复发为治愈。

2. 好转 主要症状体征明显好转，颈曲改善1级或1级以上，分数增加5~31分者。治愈后随访有复发者。

3. 无效 症状体征和颈曲均无改善，分数增加不足5分者。

表 3-1-1 颈椎管狭窄症评分表（百分制）

主症			评分
四肢运动功能	四肢瘫痪	0分	
	站立困难，需人扶持，或步态不稳，易跌倒	5分	
	四肢麻木，脚落地似踩棉感，或细小动作失灵，或胸部有束带感	10分	
	手足无力，下肢发紧，或手动作笨拙	15分	
	四肢活动正常	20分	
次症			
颈部活动度	颈部活动功能丧失，或因疼痛不敢活动	0分	
	颈部活动障碍，活动度受限约60°	1分	
	颈部活动有障碍，活动疼痛可忍受，活动度受限30°～60°（含30°）	3分	
	颈部活动部分障碍，活动度受限10°～30°	4分	
	活动正常	5分	
体征检查			
感觉检查	完全无感觉	0分	
	深触觉存在	1分	
	有痛觉或部分触觉	2分	
	痛觉和触觉完全	3分	
	痛、触觉完全，且有两点区别感，但距离较大	4分	
	感觉完全正常	5分	
肌力检查	肌肉完全麻痹，通过观察及触诊，肌肉完全无收缩力	0分	
	患者主动收缩肌力时，虽然有收缩，但不能带动关节活动	2分	
	肌肉活动可带动水平方向关节活动，但不能对抗地心引力	3分	
	对抗地心引力时关节仍能主动活动，但不能对抗阻力	6分	
	能抗较大的阻力，但比正常者为弱	8分	
	正常肌力	10分	
腱反射	反射强亢进	0分	
	反射亢进	5分	
	反射单侧亢进	10分	
	反射正常	15分	
主症			
病理反射	反射亢进	0分	
	反射出现	5分	
	反射单侧出现	10分	
	反射正常	15分	

续表

主症		评分
影像学检查		
X线片椎曲分级	弓形面积负数或＞16cm²，形态：反弓	0分	
	弓形面积＜0.5cm²，形态：变直	5分	
	0.5cm²≤弓形面积＜5cm²，形态：显著减小或上弓下曲或下弓上曲	10分	
	5cm²≤弓形面积＜10cm²，形态：减小	15分	
	10cm²≤弓形面积≤16cm²，形态：正常	20分	
CT或MRI硬脊膜容积	治疗前受压硬脊膜容积超3mm以上	0分	
	治疗后增容1mm	2分	
	治疗后增容2mm以上	5分	

说明：颈椎管狭窄症CT或MRI显像与临床症状体征相关性不大，因为目前CT或MRI均是卧位投影，但人类站立位与卧位，颈腰的椎曲不一致。因此，CT或MRI椎管容积占分数比例稍低，而X线片椎曲和腱反射、病理反射比分较高

【预防】

1. 注意休息，经常变换姿势，避免肌肉劳损。

2. 经常自我推拿按摩颈部，推拿按摩可活血化瘀，疏通经脉，缓解症状。

3. 保持良好的坐姿，纠正不适当的睡姿，调整合理的睡眠姿势，选用高低合适的枕头。

4. 注意保暖，防止颈部受风受寒。

5. 饮食应以清淡为主，辛辣之食物容易导致上火、炎症的发生，诱发颈椎管狭窄。

第七节　颈胸枢纽交锁症

因颈胸枢纽部位之颈椎与胸椎相互反向旋转，导致关节突关节交锁，神经根孔变窄，刺激臂丛神经背支，引起其所支配的肌肉痉挛疼痛而名。

【功能解剖与病因病理】

（一）功能解剖

1. 上篇圆筒枢纽学说中，已讨论颈胸枢纽关节结构的特殊性及其相互制约作用。上段胸椎侧弯，第6、7颈椎开始向反方向倾斜，甚至旋转，导致关节交锁，关节囊嵌顿，从神经根孔外发出的神经背侧支，是紧贴关节后缘行走支配颈后肌肉及大小菱形肌、冈上肌、冈下肌，而背侧支神经因关节交锁受到刺激或压迫，引起疼痛。

2. 颈胸枢纽的主要椎体为第7颈椎，带动头颈运动和胸廓运动的斜方肌、头棘肌、胸半棘肌、多裂肌和棘间肌，均附着于第7颈椎棘突结节，并和起于此结节的项韧带相

连接。肋提肌是肋间运动的主要肌肉，起自第 1～11 胸椎的横突，也起自第 7 颈椎横突，另起于项韧带的上后锯肌，止于第 7 颈椎和第 1、2 胸椎棘突，因此，第 7 颈椎对颈胸运动有重要关系，可带动和制约其运动。因外伤或劳损，肌力不平衡均可导致第 7 颈椎旋转，而导致关节交锁。

（二）病因病理

1. 长期伏案工作，颈背肌肉劳损，胸椎侧凸，继发颈胸枢纽关节交锁。
2. 风寒湿邪侵犯颈背肌肉，引起肌肉痉挛，肌力不平衡。
3. 先天性结构异常，如第 7 颈椎颈肋或半融椎，导致关节应力不对称。

【诊断】

（一）诊断要点

1. 症状　多发于青壮年，为长期伏案工作人群，下颈背部疼痛，反复发作，遇劳加重。
2. 体征　颈胸枢纽局部有压痛，从第 6 颈椎或第 7 颈椎，棘突旁关节突关节外侧可触到条索状压痛点。
3. 辅助检查　X 线片，可见上段胸椎侧凸，第 6、7 颈椎旋转，反向倾斜，椎曲变小或变直。

（二）鉴别诊断

此症既往归为颈椎病，但从其解剖特点，发病机理与颈椎病有区别。颈椎病主要是椎间盘退化，椎曲紊乱损伤椎动脉或臂丛神经根性损伤。而本病主要是关节交锁，刺激臂丛神经的后支引起。

【治疗】

（一）治疗原则

以理筋、调曲为主，以练功为辅。

（二）治疗方法

1. 理筋　以针灸、推拿、药熨等方法缓解颈胸枢纽处的肌肉紧张及痉挛。
2. 正脊调曲　松解关节交锁，可用颈胸端提法，如颈曲存在者，可用颈胸枢纽旋转法。
3. 药物治疗　可选用活血通络、散风止痛类中成药，如"颈复康颗粒"，局部外贴活血化瘀止痛类膏药，如"消痛贴膏"。
4. 功能锻炼　选用"健脊强身十八式"中第一到第十式进行锻炼。

（三）注意事项

1. 慎用封闭疗法和针刀松解疗法，已有因封闭和针刀导致脊髓损伤高位截瘫的报道。

2. 先天结构畸形者，不宜应用颈胸枢纽旋转法。

【疗效评定标准】

1. 痊愈　疼痛消失，X 线片可见第 6、7 颈椎旋转、倾斜恢复。
2. 好转　疼痛减轻，X 线片见第 6、7 颈椎旋转、倾斜改善。
3. 无效　疼痛和 X 线表现均无改善。

【预防】

本症经用上述整脊法治疗，一般 1～2 周可治愈。主要是恢复颈椎和胸椎的中轴关系，纠正颈椎的旋转、倾斜，如达到此目的，并坚持练功，一般不会复发。

第八节　颈肩综合征

由于颈椎骨关节紊乱，颈脊神经受到刺激或卡压导致所支配的肩胛部肌肉麻木疼痛，或颈部、肩部、臂肘的肌膜发生酸软、痹痛、乏力感，甚至出现肩关节活动障碍等表现，称之为颈肩综合征。属中医学"痹证"范畴。

【功能解剖与病因病理】

（一）功能解剖

颈肩综合征主要涉及肩胛提肌、斜方肌、冈上肌三块肌肉，以及下颈椎的颈神经分支，其解剖结构在上篇脊柱功能解剖学中已有介绍，此处不再赘述。颈肩综合征的发生，与经筋的生理结构特点及肩颈的活动关系密切。

（二）病因病理

1. 长期坐位工作，尤其是操作电脑时，一侧肩胛提肌、斜方肌、冈上肌因劳累而出现充血－瘀血－失血的病理变化，导致肌张力下降，或由感受风寒湿邪而诱发。

2. 长期坐姿不正确，即倾向右侧，导致下腰骶三角失稳。

3. 早期诊断不明，误诊为肩周炎，治疗不当，反复发作而致肩关节不能上举等症状加重。

【诊断】

（一）诊断要点

1. 症状　肩背部疼痛，可因过伸、侧屈、旋转颈椎而加重；患者只能患侧在上侧身睡卧，若平卧则肩臂疼痛加重；部分患者可有上臂、肘、前臂等部位出现放射性麻木、酸痛、握力下降。患者多有颈肩部长期不良姿势习惯，颈肩部反复慢性疼痛病史。

2. 体征　第 5、6、7 颈椎椎旁常有压痛，并向肩背部放射。颈部活动障碍，肩背部可有麻痹。肩关节自主活动障碍,被动活动疼痛,早期可达正常范围,晚期活动障碍,严重者肩关节不能上举。肩背部肌萎缩,肌张力下降。肩胛提肌止点之肩胛角、斜方肌腱、冈上肌肩胛附着点可触及条索状改变及压痛;臂丛神经牵拉试验阳性。

3. 影像学检查 X线片颈椎正位片可见第5、6、7颈椎钩椎关节不对称,侧位片可见椎曲变小,椎体可出现阶梯状改变或双边双突征,胸椎X线片见胸椎上段侧弯,肩关节出现关节腔增宽。CT、MRI检查可见椎间盘突出,肩关节一般正常,如活动障碍长时间可有关节腔变窄。

(二)诊断分型

1. 颈脊神经刺激型 多为劳累后发病,以肩臂、肩背麻痹酸痛为主诉,工作忙碌时感觉不明显,安静时症状出现,肩背、肩臂疼痛时自主捶拍可减轻,颈部活动向患侧旋转受限,臂丛神经牵拉试验阳性。X线片可见椎曲变小,下段颈椎钩椎关节不对称,椎间孔有狭窄。

2. 颈脊神经卡压型 以肩关节不能上举的运动障碍为主,疼痛症状为3个月以上,肩臂、肩背疼痛无力,颈部疼痛无力,颈部活动受限明显,过伸、旋转、侧屈均可诱发肩臂、肩背部疼痛加剧。严重者肩关节不能上举,睡觉不能平卧,臂丛神经牵拉试验阳性。X线片可见椎曲消失,甚至颈椎反弓,椎间孔狭窄,增生;CT、MRI可见第5、6颈椎或第6、7颈椎椎间盘突出。

3. 混合型 即颈椎神经根压迫合并肩凝症。由于病程迁延,反复发作,肩关节疼痛、软组织粘连,肩关节外展功能丧失。

(三)鉴别诊断

1. 肩周炎 好发于50岁左右的中老年人,又称"五十肩",以肩关节活动障碍为主,一般不疼痛,但活动则痛,无放射前臂症状,颈椎X线片椎曲基本正常,臂丛神经牵拉试验阴性。肩周炎发展到肩凝症状时,被动活动也因疼痛不能加大活动范围,而颈肩综合征被动活动虽疼痛,但可加大一定程度的活动范围。

2. 神经根型颈椎椎曲紊乱综合征 又称神经根型颈椎病,以上肢放射性麻痹为主,严重者上肢无力抬高,但不局限于肩臂、肩背。

3. 对并发肩背痛的一些疾病,如胆囊炎、冠心病、肺癌、妇女乳腺炎亦应鉴别诊断。

【中医辨证】

(一)辨证要点

本病常因平素缺乏锻炼,身体虚弱,气血循行不畅,舒缩活动失调,复遭受风寒侵袭,致经络不舒,气血凝滞而闭阻不通,不通则痛。根据病邪侵犯机体的不同,分为经脉瘀血证、风寒湿痹证、筋脉失养证。

（二）辨证分型

1.风寒湿痹证　肩臂、肩背麻痹疼痛，肩背肌肉板硬，得热稍舒。遇寒及劳累加重，颈部酸胀不适，活动受限，麻痹疼痛有向臂、肘、前臂放射感。

2.经脉瘀血证　肩臂、肩背疼痛，肩部不能上举，颈活动障碍，舌质黯红，舌苔白，脉弦或细涩。

3.筋脉失养证　肩臂、肩背麻痹无力，颈、肩背肌肉萎缩，肌张力下降，可有上臂、肘、前臂、末指麻木，上肢无力，肌萎缩。面色㿠白，舌质淡红，苔薄白，脉细。

【治疗】

（一）治疗原则

以正脊调曲为主，理筋、练功为辅。

（二）治疗方法

1.理筋

（1）膏摩药熨：颈部、肩背、肩臂部膏摩药熨，每天1次。

（2）刺血拔罐：肩背部肌肉硬结、板硬，用刺血拔罐法，一般只做1次，如有必要，1周后再行第2次。

（3）推拿理筋：用推拿手法分筋、理筋，每天1次，每次10～20分钟。

（4）骨空针调压法：选用肩井、曲垣、秉风、肩髃等穴，加电针，每天1次。

（5）铍针松解：适用于混合型，如肌肉、肌筋膜附着点粘连，经骨空针治疗后不能松解者，则选用此疗法。

2.正脊调曲　颈肩综合征最主要的治疗方法是调整颈椎骨关节紊乱，调整颈脊神经卡压。因此，正脊调曲是本病的主要疗法。

（1）正脊骨法：选用牵颈折顶法，旋转解锁法。颈曲存在者，或原来颈椎椎曲Ⅳ、Ⅴ级经治疗到Ⅲ级者可用颈椎旋提法。

（2）牵引法：可用颈椎仰卧牵引，重量为3～6kg，每日1～2次，每次30～40分钟。

3.药物治疗

（1）风寒湿痹证

治则：祛风除湿散寒，通络宣痹止痛。

方药：羌活胜湿汤或痹痛方加减。

（2）经脉瘀血证

治则：活血化瘀，行气止痛。

方药：当归拈痛汤加减。

（3）筋脉失养证

治则：补气养血，舒经通络。

方药：疏风养血汤加减。

中成药：选用活血通络、散风止痛类中成药，如"颈复康颗粒"，局部外贴活血化瘀止痛类膏药，如"消痛贴膏"。

4.功能锻炼　选用"健脊强身十八式"中第一式、第三式、第四式、第六式、第七式、第八式、第十式和第十八式进行锻炼。

（三）注意事项

1.一般治疗疗程 2～3 周，症状体征消失后，复查颈椎 X 线，观察颈曲恢复情况。

2.慎用针刀松解疗法，已有因针刀导致脊髓损伤高位截瘫的报道。

3.急性期不宜应用旋转解锁法。

4.药熨时温度以患者适应为宜，不能过烫，避免烫伤；所用药物尽量选择对皮肤刺激小，熨后如局部皮肤有红点、出现过敏反应者，需停用本法。

【疗效评定标准】

1.痊愈　症状体征消失，颈曲恢复 1～2 级，如原来 Ⅴ 级恢复到 Ⅲ 级，肩关节活动自如，随访 1 年无复发。

2.好转　肩关节活动大部分正常，但还有肩背或肩臂麻痹，颈曲改变 1 级者或临床治愈后半年内复发。

3.无效　治疗 4 周后未见明显改善。

【预防】

1.本病关键是早期诊断，早期治疗，一般都能治愈。临床上往往误诊为肩周炎而拖延时间，导致症状加重，因此，早期的正确诊断是本病恢复的关键。

2.患者自主练功，特别是扩胸运动和避免久坐，能有效预防复发。

第九节　颈肘综合征

颈椎骨关节紊乱，刺激颈脊神经导致所支配的肘部肌肉发生麻痹、疼痛、无力等症状，称之为颈肘综合征。本病属中医学"痹证"范畴，此病名为韦以宗首次应用。

【功能解剖与病因病理】

（一）功能解剖

1.肱桡肌　位于前臂肌的最外侧皮下，呈长扁形。起于肱骨外上髁上缘的近端 1/3，外侧肌间隔，止于桡骨茎突的底部外侧，由桡神经支配。

2.肘肌　肘肌在形态学上可视为肱三头肌内侧头独立出来的部分，两者之间有若干肌纤维相连而不能完全分开。肘肌起于肱骨外上髁和桡侧副韧带，肌纤维呈扇形向内，止于鹰嘴外侧面、尺骨上端及肘关节囊，呈三角形、覆盖肱桡关节的后面。肘肌受桡神经支配，有伸肘的作用。

3. 桡神经　桡神经绕肱骨桡神经沟后，在肱骨外上髁近侧约 10cm 处穿外侧肌间隙至肘窝前下缘，与肱深动脉的前降支伴行，为肱肌突出的外缘所覆盖，随后沿肱肌及肱桡肌之间下行，再至肱肌与桡侧腕长伸肌之间即在桡管内下行。在桡神经未分出深、浅支以前，一般发出两个肌支，分别支配肱桡肌及桡侧腕长伸肌。桡神经在此部位有时尚发出小支，支配肱肌的下外侧。而桡神经是由颈丛神经的 C5、C6、C7、C8 及 T1 脊神经根的分支汇合延伸而出，故颈椎骨关节紊乱，刺激 C5、C6、C7、C8 及 T1 脊神经根则会导致颈肘综合征的发生。

（二）病因病理

感受风寒湿邪导致颈肌失衡，或长期久坐并腕掌操作，如鼠标操作，肘部肌肉劳损而诱发本病。

【诊断】

（一）诊断要点

1. 症状　以肘部的酸痛无力为主诉，肘部有肌肉麻痹、疼痛、无力等症状。患者可有颈部活动障碍或酸痹感。多有颈部、肘部长期劳损病史或外伤史，好发于长期久坐的中青年人。

2. 体征　肱桡肌压痛，肘外侧疼痛。疼痛点可在肱骨髁上嵴，外上髁的上面、前面。颈椎椎旁压痛，病程有 3 个月者可有前臂肌萎缩。臂丛神经牵拉试验可出现阳性或弱阳性。

3. 辅助检查　X 线片可见颈椎生理曲度变小或Ⅳ、Ⅳ级改变，椎体旋转或呈上曲下直、上直下弓状；肘关节骨质未见明显异常。颈椎 CT、MRI 提示第 4、5 颈椎、第 5、6 颈椎、第 6、7 颈椎椎间盘不同程度突出。

（二）诊断分型

1. 脊神经刺激型　肘部麻痹疼痛无力，颈部活动受限，椎旁压痛。

2. 混合型　颈椎骨关节紊乱刺激脊神经致肘痛日久，肱桡肌起点及前臂伸肌起点之外上髁局部粘连性炎症改变。即颈椎病变与肱骨外髁炎同时出现。

（三）鉴别诊断

1. 肱骨外上髁炎　又称"网球肘"，疼痛在前臂旋前时加剧，多由于前臂伸肌腱反复损伤，撕裂所致；多发生于中年人，临床表现为：肱骨外髁部压痛，腕背伸肌时给予抗阻引起不适，肘外侧疼痛，桡侧伸腕时加剧，疼痛点可在肱骨髁上嵴、外上髁的上面、前面，肱桡关节或远侧伸肌上。颈椎椎曲正常，活动正常。

2. 前臂背侧骨间神经卡压症　其症状主要为肘外侧及前臂近段伸肌群疼痛，甚至夜间休息时也痛。在旋后肌附近沿骨间背侧神经走行初压痛最明显，前臂旋后抗阻时出现疼痛。

3. 肱桡滑膜囊炎　本病除局部压痛外，肘部旋前、旋后受限。前臂旋前引起剧烈疼痛，其疼痛点的位置比颈肘综合征高，压痛比颈肘综合征为轻。局部可有肿胀和触痛，穿刺针吸可见积液。

【中医辨证】

（一）辨证要点

本病常因平素缺乏锻炼，身体虚弱，气血循行不畅，肌肉舒缩活动失调，复遭受风寒侵袭，致经络不舒，气血凝滞而闭阻不通，不通则痛。可分为风寒湿痹证、经脉瘀滞证。

（二）辨证分型

1. 风寒湿痹证　肘部肌肉麻痹疼痛，得热稍舒，遇寒及劳累加重，或有颈部稍有酸胀不适，活动受限，麻痹疼痛有向臂、肘、前臂放射感。

2. 经脉瘀滞证　肘部肌肉疼痛明显，伸肘及握力下降，痛点固定，自觉有颈活动障碍，舌质瘀红，舌苔白，脉弦或细涩。

【治疗】

（一）治疗原则

理筋、调曲、练功。

（二）治疗方法

1. 理筋
（1）颈背、肩肘及前臂药熨或膏摩，每天1次。
（2）骨空针：针大椎、肩井、曲池、手三里、外关等穴，加电针，每天1次，每次20分钟。
（3）芒针或银针疗法：沿肱桡肌用针。
（4）推拿理筋：颈背、肩肘及前臂行推拿分筋，理筋治疗，每天1次，每次10~20分钟。
（5）铍针松解：如久痛混合型患者，肘外髁部粘连，可用铍针松解粘连。

2. 正脊调曲
（1）正脊骨法：可行牵颈折顶法、颈椎旋提法及提胸过伸法，每天1次。
（2）牵引调曲法：应用颈椎布兜牵引法，牵引重量为3~6kg，每日1~2次，每次30~40分钟。

3. 药物治疗
（1）风寒湿痹证
治则：祛风除湿散寒，通络宣痹止痛。
方药：羌活胜湿汤加减。

（2）经脉瘀滞证

治则：活血化瘀，行气止痛。

方药：当归拈痛汤加减。

中成药：选用活血通络、散风止痛类中成药，如"颈复康颗粒"，局部外贴活血化瘀止痛类膏药，如"消痛贴膏"。

4. 功能锻炼　选用"健脊强身十八式"中第一至第十式进行功能锻炼。

（三）注意事项

1. 慎用针刀松解疗法。

2. 药熨时温度以患者适应为宜，不能过烫，避免烫伤；所用药物尽量选择对皮肤刺激小，熨后如局部皮肤有红点、出现过敏反应者，需停用本法。

【疗效评定标准】

1. 治愈　症状体征消失，颈曲恢复为Ⅰ、Ⅱ级。

2. 好转　症状减轻，颈曲较原来改善1级。

3. 无效　经4周治疗后，症状体征无改善者。

【预防】

本症主要是早期明确诊断，但是临床常常误诊为"网球肘"，而拖延误治。

第十节　颈脊髓空洞症

脊髓空洞症特指脊髓实质内空洞形成并由水分填充的病理改变，脊髓（主要是灰质）内形成管状空隙以及胶质（非神经细胞）增生，导致肌肉萎缩，相应节段支配区痛觉、温觉消失，甚至瘫痪的疾病。常好发于颈部脊髓，称为颈脊髓空洞症；当病变累及延髓时，则称为延髓空洞症。

【功能解剖与病因病理】

（一）功能解剖

1. 脊髓是人体中枢神经的一部分，受大脑的控制，是连接大脑与全身器官的主要通道，它将来自四肢和躯干的各种感觉冲动，传送至大脑，经大脑分析后发出指令，再传送至肌肉，使它们协调地运动。当脊髓发生病变时，就会出现感觉或运动障碍，或者引起低级反射活动的消失，如大小便失禁、腱反射消失等。

2. 脊髓由灰质（位于脊髓的中央，含有大量神经细胞）和白质（位于周边，聚集着神经纤维）组成。灰质又分为前角和后角，前角内含有大量运动神经细胞，支配人体的运动；后角内则是感觉神经细胞，支配人体的痛觉和温度觉。而脊髓空洞症的病变大多发生在脊髓的后角，因此常首先为受损节段内的感觉异常，严重时出现运动障碍以及自主神经功能紊乱。

此病多在 20 ~ 30 岁发生，偶可起病于童年，男多于女。起病较隐匿，病程也较缓慢，经常以手部肌肉萎缩无力或感觉迟钝而引起注意。表现出来的症状因病变部位和范围的不同而不同。

（二）病因病理

1. 脊髓呈管状空洞，由颈段上下延伸许多节段，应看作与脊髓中央单纯囊肿不同，空洞积水更适用于后者，认为本病是脊髓背中线发育畸形的结果，空洞腔可与中央管交通，空洞内衬可见室管膜细胞，囊内液与 CSF 类似。也有人认为本病为胶质细胞增殖，其中心部坏死形成空洞。

2. 先天发育异常　一般认为脊髓空洞症为先天发育异常，因该病常伴有脊髓裂、脑积水等先天性异常，有学者认为本病可能由胚胎期神经管关闭不全所引起，故认为脊髓空洞症是一种先天发育缺陷。但临床上，超过 60% 以上的病例并不伴此类畸形。

3. 脑脊髓流体动力学理论　有学者认为先天性第四脑室出口闭塞，可致脑脊液循环障碍，脑脊液搏动压力不断冲击脊髓中央管，导致脊髓中央管不断扩大，最终形成空洞。通过手术纠正改善第四脑室出口的阻塞状态，可使本病得到缓解和好转。

4. 脊髓空洞可继发于脊髓外伤、脊髓神经胶质细胞瘤、囊性病变、血管畸形、脊髓蛛网膜炎、脊髓炎伴中央软化等病症。

5. 外观上看，脊髓可能有轻度梭形变，于脊髓内出现一个或多个病理性腔隙，内为积水，少数患者脊髓可有萎缩征，多见于本病后期；于中央管处形成扩张状，内为黄色或淡黄色或正常的脑脊液。管壁为环形排列的胶质细胞及纤维组织构成，表面多呈不规则状。空洞多限于颈髓，可延伸脊髓全长，在不同节段，截面积不同，在颈髓、颈膨大达最大限度。最初空洞限于后角基底或髓前连合，囊肿缓慢扩大累及两侧更多灰质和白质，有时脊髓实质只剩下狭窄边缘，神经组织退变消失。空洞可延伸至延髓，罕有到脑髓者。

【诊断】

（一）诊断要点

1. 症状　传统上认为主要表现为上肢或躯干处的感觉分离症。痛温觉因脊髓丘脑纤维中断而丧失，而由于后柱早期不受累，轻触觉、震颤觉和位置觉相对保留，属本病特征，称节段性分离性感觉障碍。可有深部痛，累及肩臂。累及后索时，则出现相应深感觉障碍。随着诊断技术的进步，现在认为以上肢为中心的麻胀、疼痛、痛觉障碍等表浅感觉障碍和上肢远端的肌无力、肌萎缩为本病特征。

2. 体征　空洞扩大后波及脊髓的前角细胞引起节段性肌力减弱、肌张力减低、肌纤维震颤和反射消失。可有进行性腱反射亢进，下肢呈痉挛性麻痹，60% ~ 70% 的患者症状进行性加重，其余 20% ~ 30% 症状进展终止或有所改善。手部肌肉受累严重可出现"爪形手"畸形。下肢可有对称或非对称性痉挛性轻瘫，反射亢进。晚期可出现 Horner 征。由于关节软骨和骨的营养障碍以及深浅感觉障碍产生的反馈机制失调，可出现

Charcot 关节病，表现为关节肿胀、积液，超限活动，活动弹响而无痛感。X 线显示关节骨端骨软骨破坏破碎，可有半脱位。皮肤可有多汗、无汗、颜色改变、角化过度，指甲粗糙、变脆。有时出现无痛性溃疡。常有胸脊柱的侧弯或后突。膀胱及直肠括约肌功能障碍多见于晚期。病变波及延髓可引起吞咽困难，舌肌萎缩瘫痪，眼球震颤，此型易危及生命。CSF 检查多正常，Queckenstedt 试验少有梗死。

3. 辅助检查 腰穿脑脊液压力及成分早期多正常，后期蛋白可增高。椎管脊髓碘水造影可见脊髓增宽。X 线可利于除外颈椎椎管狭窄症及颈椎病所引起的相似症状；CT 可显示病变的部位、范围及程度；MRI 可作为首选，T2 加权像颈髓内高信号；T1 加权像颈髓内相同位置低信号区，表明空洞形成。

（二）鉴别诊断

1. 本病早期有双手内在肌萎缩、无力，痛温觉障碍，之后下肢可有上运动神经元轻瘫，需与脊髓型颈椎病认真鉴别，尤其成年人 X 线片多有颈椎关节病症更易混淆。但本病常有节段性分离型感觉障碍，手及上肢肌肉萎缩范围广，神经营养障碍多比颈椎病重。颈椎病无延髓症状，Queckenstedt 试验梗死机会比脊髓空洞多。MRI 可明确诊断。

2. 脊髓空洞症所致 Charcot 关节软骨及软骨下骨病变需与其他关节病，如类风湿关节炎、骨关节炎、关节结核鉴别。关节肿胀及骨软骨破坏，而相对不痛为本病的特点。

3. 脊髓空洞症是一种进展缓慢的脊髓病变。病理特征是脊髓内有空洞形成。主要表现为受损节段的痛觉、温觉消失、肢体瘫痪及营养障碍等。脊髓空洞症的病因目前尚未明确，可能是因先天性脊髓发育异常引起的，也可能继发于其他脊髓病变，如肿瘤中央组织液化的囊性变等，或由机械因素所造成，即脑室内脑脊液的搏动波的不断冲击，导致脊髓中央管逐渐扩大，最终形成空洞。

空洞常起始于颈下部及胸上部的脊髓中央管附近，由此向周围及上下发展。发生在延髓的空洞称作延髓空洞症，但多数有脊髓空洞症合并存在。

4. 脊髓内肿瘤和脑干肿瘤 脊髓髓外与髓内肿瘤都可以造成局限性肌萎缩以及节段性感觉障碍，在肿瘤病例中脊髓灰质内的星形细胞瘤或室管膜瘤分泌出蛋白性液体积聚在肿瘤上、下方使脊髓的直径加宽、脊柱后柱侧突及神经系统症状可以类似脊髓空洞症，尤其是位于下颈髓部位有时难以鉴别。但肿瘤病例病程进展较快，根痛常见，疼痛剧烈，营养障碍少见。早期脑脊液中蛋白有所增高可以与本病相区别，对疑难病例 CT、MRI 可鉴别。好发于儿童和少年，多有明显的交叉性麻痹，病程短，发展快，晚期可有颅压增高现象。

5. 颈椎骨关节病 颈椎骨关节病虽可有上肢的肌萎缩及节段性感觉障碍，但无浅感觉分离，根性疼痛多见，肌萎缩常较轻，一般无营养障碍，病变水平明显的节段性感觉障碍是少见的颈椎摄片，必要时做脊髓造影以及颈椎 CT 或 MRI 有助于明确诊断。

6. 颈肋 颈肋可以造成手部小肌肉局限性萎缩以及感觉障碍，伴有或不伴有锁骨下动脉受压的证据，而且由于在脊髓空洞症中常伴有颈肋，诊断上可以发生混淆。不过颈肋造成的感觉障碍通常局限于手及前臂的尺侧部位，触觉障碍较疼痛障碍更为严重，上臂腱反射不受影响，而且没有长束征，当能做出鉴别。颈椎摄片也有助于诊断。

7. 梅毒　梅毒可以在两方面疑似脊髓空洞症，在少见的增殖性硬肌膜炎中，可以出现上肢感觉障碍、肌肉萎缩无力和下肢锥体束征，但脊髓造影可以显示蛛网膜下隙阻塞，而且病程进展也较脊髓空洞症更为迅速。脊髓的梅毒瘤可以表现出髓内肿瘤的征象，不过病程的进展性破坏迅速，而且梅毒血清反应阳性。

【中医辨证】

（一）辨证要点

基于本病大多由于先天性病因所导致，且由于病程进展缓慢，久病必虚，故主要是以肾、脾、肝三脏之虚证多见。分为血不荣筋、肝风内动证和肝肾两虚证。

（二）辨证分型

1. 血不荣筋、肝风内动证　肌肉萎缩，麻痹，肌肉颤抖，苔薄白，舌质红，脉象弦细。
2. 肝肾两虚证　病程已久，肢麻肉削，出现"鹰爪手"，四肢无力甚至瘫痪，舌淡苔白，脉象沉细。

【治疗】

（一）治疗原则

以手术治疗为主。

（二）治疗方法

1. 理筋　可选用药熨、药浴、针灸、推拿等疗法，改善肌肉萎缩。
2. 正脊调曲　根据 X 线片椎曲情况可选用提胸过伸法和四维调曲法。
3. 药物治疗
（1）血不荣筋、肝风内动证
治则：健脾益髓，养血通络。
方药：天麻钩藤饮（《杂病症治新义》）加减。
（2）肝肾两虚证
治则：滋补肝肾，添精益髓。
方药：左归饮（《景岳全书》）加减。
中成药：选用活血通络、散风止痛类中成药，如"颈复康颗粒"，局部外贴活血化瘀止痛类膏药，如"消痛贴膏"。
4. 手术治疗　经整脊治疗 4 周效果不明显者。可选择性手术治疗，如椎板切除减压、脊髓空洞与蛛网膜下隙分流术，枕骨大孔减压、第四脑室出口矫治术等。

（三）注意事项

1. 对偶然发现的空洞较小的，未引起神经症状者可不予治疗。对继发性脊髓空洞应以原发病治疗为主，脊髓空洞症多可随原发病的好转而改善。

2. 空洞较大，引起神经症状，呈进展性发展，应积极手术治疗。

3. 本病正脊调曲主要用上病下治法。根据 X 线片的椎曲情况可选用提胸过伸法和四维调曲法。

4. 颈椎局部不宜用推拿和正脊骨法。

【预防】

1. 整脊治疗 本症以改善症状为目的。

2. 手术治疗 术后定期行 MRI 检查，可见空洞缩小或消失。但手术疗效与空洞的减小并不直接相关。术后的个体差异较大。近期疗效较好，长期病例、脊髓空洞巨大及神经组织萎缩严重者手术效果不明显。

复习思考题

1. 急性斜颈的损伤机制是什么？

2. 如何鉴别急性斜颈与钩椎关节紊乱症？

3. 寰枢关节错位的病因病机是什么？

4. 简述寰枢关节错位的诊断依据。

5. 简述钩椎关节紊乱症的病因。

6. 简述钩椎关节紊乱症的诊断依据。

7. 简述急性颈椎间盘突出症的诊断分型。

8. 如何鉴别急性颈椎间盘突出症与急性脊髓炎？

9. 试述颈椎椎曲紊乱综合征的临床表现、诊断依据及诊断分型。

10. 颈椎椎曲紊乱综合征与运动神经元疾病如何鉴别？

11. 颈椎管狭窄症的病因病机是什么？

12. 简述颈椎管狭窄症的诊断分型及诊断依据。

13. 简述颈胸枢纽交锁症的病因病机。

14. 简述颈胸枢纽交锁症与颈椎病的鉴别诊断。

15. 颈肩综合征的诊断依据是什么？

16. 如何鉴别颈肩综合征与肩周炎？

17. 简述颈肘综合征的辨证分型、治法和方药。

18. 颈肘综合征的病因有哪些？

19. 简述颈脊髓空洞症的病因病理。

20. 如何恰当的选择整脊疗法、手术方法治疗颈脊髓空洞症？

（赵道洲　周　红　常瑞龙）

第二章　　胸背劳损病 ▷▷▷

胸背劳损病，指因外伤或慢性劳损导致胸背肌肉、韧带损伤、胸椎骨关节紊乱，刺激胸脊神经引起的疼痛，严重者可影响椎管、压迫脊髓。临床上很多疾病都可以导致胸背痛，如呼吸道感染、肺结核、肺脓肿、肺肿瘤、心绞痛、胆囊炎、胆石症、胃炎、胰腺炎，以及乳腺炎等，均可牵涉或放射产生胸背痛，因此，需鉴别诊断。本章所讨论的胸背痛，仅指因慢性劳损而引起的胸背痛。

第一节　劳损性胸椎侧凸症

因慢性劳损，导致上段胸椎关节紊乱、侧凸，刺激胸脊神经引起的一系列症状，称为劳损性胸椎侧凸症。本病主要发生于长期伏案工作的人群，发病年龄以中青年为主。属中医学"痹证"范畴。

【功能解剖与病因病理】

（一）功能解剖

1. 第 1~5 胸椎后关节夹角是所有胸椎后关节夹角中的最大者，其角度大小自上而下递减，此夹角可方便上肢的左右活动。因此，自小习惯用右手的人，发育成熟后，正常上段胸椎有 5°以内的向右侧弯；（图 3-2-1）如果上肢过度劳累，引起肩胛带双侧肌力不平衡，导致该侧弯消失甚至反向侧凸，可使从椎间孔发出的胸脊神经、肋间神经受刺激。

2. 影响上段胸椎稳定的肌肉，除斜方肌、大圆肌之外，主要是大、小菱形肌。胸脊神经从关节孔穿出后穿越大、小菱形肌，这两块肌肉受损可导致胸椎旋转、侧弯，胸脊神经受刺激。

3. 胸椎侧凸与腰椎侧凸有关　脊柱是一个有机整体，按圆运动规律脊柱为维持中轴平衡，当腰椎向右侧凸时，胸椎便反向侧凸，往往以上段胸椎最为明显而引起症状。

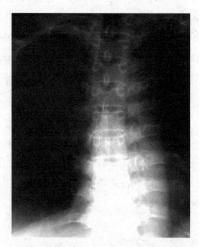

图 3-2-1　正常胸椎上段有 5°左右
向右侧弯（习惯用右上肢的人）

（资料来源：北京光明骨伤医院）

（二）病因病理

1. 长期伏案工作而习惯单侧上肢劳动，导致肩胛带肌肉损伤，肌力不平衡。

2. 风寒湿邪侵犯胸背肌，引起肌肉损伤。

3. 腰椎病变导致腰椎侧弯，继发胸椎侧凸。

【诊断】

（一）诊断要点

1. 症状 初起时，患者自觉胸背不舒服，经常需要活动肩膀，慢慢出现疼痛、酸胀，安静时加重；或疼痛加重，影响工作；或日轻夜重，影响睡眠。部分患者经推拿按摩或外贴膏药有好转，但反复发作。病程 1 年以上者，往往合并胸闷或胸痛，甚至心悸、心律失常，或恶心、呃逆、胃脘不舒等。还有一些患者合并有颈椎病或腰腿痛。患者发病前，多有长期伏案工作史，或有单侧上肢长期过度运动、肩背重物，或感受风寒湿邪。

2. 体征 从胸 1 以下棘突旁有压痛；或局部肌肉有条索状改变并有压痛，上段胸椎侧凸；或有轻度驼背。

3. 辅助检查 X 线片可见正位片有上段胸椎侧凸，侧凸 5° 以上（一般不超过 20°），胸 1～3 椎体旋转。（图 3-2-2）一般是在第 3、4 胸椎或第 4、5 胸椎处侧凸。

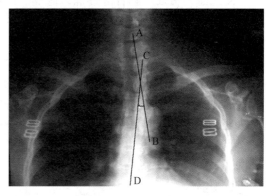

图 3-2-2 胸椎侧凸测量（Ferguson 法）提示向左侧凸 18°，第 1～3 胸椎体旋转

（资料来源：北京光明骨伤医院）

（二）鉴别诊断

1. 颈椎病和腰椎病合并胸椎侧凸。

2. 胸肋关节紊乱症 因睡姿不正或闪挫，引起胸背痛或胸痛，深呼吸时疼痛加重。胸椎旁与胸肋部有压痛点，X 线片未见病理改变。此症可用挺胸端提法治疗。

3. 青少年特发性脊椎侧凸症 本病发生于青少年，发病时没有胸背痛，是进行性的侧凸，一般因肩胛高低不对称被发现。其侧凸多发生在第 3 胸椎以下第 11 胸椎以上，波及 8～10 个椎体。

4. 强直性脊柱炎 有明显驼背，活动障碍，X 线片有韧带钙化；脊柱呈"竹节样"改变；骶髂关节可呈现不同程度的侵蚀、硬化，关节间隙可正常、增宽或狭窄。

5. 胸椎结核和肿瘤 影像学可做鉴别。

【中医辨证】

（一）辨证要点

本病为"痹证"的范畴，与劳损、感受风寒湿邪等有关，根据中医的证候特点，分为风寒痹阻证、气滞血瘀证、气血两虚证。

（二）辨证分型

1. 风寒痹阻证　胸背部冷痛，遇冷或潮湿加重，转侧不利，或兼见恶风，舌苔薄白或白腻，脉沉弦或滑。

2. 气滞血瘀证　胸背部疼痛，痛有定处，疼痛拒按或疼痛以夜间为甚，轻则俯仰不便，重则卧床不起，舌质紫暗或有瘀斑，脉弦紧。

3. 气血两虚证　胸背部疼痛以隐痛、酸痛为主，喜按喜揉，遇劳加剧，坐卧则减；伴见面色少华，手足不温，神疲懒言，食少乏力，舌质淡，脉沉细。

【治疗】

（一）治疗原则

理筋、正脊调曲、练功，以调曲复位为主。

（二）治疗方法

1. 理筋

（1）药熨法：将活血化瘀、温经通络的中药打成粗粉，加酒、醋各半拌匀，加热后纱布包裹，在病变局部热熨致皮肤潮红，每日1次，每次30分钟。

（2）骨空针刺法：第7颈椎至第5胸椎华佗夹脊穴，加曲垣、天宗和阿是穴。

（3）针灸：针大椎、陶道、身柱、大杼、肺俞、风门和阿是穴。（图3-2-3）

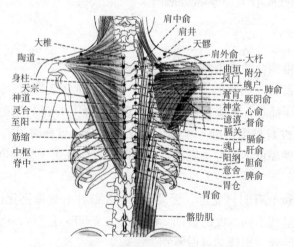

图3-2-3　胸背常用针灸穴位示意图
（引自"Akupunktur am Bewegungssystem"）

（4）推拿理筋：用推、拿、揉、压、拍等法对胸背部、肩胛部肌筋膜分筋、理筋。

（5）拔罐法：如胸背肌粘连板硬者，可结合刺络放血拔罐或走罐疗法。

2. 正脊调曲 选用挺胸端提法和胸腰枢纽旋转法。

3. 药物治疗

（1）风寒痹阻证

治则：祛风散寒，利湿通络。

方药：羌活胜湿汤加减。

（2）气滞血瘀证

治则：理气活血，化瘀通络。

方药：身痛逐瘀汤加减。

（3）气血两虚证

治则：补益气血。

方药：归脾汤加减。

在分型论治的治疗中，如合并有胸闷、胸痛症状，可选用瓜蒌开胸饮；如合并心悸、心动过速者，可选用天王补心丹或还少丹，随证加减。

疼痛症状明显者，还可局部外贴活血化瘀止痛类膏药，如"消痛贴膏"。

4. 功能锻炼 按照"健脊强身十八式"中第五至第十式进行功能锻炼。

（三）注意事项

1. 做好鉴别诊断，如合并颈椎病和腰椎病者，同时治疗。

2. 胸背部穴位，除华佗夹脊之外，针刺不宜超 5 分，以免损伤胸膜。

3. 药敷时温度以患者适应为宜，不能过烫，避免烫伤；所用药物尽量选择对皮肤刺激小的，敷后如局部皮肤有红点、出现过敏反应者，需停用本法。

4. 手法治疗宜柔和，切忌暴力。

【疗效评定标准】

1. 治愈 症状体征消失，X 线片侧凸恢复至 5°以下。

2. 好转 胸背痛减轻，X 线片侧凸有改善，但未到 5°以下。

3. 无效 症状体征和 X 线片无改变。

【预防】

长期伏案工作者，应注意经常做胸背部肌肉的功能锻炼，以避免长时间处于某一姿势而发生慢性劳损；注意保暖。

第二节 胸背肌筋膜炎

因劳损或风寒湿邪侵犯，导致胸背筋膜、肌肉损伤、粘连或变性，刺激神经引起疼痛，称胸背肌筋膜炎。属中医学"背部筋伤""痹证""肩背痛""上背痛"范畴。

【功能解剖和病因病理】

（一）功能解剖

胸背肌包括斜方肌、大菱形肌、小菱形肌及其表层的胸背筋膜，长期的单侧上肢过度劳累，容易引起胸背肌的损伤，刺激胸神经背支，引起胸神经背支嵌顿而发生疼痛。

（二）病因病理

1.劳损 长期伏案工作、单侧上肢过度运动或肩背重物，均可引起胸背肌筋膜损伤。

2.风寒湿邪侵犯 风寒湿邪侵犯也可导致胸背肌肉的损伤。

【诊断】

（一）诊断要点

1.症状 背部疼痛，以酸痛、钝痛、锐痛、胀痛为主，轻重不等。少数患者疼痛剧烈，难以忍受，伴有重物压迫感，可牵涉颈项部。患者多有长期伏案工作、单侧上肢运动、肩背重物或感受风寒湿邪病史。

2.体征 背部肌肉痉挛、压痛明显。背部触及疼痛结节或条索状物，局部叩击痛，皮肤苍白或充血。

3.辅助检查 X线片提示部分病例可出现胸椎旋转侧凸改变，并可排除胸椎肿瘤、结核等疾病。实验室检查可发现抗链球菌溶血素"O"（ASO）、红细胞沉降率（ESR）正常或稍高，人类白细胞分化抗原 B_{27} 筛查（HLA-B_{27}）阴性。

（二）鉴别诊断

1.强直性脊柱炎 有时可出现背部僵硬酸痛，但多伴有腰骶部休息痛及活动受限、晨僵，查体可见骶髂关节处压痛，HLA-B_{27} 强阳性率达95%，活动期血沉增快，骶髂关节 CT、MRI 或 X 线检查有阳性发现。

2.风湿类疾病 本病还应与一些风湿类疾病如风湿性多肌痛、未分化性脊柱骨关节病相鉴别。

3.胸肋软骨炎 指第7、8、9、10肋胸廓前缘组成的肋软骨，因慢性损伤性炎症、疼痛，局部有明显压痛。

4.与劳损性胸椎侧凸症相鉴别。

5.其他疾病 本病还应与呼吸道疾患（如肺癌）、冠心病、胆囊和胃肠疾病，以及妇女乳腺病变相鉴别。

【中医辨证】

（一）辨证要点

本病为"痹证"，根据感受病邪的偏重不同及证候特点，分为气滞血瘀证、气血亏虚证、寒湿证。

（二）辨证分型

1.气滞血瘀证　背部胀痛、刺痛，痛无休止，胸闷不适，性情暴躁、易怒，上腹胀满，日轻夜重，晨起稍活动症状缓解。舌紫黯有瘀斑瘀点，或舌下静脉曲张，脉弦涩。

2.气血亏虚证　背部隐痛，酸困无力，日轻夜重，时痛时止。伴有四肢乏力，心慌气短，易出汗、口渴、五心烦热。舌淡，苔薄白，脉沉细。

3.寒湿证　背部冷痛重着，转侧不利，静卧痛不减，受寒及阴雨加重，肢体发凉。舌质淡，苔白或腻，脉沉紧或濡缓。

【治疗】

（一）治疗原则

理筋、调曲和练功，以理筋为主。

（二）治疗方法

1.理筋

（1）药熨法：将活血化瘀、温经通络的中药打成粗粉，加酒、醋各半拌匀，加热后纱布包裹，在病变局部热熨致皮肤潮红，每日1次，每次30分钟。

（2）针刺法：选用阿是穴、附分、肺俞、膏肓、厥阴俞、天宗等穴。可配合电针治疗，每日1次，每次30分钟，10次为1个疗程，休息1日，再行第2个疗程。

（3）推拿法：运用推、拿、按、摩、揉、摇、牵、拍等手法，理筋活络。

（4）拔罐法：如肌肉粘连严重者可结合刺络放血拔罐或走罐疗法。

（5）铍针松解法：有明确的肌结节压痛点及皮神经卡压征者，是施行铍针疗法的适应证。

2.正脊调曲　若患者出现胸椎旋转侧凸改变者，可选用正脊骨法中的提胸过伸法调整。

3.药物疗法

（1）气滞血瘀证

治则：活血化瘀，理气止痛。

方药：身痛逐瘀汤加减。

（2）气血亏虚证

治则：益气养血活络为主，佐以舒筋之品。

350 ⟵ 中医整脊学

方药：气血并补荣筋汤加减。

（3）寒湿证

治则：散寒除湿，温通经络。

方药：乌头汤加减。

疼痛严重者可辅以消炎镇痛药及维生素类药物。也可局部外贴活血化瘀止痛类膏药，如"消痛贴膏"。

4. 功能锻炼　参照"健脊强身十八式"中第五至第十式，以及第十八式进行功能锻炼。

（三）注意事项

1. 铍针疗法在背部操作时，应定位在胸椎椎板上或肋骨面上，避免误伤；胸背部针刺穴位，除华佗夹脊穴之外，注意不要超 5 分，以免损伤胸膜。

2. 药熨时温度以患者适应为宜，不能过烫，避免烫伤；所用药物尽量选择对皮肤刺激小的，敷后如局部皮肤有红点、出现过敏反应者，需停用本法。

3. 正骨推拿手法应轻柔，切忌使用暴力。正脊骨法应严格掌握适应证和禁忌证，年老体弱、严重骨质疏松、严重抑郁、焦虑患者都应慎用。

【疗效评定标准】

1. 治愈　临床症状及体征消失，肌肉功能恢复正常。

2. 好转　胸背痛或牵涉胸肋痛减轻，上部胸椎旁或肩胛内侧压痛减轻或触及条索状改变减轻。

3. 未愈　临床症状及体征无明显改变。

【预防】

避免长期伏案工作、单侧上肢过度运动或肩背重物；注意保暖；适当加强胸背部肌肉的功能锻炼。

第三节　胸椎间盘突出症

胸椎间盘突出症是指胸椎间盘突出压迫胸脊髓或神经根引起的一系列临床症状或体征。属中医学"痹证""痿证"的范畴。

【功能解剖与病因病理】

（一）功能解剖

从解剖学上来看，胸椎独特的解剖特点和其承受上方体重的特殊性决定了胸椎间盘的活动同颈椎和腰椎节段有所不同，胸椎节段运动的稳定性依靠胸廓的夹板样效应。小关节突关节的方向是主要决定可行运动的因素，胸椎的主要运动是少许扭转，和发生在腰椎的情况一样，当纤维环急性损伤时，屈曲和扭转负荷的结合力可致后部的髓核突出。根据椎曲论，胸椎间盘自胚胎发育到出生成长，均稳定于椎体中间，不受椎曲形成（颈、腰）压应力作用而位移，因此，相对较腰椎间盘突出少，而好发部位也是临界于腰椎的第9、10胸椎和第10、11胸椎的椎间盘。

（二）病因病理

脊柱慢性劳损损伤及姿势不正、被迫体位均可引发本病；胸椎椎节的退变也是本病的病因之一。

1.慢性劳损或损伤　本病大多是由于慢性劳损或脊柱损伤所致。除姿势不正、被迫体位持续过久及弯腰过度等因素外，各种外伤，例如从高处坠下、摔倒、多次反复的脊柱扭伤等，均可引发本病。病程短者突出物多为弹性柔软的髓核组织；而病程长者，则突出的髓核大多随着成纤维细胞的包绕收缩而变得坚硬，亦可呈钙化或骨化的硬结，并与后纵韧带粘连固定于椎节后缘，这常常是此病引起广泛的脊髓节段性损害的原因之一。

2.胸椎退行性变　尽管胸椎退行性变与年龄有关，且多见于中年以后，但本病的发病率并不与年龄成正比，因此椎节的退变是构成本病发病的原因之一。椎间盘退行性变时，髓核向后突，甚至破裂脱出，并在后期形成钙化。胸椎间盘突出症除自身的特点外，亦有与颈椎病或腰椎病相似的发病机制。脊柱椎间盘是人体器官中最早开始发生退行性变的，其退行性变从早期即表现为间盘变性、间隙变窄、节段不稳、韧带松弛、髓核突出或脱出、骨质增生，以及周围软组织钙化等一系列的病理过程。在此种情况下，如果再遇甚至轻微的外伤即可诱发本病。因此，本病有时也可发生在年纪较轻、椎间盘退变并不十分明显的患者。至于明显外伤情况下发生的胸椎间盘破裂、髓核突出，亦与其本身退变有关。根据统计资料显示，胸椎间盘突出症在下胸椎的发生率最高，这是下段胸椎受腰曲影响的关系。

3.脊柱姿势改变　统计资料表明，在先天性或后天的驼背病例，其后凸畸形顶点部位的髓核易突出，姿势不正常是引起椎节退变的原因之一。

【诊断】

（一）诊断要点

1.症状　椎间盘突出症所引起的症状按性质主要分为4类。

（1）机械力学性：由于胸椎间盘突出及椎间关节紊乱，直接造成具有典型力学特点的局限性背部疼痛，例如卧床休息后疼痛减轻，活动后则症状加剧。急性胸椎间盘突出时可产生有胸膜炎症状特点的疼痛。

（2）神经根性：胸椎间盘突出可挤压根管神经出口处的脊神经根以致引起肋间肩胛带疼痛；高位胸椎间盘突出可引起Horner综合征。

（3）脊髓病性：当胸椎间盘组织直接压迫脊髓本身时将产生广泛的症状，从轻微的疼痛和感觉异常，到明显的瘫痪，可出现尿失禁和下肢无力，且病情发展迅速。

（4）内脏症状：胸椎间盘突出可有多种多样的表现，易与心脏、肺或腹部疾病相混淆。同时，可有括约肌功能紊乱、大小便及性功能障碍；亦可出现神经营养障碍，下肢常有久治不愈的慢性溃疡等。有时患者可被误诊为神经官能症或癔症而长期误治。

2. 体征　胸椎间盘突出症的体征存在很大的差异。体检时有时可见脊柱畸形，但局限性后凸畸形很少见。除腿部肌力减弱外，也可出现下腹部肌力减弱，且常为双侧性。近侧肌群和远侧肌群的肌力减弱程度通常一致，但是，有些患者表现出类似远端的腰椎间盘突出症的症状。偶尔一开始即出现完全性截瘫，或突然出现脊髓半切综合征。感觉障碍很常见，且常为双侧性。腱反射常亢进，病理反射阳性，可有踝阵挛。但脊髓后方的功能，如位置觉和振动觉通常能保留，因为脊髓被挤压的部分在脊髓前方。

3. 辅助检查

（1）X 线检查：胸椎应常规拍摄 X 线正、侧位片。正位片示椎体旋转侧凸；侧位片示胸椎段曲度紊乱，病变的椎间隙可能变窄，相邻椎体边缘有骨赘增生。

（2）CT 扫描及脊髓造影：螺旋 CT 可清晰地显示胸椎间盘突出的部位、大小、方向等，以及神经根、硬膜囊受压移位的情况。同时还可以显示椎板及黄韧带增厚、小关节增生退变等情况。用大剂量水溶性造影剂行脊髓造影术的同时用 CT 扫描，是一种更准确的优良诊断方法。

（3）MRI 检查：应作为本病的首选检查。凡疑为本病者，均应及早行 MRI 检查。MRI 可显示脊髓形态，髓内病变如肿瘤、脊髓空洞症等，以及髓外压迫，压迫的部位、范围和程度；缺点是不能清晰显示椎体、椎板骨皮质及骨化的韧带。

（二）诊断分型

本病有多种分型方式，但常用的有以下 3 类。

1. 根据发病急缓分型

（1）急发型：指在数天甚至数小时以内急骤发病并引起神经症状者，其中病情严重的病例甚至可以出现瘫痪。其中半数患者有外伤史。

（2）缓发型：系慢性逐渐发病，大多因椎节退变所致，患者在不知不觉中出现症状，并逐渐加重，晚期亦可引起瘫痪。

2. 依据症状的严重程度分型

（1）轻型：指影像检查显示胸椎间盘突出，但临床症状轻微，甚至仅有一般的局部症状者。

（2）中型：有明显的临床症状，除椎节局部疼痛及叩痛外，可有根性刺激症状或脊髓症状；磁共振（MRI）检查可清晰地显示椎间盘突出压迫以及脊髓信号有无改变。

（3）重型：主要表现为脊髓或圆锥受压症状，甚至出现完全性瘫痪。其中半数发病较急，尤其是年轻患者。

3. 根据病理解剖分型

（1）侧方型：因胸椎椎管狭小，因此髓核易向压力较低的侧后方凸（脱）出，因此在临床上以侧方型为多见。此型主要表现为单侧神经根受压，患者出现根性症状而无明显的脊髓症状。胸段的脊神经根在椎管内经过的距离甚短，仅2~5mm，一旦受压，可因感觉神经支和交感神经支的受累而引起剧烈的疼痛。

（2）中央型：此型是椎间盘向正后方凸出，以脊髓受压为主，并出现或轻或重的运动功能障碍以及疼痛和感觉异常，其产生机制主要是由于：①脊髓直接遭受压迫：此是临床上最为多见的原因。②脊髓血供障碍：主要是突出物直接压迫脊髓前中央动脉所致。因脊髓的血供属终末式，侧支循环甚少，所以一旦血供障碍，即可导致急性截瘫。此时脊髓多呈横贯性损害。③当第11~12胸椎间盘突出压迫脊髓圆锥和马尾时，患者除有胸椎疼痛及放射至下肢的疼痛外，括约肌功能亦同时紊乱，因此出现感觉、运动功能障碍的同时，大、小便功能及性功能均受累；抑或是仅仅表现为马尾受压的症状。此型在临床上较为多见。

（三）鉴别诊断

1. 胸椎椎体后缘骨内软骨结节（TPMN） 国内对TPMN的认识较少，常将其归入胸椎间盘突出症内研究，其实这两种疾病有着本质的不同。在影像学方面有如下区别：

（1）X线：TPMN的典型表现是病变终板后下缘或后上缘的骨赘或游离小骨块、骨性终板后部的缺损。而胸椎间盘突出症的X线片无此种表现。

（2）CT扫描：多拍螺旋CT重建图像可以显示软骨结节的位置和形态，TPMN位于骨性终板与靠近终板的椎体内；而胸椎间盘突出症的钙化位于椎间隙中央或椎间隙的后方。骨化以棘状型和结节型为主，对脊髓的压迫较轻，提出TPMN是椎间盘退变性病变。

2. 肌萎缩性侧索硬化 本病特点是四肢疼挛性瘫痪，腱反射亢进，病理征阳性，而无感觉障碍。另外，常因侵犯延髓而出现吞咽困难、声音嘶哑、舌肌萎缩及肌纤维震颤等，可资鉴别。

3. 椎管内肿瘤 临床上多呈现进行性加重，X线平片可见椎弓根间距增宽，椎间孔扩大。病变多较局限，而无骨质增生。行脊髓造影时，示造影剂呈杯口状或毛刷状阻断，或呈梭形膨大；MRI检查可直接显示肿瘤。

4. 胸椎管狭窄症 胸椎管狭窄症患者发病年龄较大，病史隐匿，脊髓受压程度也较胸椎突出症重，可有全瘫者；影像学检查特别是MRI检查可提供重要诊断依据，胸椎管狭窄症多累及多个椎间隙，在CT和MRI显示椎体后纵韧带和黄韧带骨化，脊髓后方常有受压的病变，可与胸椎间盘突出症相鉴别。

【中医辨证】

（一）辨证要点

本病为"痹证""痿证"，根据病理机制的不同，分为胸痹证、瘀阻证、肝肾不足证。

（二）辨证分型

1. 胸痹证 胸背痛，牵涉两肋，疼痛与呼吸有关，舌苔白，脉弦。

2. 瘀阻证 胸背痛，痛有定处，拒按，舌质瘀紫，舌苔薄黄，脉弦涩。

3. 肝肾不足证 胸背部酸困疼痛，伴眩晕耳鸣，失眠健忘，腰膝无力，易跌跤或出现下肢瘫痪，舌红少苔或细数。

【治疗】

（一）治疗原则

理筋、调曲、练功、卧床休息。

（二）治疗方法

1. 理筋

（1）药熨：于胸背部采用药熨，将活血化瘀、温经通络的中药打成粗粉，加酒、醋各半拌匀，加热后纱布包裹，在病变局部热熨致皮肤潮红，每日1次，每次30分钟。

（2）针刺法：选用华佗夹脊、阿是穴、肺俞、膏肓、厥阴俞、天宗等穴。可配合电针治疗，每日1次，每次30分钟，10次为1个疗程，休息1日，再行第2个疗程。

（3）推拿法：运用推、拿、按、摩、揉、摇、牵、拍等手法，理筋活络。

2. 正脊调曲

（1）正脊骨法：选用提胸过伸法。

（2）牵引调曲法：选用四维调曲法，每日1次，4周为1个疗程。

3. 药物治疗

（1）胸痹证

治则：开胸顺气，理气止痛。

方药：瓜蒌开胸饮加减。

（2）瘀阻证

治则：活血化瘀、通络止痛。

方药：复元活血汤加减。

（3）肝肾不足证

治则：补益肝肾，强筋止痛。

方药：左归丸加减。

此外，还可以局部外贴消痛贴膏，以活血化瘀、消肿止痛。

4. 功能锻炼 练扩胸运动及俯卧撑的过伸练功法。参照"健脊强身十八式"之第五至第十式进行功能锻炼。

（三）注意事项

1. 急性期患者不宜做推拿按摩手法；缓解期切忌暴力推拿及正骨手法。正脊调曲法应严格掌握适应证和禁忌证，年老体弱、严重骨质疏松、严重抑郁、焦虑患者都应慎用。

2. 经整脊疗法一疗程效果不佳甚或加重者，可考虑手术治疗。

【疗效评定标准】

观察疗效为 4～6 周。

1. 痊愈 症状体征消失，胸椎旋转侧弯恢复。

2. 好转 症状减轻，胸椎旋转侧弯改善。

3. 无效 经疗程治疗症状体征无改善。

【预防】

生活要有规律，改变不良的生活方式，避免长期伏案工作，坐姿要正确；坚持从事体育锻炼，增强体质；注意保暖；此外，对于本病的可能并发症如肌肉萎缩、截瘫等，应针对性地预防。

第四节 胸椎管狭窄症

因胸椎退行性改变、增生，导致管腔狭窄，压迫脊髓；或骨质疏松，椎曲紊乱，椎管变形，脊髓受压，引起的一系列症状体征，称胸椎管狭窄症。属中医学"痿证""痹证"范畴。

【功能解剖与病因病理】

胸椎活动主要是侧屈，因此关节退化或椎曲改变容易造成管腔狭窄。胸椎管狭窄主要发生在下胸段，常累及多个节段，以 4～6 个节段居多，病理改变主要包括椎板增厚、关节突肥大和黄韧带肥厚或骨化等。

1. 退变性胸椎管狭窄 见于中年以上，主要由于胸椎的退行性变致椎管狭窄。其中有：

（1）椎板增厚骨质坚硬，有厚达 20～25mm 者。

（2）关节突增生、肥大，向椎管内聚，特别是上关节突向椎管内增生前倾，压迫脊髓后侧方。

（3）黄韧带肥厚可达 7～15mm。在手术中多可见到黄韧带有不同程度地骨化。骨化后的黄韧带与椎板常融合成一整块骨板，使椎板增厚可达 30mm 以上。多数骨质硬化，如象牙样改变。少数手术病例椎板疏松、出血多。

（4）硬膜外间隙消失，胸椎硬膜外脂肪本来较少，于椎管狭窄后硬膜外脂肪消失而静脉瘀血，故咬开一处椎板后，常有硬膜外出血。

（5）硬脊膜增厚，有的病例可达 2 ~ 3mm，约束脊髓。构成胸椎管后壁及侧后壁（关节突）的骨及纤维组织，均有不同程度的增厚，向椎管内占位使椎管狭窄，压迫脊髓。在多椎节胸椎管狭窄，每一椎节的不同部位，其狭窄程度并不一致，以上关节突上部最重，由肥大的关节突、关节囊与增厚甚至骨化的黄韧带一起突入椎管内，呈一横行骨纤维嵴或骨嵴压迫脊髓。

（6）椎间盘退化后变窄，椎体前缘、侧缘骨赘增生或形成骨桥，后缘亦有骨赘形成，形成的骨赘或骨桥向椎管内突出压迫脊髓。胸椎管退变性狭窄病例，除胸椎退变外，还可见到颈椎或腰椎有退行性改变，以搬运工人、农民等重体力劳动者居多，胸椎退变可能与重体力劳动有关。

（7）胸椎后纵韧带骨化所致胸椎管狭窄：可以是单椎节，亦可为多椎节，增厚并骨化的后纵韧带可达数毫米，向椎管内突出压迫脊髓。

综合上述各种胸椎退变的因素，在每一个胸椎管狭窄病例都不是单一的，而是混合因素。

2. 骨质疏松　骨质疏松、椎体塌陷、侧弯、曲度紊乱、椎间盘突入椎管引起狭窄；或发育性青年驼背，侧凸症，引起椎管狭窄；或休门病、强直性脊柱炎驼背，椎曲变小、侧凸也可导致椎管狭窄。

3. 先天性胸椎管狭窄　这种病例较少，其胸椎管先天性狭窄，椎弓根短粗，椎管前后径（矢状径）狭小，年幼时脊髓在其中尚能适应，成年后有轻微胸椎管退变或其他致胸椎轻微损伤等诱因，即可压迫脊髓，出现症状。故总体看来，胸椎管狭窄症与胸椎椎管退变密切相关。

【诊断】

（一）诊断要点

1. 症状　发病较缓慢，起初下肢麻木、无力、发凉、僵硬不灵活。双下肢可同时发病，也可一侧下肢先出现症状，然后累及另一侧下肢。半数患者有间歇性跛行，行走一段距离后症状加重，需弯腰或蹲下休息片刻方能再走。较重者站立及步态不稳，需拄双拐或扶墙行走，严重者可出现截瘫。胸腹部有束紧感或束带感，胸闷、腹胀，如病变平面高而严重者可出现呼吸困难。半数患者有腰背痛，有的时间长达数年，仅有 1/4 的患者伴腿痛，疼痛多不严重。大小便功能障碍出现较晚，多为大小便无力，尿失禁少见。患者一旦发病，多呈进行性加重，缓解期少而短。病情发展速度快慢不一，快者数月即可发生截瘫。

本病多见于中老年人，为退变性胸椎管狭窄，部分病例有轻微损伤史，并发胸椎间盘突出。

2. 体征　多数患者呈痉挛步态，行走缓慢。脊柱多无畸形，偶有轻度驼背、侧弯。下肢肌张力增高，肌力减弱；膝及踝反射亢进；髌阵挛和踝阵挛阳性；巴宾斯基

（Babinski）征、奥本海姆（Oppenheim）征、戈登（Gordon）征和查多克（Chaddock）征阳性等上神经单位受累体征。如椎管狭窄平面很低，同时有胸腰椎管狭窄症或伴有神经根损害时可表现为软瘫，即肌张力低，病理反射阴性，腹壁反射及提睾反射减弱或消失。胸部及下肢感觉减退或消失，胸部皮肤感觉节段性分布明显，准确检查有助于确定椎管狭窄的上界。部分患者胸椎压痛明显，压痛范围较大，很少有放射性。伴有腿痛者直腿抬高受限。

3. 辅助检查

（1）X线检查：胸椎常规的正位和侧位X线片。X线片较为突出的征象为黄韧带骨化，正位片上显示椎板间隙变窄或模糊不清，密度增加；侧位片特别是断层片显示椎板间隙平面由椎管后壁形成椎管内占位的三角形骨影。椎体骨质增生可以很广泛，也可为1~2个节段，椎弓根短而厚；后关节增生肥大；椎板增厚，椎板间隙变窄。有时后关节间隙及椎板间隙模糊不清，密度增高，有明显的胸椎侧凸。

侧位片上关节突肥大增生突入椎管或椎曲增大，是诊断本病的重要依据。第8~9胸椎退变增生，正侧位椎体两侧及前方骨桥，关节突关节肥大、增生，向前突入椎管。多节段胸椎椎管狭窄，侧位片可见第9胸椎~第1腰椎关节突肥大增生、突入椎管。X线片较为突出的征象为黄韧带骨化和后纵韧带骨化。

（2）CT检查：椎体后缘至棘突基底部之间的距离正常为14~15mm。CT扫描可清晰显示胸椎椎管狭窄的程度和椎管各壁的改变，椎体后壁增生、后纵韧带骨化、椎弓根变短、椎板增厚、黄韧带增厚、骨化等可使椎管矢状径变小。

（3）MRI检查：可显示脊髓形状，髓内病变（如肿瘤、脊髓空洞症等），以及髓外压迫的部位、范围和程度。可作为胸椎间盘突出症及胸椎管狭窄症的首选检查方法。

（二）鉴别诊断

1. 胸椎间盘突出症　胸椎间盘突出症临床比较少见，因为胸椎向后弯曲，是脊柱自从胚胎形成至出生后发育成熟，都是一样的。也就是说，椎间盘整个过程都是在椎间隙的稳定位置，未具备活动空间。但是，由于人类腰曲的形成，胸曲也自第9胸椎以下向前弯曲。从而，产生椎间盘在发育期的移动。这也是临床上遇到的胸椎间盘突出，多发生在下胸椎段的主要原因。

胸椎间盘突出的临床症状有时与其他病变如脊柱肿瘤、感染、脊髓损伤、肋间神经痛及胸外疾病（如腹部脏器疾病）、乳腺肿物和肋软骨炎的临床表现相似。近来的研究显示，无症状的胸椎间盘突出的发生率较高，这和CT、MRI的应用有关。

胸椎间盘突出的最常见症状为：局部疼痛、肌力下降、感觉减退、大小便功能障碍，根性症状包括疼痛和麻痹、逐渐进展的肌力下降、大小便功能障碍或感觉丢失；如有与症状体征相应的影像学变化，则是手术的指征。

有些胸椎间盘突出，是往前突出，（图3-2-4）其症状只是局部胸背痛，一般无脊髓受压症状。

2.胸椎结核 一般有结核病史和原发病灶。脊柱 X 线片可见椎体破坏，椎间隙变窄和椎旁脓肿的阴影。患者多有消瘦、低热、盗汗和血沉增快。

3.肿瘤 胸椎转移性肿瘤全身情况很差，可能找到原发肿瘤，X 线片显示椎体破坏。与椎管内良性肿瘤鉴别较困难，X 线平片无明显退行性征象，可有椎弓根变薄，距离增宽、椎间孔增大等椎管内占位征象，造影照片可见髓内肿瘤呈杯口状改变。脑脊液蛋白量增高更显著。CT、MRI 可清楚显示病灶大小范围以及与周围组织器官的毗邻关系；ECT 示病椎椎体放射性核浓聚。

4.脊髓空洞症 多见于青年人，好发于颈段，发展缓慢，病程长，有明显而持久的感觉分离，痛温觉消失，触觉和深感觉保存，蛛网膜下腔无梗死，脑脊液蛋白含量一般正常，MRI 显示脊髓内有破坏灶。

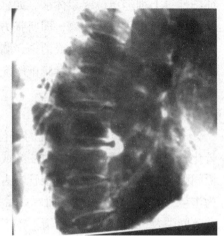

图 3-2-4　第 9、10 胸椎间盘向前突出，纤维环钙化

（资料来源：北京光明骨伤医院）

5.肌萎缩性及原发性侧索硬化症 尽管有广泛的上运动神经元和下运动神经元损害的表现，但无感觉缺失和括约肌功能障碍。

6.外伤性硬膜外血肿、单侧后关节突骨折、蛛网膜囊肿等 有明显外伤史，起病急，X 线平片无异常，造影时应注意区别。可经 CT 或 MRI 检查进行鉴别。

（1）外伤性硬膜外血肿：CT 可以直接显示硬膜外血肿，表现为颅骨内板与硬脑膜之间的双凸镜形或弓形高密度影，还可了解脑室受压和中线结构移位的程度及并存的脑挫裂伤、脑水肿等情况。

（2）蛛网膜囊肿：CT 平扫时表现为局部脑裂或脑池扩大，囊肿内容物与脑脊液密度完全一致，增强扫描无强化，增强前后均无法显示囊肿壁；MRI 检查在 T_1WI 呈低信号，T_2WI 呈高信号，与脑脊液信号完全一致，但当囊液内蛋白和脂类成分较高时，在 T_1WI 和 T_2WI 上，其信号均可稍高于正常脑脊液。

【中医辨证】

（一）辨证要点

本病属"痿证""痹证"，根据脏腑、气血、阴阳、虚实的不同，分为肝肾不足证、督脉阳虚证、气虚血瘀证。

（二）辨证分型

1.肝肾不足证 背部疼痛日久不愈，肌肉瘦削，或畏寒肢冷喜温，舌质淡红，舌苔薄白，脉沉细弱。

2. 督脉阳虚证　背酸及四肢无力发冷，疲倦，盗汗或自汗，便溏、尿频。舌质淡红，舌苔白滑，脉虚无力。

3. 气虚血瘀证　面色少华，神疲无力，背部疼痛，不能久坐久行，疼痛如刺，痛处不移，下肢麻木；舌质瘀紫，苔薄、脉弦紧。

【治疗】

（一）治疗原则

理筋、调曲、练功为主。

（二）治疗方法

1. 理筋
（1）药熨：胸背部药熨理筋。将活血化瘀、温经通络的中药打成粗粉，加酒、醋各半拌匀，加热后纱布包裹，在病变局部热熨至皮肤潮红。每日1次，每次30分钟。
（2）骨空针刺法：选用胸椎华佗夹脊穴，配合下肢穴位针刺调经。

2. 正脊调曲　胸曲增大型的胸椎管狭窄症，有明显的椎曲紊乱、脊柱侧凸者，可行整脊法治疗。选用俯卧骨盆牵引法，配合四维调曲法，以调胸腰枢纽为主。

3. 药物治疗
（1）肝肾不足证
治则：补益肝肾，祛风除湿。
方药：独活寄生汤加减。
（2）督脉阳虚证
治则：补肾益精，通调督脉，强筋健骨。
方药：右归饮加减。
（3）气虚血瘀证
治则：补气活血通络。
方药：补阳还五汤加减。
可同时局部外贴"消痛贴膏"，以活血化瘀、消肿止痛。

4. 功能锻炼　练功疗法是巩固疗效的关键。具体参照"健脊强身十八式"中第五至第十式，以及第十七式进行功能锻炼。

（三）注意事项

1. 本症施行手法，应严格掌握适应证和禁忌证。
2. 在应用四维调曲法时，需根据患者的承受能力，特别是要注意合并有支气管哮喘、严重心脏病或高血压者，不宜应用此法，可改用一维或三维调曲法；对于年高体弱及严重骨质疏松、焦虑、抑郁症患者，应禁用。
3. 对先天性椎管狭窄症或椎管型、胸曲加大型经整脊疗法，疗效不佳甚或加重者，应采取手术治疗。

【预防】

1. 本病关键是早期诊断、早期治疗，因椎间盘的退行性变导致的该病，可通过整脊疗法，恢复或改善胸椎曲度。

2. 对于本病的可能并发症如肌肉萎缩、截瘫等，应针对性地预防。

3. 合理的功能锻炼是很重要的治疗方法之一。特别是经调曲治疗后坚持功能锻炼，可有效预防复发。

复习思考题

1. 劳损性胸椎侧凸症的诊断依据是什么？

2. 简述劳损性胸椎侧凸症的治疗原则及治疗方法。

3. 简述胸背肌筋膜炎的辨证分型。

4. 胸背肌筋膜炎的治疗方法有哪些？

5. 胸椎间盘突出症的诊断依据是什么？

6. 胸椎间盘突出症的治疗方法有哪些？

7. 试述胸椎管狭窄症的常见病因、临床表现。

8. 胸椎管狭窄症的辨证分型有哪些？

9. 试述胸椎管狭窄症的治疗原则及治疗方法。

（杜双庆　王　响）

第三章　腰椎劳损病 ▷▷▷

因闪挫或慢性劳损，导致维持腰椎平衡的肌力失衡，骨关节紊乱，椎间盘产生位移或退变，造成椎曲变异或侧弯等力学改变，影响脊神经或脊髓、马尾神经出现症状体征，概称为腰椎病。由于下肢神经来自腰脊神经，腰椎病变多有下肢疼痛。因而临床又将这类病变称为"腰腿痛"。

因发育代谢障碍所致的骨关节结构异常，或年老骨质疏松或陈旧性骨折等原因，导致结构力学紊乱引起的病变，也属腰椎病范畴。

骨关节感染如骨髓炎、骨结核，以及骨肿瘤，脊髓或马尾神经自身的病变，则不属腰椎病讨论内容，临床须与之鉴别。

第一节　腰椎后关节错缝症（急性腰扭伤）

腰椎后关节因闪挫、扭伤引起的急性腰痛、运动障碍谓腰椎后关节错缝，也称急性腰扭伤、腰椎关节突关节紊乱症或急性腰椎关节突关节滑膜嵌顿、关节突关节错缝等，属中医学"闪腰"或"弹背"范畴。

【功能解剖与病因病理】

（一）功能解剖

第1腰椎后关节的关节盂为夹槽状，第2~5腰椎后关节的关节盂均有内侧面和外侧面两个关节面，外侧面的外缘是关节突隆起的乳突，可以阻挡上一个椎体的下关节突向外滑动。但是，在强力的扭挫情况下，由于肌力不协调，在角状旋转运动中因外力作用，关节突卡到乳突上，轻者能自动复位，但残留关节囊滑膜嵌顿；重者关节错缝，两者均会刺激腰脊神经的背侧支，引起腰痛、腰僵。

腰椎后关节的前缘与椎体的后缘组成椎间孔，而关节囊与椎间盘的纤维环相连。如果关节错缝，关节囊撕裂者，可以导致纤维环撕裂。无论是滑膜嵌顿或关节囊撕裂都会导致局部充血或出血。如不及时治疗，局部的充血出现水肿，即刺激脊神经后支，也可刺激到神经根引起下肢症状。

（二）病因病理

多因站立位姿势不正确，强力扭腰，或扛抬重物，或手提重物等单侧腰部运动，导致腰部扭挫伤。或因腰椎间关节周围的韧带、关节囊及滑膜的扭伤或撕裂，或滑膜嵌顿而发生的一种疾病，常有腰椎后关节错缝。

【诊断】

（一）诊断要点

1. 症状　腰痛，腰部活动受限，尤以后仰受限明显，严重者可出现臀部、大腿或骶尾部牵扯痛。站立时髋关节呈半屈位，需双手扶膝以支撑。脊柱任何活动，如咳嗽等震动都会使疼痛加重，部分患者不能确切指出疼痛部位。反复发作者腰部疼痛较轻；突然发作者，自觉腰部突发绞锁感，不敢活动，呈强迫性体位，如体位变化则疼痛加剧。多有突发的腰部扭挫伤史。

2. 体征　腰部肌肉处于紧张状态，尤以竖脊肌为重。腰椎活动受限，脊柱侧弯，棘突偏歪、棘突和椎旁关节突压痛。站立时髋关节半屈曲位，或需双手扶膝以支撑。下肢后伸试验阳性，直腿抬高试验阴性。

3. 辅助检查

（1）X 线检查：急性发作者，腰曲改变不大。腰椎正位片可见病变腰椎椎体旋转、棘突偏歪，后关节排列不对称，关节间隙左右宽窄不等。

（2）CT 检查：关节突处关节间隙左右不对称。

（3）MRI 检查：可排除腰椎间盘突出症、肿瘤、结核。

（二）诊断分型

1. 滑膜嵌顿型　指腰椎后关节在强力扭挫情况下出现关节错缝，残留关节囊滑膜嵌顿在后关节中，不能复位。表现为腰痛剧烈，腰僵不能活动，呈强迫性体位，腰肌紧张，棘突偏歪，棘突旁压痛明显。

2. 关节错缝型　指腰部扭挫伤致腰椎后关节发生微小错位，表现为腰痛，但腰部尚可运动，腰肌紧张不严重，棘突偏歪，棘突旁有压痛。

（三）鉴别诊断

1. 泌尿系疾病　如尿路感染、尿路结石，也可引起急性腰痛，但活动不受限，且多伴有尿频、尿急和血尿。

2. 消化道疾病　如急性胃肠炎，也可有急性腰痛，但多并有腹痛，腰部活动与疼痛无关。

3. 妇科疾病　妇女的卵巢炎或痛经，也可引起急性腰痛，但腰部活动与疼痛无关。

4. 本病常被误诊为急性腰肌筋膜扭伤或急性腰肌纤维组织炎等而延误治疗，转为慢性腰痛。

【中医辨证】

（一）辨证要点

根据感受外邪的性质及脏腑气血的情况，可将此病分为气滞血瘀证、风寒湿痹证和肾虚夹瘀证。

（二）辨证分型

1. 气滞血瘀证　常有腰部扭挫伤史，腰痛较剧，痛处固定，刺痛或胀痛，腰活动困难，甚则不能俯仰转侧，痛处拒按，舌质紫黯或有瘀斑，脉弦或涩。

2. 风寒湿痹证　常有感受风寒史，腰部冷痛重着，痛处固定，腰活动及转侧不利，痛处恶寒喜温，舌淡苔薄白或白腻，脉缓或沉紧。

3. 肾虚夹瘀证　腰痛反复发作，常有过劳史，腰部酸痛或刺痛，腰活动不利，痛处喜按喜揉，舌红少津或舌淡，或舌有瘀斑，脉弦细或沉细。

【治疗】

（一）治疗原则

急性期以理筋疗法缓解疼痛为主，缓解期以理筋、调曲、练功为主。

（二）治疗方法

急性腰扭伤，无论是滑膜嵌顿型，或关节错缝型，在治疗上以急性期和缓解期辨证论治。

1. 急性期　表现为扭挫伤初期，腰痛、腰僵、腰肌紧张。

（1）药熨：腰背肌药熨或膏摩。

（2）针刺或刺血疗法：腰腿穴（经验穴，位于第一掌骨与第二掌骨基底部之间）；或下肢委中处可发现紫色血络，用三棱针放血，或刺后溪、外关透三阳络、承山、大包（每次只选1穴）。

（3）卧床休息。

2. 缓解期　表现为受伤后经治疗或休息症状缓解，可采取整脊复位，选用腰椎旋转复位法，曲度异常者行牵引调曲法。

3. 药物治疗

（1）气滞血瘀证

治法：活血化瘀，理气止痛。

方药：身痛逐瘀汤（《医林改错》）加减。

（2）风寒湿痹证

治法：散寒除湿，温通经络。

方药：羌活胜湿汤（《脾胃论》）加减。

（3）肾虚夹瘀证

治法：补肾活血，通络止痛。

方药：独活寄生汤（《备急千金要方》）加减。

还可辨证选用温经通络、活血止痛类中成药，如"腰痛宁胶囊"等；或局部外贴活络止痛、祛风除湿类外用药物，如"消痛贴膏"等。

4. 功能锻炼　缓解期可选用"健脊强身十八式"中的第十二式、第十六式和第十七式进行功能锻炼，以加强腰背肌力量，防止复发。

（三）注意事项

1. 急性期不宜做整脊，以免加重损伤。

2. 如果是关节错缝型，容易继发椎间盘突出。因此，对这种类型的治疗一定要和患者说明要卧床休息，否则会继发椎间盘突出症。

3. 慎用过伸法，腰部不宜过伸。

4. 敷药时温度以患者适应为宜，不能过烫；所用药物尽量选择对皮肤刺激小的，敷后如局部皮肤有红点、出现过敏反应者，需停用本法。

【疗效评定标准】

1. 治愈　腰部疼痛消失，腰部活动功能正常，体征消失；X 线示：脊柱无侧弯，棘突无明显偏歪。

2. 好转　腰部疼痛减轻，局部还有疼痛，腰部活动基本正常；X 线示：脊柱轻度侧弯，棘突偏歪改善。

3. 未愈　症状、体征未减轻，X 线无改变。

【预防】

平时要加强腰背肌锻炼，注意腰部保暖，勿受风寒，疼痛明显时应卧硬板床休息，起床活动时可用腰围保护，以减轻疼痛，缓解肌肉痉挛。

第二节　腰椎间盘突出症

腰椎间盘突出症是指由于外力作用、劳损或感受风寒湿邪引起腰椎骨关节旋转、倾斜、错位，导致椎间盘突出椎间孔或椎管，刺激脊神经或脊髓；或因骨关节错位、椎间孔移位，导致神经根位移与椎间盘产生卡压，引起腰椎活动障碍、腰痛及下肢放射性疼痛，属中医学"腰腿痛""腰胯痛"范畴。

【功能解剖与病因病理】

（一）功能解剖

1. 椎间盘髓核在脊柱椎间隙的位置和状态，是随腰曲发育形成而改变的，也就是从原来的中间位、稳定性到椎曲出现后的前移位和活动性状态的。因此，位于腰曲的髓核又因腰椎前屈、后仰、左右侧屈及左右旋转，而向纤维环薄弱处突出或脱出，如突出在神经根位置或脊髓产生压迫，就引起症状。

2. 椎间盘在椎体关节中实际是关节囊，并且具备支持脊柱载荷作用力，随脊柱承重的应力变化有舒张和收缩的功能。髓核在椎曲部位其活动空间充满水分，呈液状运动。此运动使髓核随脊柱的八个活动度而变动其方位。因此，髓核随脊柱的压应力，可向薄弱一方的纤维环膨出，进而突出。

3. 椎间盘的活动，决定于其内部含水量。青春期含水量高达 70%，因此，在颈腰椎曲部位的髓核滚动性大。此时期的髓核可因纤维环的外伤或长时期压应力而突出——从病理上说是原发性椎间盘突出。原发性椎间盘突出，如突出范围大或后关节紊乱，突出的椎间盘一方面可压迫神经根，另一方面，因充血、炎症、水肿而刺激脊神经引起症状。

4. 对椎间盘在椎间隙内的膨出或突出，20 世纪 80 年代，国际腰椎研究会（ISSLS）将椎间盘突出分为"退变型""膨出型""突出型""脱垂型"（后纵韧带下）、"脱出型"（后纵韧带后）及"游离型"。由于椎间盘的方位、大小、高低，决定了椎曲的形态，决定脊柱的力学平衡。因此，椎间盘单一或局部的退化、膨出、突出、脱出，均导致椎间隙改变，关节突关节孔的改变，从而导致椎间孔的紊乱，脊神经受刺激。另一方面向后、侧方突出或脱出的椎间盘，也可因脊柱力学改变同时压迫脊神经引起症状。

5. 椎体相互之间的连接是前缘椎间盘为关节囊的椎体关节，后缘是左右各一的关节突关节。关节突关节的组合是由每一个椎体的上关节突与其上一个椎体的下关节突构成。一旦椎间盘突出，椎间隙变窄，椎体塌陷、旋转，并影响到上下关节突的交锁，椎体倾斜、旋转，出现扭曲性侧弯。这就是椎间盘突出、椎间隙变窄后，几乎都出现椎曲变直，上段腰椎旋转、侧弯、倾斜的影像学改变的机制。另一方面，由于椎曲紊乱，腰椎侧弯、倾斜，腰椎在纵轴载荷应力下，纵轴力线位移，（图 3-3-1）不仅加重椎间盘突出部位的关节应力压迫，也可继发上一个椎间盘由于倾向性压应力的作用而突出。这就是临床上往往第 5 腰椎、第

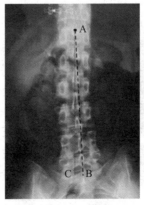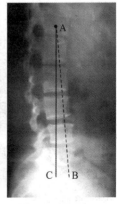

图 3-3-1　第 5 腰椎、第 1 骶椎椎间盘突出

X 线正位片侧弯，侧位片椎曲消失、反弓；
纵轴力线从原来 AB 线变成 AC 线，
压力点集中在小关节旁

1骶椎椎间盘突出后，又继发第4、5腰椎，第3、4腰椎椎间盘突出的机制所在。（图3-3-2）

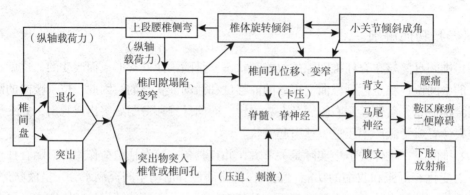

图3-3-2 腰椎间盘突出症病机示意图

6.椎间盘是脊柱的重要组织，其髓核是脊索衍生物，受遗传基因及自身营养条件的影响，椎间盘可因遗传性、营养性及化学物质等因素，出现无菌性炎症反应，也可刺激脊神经引起症状。

（二）病因病理

1.外伤 多因闪挫、扭挫腰部，致腰椎后关节错缝并纤维环撕裂，导致椎间盘突出。多发生于青壮年。中老年原有陈旧性椎间盘突出，因闪挫、扭伤腰部，导致腰椎后关节紊乱，椎间盘卡压，引起症状体征。

2.劳累或遇寒湿 腰椎的稳定靠肌肉的维系力，因过度劳累，如久坐等，或腰部受寒冷、潮湿、肌力失衡，导致腰椎后关节不稳，椎体旋转、倾斜，诱发椎间盘突出（青壮年）或椎间盘卡压（中老年），产生症状。

3.椎间盘内在病变 因营养不良，内环境失衡，刺激椎间盘自身化学物质代谢紊乱产生炎症，或因椎间盘退化过程中坏死、变性、钙化（图3-3-3），或气囊性变，椎间盘突出产生炎症刺激窦椎神经，甚至腰脊神经根，发生症状。

4.中医学的病因学说

（1）寒、湿、热邪外感：腰背是足三阳经络的经过部位，六淫之邪侵袭，从皮毛传至经络，引起经络的气血凝滞，会发生腰痛。

（2）外伤和劳伤：《素问·刺腰痛》指出："衡络之脉，令人腰痛，不可以俯仰，仰则恐仆。得之举重伤腰，衡络绝，恶血

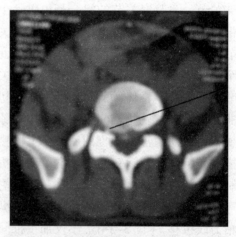

图3-3-3 CT显像椎间盘突出并钙化压迫椎间孔
（直线所指）

患者为38岁男性，腰腿痛反复发作已6年
（资料来源：北京光明骨伤医院）

归之。"指出外伤瘀血引起腰痛不能俯仰之严重性。《素问·生气通天论》曰："因而强力，肾气乃伤，高骨乃坏。"这种强力是一种外伤。由于过度用力，既损伤肾气，也损伤腰脊骨（高骨）。《素问·刺要论》云："骨伤则内动肾，肾动则冬病胀腰痛。"这些强力因素，都可以导致外伤及慢性劳损，另外，不运动而久坐、久卧等，也会劳伤，都可以导致腰脊气血运行郁滞，发生腰痛。

（3）肾气不衡：肾的气机紊乱不平衡，可以导致外邪侵犯，引起腰痛。肾主藏先天之精和五脏六腑之精以营养骨骼髓脑，如果肾精不足，则骨髓空虚、腰脊失养而疼痛。两腘是足太阳膀胱经的过道，主要的腧穴部位。膀胱与肾互为表里，肾有邪，邪气滞留于太阳经的腧穴，气血运行受阻而凝滞，关节功能也障碍。这是肾病腰痛及腰连腿痛的病机所在。

（4）经络阴阳失调：运行于腰背的足三阳经、肾经、肝经及其支别受邪，可以引起腰痛。或者这些经络本身阴阳失调，发生厥症，而导致腰痛。经络由于阴阳失调、发生厥逆，都会引起腰背痛等疾病。阴阳失调，偏盛偏衰，气血衰少，运行受阻。除了外邪侵犯、劳伤肾气、肾病等原因外，经络自身阴阳失调，也是发生腰痛的原因。《灵枢·经脉》有臂厥、踝厥的描写，其中踝厥就是典型的腰腿痛症状："……项似拔，脊痛，腰似折，髀不可以曲，腘如结，腨如裂，是为踝厥。"（《灵枢·经脉》）

【诊断】

（一）诊断要点

1. 症状

（1）腰痛伴下肢放射性疼痛：腰痛可以突发，也可以是逐渐发生。下肢放射性疼痛可以伴随腰痛一起出现，也可先出现腰痛，后逐渐出现坐骨神经痛。多为单侧，少数可以是双侧。站立时疼痛加重，坐位和卧位疼痛减轻；咳嗽、排便等腹压增加时疼痛加剧。

（2）下肢疼痛出现脑脊液冲击征，即咳嗽、喷嚏或用力憋气时，可使疼痛或麻木加重。

（3）麻木：病程较长或神经根受压较重者，可引起肢体麻木，麻木感觉区按受累神经或皮节分布，多限于小腿的外侧或足部。

（4）马尾综合征：常出现于椎管型的腰椎间盘突出症。马尾神经受压者，患者可有两侧交替出现的坐骨神经痛和鞍区麻木感，排便或排尿无力或不能控制。重者出现括约肌功能障碍、男性性功能障碍，以及女性因尿潴留所致的尿失禁。

（5）肌肉不全性瘫痪：神经根受压严重时可使神经麻痹和不全性肌肉瘫痪。第4～5腰椎椎间盘突出，第5腰神经根麻痹，可使胫前肌、腓骨长短肌、踇长伸肌、伸趾长肌不全性瘫痪，出现足下垂畸形。其中以踇长伸肌病变最常见。第5腰椎、第1骶椎椎间盘突出，骶神经根麻痹，可使小腿三头肌肌力减退，足跖屈无力。

（6）交感神经症状：因患肢疼痛反射地引起交感性血管收缩，或因刺激了椎旁的交感神经纤维，可引起患肢疼痛、过敏，小腿及足部皮温较健侧减低。患者感到下肢发凉，有的足背动脉搏动亦弱。

2. 体征

（1）步态：轻者无明显改变，重者因腰痛而步态拘谨、躯干前倾、臀部凸向一侧。

（2）脊椎外观：腰椎过度前凸多见于病变早期，突出物较小。腰椎变直或后凸是由于突出物较大阻止腰部后伸所致，常伴有严重的坐骨神经痛。任何使腰部后仰的动作都可加重下肢放射痛。脊柱侧凸的发生率较高，约占椎间盘突出患者的80%以上，故脊柱侧凸对腰椎间盘突出症的诊断极为重要。脊柱侧凸可凸向健侧，或凸向患侧。侧凸是使腰大肌和神经根松弛、减轻疼痛的保护性反应。

（3）压痛点及放射痛：病变棘突间或椎旁常有深压痛，并伴有下肢放射痛。若让患者后伸并向患侧弯时，按压其棘旁1cm处，多可引起放射性疼痛。叩击下腰正中区也可引起放射痛。

（4）脊柱运动受限：患腰椎间盘突出症的患者，脊柱各方向的活动均有不同程度的受限，在早期是功能性的。腰椎侧凸时，腰椎向凸侧弯受限。

（5）肌肉失用性萎缩：由于神经根受压，下肢疼痛，运动量减少，因此，病程超过3个月者，往往出现疼痛的患肢臀肌、股四头肌和小腿肌肉萎缩，肌张力下降。

（6）感觉减退：根据突出椎间盘刺激或压迫神经根的程度，可产生该神经分布区的皮肤对痛觉过敏、减退甚至麻木。

（7）腱反射改变：膝、跟腱反射减退。第3~4腰椎椎间盘突出膝腱反射改变；第5腰椎、第1骶椎突出跟腱反射改变。

3. 体征检查

（1）直腿抬高试验：45°以内为阳性，60°以内为弱阳性，超过60°为阴性。腰椎间盘突出症是阳性或弱阳性（检查方法见"诊疗学总论"部分相关内容）。

（2）健肢抬高试验：即健侧腿做直腿抬高试验时诱发患侧腿的坐骨神经痛为阳性。

（3）股神经牵拉试验：患者取俯卧位，患肢膝关节伸直；检查者上提伸直的下肢，使髋关节处于过伸位。当过伸到一定程度时，出现大腿前方股神经分布区域疼痛则为阳性。表示第3~4腰椎椎间盘突出，第4腰神经根受刺激。

（4）仰卧挺腹试验：患者仰卧，挺腹抬臀，使臀部和背部离开床面，若出现患肢的坐骨神经痛为阳性。

（5）屈颈摸趾试验：患者取坐位，双手摸趾，头部前屈。若引起患肢的坐骨神经痛为阳性。

4. 辅助检查

（1）X线检查：常规拍摄腰椎正侧位X线片。正位片椎体有旋转、侧弯；侧位片有明显椎间隙变窄，椎曲弓顶距离变小甚至消失，椎曲变直，甚至反弓。中老年患者多合并有椎间盘退化、骨质增生，X线平片还可以除外骨关节的破坏和转移癌。

（2）CT检查：CT扫描为常规检查，可识别椎间盘突出的位置、类型、大小及骨化程度。同时，还可从横断面图像测量椎管和侧隐窝的容积等。

（3）MRI检查：核磁共振能直接显示椎间盘突出的影像，并可判断椎间盘突出的大小和硬膜囊与神经根受压的程度。

（4）肌电图检查：可对受损神经根进行定位。部分患者病程较长时，可出现相应节段受损神经支配的肌肉部分失神经征象。

（二）鉴别诊断

1. 急性腰扭伤和后关节错缝 有明显外伤史，腰痛剧烈，活动受限，腰肌痉挛。有固定压痛点及下肢牵涉痛，但按压痛点时无下肢坐骨神经放射性疼痛，无感觉和反射改变。

2. 腰椎结核 有腰痛和坐骨神经痛。伴有午后低热、乏力、盗汗等症，血沉快。X线检查可见椎间隙变窄，椎体边缘模糊不清，有骨质破坏、寒性脓肿等。

3. 马尾肿瘤 发病较慢但持续加重，且疼痛夜间较甚。脊柱无侧弯，无下腰椎活动受限。腱反射亢进并有病理体征。脑脊液检查蛋白增高。脊髓造影、CT、MRI可明确诊断。

4. 椎管狭窄症 可引起神经根压迫症状，表现为神经性间歇性跛行，站立行走时症状加重，卧床、下蹲时症状减轻。直腿抬高多不受限。X线片可见椎曲减小、侧弯，关节突肥大而靠近中线，椎管的矢状径和冠状径缩短等。脊髓造影和CT扫描可明确诊断。

5. 腰椎椎弓峡部裂或腰椎滑脱症 腰椎椎弓峡部裂可导致后关节不稳，刺激脊神经背支引起腰痛，严重的双侧峡部裂并腰椎滑脱，也可引起腰腿痛。X线片左右斜位片可以确诊。

6. 腰骶部先天性畸形 腰椎骶化、骶椎腰化或第五腰椎横突肥大，可使一侧横突与髂骨形成假关节而产生相应的疼痛与功能障碍。多为隐痛，活动后加重。X线检查有助于诊断。

7. 梨状肌损伤综合征 主要表现臀腿痛，下肢放射性疼痛与腰椎间盘突出症相似，无腰部症状和体征，臀肌萎缩，梨状肌局部有明显的压痛点，直腿抬高试验在60°以前疼痛明显，至60°以后则疼痛减轻。

8. 椎间盘炎 椎间盘炎较少见，美国医学索引（Index Medicine）1989年才将其定为索引词，其他命名有椎间隙感染、椎间盘化脓性感染、化脓性椎间盘等。较明确的病因是细菌经血液循环或经手术直接侵入椎间盘，少数由腹腔内感染直接蔓延或泌尿系、腹腔的感染经静脉丛逆流入脊柱而来，血培养或活检标本培养出的细菌多为革兰阳性菌，也可有革兰阴性菌。

【中医辨证】

（一）辨证要点

本病为"痹证"，根据病邪侵犯机体的不同，分为气滞血瘀型、湿热瘀滞型、风寒湿痹型和肝肾亏虚型。

(二) 辨证分型

1.气滞血瘀型 多见于发病初期，腰部因跌打损伤，以致气滞血瘀，气血涩滞，瘀聚凝结，经脉不通，而产生腰痛，令人卒痛不能转侧。疼痛多有固定的压痛，脉涩。

2.湿热瘀滞型 多见于青壮年，腰痛、腿痛难忍，咳嗽加剧，腹胀不舒，大便秘结，小便短少而黄，舌苔黄腻，脉滑。

3.风寒湿痹型 多为反复发作者，为风寒湿邪侵袭而致腰痛，腰部受风寒湿邪的侵袭，可致局部肌肉紧张，增加对腰椎间盘的挤压力。不同患者风、寒、湿邪可同时存在，而轻重有所不同。风湿腰痛，疼痛上下无定，左右无常；寒性腰痛可表现为畏寒喜热，常伴有四肢麻痹，遇风寒加重，舌苔白滑，脉弦细。

4.肝肾亏虚型 多见于中老年人或者慢性患者，治疗失当，转变而来，或椎间盘手术后，脏腑功能失调，肝肾亏虚，筋脉失养，患者面色苍白，四肢酸软无力，腰痛无力，久坐、久站疼痛加重，下肢麻木不仁，或仅足外侧或足底麻木不仁，舌质淡红，舌苔薄白，脉沉细无力。

【治疗】

(一) 治疗原则

本病治疗的首要是卧床休息。按急性期和缓解期分期论治，急性期以"理筋"为主。缓解期以理筋、调曲、练功为原则，辨证施法。

(二) 治疗方法

临床上根据病情轻重进行对症处理：

1.急性期 椎间盘突出在青壮年多为原发性，一旦突出，即出现充血炎症、水肿，与椎间盘一起压迫神经根，引起剧烈的腰痛腿痛，或单下肢放射性窜痛，夜不能寐，强迫性体位，甚至站立、步行都困难。治宜：

（1）骶管封闭疗法：适用于第5腰椎、第1骶椎椎间盘突出症。如第3、4腰椎或第4、5腰椎椎间盘突出和椎管型突出，可选用硬脊膜外封闭疗法（详见中篇"诊疗学总论"第四章"急性期疗法"中相关内容）。

（2）刺血拔罐疗法：腰僵严重者，可选用腰部双侧腰肌刺血拔罐。

（3）药熨：在腰部和痛肢进行膏摩药熨。

（4）骨空针法：选用第12胸椎～第5腰椎的华佗夹脊穴，加上髎、中髎，下肢选秩边、委中、承山、光明等穴位。

急性期经上述处理，一般1周左右症状缓解，按缓解期治疗。

2.缓解期 以理筋、调曲、练功为治疗原则，辨证施法。

（1）理筋

1）药熨膏摩法，腰背部每天进行药熨膏摩。

2）骨空针刺法，同急性期选用穴位。

3）推拿按摩法：宜行腰背肌的推拿理筋。

（2）正脊调曲

1）正脊骨法：可行腰椎旋转复位法或斜扳法。

2）牵引调曲法：青壮年患者可先行一维调曲法，改用四维调曲法。中老年患者选用二维调曲法和四维调曲法。

3.药物治疗 气滞血瘀型选用当归拈痛汤；湿热瘀滞型选用经验二妙汤；风寒湿痹型选用独活寄生汤；肝肾亏虚型选用右归饮，随症加减（方剂均见诊疗学总论第四章中"辨证方药疗法"相关内容）。

此外，还可选用消肿止痛、疏散寒邪、温经通络类中成药，如腰痛宁胶囊，或局部外贴消痛贴膏。

4.功能锻炼 选用"健脊强身十八式"中第十四式、第十五式、第十六式进行功能锻炼。

（三）注意事项

1.卧床休息是本病的治疗大法，特别是进行调曲疗法后，更需要患者密切配合休息治疗。

2.对椎管型游离性的椎间盘或已骨化的椎间盘，经整脊疗法效果不佳者，可考虑手术治疗。

【疗效评定标准】

1.治愈 症状体征消失，腰部活动功能正常，直腿抬高试验阴性；影像学 X 线检查椎曲恢复，中青年人椎曲恢复到 Ⅰ 、Ⅲ级，老年人较治疗前椎曲改善 1 级。

2.好转 症状减轻，疼痛消失，尚有下肢麻痹，腰部活动基本正常，直腿抬高试验阴性或弱阳性；影像学 X 线检查椎曲部分恢复，中青年人椎曲恢复到Ⅲ级，老年人椎曲略有改善者。

3.未愈 症状体征未减轻，影像学 X 线片无改变。

【预防】

1.注意腰部保暖，勿受风寒、勿劳累，可佩带腰围保护。

2.加强腰背肌、腰肌及腰屈曲功能锻炼，以增强腰椎稳定性，改善症状。本症应用整脊法治疗得当，一般疗程为 4～6 周可以痊愈，但患者配合卧床休息是疗效的保证。

第三节　腰椎弓裂椎体滑脱症

腰椎滑脱症是指由于腰椎椎弓峡部不连，或退化、断裂，使小关节不稳，椎曲紊乱（加大或变小），致椎体向前或向后滑脱，刺激和压迫脊神经、马尾神经等引起腰腿痛等一系列症状。属中医"腰痛""痹证"范畴。

【功能解剖与病因病理】

（一）功能解剖

脊椎骨的椎弓，是椎体与椎板的弓形连接部分，椎弓与椎体相连接部分较厚，但与椎板相连接的峡部较薄弱。腰4、5，腰5骶1的后关节承载负重力大，特别是在久坐或腰曲增大的情况下，躯干的纵轴力线落在此两关节下，因此，容易受伤，也容易因久坐或椎曲增大而长期充血、瘀血、缺血、变性、退化，造成峡部脱钙而崩裂。

椎弓峡部如有一侧退变，则以其为基底部的上关节突不稳，后关节紊乱，椎体旋转，刺激神经产生症状。

椎体的下关节突与下一个椎体的上关节突一后一前组成的后关节，在正常的腰曲下后关节有向前的倾向力。当前缘的上关节突因峡部不稳，甚至断裂，其关节的前倾力（分力）必定加大，引起椎体向前旋转。如果双侧的上关节突因峡部断裂，脊柱的弹性阻尼振动平衡消失，即失去了弹性恢复力，椎体在下关节突向前的弹性倾向分力下出现滑脱（图 3-3-4、图 3-3-5、图 3-3-6）。

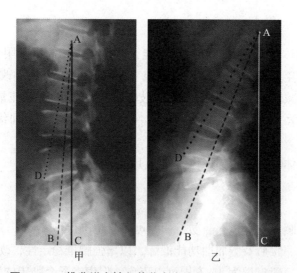

图 3-3-4　椎曲增大轴向载荷合力线和前倾分力示意图

AB 线为正常轴向载荷合力线，AC 为椎曲增大后轴向载荷合力线，AD 为轴向载荷前倾分力线
（图中甲，旋移型；乙，I 度滑脱）（资料来源：北京光明骨伤医院）

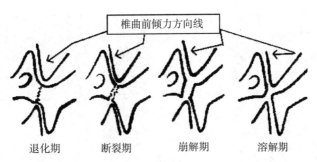

退化期　　断裂期　　崩解期　　溶解期

图 3-3-5　椎弓峡部裂椎体向前滑移的分力示意图

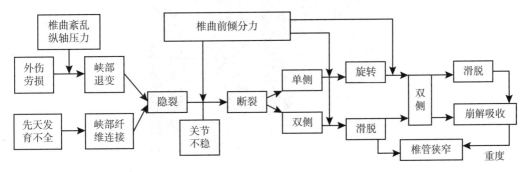

图 3-3-6　腰椎椎弓裂椎体滑脱病理进展示意图

椎弓是脊椎在胚胎第 6 周后出现软骨骨化中心后逐渐形成的。如果骨化不完全，容易造成椎弓骨化中心不融合，造成峡部缺损，仅为纤维性连接。由于峡部骨不连，在椎曲分力作用下，纤维连接分离，造成椎弓峡部裂椎体滑脱。

（二）病因病理

1. 外伤　因腰部扭挫伤，后关节错缝导致椎弓峡部创伤性充血、瘀血而致缺血、坏死、脱钙、退变，造成峡部隐裂。

2. 慢性劳损　特别是长时间久坐或妇女妊娠期椎曲增大，由于载重的压应力造成椎弓峡部长期充血而退变。

3. 先天性骨化中心发育不全　椎弓峡部未骨化是纤维性连接，成年后因腰椎的椎曲向前压应分力而逐步崩解。

【诊断】

（一）诊断要点

1. 症状　腰痛，有慢性下腰痛病史。

2. 体征　下腰部有压痛，如已滑脱者，在腰部可触到棘突下呈阶梯状凹陷。

3. 辅助检查　X 线片正位有椎体旋转或轻度侧弯，侧位椎曲增大或出现上弓下曲，左右斜位可有椎弓峡部退化，或断裂，或崩解、溶解（图 3-3-7）。

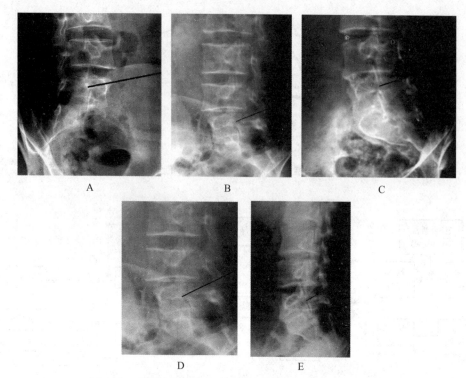

图 3-3-7 椎弓峡部退化、断裂、崩解和溶解 X 线片显像

（A.线条所指椎弓峡部发白，带"银项圈"，退化；B.线条所指椎弓峡部发白并下缘断裂；

C.线条所指椎弓峡部完全断裂；D.线条所指椎弓峡部不规则断裂，并部分骨吸收——崩解；

E.线条所指第 5 腰椎椎弓峡部崩解，骨质溶解吸收）（资料来源：北京光明骨伤医院）

（二）鉴别诊断

1.腰椎间盘突出症 腰椎间盘突出症腰腿痛较严重，下肢有放射性麻痹、窜痛，直腿抬高试验阳性。临床上椎弓裂椎体滑脱症与腰椎间盘突出症，可以同时存在，先按腰椎间盘突出症处理。

2.腰椎结核和马尾肿瘤 腰椎结核和马尾肿瘤可以出现进行性、不全性瘫痪，一般下肢症状以麻痹无力为主，X 线片如是腰椎结核，则有椎骨软骨面破坏，椎间隙消失。对马尾肿瘤，CT、MRI 可以协助诊断。

【中医辨证】

（一）辨证要点

本病为"痹证"，根据病邪侵犯机体的不同，分为风湿痹痛证、寒湿痹阻证、湿热痹阻证、气滞血瘀证、肾阳虚衰证、肝肾阴虚证。

（二）辨证分型

1.风湿痹痛证 腰腿痛重着，转侧不利，反复发作，阴雨天加重，痛处游走不定，恶风。舌质淡红或暗淡，苔薄白或白腻，脉沉紧、弦缓。

2. 寒湿痹阻证 腰腿部冷痛重着，转侧不利，痛有定处，虽静卧亦不减或反而加重，日轻夜重，遇寒痛增，得热则减，小便利，大便溏。舌质胖淡，苔白腻，脉弦紧、弦缓或沉紧。

3. 湿热痹阻证 腰髋腿痛，痛处伴有热感，口渴不欲饮，烦闷不安，小便短赤，或大便里急后重。舌质红，苔黄腻，脉濡数或滑数。

4. 气滞血瘀证 腰腿痛剧烈，痛有定处，刺痛，腰部板硬，俯仰活动艰难，痛处拒按，舌质紫暗，或有瘀斑，舌苔薄白或薄黄，脉沉涩。

5. 肾阳虚衰证 腰腿痛缠绵日久，反复发作，腰腿发凉，喜暖怕冷，喜按喜揉，遇劳加重，少气懒言，面色㿠白，自汗，口淡不渴，齿松或脱落，小便频数，男子阳痿，女子月经后期量少，舌质淡胖嫩，苔白滑，脉沉弦无力。

6. 肝肾阴虚证 腰腿乏力，酸痛绵绵，不耐劳，劳则加重，卧侧减轻，形体瘦削，面色潮红，心烦失眠，口干，手足心热，大便干结。舌红少津，脉细数。

【治疗】

（一）治疗原则

理筋、调曲、练功，以调曲复位为主。

（二）治疗方法

1. 理筋
（1）如腰背肌粘连，先用拔罐疗法；
（2）药熨膏摩：在腰背部每天进行药熨膏摩。
（3）骨空针刺法：取局部穴位或选用回阳银针法。
（4）针灸疗法：针灸治疗对消除腰腿痛、松弛腰肌紧张和粘连，增加局部血液循环有很大的帮助。取穴：肾俞、腰眼、八髎等穴，如伴有下肢麻痛者则加患侧环跳、委中、承山、光明等穴。

2. 正脊调曲
（1）正脊骨法：让患者仰卧，屈膝屈髋，术者一手抱膝一手抱臀部，将患者下肢抱起，膝紧贴胸部做腰部屈曲旋转运动。
（2）牵引调曲法：辨证调曲，根据临床分型的合腰骶角情况，调曲牵引，腰骶角变小者先用三维牵引的调曲法，两周后改用戴腰围行四维调曲法。

3. 药物治疗
（1）风湿痹阻证
治则：祛风除湿，蠲痹止痛。
方药：独活寄生汤（《备急千金要方》）加减。
（2）寒湿痹阻证
治则：温经散寒，祛湿通络。

方药：附子汤（《金匮要略》）加减。

（3）湿热痹阻证

治则：清利湿热，通络止痛。

方药：清火利湿汤（《中医骨伤证治》）加减。

（4）气滞血瘀证

治则：行气活血，通络止痛。

方药：复元活血汤（《医学发明》）加减。

（5）肾阳虚衰证

治则：温肾壮阳，通痹止痛。

方药：温肾壮阳方（《中医骨伤证治》）加减。

（6）肝肾阴虚证

治则：滋阴补肾，强筋壮骨。

方药：养阴通络方（《中医骨伤证治》）加减。

此外，腰痛症状较重者还可以选用消肿止痛、疏散寒邪、温经通络类中成药，如腰痛宁胶囊，或局部外贴消痛贴膏。

4. 功能锻炼　选用"健脊强身十八式"第十二式、第十四式、第十七式进行功能锻炼。

（三）注意事项

1. 本症治疗以调曲复位为主，主要靠四维调曲法。在应用此法时需要辨证应用，并注意患者的自我感觉。行三维、四维调曲法要注意力线的支点正确。

2. 本症慎用旋转复位法，禁用斜扳法、过伸法。

3. 练功疗法十分重要，特别是巩固疗效能坚持练功是关键。临床上滑脱复位后引起复发者，往往是误了练功。因此，要让患者充分认识练功对本病康复的重要性。但注意练功活动不能做腰部的过伸和旋转的动作，并且不宜肩挑和扛抬重物，活动时须戴腰围。

【疗效评定标准】

1. 痊愈　症状体征基本消失；影像学 X 片提示椎曲基本恢复，滑脱Ⅲ度者复位到Ⅱ度，Ⅱ度者复位到Ⅰ度，Ⅰ度者复位到正常，侧弯不超过 5°。

2. 好转　症状体征减轻。影像学 X 片提示椎曲和椎体滑脱有明显改善。

3. 未愈　经治疗 4～6 个疗程，症状体征和 X 线无改善者。

【预防】

1. 维持腰背带固定之外，关键是练功，功能锻炼好，腰背肌有力，可防止椎体滑脱。

2. 椎弓峡部退化或断裂不一定就有滑脱，椎弓峡部裂滑脱与否决定于椎曲的前倾力。因此，早期发现峡部裂，合理的功能锻炼和自我保护也能防止椎体滑脱。

第四节 腰椎管狭窄症

腰椎管因椎曲紊乱、椎间突、椎间盘突入椎管，或椎体位移、软组织增生等原因，导致一个或多个平面管腔狭窄，压迫马尾或神经根而产生腰腿痛、间歇性跛行临床症状者，称退变性腰椎管狭窄症。多见于中、老年人，约80%发生于40~60岁，男性较女性多。属中医学"痹证""痿证"范畴。

【功能解剖与病因病理】

（一）功能解剖

腰椎管由腰椎的椎孔叠加而成，前壁为椎体后面、椎间盘后缘及后纵韧带，两侧为椎弓根，后方为椎板、后关节和黄韧带。正常发育的腰椎椎曲决定了其管腔的大小。而维持正常椎曲的排列依靠椎间盘。当某一个或多个椎间盘突出或退化，可导致椎曲紊乱；另一方面，椎体的上下骨骺环是纤维环的附着点，在正常情况下，椎体上下骨骺环和所附着的纤维环均比椎体宽大。随着年龄或外伤因素，骨骺环退变、钙化，出现唇形增生，上下钙化了的骨骺环与退

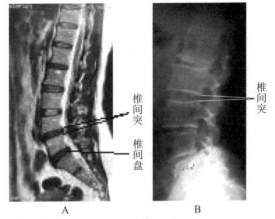

图 3-3-8　椎间突突入椎管影像学显示
（A、MRI，B、X线片）

化的椎间盘一起形成纤维软骨性或骨性"椎间突"。当椎曲一旦紊乱，椎间突突入椎管，导致一个平面或多个平面的管腔狭窄。（图3-3-8、图3-3-9）

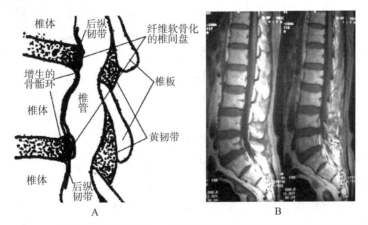

图 3-3-9　腰椎管椎间突突入，黄韧带肥厚前后"夹击"引起椎管狭窄

（A.椎管矢状面示意图；B. MRI 显示，第4、5腰椎，第5腰椎、第1骶椎间盘突入后缘黄韧带肥厚）

椎管的前缘是后纵韧带，后缘是黄韧带，椎曲一旦紊乱，由于张力或皱折重叠，这些韧带都会增厚，而导致管腔狭窄。

侧隐窝是椎管两侧的延伸部，其外界是椎弓根内壁，后方是上关节突前壁、黄韧带外侧部及相应椎板上缘，前方是椎体后缘的外侧部分及相应的椎间盘，内侧为开放区，与硬膜及硬膜外脂肪、血管丛相邻。侧隐窝内有从硬膜囊内穿出的神经根通过，并向外进入椎间孔。由于椎曲改变，关节的前倾应力导致侧隐窝狭窄，神经根管和侧隐窝均可因椎曲紊乱，椎体位移或椎间突突入椎管而继发狭窄（图 3-3-10）。

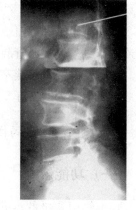

图 3-3-10　陈旧性第 12 胸椎骨折（线条所指）继发腰椎管狭窄
（资料来源：北京光明骨伤医院）

（二）病因病理

1. 慢性劳损　因过度劳累或久坐，导致椎间盘突出或早期退变，椎间隙变窄，椎体塌陷。另外，因为椎体骨骺环软骨因应力作用而骨化，出现唇形增生，与变性的椎间盘形成椎间突，其原有的弹性生物力学功能减退，不能将其承受的压力均匀地向四周传递。椎间隙狭窄和生物力学改变并引起后关节的紊乱，椎曲变直，后纵韧带和黄韧带因弹性生物力学功能紊乱而增厚。椎管的前壁因椎曲变直，椎间突突入，后纵韧带增厚而占位；后壁黄韧带增厚突入椎管，椎管出现前后"夹击"的狭窄。

2. 因椎弓峡部裂椎体滑脱，椎体位移；或骨质疏松、椎体塌陷，椎曲紊乱；或陈旧性脊椎骨折未复位，继发椎曲紊乱，引起管腔狭窄。

3. 脊椎手术后继发　陆裕朴、胥少汀和葛宝丰等指出，脊椎手术后可继发椎管狭窄，其原因如下：

（1）一方面，椎间盘摘除手术后，由于椎间盘摘除，椎间隙变窄，椎体塌陷；另一方面，椎间盘突出症引起的结构力学紊乱，如腰椎侧弯，椎曲变直未能纠正，继发多个椎间盘突出、退变（图 3-3-11）。

（2）手术创伤及出血引起的椎管内瘢痕组织增生及粘连。

（3）手术破坏了脊柱的稳定性，引起脊柱滑移。

（4）手术破坏了脊柱的生物力学，从而继发创伤性骨、纤维结构增生。

（5）全椎板或半椎板切除后，后方软组织突入椎管并与硬膜粘连。

（6）脊柱融合术后引起的椎板增厚。

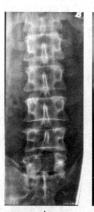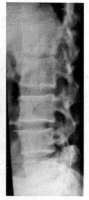

A　　　　B

图 3-3-11　第 5 腰椎、第 1 骶椎椎间盘突出症脊柱侧弯

第 5 腰椎、第 1 骶椎椎间盘突出症行开窗手术切除椎间盘，患者腿痛减轻，但腰痛始终存在；半年后，又发腰腿痛，X 线片示侧弯，椎曲变直（A、B）。"腰椎间盘突出的部分患者手术摘出间盘，可以达到缓解坐骨神经痛，但不能恢复腰椎的正常力学功能"。（引自《现代骨科学》）（资料来源：北京光明骨伤医院）

（7）手术不慎，椎管内遗留碎骨块。除手术外，临床还可见到经过暴力反复推拿的患者，椎管内有明显的粘连及骨与纤维结构增生，致椎管狭窄。

4. 先天性小椎管 先天性短椎弓根及椎弓根内聚以致椎管矢状径及横径变小，但幼时没有症状，随着发育过程椎管和其内容物逐渐不相适应，才出现狭窄症状。或软骨发育不全症，在发育过程中逐渐发生狭窄而出现症状。

5. 中医学病因学说 参考腰椎间盘突出症的病因学说。

【诊断】

（一）诊断要点

本症多见于中老年人，青壮年也有发病，以椎间盘型为主。

1. 症状

（1）持续性下腰痛和腿痛：临床可见有单纯腰痛者，也有单纯腿痛者，也可腰腿同时疼痛。下肢痛可单侧也可双侧。如腰腿同时疼痛，则腰痛多见于发病的早期，逐渐出现腿痛，至晚期除马尾神经受压之外，其腰痛的特点多显于站立位或走路过久出现腰痛，进行性加重；若卧位、蹲位或骑自行车时，疼痛多自行减轻。腰部常强迫于前屈位姿势，后伸时腰痛加重。

（2）间歇性跛行：为腰椎管狭窄症最典型的症状，90%以上患者有此症状，多在走路和锻炼以后。出现单侧或双侧下肢麻木、沉重、疼痛和无力，越走症状越严重，被迫采取休息、下蹲后症状很快缓解，可继续行走，至出现同样症状时再休息。这是由于椎管或神经根管相应的神经根部呈现充血，此对正常人并无症状。

（3）足底感觉异常：足落地时有"踩棉花"的感觉或如针刺状麻木不仁。

（4）椎管狭窄严重可出现不全性弛缓性截瘫，双下肢不能站立步行，排便无力或癃闭。

2. 体征

（1）脊柱可有侧弯，患者常采取腰部略向前屈的姿势，腰部后伸明显受限，腰部过伸试验阳性。

（2）小腿和足可有触觉和痛觉减退。肌力减退，常表现为肌张力减弱。有时可出现膝腱反射和跟腱反射的改变，如减弱、消失。如马尾神经受压，可出现鞍区麻木或肛门括约肌松弛无力。

（3）直腿抬高试验多为阴性或弱阳性，无病理反射。

3. 辅助检查

（1）X线检查：腰椎管狭窄症的正位片表现为侧弯，椎弓根粗大，椎弓根间距小，椎间关节肥大且向中线偏移，下关节突间距小，椎板间隙狭窄。侧位片表现为椎曲紊乱：在退变型多为椎曲变直，甚至反弓；滑脱型多出现下曲上弓，椎体间有滑移；骨质疏松型多为椎曲增大。椎体后缘骨质增生，椎弓根短，关节肥大，椎间孔小，椎间隙狭窄。斜位片可见椎弓根切迹小、椎间孔狭窄及峡部不连等。

（2）CT扫描：CT扫描可观察骨性结构的形态，也可显示椎间盘、黄韧带、神经根的轮廓及它们之间的相互关系。对发育性椎管狭窄需在轴位断层片上测量，在椎板头侧缘水平椎管矢状径≤13mm时被视为发育性椎管狭窄。骨性椎管狭窄不仅表现为矢状径狭小，而且常常有关节突向中线靠拢、肥大，或椎弓根间距减小，<20mm。发育性椎管狭窄常发生在第2、3、4腰椎水平；而退变性狭窄则常发生在第4、5腰椎和第1骶椎水平。一般沿神经根的走向，在不同层面上辨认神经根与周围结构的关系。椎间盘纤维环膨出，上关节突肥大、增生及黄韧带肥厚等是神经根管狭窄的原因。

（3）MRI：可提供椎管的矢状面、冠状面及轴位横断面的影像，清晰地显示硬膜囊的受压情况。

（4）肌电图检查：受压迫的神经支配区的下肢肌肉，可出现功能性瘫痪的运动障碍电位，或体感电位（SEP）潜伏期平均值（mS）延长。

（二）诊断分型

1. 椎间盘型　指多个椎间盘退变，椎间盘突入椎管，引起椎管狭窄。其特点为X线片示椎曲变直或反弓；MRI示多个椎间盘膨出，压迫硬膜囊。

2. 滑脱型　指腰椎弓峡部裂，椎体滑脱。也有外伤性骨折未复位，骨性椎体突入椎管，引起椎管狭窄。X线片有双侧峡部裂，一个椎体滑脱Ⅱ度以上，或多个椎体滑脱。如外伤性骨折，有骨折病史，X线片显示椎体楔状改变，椎体突入椎管。

3. 骨质疏松型　因多个椎体骨质疏松，椎体压缩、塌陷，椎曲紊乱，导致椎管狭窄。

4. 混合型　腰椎管狭窄同时存在颈椎管狭窄。

（三）鉴别诊断

1. 腰椎结核或骨髓炎　X线片可鉴别：结核者椎体软骨面破坏，椎间隙消失，或有寒性脓肿；骨髓炎者有广泛骨质增生，有腰部红、肿、热、痛病史。必要时CT、MRI协助鉴别诊断。

2. 血栓闭塞性脉管炎　有下肢的麻木、疼痛和间歇性跛行，足背动脉和胫后动脉搏动减弱或消失，晚期可出现肢体远端坏死。

3. 马尾神经肿瘤　有马尾神经受压的感觉、运动障碍和腱反射的改变，无间歇性跛行。脊髓造影、CT、MRI可明确诊断。

【中医辨证】

（一）辨证要点

根据侵袭机体的病邪性质及脏腑气血阴阳虚实，可分为风寒痹阻证、气虚血瘀证、肝肾亏虚证。

（二）辨证分型

1. 风寒痹阻证 腰腿酸胀重着，遇冷加重，时轻时重，拘急不舒，得热痛缓。舌淡，舌苔白腻，脉沉紧。

2. 气虚血瘀证 面色少华，神疲无力，腰痛不耐久坐，疼痛缠绵，下肢麻木。舌质瘀紫，苔薄，脉涩。

3. 肝肾亏虚证 腰腿酸痛，腰膝无力，遇劳更甚，卧则减轻，形羸弱气短，精神倦怠，肌肉瘦削。舌淡，苔薄白，脉沉细。

【治疗】

（一）治疗原则

理筋、调曲、练功。

（二）治疗方法

1. 理筋法

（1）腰部药熨膏摩，每天 1 次。

（2）一些患者腰背肌粘连严重者，可用刺络放血拔罐或走罐疗法。

（3）骨空针刺法，选用华佗夹脊、八髎，双侧秩边、委中、承山、光明加电针，每天 1 次。

2. 辨证调曲法 混合型观察 6~8 周，其他各型观察 4~6 周。

（1）椎间盘型，椎曲变直者：辨证施行二维调曲法和四维调曲法。

（2）滑脱型：按腰椎滑脱症辨证施法。

（3）骨质疏松型：辨证选用一维调曲法和三维调曲法。

（4）混合型：首先调理腰椎，根据腰椎管狭窄的分型施法，2 周后再调理颈椎，按颈椎管狭窄症处理。

3. 药物治疗

（1）风寒痹阻证

治法：祛风散寒，通络止痛。

方药：三痹汤《张氏医通》加减。

（2）气虚血瘀证

治法：补气活血，化瘀止痛。

方药：补阳还五汤《医林改错》加减。

（3）肝肾亏虚证

治法：滋补肝肾，疏通经脉。

方药：健步虎潜丸《伤科补要》加减。

腰痛较重者可选用消肿止痛、疏散寒邪、温经通络类中成药，如腰痛宁胶囊，或局部外贴活血化瘀止痛类膏药，如消痛贴膏。

4. 功能锻炼　根据分型，椎间盘型，宜选用"健脊强身十八式"中第十四式、第十六式；滑脱型和骨质疏松型，选用第十二式和第十七式。

（三）注意事项

1. 本症不宜作腰椎旋转复位和侧扳法。施行手法，请参照十大正脊骨法的适应证和禁忌证。

2. 在应用四维调曲法时，需根据患者的承受能力，特别是要注意合并有支气管哮喘，严重心脏病或高血压者，不宜应用此法，可改用一维调曲法或三维调曲法。

3. 对先天性椎管狭窄症，宜手术治疗。

【疗效评定标准】

根据腰椎管狭窄症百分评定法（表3-3-1），分别记录治疗前后百分比数值，以分数计算为指标，分为以下三个等级。

1. 治愈　腰腿痛症状消失，功能基本恢复正常，分数增加31分以上者，部分病例基数偏高，则以总分达80分以上者为治愈。

2. 好转　腰腿痛减轻，劳累后仍有疼痛，分数增加5~31分者。

3. 未愈　治疗前后症状、体征无改善，分数增加不足5分者。

表 3-3-1　腰椎管狭窄症评分表（百分制）

主症		评分	
下肢运动功能	瘫痪，不能站立	0分	
	能站立，需扶持行走	5分	
	下肢麻痹、无力、酸胀、疼痛，步行不足100m，即因疼痛无力而需休息，即"间歇性跛行"	10分	
	间歇性跛行100~500m内出现	15分	
	下肢无明显疼痛、麻痹，步行500m内无症状	20分	
次症		评分	
腰部运动	腰部活动功能丧失，或因疼痛不敢活动	0分	
	腰部活动障碍，活动度受限约60°	1分	
	腰部活动有障碍，活动疼痛可忍受，活动度受限30°~60°（含30°）	3分	
	腰部活动部分障碍，活动度受限10°~30°	4分	
	腰部活动基本正常	5分	
体征检查		评分	
感觉检查	完全无感觉	0分	
	深触觉存在	1分	
	有痛觉及部分触觉	2分	
	痛觉和触觉完全	3分	
	痛、触觉完全，且有两点区别觉，但距离较大	4分	
	感觉完全正常	5分	

续表

体征检查			评分
肌力检查	肌肉完全麻痹，通过观察及触诊，肌肉完全无收缩力	0分	
	患者主动收缩肌肉时，虽然有收缩，但不能带动关节活动	2分	
	肌肉活动可带动水平方向关节活动，但不能对抗地心引力	3分	
	对抗地心引力时关节仍能主动活动，但不能对抗阻力	6分	
	能抗较大的阻力，但比正常者为弱	8分	
	正常肌力	10分	
腱反射	反射消失或直腿抬高试验45°以下阳性	0分	
	反射减弱或直腿抬高试验45°～60°内阳性	5分	
	反射存在或直腿抬高试验阴性	10分	
膀胱功能	尿潴留	0分	
	高度排尿困难，失禁或淋漓	2分	
	排尿困难，尿费力	3分	
	尿频、尿踌躇	8分	
	正常	10分	

影像学和肌电图检查				评分
X线片椎曲分级	级别	面积形态及角度		评分
	IV	弓形面积为0或负数或＞39cm²；形态：反弓或上弓下直或加大；腰骶轴交角＜110°或＞150°		0分
	IV	弓形面积为0；形态：变直；110°≤腰骶轴交角＜120°或145°＜腰骶轴交角≤150°		5分
	III	0＜弓形面积≤16cm²；形态：显著减小或上弓下曲；120°≤腰骶轴交角＜125°或140°＜腰骶轴交角≤145°		15分
	II	16cm²＜弓形面积＜28cm²；形态：减小；125°≤腰骶轴交角＜130°或135°＜腰骶轴交角≤140°		25分
	I	28cm²≤弓形面积≤39cm²；形态：正常；130°≤腰骶轴交角≤135°		30分

影像学和肌电图检查			评分
MRI硬脊膜囊容积（注）	治疗前受压硬脊膜囊容积超3mm以上	0分	
	治疗后增容1mm	5分	
	治疗后增容2mm以上	10分	
CT侧隐窝容积（注）	治疗前受压侧隐窝容积小于5mm（正常是5～7mm）以上	0分	
	治疗后增容2mm	5分	
	治疗后增容2.5mm以上	10分	

注：椎管型以硬脊膜囊容积计，根管型以侧隐窝容积计

【预防】

1.腰的保护 睡床要软硬适中；避免腰部受到风、寒侵袭；避免腰部长时间处于一种姿势。

2.腰的应用 正确用腰，搬抬重物时应先下蹲，用腰时间过长时应改变腰的姿势，多做腰部活动，防止逐渐发生劳损。

3.腰部功能锻炼 坚持腰部功能锻炼，经常进行腰椎各方向的活动。

第五节 腰骶后关节病

由于腰骶关节突关节（后关节）的创伤或先天性结构异常，因劳损而导致的下腰痛，称腰骶后关节病。

【功能解剖与病因病理】

（一）功能解剖

腰骶关节突关节为腰骶枢纽关节，是腰椎关节突关节最下方的一个关节。腰骶椎向前凸形成腰骶角，腰曲正常时，脊柱的承重载荷力线经过第 1 骶椎前缘。腰骶轴交角变小，脊柱的承重载荷力线落在腰骶后关节，使腰骶关节突关节的承重负荷增加。过高的负荷和过大的活动度使腰骶关节突关节易发生劳损，关节面变性硬化，变形，边缘骨质增生，关节囊肥厚、纤维化等退行性改变。关节突关节松动不稳，骶椎上关节突向上滑移突向椎间孔，可压迫神经根。上移的关节突还可顶压第 5 椎腰椎弓峡部，造成峡部损害和继发椎弓峡部裂，甚至可造成腰椎滑脱。

（二）病因病理

1.创伤 多为扭挫伤，导致后关节错缝而未能复位，继发慢性炎症。腰骶关节突关节是滑膜关节，遭受外伤后，滑膜和关节囊发生创伤性炎症反应，滑膜肥厚，软骨损伤，关节突关节磨损退变，关节突增生肥大，骨质硬化。

2.慢性劳损 如久坐导致腰背肌损伤，腰曲增大，继发腰骶轴交角变小，后关节承载力加大，引起慢性损伤。

3.继发于椎间盘退变 椎间盘退变后，椎间隙变窄，椎间不稳，使腰骶关节突关节发生退变、磨损，严重者可产生椎体前移，出现假性滑脱。

4.发育异常 两侧腰骶关节突关节不对称，一侧矢状方向，而对侧为斜向或横向，则一侧关节突关节很快发生创伤性关节炎和退行性改变。或先天性骶椎腰化，腰椎骶化和骶椎裂或不全性移型腰椎形成假关节（图 3-3-12A、图 3-3-12B）。

5.医源性损伤 第 5 腰椎手术破坏结构后后关节周围骨结构异常（图 3-3-12C），均可导致后关节不稳和生物力学的改变，引起局部炎症而刺激神经产生症状。

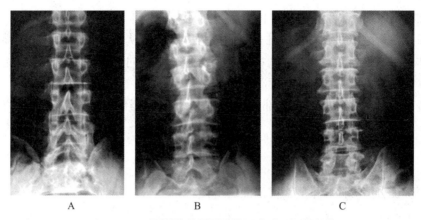

A   B   C

图 3-3-12 腰骶关节周围结构异常或医源性损伤

（A.腰椎骶化不全，假关节型；B.骶椎腰化不全，假关节型；C.第 5 腰椎棘突椎板切除手术后）

（资料来源：北京光明骨伤医院）

【诊断】

（一）诊断要点

1. 症状 下腰部疼痛。部分患者有臀部或下肢牵涉麻痹痛，但无放射性剧痛。

2. 体征 腰骶棘突旁有深压痛。腰骶间棘突可有偏歪，腰骶部前凸可增大。腰部活动轻度受限或不受限。直腿抬高试验阴性。

3. 辅助检查 X线检查，正位可发现关节突关节部位发白，或两侧不对称，或有腰骶假关节，或有骶椎裂；斜位片可见关节腔变窄，或峡部有退行性改变，或隐裂；侧位片可见椎曲增大，或腰骶轴交角变小，或有椎体假性滑脱。

（二）诊断分型

1. 关节退变型 指椎弓峡部退变或一侧隐裂，但未有滑脱者。此类型多为椎曲增大。

2. 关节不稳型 指先天性腰骶后关节结构不对称，或骶椎腰化，腰椎骶化，或骶椎裂。此类型多见腰骶轴交角变小。

3. 假性滑脱型 由于骶椎或第 5 腰椎上关节突磨损、关节腔狭窄，导致上一个椎体前移（一般不超Ⅰ度），出现类似椎体滑脱，临床称"假性滑脱"。症状多为慢性下腰痛，或伴双下肢麻痹乏力，后伸腰部症状加重。X线片侧位有椎体前移，斜位可见后关节突变小。

（三）鉴别诊断

1. 腰椎间盘突出症 根据症状、体征可做鉴别。腰椎间盘突出症，腰腿痛较严重，多有下肢放射窜痛，有脑脊液冲击征，而腰骶关节病的下肢疼痛麻痹，尚无此体征。

2. 腰椎滑脱症　X 线片可有椎体滑脱，椎弓峡部不连。

3. 强直性脊柱炎　强直性脊柱炎病程缓慢，病变常从骶髂关节开始，下腰部疼痛，僵硬，休息后减轻，活动后加重，脊柱的骨化僵硬由下向上逐渐发展，形成驼背畸形。X 线显示脊柱呈典型的竹节样改变。

4. 臀部皮神经卡压症　疼痛部位在两臀部，髂嵴神经线路有压痛点，可有条索状改变。

【中医辨证】

中医辨证分型参照腰椎间盘突出症的辨证。

【治疗】

（一）治疗原则

以理筋、调曲、练功为主。

（二）治疗方法

1. 理筋
（1）局部腰肌板硬者，可用刺络放血拔罐法。
（2）骨空针或回阳银针调压疗法，可针腰眼、八髎。

2. 正脊调曲
（1）正脊骨法：对关节不稳型可行旋转复位法或斜扳法，但对假性滑脱型不宜。
（2）牵引调曲法：可用俯卧骨盆牵引法或三维调曲法，主要调整椎曲和腰骶角。

3. 药物治疗　参照"腰椎间盘突出症辨证方药疗法"。
腰痛较重者可选用消肿止痛、疏散寒邪、温经通络类中成药，如腰痛宁胶囊，或局部外贴消痛贴膏，以活血化瘀止痛。

4. 功能锻炼　选用"健脊强身十八式"中第十三式、第十四式、第十七式进行锻炼。

（三）注意事项

1. 先天性结构异常，不一定就有腰痛。因此，这类腰痛的发生主要是腰骶关节力学改变，如腰椎旋转、侧弯或椎曲紊乱，腰骶角改变。在治疗上以改善它的力学关系为主要目的。

2. 对椎弓峡部退化严重，已有假性滑脱或隐裂者，以及先天性骶椎裂者，不宜应用旋转复位法或斜扳法。

3. 后关节炎症与内环境有关，因此，辨证内服中药或局部敷贴中药，也是行之有效的方法，但要预防复发，还是从根本上改善力学平衡和加强腰背肌的锻炼。

【疗效评定标准】

1. 治愈 疼痛症状消失；X 线片椎曲或腰骶角恢复基本正常。

2. 好转 症状减轻或消失，但遇劳累则疼痛；X 线片椎曲或腰骶角有改善。

3. 无效 症状和 X 线片均无改善。

【预防】

1. 睡床要软硬适中，以硬板床为宜；避免腰部受到风、寒、湿邪的侵袭；避免腰部长时间处于一种姿势。

2. 正确用腰，搬抬重物时应先下蹲，用腰时间过长时应改变腰的姿势，多做腰部活动，防止劳损。

3. 加强腰背肌锻炼。

第六节 颈腰椎间盘病

颈腰椎间盘病是指由于外伤或慢性劳损引起的腰椎骨关节错位，椎曲紊乱，继发颈椎骨关节位移，椎曲紊乱而导致颈、腰椎间盘突出或退变，刺激或压迫颈、腰椎的脊神经或脊髓而产生的一系列症状与体征。属中医学"痹证""痿证"的范畴。

【功能解剖与病因病理】

颈腰椎间盘病，在中老年人是椎间盘退变、突出，导致椎间孔、椎管占位引起症状。颈腰椎间盘病并存，是由于自身免疫基础，即与高血清免疫血球素和细胞核中的抗原特性衰退有关。但颈腰椎间盘病变多显示多重性，即多个椎间盘退变。从 X 线片显示其正常生理曲度几乎消失，甚至反弓。如此，一方面，椎间盘突入椎管；另一方面，长期的椎曲变直、反弓，椎管后缘之黄韧带因张力而增厚，这是导致椎管受前后压迫而变窄的物理学改变。通过动物实验证明，脊柱曲后凸反弓，受压脊髓腹侧血管分布减少，脊髓前索轴突脱髓鞘（The demyelination of axons in the anterior funiculus）细胞缺氧。此说明椎曲的力学改变，不仅仅是压迫脊髓，而且由于其长期的压迫导致脊髓前索缺血变性。这也是颈椎管狭窄症出现病理反射的病理基础。笔者从临床观察中发现，几乎所有的颈腰椎管狭窄症，都是椎曲消失或出现反弓者。因此，椎曲的力学紊乱是产生颈腰椎间盘病的主要原因。

【诊断】

（一）诊断要点

该病可分为四型：颈腰椎管狭窄型、颈椎管狭窄并腰椎间盘突出型、颈椎间盘突出并腰椎管狭窄型、颈腰椎间盘突出型。

1. 症状

（1）颈腰椎管狭窄型：临床表现有颈项僵硬，一侧或双上肢麻木无力、发抖、拾物困难、肌力下降、双下肢无力、大小便障碍等。

（2）颈椎管狭窄并腰椎间盘突出型：临床主要表现为头晕，颈项僵硬，双上肢麻木无力、发抖、拾物困难、肌力下降；腰痛合并下肢放射性疼痛。

（3）颈椎间盘突出并腰椎管狭窄型：临床主要表现为上肢放射性麻木、疼痛，可伴有头晕、头痛等症状；持续性腰腿痛、间歇性跛行、大小便障碍等。

（4）颈腰椎间盘突出型：临床主要表现为颈项僵硬，上肢放射性麻木、疼痛，可伴有头晕、头痛等症状；腰痛伴有下肢放射性疼痛。

2. 体征　退变性颈腰椎管狭窄症者，神经系统检查可有四肢及躯干感觉减退或消失，肌力减弱，肌张力增高，腱反射亢进，严重者可出现踝阵挛、髌阵挛、霍夫曼（Hoffmann）征及巴宾斯基（Babinski）征等阳性。

腰椎管狭窄症者，腰部多无腰痛，而后伸或侧屈时可诱发症状，前屈时症状消失，直腿抬高试验阴性。发生持续压迫时，可出现受压的马尾神经或相应神经根支配区的感觉及肌力减退，腱反射减弱或消失。如合并腰椎间盘突出症者直腿抬高试验可为阳性。如合并颈椎间盘突出症者可有臂丛神经牵拉试验阳性。

3. 辅助检查

（1）X 线检查：颈、腰部 X 线片可见颈、腰椎生理曲度减小或反弓，呈Ⅲ～Ⅴ级，椎间隙变窄，侧弯或颈、腰椎管管径节段性变窄。

（2）CT 检查：可清楚显示椎间盘突出或椎管狭窄的部位及程度，而且可以显示脊髓、脊神经及后纵韧带、黄韧带等软组织情况，并能通过对椎管、侧隐窝等进行测量显示出颈腰椎管狭窄的程度。

（3）MRI 检查：MRI 不仅可直接显示椎间盘变性或突出的情况，还可较灵敏地反映脊髓、脊神经、血管、韧带等组织的改变。

（二）鉴别诊断

1. 脊髓侧索硬化症　较为常见，颈腰椎间盘病同时引起上、下肢肌力减弱或瘫痪而易与本病相混淆。但本病的全过程中不伴有感觉障碍，患者发病年龄较轻，肌力减弱及肌萎缩较明显，颈椎与腰椎的椎管多无狭窄，且亦无腰椎椎管狭窄症所特有的三大临床症状。

2. 脊髓空洞症　由于感觉症状较多，亦易与颈腰椎间盘病混淆。但脊髓空洞症患者多伴有感觉分离及营养障碍，无腰椎椎管狭窄症的三大临床症状，易于区别。MRI 检查有利于鉴别。

3. 周围神经炎　大多为各种原因所致的中毒与各种感染后所引起的末梢神经炎性改变，患者主要表现为双侧对称性感觉、运动及自主神经功能障碍，且无脊髓受压及腰部三大症状，一般容易鉴别。

【中医辨证】

（一）辨证要点

本病为痹症，根据病邪侵犯机体的不同，分为气滞血瘀证、寒湿痹阻证、肾阳亏虚证和肾阴亏虚证。

（二）辨证分型

1.气滞血瘀证　颈项腰背和四肢疼痛、麻木，多为刺痛或触电样或放射样疼痛，痛有定处，夜间加重，痛处拒按，或见指端麻木发绀，指甲凹陷少华，甚或肌肤甲错，或见胸部胀痛，情志抑郁。舌青紫，或有瘀斑、瘀点，脉弦涩或弦细涩。

2.寒湿痹阻证　颈项腰背和四肢疼痛，痛有定处，喜热恶寒，颈项僵硬，活动受限，项部可触及条索状物或压痛点，四肢沉重无力，伴有头感沉重、胸闷、纳呆等症状。舌质正常或发暗，舌体胖大或有齿痕，脉沉迟或缓滑。

3.肾阳亏虚证　头痛为空痛或胀痛，眩晕，颈项腰背疼痛隐隐，腰膝酸软，四肢乏力，甚则萎废不用，面色㿠白，手足不温，少腹拘急，尿有余沥，舌淡苔薄白，脉沉细。

4.肾阴亏虚证　头痛为空痛或胀痛，眩晕，颈项腰背疼痛隐隐，腰膝酸软，四肢乏力，甚则萎废不用，心烦失眠，口燥咽干，手足心热，面色潮红，小便黄赤，舌红津少，脉弦细。

【治疗】

（一）治疗原则

以理筋、调曲、练功为治疗原则。

（二）治疗方法

1.理筋

（1）药熨法：药熨颈背、胸背、腰背部，每天1次，每次30分钟，以10天为1个疗程，休息2天后再行下一个疗程。

（2）骨空针刺法：取C4～T5，T12～L5夹脊穴针至椎板，加电针，每天1次，每次30分钟。

（3）推拿：做胸背、腰背推拿，分筋、理筋每天1次，每次20分钟。

2.正脊调曲

（1）正脊骨法：四维调曲法之后，可行侧扳法、胸腰椎旋转法、挺胸端提法、颈胸枢纽解锁法。颈椎间盘突出症或椎管狭窄症，经治疗2周后，症状缓解，椎曲出现，可酌情行颈胸枢纽旋提法。

（2）牵引调曲法

1）选用"挂臂脊柱四维整脊牵引床"行四维调曲法，每天1次，每次40分钟。

2）颈椎牵引：颈椎间盘突出症者，行颈椎布兜牵引法，重量3~6kg，每日1次，每次30分钟。颈椎管狭窄症者，治疗至第3周，症状缓解者，酌情行颈椎牵引，如有病理体征时不用牵引。

3. 药物治疗

（1）气滞血瘀证

治法：理气活血，化瘀通络。

方药：身痛逐瘀汤（《医林改错》）加减。

（2）寒湿痹阻证

治法：祛风散寒，补益肝肾。

方药：独活寄生汤（《备急千金要方》）加减。

（3）肾阳亏虚

治法：温补肾阳，温阳通痹。

方药：右归丸（《景岳全书》）加减。

（4）肾阴亏虚

治法：滋养肾阴，强筋壮骨。

方药：左归丸（《景岳全书》）加减。

4. 功能锻炼　治疗同时需患者自主行功能锻炼，可选用"健脊强身十八式"中第一式至第十五式。

（三）注意事项

椎曲的力学紊乱是产生颈腰椎间盘病的主要原因。所以恢复正常颈腰生理曲度是治疗本病的关键。而且应该从腰曲调起，然后调胸曲，再调颈曲，调曲的顺序是治疗本病的原则，也是关键。同时也要遵循中医中"急则治其标"的原则，如在急性期配合静脉滴注脱水剂。

【疗效评定标准】

颈椎管狭窄症、腰椎管狭窄症疗效评定参照颈椎管狭窄症百分评定法和腰椎管狭窄症百分评定法，合并颈椎间盘突出症或腰椎间盘突出症参照急性颈椎间盘突出症和腰椎间盘突出症疗效评定标准。

【预防】

1. 平时要有良好的坐姿，不宜睡太软的床。长期伏案工作者需要注意桌、椅高度，定期改变姿势。

2. 职业工作中需要常弯腰动作者，应定时伸腰、挺胸活动，并使用宽的腰带。

3. 应加强腰背肌训练，增加脊柱的内在稳定性，长期使用腰围者，尤其需要注意腰背肌锻炼。

第七节 腰大肌损伤综合征

由慢性劳损或扭挫伤导致的腰大肌损伤而引起的腰痛、腰胯痛、腰无力、腰大肌压痛、功能障碍或腰椎侧弯等症状称腰大肌损伤综合征。

【功能解剖与病因病理】

（一）功能解剖

腰大肌以肌齿形式起自第12胸椎及第1～4腰椎横突的前面和下缘，向下通过肌腔隙前与髂肌被包裹在髂腰筋膜内，汇成一腱后止于大腿根部内侧的股骨小转子。具有屈髋，使大腿向骨盆靠拢并有外旋股骨的作用。下肢牵引时带动腰椎旋转、向前。在下肢固定时，两侧肌肉同时收缩平衡腰椎，使脊柱、骨盆前屈。腰大肌有两种不同类型的神经支配：一种直接来自节段脊神经，另一种通过交感神经非节段地支配腰椎部结构组织。所以腰大肌损伤会引起腰椎脊神经、交感神经受损的症状和体征，并因一侧损伤，肌力失衡继发腰椎旋转侧弯。

（二）病因病理

1.风寒湿热邪外侵 因风、寒、湿、热等六淫邪气侵袭人体，侵犯腰大肌，使营养腰大肌的神经、血管损伤，致使腰大肌痉挛、炎症改变。

2.外伤 腰大肌损伤常见发生在体位突然变更不当及负荷超限时，如做跨栏、鲤鱼打挺等具有爆发力的动作时，或腰部反复用力扭转劳损，因而轻微的弯腰旋转动作有可能引起腰大肌的损伤。

3.腰椎间盘突出继发 腰椎间盘突出症患者多会伴有腰椎椎体旋转，甚至腰椎侧弯。从而打破腰椎的生物力学平衡，腰大肌也因此受累发生退行性变。根据腰大肌与腰椎解剖的关系，腰椎间盘突出时压迫相应节段的脊神经，而腰大肌神经穿支的深横支与脊神经相连，脊神经受压后使得腰大肌的神经营养减少，故腰大肌容易发生退变性萎缩，由于一侧肌力下降，导致椎体旋转、侧弯。

【诊断】

（一）诊断要点

1.症状

（1）发病初期腰痛较轻，逐渐加重，急性损伤者伤后即痛，行动困难，严重时甚至就地而坐。患者自觉腰痛，有时腹部胀痛，疼痛常见于第3腰椎横突、腰大肌肌间沟、股骨小转子附着点处，患者喜欢直立姿势，不喜欢坐，亦不能弯腰又不能下蹲，起卧时躯干部保持直立体位，患者立位时两手撑腰，躯干部呈伸展位或轻度的后伸位，在这种姿势下行走自如。

（2）慢性损伤者常常感到腰部酸痛，疼痛因活动或者劳动后加重，休息后可缓解。有时腰痛伴有单侧或双侧下肢的放射痛，有腰椎侧弯、后凸畸形，腰前屈旋转受限，腰背肌紧张，局部压痛，叩击时有轻度疼痛，患者仰卧位时双下肢呈屈髋屈膝位才感舒适。

患者多有外伤史或长期劳损病史，急性腰大肌损伤者常有明显的外伤史，慢性腰大肌损伤者则多见长期劳损病史或腰椎间盘突出症后继发。

2. 体征

（1）腰大肌体表投影处有明显压痛，特别是第 3 腰椎横突、腰大肌肌间沟、股骨小转子附着点处压痛明显，股骨小转子附着点处可触及"条索样"结节。

（2）伸直双下肢时可出现直腿抬高试验弱阳性，深压腰大肌有明显的压痛，并有肌紧张。

3. 辅助检查　X 线片可见腰椎旋转有侧弯，椎曲改变。CT 检查可见急性腰大肌损伤时腰大肌横截面积增大，CT 值变大；慢性腰大肌损伤时腰大肌横截面积缩小，CT 值变小。

（二）诊断分型

1. 第 3 腰椎横突型　慢性腰背痛、无力，弯腰、旋转疼痛，腰 3 横突部位压痛明显，可有隆起。X 线片可见腰 3 旋转，腰椎侧弯；CT、MRI 可见一侧变小或纤维性改变。

2. 腰大肌肌间沟型　一侧下腰痛，痛点局限于腰眼部位，压痛，可牵涉臀股外侧，股骨小转子压痛，有条索状改变。直腿抬高试验阳性，分髋试验弱阳性。X 线片示腰椎有旋转、侧弯，CT、MRI 可见疼痛侧腰大肌变小或有纤维性改变。

3. 椎间盘突出症继发型　椎间盘突出症，经治疗后，直腿抬高试验阴性，但腰痛、无力、功能障碍，屈曲、旋转疼痛，腰大肌有压痛，X 线片椎体旋转侧弯。

（三）鉴别诊断

1. 腰椎结核　二者均有腰痛症状，腰椎结核者可有咳嗽、潮热盗汗等症状；X 线片可鉴别：结核者椎体软骨面破坏，椎间隙消失，或有寒性脓肿；必要时可借助 CT、MRI 检查协助鉴别诊断。

2. 髋关节疾病　包括化脓性关节炎、关节结核、股骨头坏死等，可借助影像学检查鉴别。

3. 肾结石　二者均有相应体表部位深部压痛，借助超声检查可鉴别。

【中医辨证】

（一）辨证要点

本病为"痹证"，根据侵犯机体的邪气的不同，分为风寒湿痹证、湿热瘀滞证、肾虚证。

（二）辨证分型

1. 风寒湿证 患者受风寒湿三邪袭击，表现为腰部酸痛不适，活动后加重，肢体困重，可见怕风怕冷，多见于腰大肌肌间隙及股骨小转子处压痛明显，舌淡红，苔白腻，脉弦细。

2. 湿热瘀滞证 多见于青壮年，腰部疼痛难忍，疼痛拒按，大便秘结，小便短少而黄，舌苔黄腻，脉滑。

3. 肾虚证 多见于中老年人，慢性腰痛，腰酸无力，休息减轻，遇劳加重，面色㿠白，舌质淡红，苔薄白，脉沉细、尺脉无力。

【治疗】

（一）治疗原则

理筋、调曲、练功。

（二）治疗方法

1. 理筋

（1）药熨法：药熨腰背部，每天1次，每次30分钟。

（2）拔罐：腰大肌损伤急性期瘀血明显者，可用腰背刺络放血拔罐或者走罐治疗。

（3）骨空针刺法：针肾俞、气海俞、关元俞、膀胱俞、白环俞、上髎、次髎、中髎、下髎，加电针，每天1次。

（4）推拿：胸背、腰背部推拿，分筋、理筋每天1次，每次20分钟。

（5）铍针松解：通过铍针对腰大肌第3腰椎横突附着处及股骨小转子肌腱止点处进行松解。

2. 正脊调曲

（1）正脊骨法：可行腰椎旋转复位或腰骶侧扳法。

（2）牵引调曲法：腰椎曲度变直并侧弯者可行四维调曲法治疗，每天1~2次，2周一疗程。

3. 药物治疗 风寒湿证选用独活寄生汤加减，湿热瘀滞证选用经验二妙汤加减；肾虚证选用还少丹或左归饮。对于腰痛症状明显者可选用腰痛宁胶囊，以消肿止痛、疏散寒邪、温经通络，或局部外贴活血化瘀止痛类膏药，如消痛贴膏。

4. 功能锻炼 选用"健脊强身十八式"中第十四式和第十六式进行功能锻炼。

（三）注意事项

1. 卧床休息是本病治疗的重要注意事项，特别是行手法及调曲治疗后，更需要患者密切配合休息治疗。

2.对于腰椎间盘突出症继发性腰大肌损伤患者要注意坚持正确练功,通过腰大肌功能锻炼恢复腰大肌肌力。

【疗效评定标准】

1. 痊愈

(1)症状体征消失。

(2)腰部活动功能正常,直腿抬高试验阴性,分髋试验阴性。

(3)影像学检查:X线检查腰椎正位片或腹部平片显示患侧腰大肌影饱满膨隆消失,腰大肌影两侧对称。CT检查可见腰大肌横截面积恢复正常,双侧对称,CT值正常。

2. 好转

(1)症状减轻,疼痛消失,腰大肌深部压痛尚有。

(2)腰部活动基本正常,托马斯征(Thomas征)、4字试验(Patrick征或Fabere试验)阴性或弱阳性。

(3)影像学检查:X线检查腰椎正位片或腹部平片显示患侧腰大肌影饱满膨隆减少或消失,腰大肌影两侧基本对称。CT检查可见腰大肌横截面积基本恢复正常,CT值基本正常。

3. 无效 症状体征未减轻,影像学检查无改变。

【预防】

平时要加强腰背肌锻炼,注意腰部的保暖,勿受风寒,疼痛明显时应卧硬板床休息,起床活动时可用腰围保护,以减轻疼痛,缓解肌肉痉挛。

复习思考题

1. 简述腰椎后关节错缝症的概念。

2. 腰椎间盘突出症的损伤机制是什么?

3. 中医学是如何论述腰椎间盘突出症的病因的?

4. 腰椎弓裂椎体滑脱症的治疗方法有哪些?

5. 简述腰椎椎管狭窄症的临床表现。

6 简述腰骶后关节病的病因病理。

7. 颈腰椎间盘病的治疗过程中有哪些注意事项?

8. 简述颈腰椎间盘病的预防策略。

9. 简述腰大肌损伤综合征的诊断要点。

(王慧敏)

第四章 骨盆劳损病 ▷▷▷▷

第一节 臀部皮神经卡压症

皮神经在走行过程中，由于某些原因而受到慢性卡压而引起的一系列神经分布区的感觉障碍、自主神经功能障碍，严重者出现运动功能障碍，统称为皮神经卡压综合征。临床主要表现为局部疼痛或感觉异常，局部肌肉紧张但不影响躯体运动，局部可触及痛性结节、条索状包块，呈放射痛。常被诊断为"慢性软组织损伤""肌筋膜炎""软组织风湿""颈椎病""腰椎间盘突出症"等。病程缠绵，反复发作，有的甚至久治不愈。发生在臀部的称为臀部皮神经卡压症。属中医学"腰胯痛"范畴。

【功能解剖与病因病理】

（一）功能解剖

人体皮神经特别是四肢的神经干，走行较长，当其途经某些解剖部位，如骨孔、骨性隆起、筋膜、腱性肌缘和纤维骨性管道时，易遭遇反复摩擦刺激或受压而产生病理改变。

1.背部皮神经的穿出点及分布 背部皮神经的穿出点在后正中线旁 1～2cm 处，其间隔与椎体棘突的间隔相近，每一椎体棘突下均有对称的左右两支皮神经发出，顺着肋间向外行走。背部皮肤较厚而皮下浅筋膜等结缔组织较少。背部皮神经分布较有规律，左右两边对称分布，其皮神经的大小、数目、走行都较相似。

2.臀部和腰部皮神经的穿出点及分布

（1）臀上皮神经：通常认为臀上皮神经来源于上三对腰神经的后支，即第 1 腰神经后支的外侧支跨过髂嵴后分布于臀部皮区（未跨过髂嵴者不算臀上皮神经）。主要臀上皮神经跨越髂嵴的位置：以两侧髂嵴最高点连线作为上界，髂嵴后份作为外侧界，脊柱作为内侧界，主要臀上皮神经均经此三角区再跨越髂嵴至臀部，距离连线平均为（10.34±0.86）mm，其中在连线下方 5～15mm 者，约占 92%。以后正中线为准，距后正中线平均为（70.82±1.20）mm，其中距后正中线 60～80mm 者，约占 82%。臀上皮神经沿着髂嵴上缘发出，跨过髂嵴支配臀部外上侧皮肤（图 3-4-1）。

（2）臀中皮神经：臀中皮神经由骶神经后外侧支组成。骶神经后外侧支自骶后孔穿出后向外侧走行于骶髂后短韧带与多裂肌之间，在骶骨外侧缘处合成神经干，神经干向外下走行，跨越骶髂关节及骶髂后短韧带背面，穿经由骶髂后长韧带形成的韧带隧道。出隧道后臀中皮神经分为 2~3 支，穿经臀大肌内侧缘浅出至皮下，支配臀区内侧部皮肤。

骶髂后长韧带隧道的形态特点及毗邻关系：骶髂后长韧带隧道入口位于该韧带的内侧缘处，为韧带形成的拱形裂隙。隧道自内上向外下走行，其走行方向与髂骨外侧角和髂后上棘连线呈 60°左右的夹角。

臀中皮神经的体表投影是臀中皮神经穿经隧道处约在髂后上棘与骶骨外侧角连线的中点，在此点做一由内上斜向外下长约 2cm，且与上述连线呈 60°夹角的线段，即是隧道的体表投影。线段的上下端则分别是隧道的入口和出口。查体、行封闭疗法或手术时可按此标志进行。

臀中皮神经卡压综合征的压痛点及其疼痛放射区，见图 3-4-2。

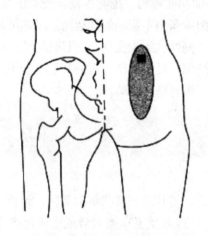 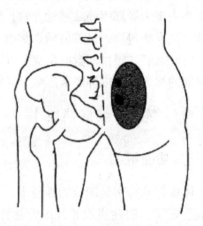

图 3-4-1　臀上皮神经卡压综合征　　　　图 3-4-2　臀中皮神经卡压综合征
的压痛点及其疼痛放射区　　　　　　　　的压痛点及其疼痛放射区

（3）臀下皮神经：最后两骶神经的后支，在多裂肌的深层没有分叉，与第 3 腰椎脊神经后支及尾神经相结合，自此伴发分支，分布于被盖在尾骨部的皮肤。尾神经的后支在骶管内与前支分开后，经骶骨管裂孔并穿过骶骨管下部的韧带外出。该神经的后支亦不分叉，与最末骶神经后支结合，然后自伴发出皮支，分布于被盖在尾骨部的皮肤。如图 3-4-3 所示，臀下皮神经向上发出三支主干，斜向外上方呈平行排列分布于臀下区的皮肤。另有两个分支向内行走，分布到臀纹下内侧区域。

（4）下位胸神经：下 6 对胸神经的内侧支向背侧经行于胸最长肌及多裂肌之间，分布于多裂肌及最长肌，偶尔发出皮支，穿背阔肌，斜方肌及背部深筋膜，分布于背正中线附近的皮肤。下 5 或 6 对胸神经后支的外侧支较大，亦经过髂肋肌与背最长肌之间，支配此二肌后，发出皮支，穿过下后锯肌及背阔肌，分布于肋骨角附近的皮下，第 12 胸神经后支的外侧支，向下越过髂嵴，至臀外侧部，分布于该处的皮肤。下位胸神经卡压综合征的压痛点及其疼痛放射区，见图 3-4-4。

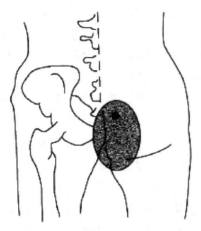

图 3-4-3　臀下皮神经卡压综合征的
压痛点及其疼痛放射区

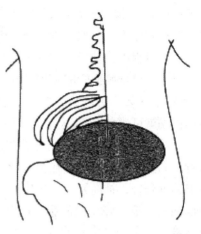

图 3-4-4　下位胸神经卡压综合征的
压痛点及其疼痛放射区

（5）股外侧皮神经：股外侧皮神经由腰大肌外缘向下跨过髂窝，先位于髂筋膜深面，至近腹股沟韧带处即位于髂筋膜中，神经于髂前上棘内侧下方 1.0～1.5cm 处穿出腹股沟韧带的纤维性管道。纤维性管道长 2.5～4.0cm，此处的神经干较为固定。剖开纤维管道，见股外侧皮神经在髂前上棘内侧，与髂筋膜紧密连在一起，有纵横交错的纤维组织包裹神经，并与髂前上棘内侧附着成一片。股外侧皮神经出腹股沟韧带的纤维性管道后行于大腿阔筋膜下方，于髂前上棘下方 3.0～5.0cm 处穿过阔筋膜，在此点神经亦相对固定。在两处相对固定的神经段，正好位于髋关节的前方。随髋关节的屈伸，该段神经容易受到牵拉和挤压。另外股外侧皮神经在骨盆内行程长，出骨盆入股部时形成的角度大，穿过缝匠肌的途径有变异等均可能是诱发神经卡压的解剖基础。

（6）腰部的皮神经：由 T7～T12 脊神经的后支发出，其以外侧支在背阔肌浅面的深筋膜中走向外侧浅出皮下，在肩胛线附近与肋间神经外侧支的后支吻合。腰部脊神经后支外侧支及臀上皮神经在穿行过程中均有返支反向内侧。

（二）病因病理

皮神经卡压的病因复杂多样，大概可归纳成三大类：

1. 管内压迫　腱鞘囊肿、神经纤维瘤、神经慢性损伤性炎症。

2. 管外压迫　骨疣、骨与肌膜损伤、韧带损伤。

3. 全身疾患　类风湿性关节炎、黏液性水肿、肥胖、糖尿病、甲状腺功能亢进、尿毒症、结核病、妊娠等可合并神经卡压症。

各种因素引起的筋膜间室内压力增高，如炎性渗出，肌肉痉挛或筋膜挛缩，这种压力在引起肌肉发生缺血性挛缩之前就对各种神经末梢产生了病理性刺激，筋膜表面张力的增高和筋膜间室内压的增高均可对分布于其表面或穿过其间的皮神经产生牵拉或压迫。周围皮神经卡压后，早期局部缺血，致血–神经屏障破坏，微循环障碍，导致神经内水肿，继而结缔组织变化，神经束间结缔组织增生。后期腱纤维出现 waller（瓦勒）

变性。神经束间形成粘连以及永久性瘢痕，使得神经束变硬、变窄，不能完成其生理功能而出现各种临床症状，如感觉过敏、感觉减退、感觉缺失、感觉过度、疼痛等。

卡压损伤过程中，神经束内的压力并不完全一致。随着卡压时间的延长，内膜液压逐渐升高可使神经内膜血管闭塞加重缺血，有的在卡压两端束膜之间形成一小型"关闭腔室"，使中心区域压力增高，造成中心区域的神经纤维破坏，早期及时去除卡压，中心区域的损伤就可避免。

神经纤维内有顺向和逆向两种轴浆流，神经卡压既可阻碍顺向轴浆流的顺利通过，也可影响逆向轴浆流的通过。在神经卡压早期，主要阻碍顺向轴浆流，虽然逆向轴浆流受阻，但程度较轻，神经元并未发生死亡，因此，卡压早期近端变化不明显，而卡压远端由于顺向轴浆流动障碍进而影响神经营养因子及轴浆转运，加剧了远端病变；另外，卡压早期神经仅出现轴突水肿和节段性脱髓鞘，并未发生变性坏死，如及早去除卡压，远端受损神经元可恢复功能。一旦神经出现变性坏死，损伤也将不可逆。

慢性神经卡压损伤所导致的神经功能丧失主要病理是神经的早期脱髓鞘改变和晚期的 waller（瓦勒）变性，因此，为恢复其神经功能，必须尽早促使髓鞘再生，防止其发生变性。消除上述不利因素，解除对神经的压迫，改善神经的微循环，有利于髓鞘再生及调整神经纤维电解质浓度和分布状况，尽早恢复神经功能，这就是卡压松解的目的。从实验结果看，凡在临床上神经卡压诊断明确，根据髓鞘再生出现时间最迟为 4～5周，经过 4～6 周保守治疗观察效果欠佳者，即可早期进行手术松解，尽早解除卡压，减轻对神经纤维结构的改变，提高疗效。

【诊断】

（一）诊断要点

1. 症状　臀胯部疼痛、麻痹或牵涉外侧疼痛、麻痹。一些患者自行捶打、按摩或热敷后减轻，遇劳累或气候变化加重，但关节活动基本正常。疼痛可忍受，一般不影响步行，但严重者也有跛行，痛侧步态不灵活，多见于中年妇女。

2. 体征　髂嵴部位神经通路有压痛或条索状改变。直腿抬高试验阴性。

3. 辅助检查　腰椎、骨盆及髋关节 X 线检查一般无明显病理改变。电生理检查偶有臀上、臀中及股后皮神经传导速度减慢。

（二）鉴别诊断

1. 腰骶后关节病　此病也有臀胯痛，但后关节部位有压痛，X 线片后关节有病理改变。

2. 类风湿性关节炎　骶髂关节的类风湿性关节炎，关节活动障碍；X 线片有明显的骶髂关节模糊、发白，类风湿因子阳性。

3. 腰椎间盘突出症　多发于中青年，有腰部受伤史、扭伤史。休息后疼痛可多减轻，部分患者有跛行及脊柱侧弯改变。增加腹压的因素（如咳嗽、打喷嚏）使症状加重。患肢直腿抬高试验阳性，加强试验阳性。可有跟腱反射减弱及第一趾背伸无力。小腿外侧及足外侧皮肤刺痛觉减退。相应脊椎椎间隙旁有疼痛。CT、MR及椎管造影检查可发现髓核向椎管内突出。当臀上皮神经卡压合并无症状性腰椎间盘突出症时，不要误诊为单纯的腰椎间盘突出症。

4. 梨状肌损伤综合征 男性青壮年多见。臀部疼痛，可放射到整个下肢。小腿及足部麻木，臀部的局限性压痛向股后、小腿后外及足底放射。沿坐骨神经可有压痛，肌电图提示潜伏期延长、纤颤电位等神经受损表现。梨状肌综合征是由于梨状肌损伤的解剖变异或因外伤，活动后劳损等原因引起梨状肌水肿肥厚、变性及挛缩，从而俯卧位放松臀部时，可在臀中部触摸到横条纹较硬或隆起的梨状肌。局部压痛明显，髋内收、内旋受限并加重疼痛。

5. 第 3 腰椎横突综合征 第 3 腰椎横突综合征好发于从事体力劳动的青壮年，有腰部外伤史。主要症状为腰部疼痛，可沿大腿向下放射，极少数可累及小腿外侧。不因腹压增高而症状加重。第 3 腰椎横突尖有明显的压痛，定位固定，是本病的特点。晚期可见臀肌萎缩，此点有诊断意义。股内收肌紧张症状在部分患者十分明显，这是由于 L1～L3 发出的神经根后支遭受刺激后，反射地引起股内收肌痉挛的缘故。体检可以触及过长的腰椎横突。X 线片检查发现第 3 腰椎横突过长。做第 3 腰椎横突尖利多卡因封闭，疼痛立即消失，是有用的鉴别方法。

6. 急性腰扭伤 搬重物时动作不协调或者负重过大，伤后腰部剧痛，呈持续性。活动后加重，腹内压增高时加重症状。腰部呈僵硬状，竖脊肌痉挛，腰部活动明显受限。棘间棘上韧带损伤时，棘突间及上部明显压痛。

7. 急性骶髂关节损伤 扭伤后臀部疼痛，行走困难沿骶髂关节间隙处有压痛，"4"字试验阳性，一般无下肢放射痛。无皮肤感觉障碍。平卧屈膝、屈髋时疼痛加重。

【治疗】

（一）治疗原则

以理筋为主。

（二）治疗方法

1. 理筋

（1）在臀部疼痛处行药熨、中药熏蒸法。将活血化瘀、温经通络的中药打成粗粉，加酒、醋各半拌匀，加热后用纱布包裹，在病变局部热敷致皮肤潮红。

（2）针灸法：取阿是穴、环跳、上髎、中髎、下髎等穴位。也可配合电针治疗，每日 1 次，每次 30 分钟，10 次为 1 个疗程，休息 1 日，再行第 2 个疗程。

（3）推拿法：分筋理筋：用双拇指或单拇指在患处与肌纤维方向垂直左右弹拨，起到分离粘连、疏通经络、促进局部血液循环的作用。将移位的软组织（韧带、肌腱、肌纤维、神经等）扶正，再顺纤维方向按压、抚平，使组织恢复正常解剖位置，适应生理功能。肌肉恢复正常解剖位置后再用单拇指（或辅以其他指）在患处静压 10~20 秒钟，以缓解肌肉痉挛并达到镇痛作用。

（4）铍针松解法：应用铍针进行闭合松解，解除卡压，使神经恢复正常解剖位置关系。

2. 正脊调曲 对腰椎椎曲异常者可选用腰椎旋转法恢复腰椎正常曲度。

3. 周围神经阻滞 在条索状物及压痛部位应用 2% 利多卡因注射液 2mL、地塞米松磷酸钠注射液 2.5mg、注射用水 7mL 局部注射。

4. 药物治疗 可以选用消肿止痛、疏散寒邪、温经通络类中成药，如腰痛宁胶囊，或局部外贴消痛贴膏。也可应用非甾体抗炎药物及肌肉松弛剂，必要时按阶梯使用阿片类药物。

5. 功能锻炼 选用"健脊强身十八式"中的第十二式进行功能锻炼。

（三）注意事项

治疗期间，患者应减少腰部及下肢活动，注意腰骶、臀部保暖，指导患者进行增强脊柱稳定性的练习。

【预防】

避免腰臀扭挫伤，注意局部保暖。

第二节 骶髂关节错缝症

骶髂关节错缝症是指在外力的作用下，骶骨与髂骨的耳状关节面及其周围韧带肌肉损伤和超出生理活动范围，使耳状关节面产生微小移动而不能自行复位，且引起疼痛和功能障碍者，亦被称为骶髂关节半脱位。临床较为常见，是腰腿痛的常见病因之一。好发于青壮年女性，若不及时治疗或治疗不当，可引起持续性的下腰痛。

【功能解剖与病因病理】

（一）功能解剖

骶髂关节的活动范围微小，正常的骶髂关节只有少许的前后旋转活动。骶髂关节的关节面不平，有凹陷和隆起互相咬合，并借助骶髂前后韧带和骶髂间韧带加强稳定性。除非有强大外力，否则骶髂关节不易错缝。

骶髂关节的结构具有双重性。该关节一部分属于纤维联结，另一部分属于滑膜联结。在骶粗隆与髂粗隆之间的缝隙为纤维所填充。承受压力、传递重力以及缓冲支撑反作用力的主要是该关节的纤维部。此部韧带除了人体在卧位状态，经常处于重压之下，易于损伤，一旦骶髂关节纤维部损伤，滑膜联结难以维持关节的完整性。

青春期后的女性，此关节的活动范围增加，到妊娠最后 3 个月尤为显著，分娩后 3~5 个月可完全恢复。由于女性在生理上的特点，故患骶髂关节疾病者较男性多。

（二）病因病理

骶髂关节错缝，主要是暴力所致。如突然跌倒，单侧臀部着地，地面的作用力通过坐骨结节向上传导，而躯体向下的冲击作用力通过骶髂关节向下传导，两个作用力在骶髂关节汇合，将髂骨推向上向内错移，而产生骶髂关节错缝。同样的机理，单侧下肢的突然负重，如跳跃、坠跌等，也可引起骶髂关节错缝。

下蹲位持重站立时扭伤，或身体向前、向后跌仆，使骶髂关节过度前后旋转，将髂骨推向内、上方而产生错移，致骶髂关节错缝。腹直肌的强烈收缩，髂骨关节面可在骶骨上向前旋转；而股后肌收缩时，使髂骨关节面在骶骨上向后旋转。由于这种旋转作用力的存在，可使骶髂关节交锁在一不正常的位置，而产生错缝，引起疼痛发生。

妇女在妊娠期和产后，因内分泌的作用，使骶髂关节松弛，如受到扭转、牵拉、碰挫、滑跌等而产生错缝。

严重的骶髂关节错缝，可使关节周围的肌筋、韧带等产生撕裂，使关节的稳定性降低，负重或活动时有加重错缝的可能。轻微的错缝，有自行恢复的可能。如骶髂关节反复的错缝损伤或关节错缝未能得到及时正确的治疗，局部出血、机化、瘢痕形成，充填关节的空隙，造成复位困难和关节不稳，日久引起顽固性的持续下腰部疼痛。

【诊断】

（一）诊断要点

1. 症状　下腰部疼痛，并有单侧或双侧骶髂关节处臀外上方疼痛。有的单侧或双侧交替发生类似坐骨神经样疼痛。患侧骶髂关节周围有肌肉痉挛，下肢活动受限，且不能负重，跛行。弯腰、翻身、仰卧等均能引起症状加重。患侧下肢疼痛无力，可有下肢放射性疼痛，偶有麻木感，自觉下肢有延长或短缩。患者多有外伤史、腰胯负重史，或者妇女有妊娠生育史。

2. 体征　检查可见患侧骶髂关节肿胀，较健侧突起。患侧髂后下棘的内下角有压痛、叩击痛，有时可触及痛性筋结。双侧对比触摸髂后上棘时，可感觉患侧髂后上棘有凸起或凹陷。患侧下肢缩短，髂后上棘凸起，为向后错缝移位；反之，患侧下肢变长，髂后上棘凹陷，为向前错缝移位。

此外，下肢伸直，用拳叩击足跟，即下肢纵轴叩击试验也可引起患侧骶髂关节疼痛。骨盆分离试验及"4"字试验、床边试验、旋腰试验等均为阳性。

3. 辅助检查　X线检查：拍摄骨盆X线片，一般无明显变化。有的患侧骶髂关节间隙略有增宽或变窄，耻骨联合略有上下移动。陈旧性者则可见骶髂关节上下边缘出现骨质增生现象。

（二）鉴别诊断

1. 骶髂关节扭伤　本病与骶髂关节扭挫伤的临床鉴别较困难，两者的致病原因、临床表现和体征基本相同，治疗方法也基本相同。因此，许多学者往往将两病一并进行论述。但骶髂关节扭挫伤，患侧下肢无量比差出现，X线无改变，局部封闭后症状可获得缓解，由此可以进行鉴别。

2. 腰椎间盘突出症　骶髂关节错缝一旦发生，局部肌肉痉挛，腰骶部有侧弯和前屈畸形，可误诊为腰椎间盘突出症。但腰椎间盘突出者腰痛，可伴有一侧下肢放射性麻木胀痛、间歇性跛行，脊柱两侧肌肉紧张，椎旁有明显压痛及向患肢的放射性窜痛。

3. 骶髂关节结核　无外伤史或仅有轻微外伤史，有全身症状，如低烧、盗汗、消瘦等，X线片检查有骨质破坏。

【中医辨证】

（一）辨证要点

根据损伤机理及临床表现可将本病分为气滞血瘀证和肝肾亏虚证。

（二）辨证分型

1. 气滞血瘀证　有明显的外伤史，单侧下肢突然负重史，可使骶髂关节筋脉突然受伤，气血瘀滞不通，不通则痛；从而会出现腰痛转侧不利，活动受限，痛有定处，骶髂关节部有压痛，腰骶部周围肌肉明显紧张，腹胀，大便干，舌紫黯，有瘀斑，苔薄黄，脉弦紧或涩。

2. 肝肾亏虚证　素体肝肾不足，或劳力负重，或妇女妊娠、产后筋骨慢性劳损，气血虚弱，致使骶髂关节韧带松弛，筋骨不固而错位；舌淡苔白，脉细弱。

【治疗】

（一）治疗原则

筋骨并重，以理筋、手法正骨复位、练功为主，使骶髂关节恢复正常位置。

（二）治疗方法

1. 手法治疗　本病的治疗是以手法复位为主，先在局部进行按摩，以疏通经络，缓解痉挛，然后施以复位手法。常用的手法治疗方法有以下几种：

（1）脚蹬手拉复位法：患者俯卧床上，术者立于患侧，右侧骶髂关节错缝，术者用右足跟蹬在患者坐骨结节上，双手握住患足踝部，然后用力向上蹬坐骨结节，同时反向用力牵拉下肢，使其复位。（图 3-4-5）

（2）推送复位法：患者俯卧位，一助手双手重叠压住患者坐骨结节，准备向上顶推。术者立于助手对面，双手重叠压患侧髂后上棘，准备向下推送。两人同时用力相对推送，使其复位。也可在推送的同时，让一助手握住患侧下肢踝部向下牵引。（图 3-4-6）

（3）过伸压推复位法：患者侧卧位，患侧向上。术者站于患者背侧，一手压住骶骨，一手握住患肢踝部，先使其膝关节屈曲90°，然后一手推骶向前，另一手拉患肢向后使之呈过伸位，先轻轻推拉数下，再重力向后一拉，使髂骨向后旋转而复位（图3-4-7）。

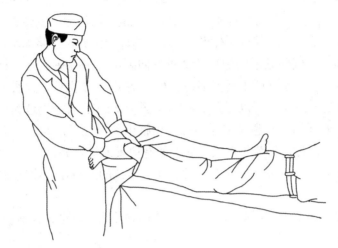

图 3-4-5 脚蹬手拉复位法

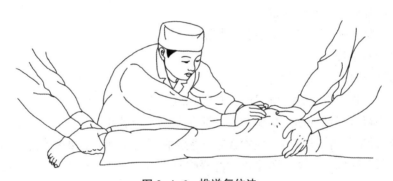

图 3-4-6 推送复位法

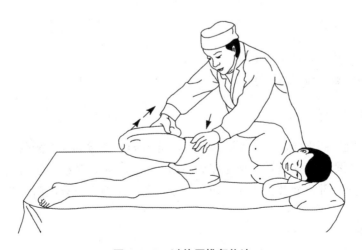

图 3-4-7 过伸压推复位法

（4）牵抖法：患者俯卧位，双手抓住床头。术者站于床尾，两手分别握住患者两踝，逐渐向下牵引身体。在牵引的同时，抬高下肢，使小腹部略离床面，然后左右摆动下肢数次，在摆动下肢的过程中上下抖动数次，使其复位。

（5）三步推拿法（即松解患部、推扳复位、整理腰胯）：患者俯卧位，医者站其左侧，首先判断患者骶髂关节前错位还是后错位，这是手法治疗的主要依据。具体操作方法如下：①患者俯卧位，医者站其右侧，先用一指禅推法放松骶髂部及臀部肌肉5分钟左右，以患侧为主，健侧做辅助治疗。②患者仰卧位，医者在患侧下肢做屈膝屈髋动作，幅度由小到大，在正常的生理范围内进行，做完2~3次后，检查一下骶髂关节的复位情况，如果还未复位，可以再做1~2次同样的动作，直至复位为止。③患者侧卧位，医者与其相对而站，对患者偏歪的棘突用腰椎斜扳法予以纠正。患者即刻感到疼痛减轻，全部症状消除。关节复位成功后，如有原发或继发病损，可每隔3~5天做辅助放松手法治疗1次，3~9次为1个疗程。如已复位的关节在治疗过程中又发生错缝，再施手法复位。

2. 固定方法　复位后仰卧硬板床休息1~2周，然后可逐渐进行活动。

3. 药物治疗

（1）气滞血瘀证

治则：活血化瘀，理气止痛。

方药：身痛逐瘀汤（《医林改错》）加减。

（2）肝肾亏虚证

治则：补益肝肾，强筋健骨。

方药：六味地黄丸（《小儿药证直决》）加减。

此外，还可以局部外贴消痛贴膏，以活血化瘀、消肿止痛。

4. 功能锻炼　病情缓解后，应加强腰、髋部的功能锻炼，以缓解腰、髋部的肌肉紧张，增强腰骶部肌肉的力量。可采用"健脊强身十八式"中第十式、第十一式、第十三式、第十六式和第十七式进行功能锻炼。

（三）注意事项

1. 复位时手法不要使用暴力。

2. 有损伤史者，应详查病史。

【疗效评定标准】

1. 治愈　腰骶部疼痛消失，腰腿部活动功能自如，影像学检查骶髂关节结构正常。

2. 好转　腰骶部疼痛减轻，腰腿部活动功能改善，影像学检查骶髂关节结构改善。

3. 未愈　腰骶部疼痛及腰腿部活动功能无改善，影像学检查骶髂关节结构无改善。

【预防】

避免腰髋部剧烈运动和腰骶部受凉，避免单侧下肢突然负重。

第三节 梨状肌损伤综合征

由于各种原因所致臀部梨状肌部位肌肉紧张、痉挛、疼痛或放射性下肢痛者，称梨状肌综合征。

【功能解剖与病因病理】

（一）功能解剖

梨状肌起自骶骨前面，经坐骨大孔向外，止于股骨大转子内上方，是髋关节的外旋肌（图3-4-8）。坐骨神经一般从梨状肌下缘出骨盆，在臀大肌下面降至大腿后面，并在该处分为胫神经及腓总神经，传导小腿、足部的感觉并支配小腿、足部运动。梨状肌损伤在临床腰腿痛的患者中占有一定的比例，为常见的损伤之一。

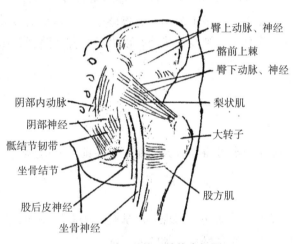

图3-4-8 梨状肌的体表投影

（二）病因病理

髋关节过度内外旋或外展、肩负重物，或久站、久蹲、感受风寒之邪均可损伤梨状肌，使该肌肌膜破裂或有部分肌束断裂，梨状肌出血，炎性水肿并呈保护性痉挛状态。常可压迫刺激坐骨神经，而引起臀后部及大腿后外侧疼痛麻痹。由于梨状肌的变性，后期常可成一硬性条状肿块，压之疼痛。久之也可引起臀大肌、臀中肌萎缩。

【诊断】

（一）诊断要点

1. 症状 患侧臀部疼痛并向同侧下肢后侧或外侧放射。急性损伤者疼痛较甚，可呈牵拉样、烧灼样或刺割样疼痛，不能行走，自觉患肢变短或有跛行，但髋关节活动功能正常。慢性损伤者常感患侧臀部或下肢酸胀麻痛，疼痛因活动或劳动后加重，休息后可减轻。有时疼痛向同侧下肢后外侧或会阴部放射，有时会阴部有坠胀感或有排尿异常、阳痿等。部分患者可出现患侧皮肤麻木、感觉减退、肌肉萎缩等。

2. 体征 梨状肌体表投影区有明显压窜痛，并可触及"条索状"隆起的肌束，慢性者可见臀部肌肉松软或肌肉萎缩。患肢直腿抬高试验在 60°以前臀部及下肢隐约痛，但当抬腿超过 60°时疼痛反而减轻。梨状肌紧张试验、大腿内旋抗阻力试验多为阳性。

3. 辅助检查 X 线片可排除髋部、骶骨、坐骨骨性疾病。

（二）鉴别诊断

1. 腰椎间盘突出症 坐骨神经痛是出自受压的神经根，脊椎旁可有压痛和放射痛，严重者脊柱生理弯曲改变，并有侧弯，X 线检查可见椎间盘变窄、椎体旋转、椎曲异常。CT、MRI 可明确诊断。梨状肌局部封闭治疗不能缓解神经根的疼痛。

2. 坐骨神经炎 坐骨神经炎多由细菌、病毒感染，风寒湿的侵袭，维生素的缺乏而使神经发炎水肿所致，除有坐骨神经症状外，以沿坐骨神经路径的压痛为其特点。

【中医辨证】

（一）辨证要点

根据致病因素及临床表现可将本病分为血瘀气滞证、寒湿痹阻证和湿热阻络证。

（二）辨证分型

1. 血瘀气滞证 多为急性损伤后出现，局部轻度肿胀，刺痛，压痛固定不移，动则痛甚，关节活动不利，舌黯或有瘀点，脉弦或沉涩。

2. 寒湿痹阻证 髋部隐痛，疼痛遇天气转变加剧，关节屈伸不利，伴麻木感，喜热畏寒。舌淡苔薄白，脉弦滑。

3. 湿热阻络证 髋部重坠胀肿，局部反复肿胀，时轻时重，或有灼热，活动时疼痛加剧。舌红苔黄腻，脉滑数。

【治疗】

（一）治疗原则

以理筋为主。

（二）治疗方法

1. 理筋

（1）梨状肌弹拨法：患者俯卧床上并放松肌肉，上肢向后伸，术者立于患者的患侧，先用拇指按压梨状肌部，并用力向下按压片刻后再顺梨状肌纤维行走方向反复拨动和按摩。

（2）按揉松筋法：患者俯卧，自然放松。术者叠掌按揉臀部肌肉，反复按揉使局部肌肉由僵硬变为松软，且有发热感为度。

（3）弹拨筋络法：术者以双手拇指用力触及梨状肌，然后沿与肌纤维走行方向相垂直的方法来回弹拨10次左右。

（4）肘尖点按法：术者屈肘以肘尖在痛点明显处静点3分钟，力量务必由轻到重，再由重到轻缓缓抬起，此法有较好的解痉止痛之效。

（5）运摇牵拉法：患者仰卧，健侧下肢屈髋屈膝，术者一手握其踝部，一手置于膝部，做环状运摇，同时配合以牵拉蹬空，操作5～10次。再以同法行患侧下肢操作。

（6）理筋收功法：患者俯卧，术者以掌根或以前臂尺侧按揉臀肌，而后用双掌交叉按压局部10次左右，整理收功即可。每日1次，10次为1个疗程。

（7）针灸：取患侧阿是穴、环跳、殷门、承扶、阳陵泉、足三里等穴，用泻法，以有麻感向远端放散为宜。针感不明显者，可加强捻转。急性期每日1次，好转后隔日1次。

2. 药物治疗

（1）血瘀气滞证：治宜理气活血，化瘀通络，方用身痛逐瘀汤加减。

（2）寒湿痹阻证：治宜散寒除湿，祛风通络，方用蠲痹汤、独活寄生汤之类。

（3）湿热阻络证：治宜清热除湿，方用加味二妙散加减。

此外，还可以局部外用活血化瘀、消肿止痛的膏药，如消痛贴膏。

3. 疼痛较重者可选取铍针松解治疗。

（三）注意事项

本症主要是早期诊断，早期治疗，在治疗上需采用综合疗法。若拖延日久，可出现局部肌肉萎缩，给治疗带来困难，且多反复发作。

【预防】

日常生活中应避免髋关节过度内外旋或外展、肩负重物、久站、久蹲，防寒保暖，防止梨状肌损伤。

第四节　耻骨联合分离症

耻骨联合错缝，是指在外力作用下，耻骨联合发生微小的错移，而且不能自行复位并有功能障碍者。

【功能解剖与病因病理】

（一）功能解剖

耻骨联合由左右耻骨联合面借软骨联成，紧贴耻骨联合面的是透明软骨，两耻骨联合面之间是纤维软骨。在纤维软骨的内部有一垂直的耻骨联合部。耻骨联合被耻骨上韧带和耻骨弓韧带等加强，但起主要联合作用的，仍是两耻骨联合之间的纤维软骨。

耻骨联合是一微动关节，结构较坚固，一般的情况下不易发生错移，因此临床中耻骨联合错缝症较少见。妇女在孕期、经期、产期等因内分泌的作用，耻骨联合可产生微小的分离，这是一种生理的变化，不是本节讨论的内容。

（二）病因病理

耻骨联合错缝，多因外界暴力所致，当单腿站立负重突然滑跌，或跌倒时单侧臀部着地，在地面的反冲作用与身体的重力相互作用下，可发生耻骨联合的错移；或外来暴力直接作用于耻骨联合部，不足以引起耻骨骨折和耻骨联合的显著分离时，就可以引起耻骨联合的错移。由于外力作用的方向不同，耻骨联合可产生不同方向的错移。

此外，孕期、经期、产期的妇女，耻骨联合周围韧带松弛，遇轻微外力即可导致耻骨联合分离。

【诊断】

（一）诊断要点

1. 症状　耻骨联合疼痛，活动受限，如单腿站立、弯腰、翻身等可引起局部疼痛加剧。耻骨联合错缝症多见于女性，多有外伤史。

2. 体征　耻骨联合局部有压痛与叩击痛，髋关节外旋、外展活动受限，骨盆挤压与分离试验阳性。耻骨联合错缝较著者，可触摸到耻骨联合上下缘不整齐。

3. 辅助检查　X 线检查可见耻骨联合间距离明显增宽超过 5mm，有的可达 10～15mm，并有上下错位现象。慢性者可见耻骨联合关节面毛糙不平、增生等改变。

（二）鉴别诊断

X 线片可鉴别是否有骨折。

【治疗】

（一）治疗原则

以手法复位为主。

（二）治疗方法

1. 手法治疗

（1）牵拉复位法：此法适应于耻骨联合向上错缝者。患者半仰卧位，助手双手放在髂前上棘处，固定骨盆并做骨盆分离状；术者用一足蹬住健侧的耻骨下支部，双手握住患侧下肢踝部，做上蹬下牵状，然后两人同时用力即可复位。

（2）按压复位法：此法适用于耻骨联合前后错缝者。患者仰卧位，助手姿势同前法，术者双手重叠按压在耻骨联合部，做向下按压状，然后两人同时用力，即可复位。

2. 固定方法 宜卧床休息 2 周左右，3 周内不宜负重。

3. 药物治疗 内服药物以活血通络为主，可用复元活血汤或桃仁四物汤加减。

（三）注意事项

采用手法复位治疗时，应掌握好力度，避免再次出现损伤。

【预防】

本症为慢性劳损，可能出现反复疼痛，必要时可用骨盆带保护。

第五节 坐骨结节滑囊炎

坐骨结节滑囊炎，是指坐骨结节周围的滑液囊因外伤、劳损等因素所致其囊液聚积，局部肿胀和无菌性炎症反应，而出现以局部疼痛为主的病症。

【功能解剖与病因病理】

（一）功能解剖

坐骨结节滑囊位于臀大肌与坐骨结节之间的坐骨结节部，为坐骨结节的保护装置。当滑囊受伤可出现疼痛症状。

（二）病因病理

久坐，尤其是经常坐硬凳子或身体较瘦弱或常年伏案工作的人，由于坐骨结节长期负重，所受压力最大，受到直接或间接刺激。摩擦或创伤（突然落座致使蹾伤）等原因可致使其囊液渗出增多，囊壁增厚或纤维化，逐渐形成囊肿，导致无菌性炎症反应而出现临床症状。

【诊断】

1. 症状 患病后自觉坐骨结节处疼痛不适，坐位时症状加重。有长期坐位工作史或臀部跌伤史。

2. 体征

（1）坐骨结节部局限性压痛明显，常可扪及圆形或椭圆形囊性肿块，活动度差，局部多无红肿。

（2）必要时可局部穿刺，穿刺液多为淡黄色黏液，但一般不需做常规穿刺。

3. 辅助检查　X 线片常无异常发现。实验室检查常无阳性发现，穿刺液检查，可能有红细胞存在。

【治疗】

（一）治疗方法

1. 理筋

（1）针灸疗法：局部针刺，用骨空针法加电针。

（2）推拿手法：定期按揉局部效果会更好。患者取俯卧位，医者先用拇指按揉患侧坐骨、环跳、闭孔等穴位 1～2 分钟，再在坐骨结节周围用深沉的按揉法按揉 5～7 分钟，以坐骨结节部痛点为重点，同时可在坐骨结节部弹拨数次。若扪及囊性肿块，可适当增加弹拨力度。然后嘱患者侧卧，患侧在上，屈髋屈膝位，医者用空拳叩打坐骨结节部，并自上而下推擦此处数次，以透热为度。

2. 局部痛点封闭　一般在抽出渗液后囊内注射醋酸氢化可的松或泼尼松 12.5mg 加 1% 盐酸普鲁卡因 6mL 的混合液以做局部痛点封闭，2～3 次症状多能缓解或消失。

3. 药物治疗　疼痛局部外贴消痛贴膏，可活血化瘀、消肿止痛。

（二）注意事项

本症主要早期发现，早期治疗。为避免坐骨结节受压，治疗后嘱患者避免坐硬凳子。

【预防】

1. 应纠正长期坐硬凳子的不良习惯，如无条件可在硬凳子上加一软坐垫，或皮圈坐垫，以减轻和缓冲硬座具对坐骨结节的直接对抗和压迫。

2. 改变长期坐着不动的不良习惯，一般要在 45 分钟左右（最长不要超过 1 小时）站起来活动一下，必要时自己用手按摩或拍打坐骨结节部 3～5 分钟，以促进局部血液循环、改善代谢。

3. 养成良好的坐姿习惯，要求轻坐、平坐，以避免落座过猛而使坐骨结节直接受冲击力或受力不均而诱发本病。

>> **复习思考题**

1. 皮神经卡压的常见病因有哪些？

2. 松解皮神经卡压的目的是什么？

3. 简述臀部皮神经卡压症与梨状肌损伤综合征的鉴别要点。

4. 简述骶髂关节错缝症的诊断要点。

5. 骶髂关节错缝症的复位方法有哪些？

6. 简述梨状肌损伤综合征的病因病理。

7. 耻骨联合分离症的治疗原则是什么？

8. 简述坐骨结节滑囊炎的预防方法。

（张　琥　王慧敏）

第五章　脊源性疾病 ▷▷▷▷

第一节　颈性眩晕症

由于颈椎骨关节紊乱、椎曲改变，刺激椎动脉、交感神经及本体感觉，引起的头晕目眩，称之为颈性眩晕。属中医学"眩晕"或"头晕"范畴。

【功能解剖与病因病理】

（一）功能解剖

1. 椎动脉由锁骨下动脉发出，左右各一，穿过颈椎两侧五个横突孔，经枕骨大孔上升到颅内后，两条椎动脉汇合在一起，形成一条粗大的基底动脉，即我们通常所称的椎－基底动脉系统。基底动脉至中脑又分成两条大脑后动脉，供应大脑后 2/5 的血液，包括枕叶、颞叶的基底面及丘脑等。椎－基底动脉在小脑和脑桥的分支，供应小脑和脑桥的血液。

2. 两侧颈内动脉与大脑后动脉之间，有后交通支连接起来，构成脑底动脉环。当此环的某处血液障碍时，可互相调节供应。

3. 当颈部出现颈椎错位、椎曲异常、寰枢关节错位或椎间盘突出等病理改变时，一方面，可以直接压迫或刺激椎动脉，使椎动脉管腔变细，血流量减少，代偿侧椎动脉已经受压迫，失去代偿作用，大脑就会出现暂时性缺血，继发眩晕症，甚至猝倒；另一方面，由于椎动脉表面富含交感神经纤维，若颈交感神经受刺激，累及椎动脉，则会引起椎动脉痉挛，使大脑出现一时性缺血，继发眩晕症。

4. 走行至寰枢椎处的椎动脉有 4 个弯曲，这种解剖结构特点使得此处的椎动脉易于受到病损的刺激，进而出现颈性眩晕。

（二）病因病理

1. 颈椎劳损　长期低头、睡眠枕头高低不适等容易引起颈部肌肉损伤、缺血，肌力失衡，导致颈椎椎体旋转或颈椎生理曲度异常，椎动脉受压或刺激颈交感神经，导致椎－基底动脉供血不足。

2. 颈部受寒　颈部感受风寒，肌肉收缩，影响血液循环，局部缺血，肌力失衡，引起颈椎错位，椎曲异常，椎－基底动脉供血不足。

3. 外伤　外伤可损伤颈部肌肉和韧带，破坏颈椎的稳定性，进而使椎动脉受压或刺激颈交感神经。

【诊断】

（一）诊断要点

1. 症状

（1）基本表现：一般有颈部活动障碍，或活动时颈部有摩擦音，局部疼痛或疼痛不明显，或局部有冷热感。

（2）首发症状：眩晕与颈部转动有关，表现为旋转感、倾斜感、摇动失稳感等，发作时间多为数秒或数分钟或2~3周才缓解；缓解期症状仍有轻度存在；严重眩晕者当颈部体位改变时突然出现晕倒，但意识清楚，听力正常，数秒或数分钟即完全恢复。

（3）伴随症状：①头痛：头痛为较常见的伴随症状。椎－基底动脉缺血时，侧支循环血管扩张，血流量增加导致头痛，其发生部位多在枕部或两颞部，位置较深，多为胀痛，困重感，可伴有恶心、汗出等。②运动障碍：脑干缺血累及锥体束时可发生轻度瘫痪，表现为单瘫或四肢瘫，有时出现延髓麻痹症，如吞咽障碍、喝水反呛、语言不清、声音嘶哑，有的出现单侧或双侧面神经麻痹等。③听觉与视觉障碍：内庭动脉缺血可导致耳鸣、听力减退，甚至耳聋；大脑后动脉与脑干缺血可有眼蒙、失明；还可以出现眼前发黑、幻视、复视、眼球震颤等。

2. 体征　颈部活动受限，棘突旁可有压痛，枕下肌群痉挛，或可触及棘突或横突偏移，头颈部体位改变时眩晕加重。

3. 辅助检查　X线检查颈椎侧位片可见颈椎生理曲度异常、椎间隙变窄；正位片可见椎体旋转、钩椎关节不对称；斜位片可见椎间孔的形态改变及孔径减小；张口位可见寰枢关节间隙不对称、寰椎双边征。颈椎CT可观察横突孔的形态、大小、有无孔内骨赘，可判断椎动脉横突孔端是否存在压迫因素。数字减影椎动脉造影（DSA）对诊断有一定价值；脑干诱发电位有助于眩晕的定位和定性诊断。

（二）鉴别诊断

1. 高血压眩晕　表现为眩晕、血压偏高，服降压药后眩晕缓解。

2. 因长期失眠也可引起眩晕，问诊时应明确患者的睡眠状况。

3. 梅尼埃病

（1）突然发作，持续时间3~5天。

（2）间歇期无症状。

（3）发作时常与刺激因素有关，如光线、声音，全身活动时加重。

（4）严重时伴有面色苍白、大汗、呕吐等迷走神经症状。

（5）无颈部症状及阳性体征。

4. 良性发作性位置性眩晕　常因外伤、耳病引起内耳椭圆囊的耳石变性、移位。鉴别点有：

（1）常见于 50～60 岁的妇女；

（2）睁眼时查出位置性眼球震颤；

（3）眩晕有周期性特点；

（4）无颈部症状及阳性体征。

5. 大脑中枢性眩晕

（1）听力与平衡同时障碍；

（2）自发性眼颤并具有位置性特点；

（3）可有运动性失语；

（4）视野缺损，常发生在上 1/4 视野区；

（5）颞叶癫痫发作，发作前后有严重的头晕；

（6）无颈部症状及阳性体征。

【中医辨证】

（一）辨证要点

本病属中医学"眩晕"或"头晕"范畴，根据病邪侵犯机体的不同，分为瘀结证、肝阳上亢证和亏损证。

（二）辨证分型

1. 瘀结证　以气滞血瘀为主，或兼有痰湿郁结，主要表现为颈痛、头晕头痛、胸闷、欲吐，上午重、下午轻，颈部突然转动时眩晕加剧，缓慢转动眩晕反减，或伴有咳嗽吐白痰。舌红或有瘀斑，苔薄白或薄黄，脉细弦或细涩。

2. 肝阳上亢证　主要表现为头晕痛而重、面赤、耳鸣、口苦、失眠、眼红、便结、尿黄，甚者有抽搐、口眼歪斜等症状。舌质红赤，苔黄而干，脉弦。

3. 亏损证　以气血或肝肾亏损为主，多见于久病之后。主要表现为头晕、耳鸣、身疲气倦、少气懒言、腰膝酸软、失眠多梦、小便清长、舌淡，苔薄白，脉细弱或沉细。

【治疗】

（一）治疗原则

颈性眩晕的治疗以理筋、调曲、练功为原则，以松解颈、肩背部肌肉，纠正颈椎关节移位，恢复颈椎生理曲度，使骨正筋柔，血脉通畅。

（二）治疗方法

1. 理筋

（1）药熨：在颈肩部进行药熨，以松解肌肉痉挛粘连。

（2）针刺法：取颈部压痛点（阿是穴）、风府穴、风池穴、肩井穴、颈部夹脊穴，可加电针或激光照射。

（3）推拿：眩晕缓解后可在对颈、肩部肌肉处进行捏拿、揉按、分筋理筋，以舒筋通络，散瘀通滞。

2. 正脊调曲

（1）正脊骨法：辨证施法。存在颈椎旋转者，可选用颈椎旋转法；颈椎曲度异常者用牵颈折顶法；寰枢关节错位者选择寰枢端转法。

（2）牵引法：采用上病下治法，行三维调曲法或四维调曲法调整腰椎曲度。对颈椎生理曲度异常者待眩晕缓解后可行仰卧位颈椎布兜牵引法。

3. 药物治疗

（1）瘀结证

治则：祛瘀散结。

方药：用桃红四物汤加葛根、红花、菊花等。如有痰湿郁结，加半夏、陈皮、茯苓、紫苏等。

（2）肝阳上亢证

治则：平肝息风。

方药：用天麻钩藤饮加减，如有阴虚火旺者加龙骨、牡蛎、沙参、麦冬等。

（3）亏损证

治则：补益气血。

方药：用八珍汤加菊花、党参、枸杞等，如肝肾亏虚，可用六味地黄汤加减。

此外，还可以服用具有活血通络、散风止痛功效的颈复康颗粒，或外用活血化瘀、消肿止痛类膏药，如消痛贴膏。

4. 功能锻炼 积极锻炼颈部肌肉可增强颈椎生物力学结构的稳定性、促进血液循环，能有效预防并减轻颈性眩晕。可参照"健脊强身十八式"中第二式、第五式、第六式进行功能锻炼。

（三）注意事项

1. 颈椎中线棘突本身有压痛应注意可能有骨折、结核、肿瘤等病变，必须首先明确诊断。

2. 颈部如有严重强直，左右毫无旋转幅度，不宜做旋转手法，须先作热敷以使颈部肌肉放松。

3. 对于此类疾病，首先应排除其他疾病，尽可能明确诊断后，再实施治疗，如不能明确诊断者，可谨慎实施诊断性治疗。

【疗效评定标准】

1. 痊愈 眩晕消失，椎体旋转及椎曲恢复。

2. 显效 眩晕缓解，椎体旋转及椎曲恢复。

3. 无效　眩晕无明显好转，椎体旋转及椎曲无改善。

【预防】

1. 防止颈部外伤，一旦外伤及时治疗，避免留下隐患继发眩晕。

2. 颈部不宜长时间在一个强迫体位工作；枕头不宜过高。注意颈部各项活动的功能锻炼。宜多做头部后伸运动。

3. 防止颈部受凉，冬天注意颈部保暖，颈部出汗多时不宜过度吹风或洗冷水澡等。

4. 如有颈椎病的早期表现，应及时治疗，避免病情发展。

第二节　颈性失眠症

失眠是睡眠质量差，以及睡眠中出现行为异常的表现，也是睡眠和觉醒正常节律性交替紊乱的表现。临床上失眠是睡眠障碍中较多见的类型，与脊柱相关的睡眠障碍多见于颈部疾患导致交感神经受到刺激或压迫，引起大脑的兴奋性增高，造成睡眠时间不足或睡眠不深熟或两者并存，称为颈性失眠。属中医学"不寐"范畴。

【功能解剖与病因病理】

兴奋或抑制是大脑皮层的基本活动。兴奋活动过度可使皮质的神经细胞功能减退，而抑制过程可使神经细胞恢复功能。人在正常情况下，当大脑皮质经过相当长时间的兴奋或一时过强的兴奋后，皮质细胞处于疲劳状态中，可引起抑制，抑制过程在大脑皮质中占优势时就开始扩散，当抑制过程扩散至整个大脑皮质及皮质下中枢时，就形成睡眠。

引起失眠的原因很多，如环境改变、饮食因素、情绪波动、躯体疾病等。由颈源性疾患引起的失眠与下列因素有关：

1. 疼痛　颈椎病所引起的头痛头胀、项背疼痛、手臂麻痛等均可引起患者的情绪改变而导致失眠；此外与颈髓相应节段区的内脏牵涉痛，如胃痛、心绞痛等也是引起失眠的原因。

2. 椎动脉病变　睡眠–觉醒的调节中枢在视丘下部，视丘后下部有促进系统的中枢，视丘前下部有抑制系统的中枢，由于两者的影响，形成了睡眠和觉醒的节律。其中丘脑下部是由椎–基底动脉的终末支发出的丘脑穿通动脉供血。当颈椎小关节错位或增生的骨赘直接压迫或刺激椎动脉，或刺激、牵拉、压迫交感神经节、交感神经，引起血管痉挛、管腔变窄，导致丘脑下部供血不足时，均可出现睡眠障碍。丘脑前下部兴奋增强时睡眠过多，丘脑后下部兴奋增强时则易失眠。

3. 交感神经功能紊乱　交感神经与颈椎周围组织关系密切，在椎动脉壁上分布有丰富的交感神经纤维。当颈椎病累及颈交感神经时会引发椎动脉的收缩、痉挛，影响脑部供血，使脑内二氧化碳浓度增高，从而兴奋性增高，导致失眠。如第 1~3 颈椎错位，损害了颈上交感神经节，常出现精神疲惫、面色苍白、易瞌睡，但卧床后又难以成眠，头脑清醒无睡意；颈胸交界处关节错位后损害了星状神经节，常有多汗、胸闷气短，时有心悸、多梦、易醒等症状；第 3～8 胸椎小关节错位多表现为睡眠不安、夜间常突然醒来、多梦等症状。

【诊断】

（一）诊断要点

1. 症状

（1）入睡困难或易醒、失眠多梦、心烦气躁、易于冲动或心情抑郁。

（2）可伴随枕部疼痛、头晕沉重感、记忆力减退、精神差、易疲劳、注意力不集中等症状。患者多为长期坐位工作的中青年人，有颈项部不适症状，从开始入睡困难，逐步发展成失眠。

2. 体征　颈部活动受限，局部压痛或触痛。失眠与头、颈姿势的改变有明显的关系，不少患者感到头部在某一特殊姿势时，睡眠障碍和颈椎病症均减轻，而另一种姿势时则加重。因而有些患者常保持一定的强迫体位。

3. 辅助检查　X 线检查可见颈椎增生，或椎间盘突出、韧带钙化或骨化、颈曲改变等。经颅多普勒检查可见椎 – 基底动脉供血不足或椎动脉狭窄。

（二）鉴别诊断

1. 精神性失眠　以失眠为主要症状，患者自觉症状严重，常与客观观察及检查不一致，重度精神病的忧郁症、躁狂状态、神经错乱和精神分裂症等也有睡眠障碍的情况，但这种睡眠障碍多由于长期的思想矛盾和精神负担过重或病后体衰等原因所引起，一般无颈部症状和阳性体征。

2. 环境性失眠　这种睡眠障碍多由环境影响，如温度不适、光线太亮、声音太闹、卧具不适等引起。一旦环境改变，失眠症状就会好转。

【中医辨证】

（一）辨证要点

本症属中医学"不寐"范畴。辨证治疗分为气滞血瘀证和肝肾不足证。

（二）辨证分型

1. 气滞血瘀证　由于各种原因导致脊柱、四肢的筋脉、关节等部位气血凝滞，主要表现为头、颈、肩、背及肢体疼痛、麻木。其疼痛多为刺痛，固定不移，拒按，夜间加重，手部肌肉萎缩。指端麻木发绀，指甲凹陷、无光泽、皮肤枯燥、发痒，有的患者可有肢体无力或拘挛、抽搐等。全身症状可见头晕、眼花、视物模糊、睡眠障碍、健忘、惊惕、胸闷胸痛、精神烦躁及肌肤甲错、面色无华等。舌质紫黯或有瘀斑，脉多弦细或细涩。

2. 肝肾不足证　由于病程的迁延，精血的亏耗，肝肾受累最显著，出现肝肾不足的病变，尤以阴血不足为著，症见头晕眼花、耳鸣耳聋、头脑胀痛、面部烘热、口苦咽干、失眠多梦、急躁易怒等。舌质少苔，脉弦细。

【治疗】

（一）治疗原则

以理筋、调曲复位、练功为主。

（二）治疗方法

1. 理筋

（1）患者仰卧位，术者坐于患者头部后方，以右手食、中两指点按睛明穴 3 ~ 5 次后，以一指或双拇指推法，自印堂穴向两侧眉弓、前额推至太阳穴处，操作 5 ~ 10 分钟。然后双手拇指分别抵于两侧太阳穴，换用四指推擦脑后部风池穴及颈部两侧，重复两遍，再以双拇指尖端点按百会穴；再沿两侧之胸锁乳突肌拿捏，拿肩井 3 ~ 5 次。

（2）患者俯卧位，术者在其背后用擦法，操作 3 ~ 5 分钟。心脾亏虚者，可多按心俞、脾俞；肾虚者，可多按肾俞、关元，最后按神门、足三里和三阴交。

（3）自我按摩法：可在睡觉前，坐于床上进行如下按摩：按揉百会穴 50 次；擦肾俞穴 50 次；摩下气海、关元各 50 次；按揉足三里、三阴交各 50 次；擦涌泉穴 100 次。

（4）药熨膏摩：选用具有活血化瘀、舒筋通络的熨药或膏摩做颈肩背的熨疗或按揉，以舒筋缓急，通络止痛。

（5）针刺法：以背部足太阳膀胱经腧穴、手少阴心经穴位、夹脊穴为主，如神门、脾俞、心俞、肾俞和阿是穴，并根据辨证选穴治疗。

（6）铍针松解：可用于肌痉挛明显的肌肉附着点，进行松解剥离，以恢复颈部软组织力学平衡。

2. 正脊调曲　根据患者具体情况，相应地选择寰枢端转法、牵颈折顶法、提胸过伸法等方法恢复颈胸椎骨关节紊乱。

3. 药物治疗

（1）气滞血瘀证

治则：活血化瘀，疏通脉络。

方药：血府逐瘀汤加减。

（2）肝肾不足证

治则：滋阴补肾。

方药：虎潜丸（《丹溪心法》）加减。

此外，颈部疼痛症状明显者，可外用消痛贴膏，以活血化瘀、消肿止痛。

4. 功能锻炼　可选择"健脊强身十八式"中第一式至第十式进行功能锻炼。

（三）注意事项

1. 采取手法治疗（尤其是整骨复位性手法）前，应常规拍摄颈、胸椎X线片，排除颈椎椎结核、肿瘤、骨质疏松等手法禁忌证。

2. 复位性手法须轻柔，避免造成新的损伤。

3. 治疗过程应遵循先松筋后正骨、筋骨并重、配合功能锻炼的治疗原则。

【疗效评定标准】

临床观察疗效以2周为疗程。

1. 痊愈　经治疗两个疗程后能入睡、颈部活动正常。X线片颈曲恢复至Ⅰ～Ⅱ级。

2. 好转　经治疗1个疗程，症状有改善，治疗两个疗程入睡仍不稳定，颈曲有改善者。

3. 无效　经治疗两疗程无效果者。

【预防】

1. 选择合适的睡姿以及高度、软硬合适的枕头。

2. 纠正不良的姿势，改变不良生活习惯。

3. 饮食不节，情志抑郁往往引起机体气血失调，并导致痰湿停滞，甚则导致气血瘀滞。因此，平时应注意饮食和情志的调节。

第三节　颈性咽喉炎

咽喉的干痒、疼痛或咽中有异物感，吞之不下、吐之不出等是咽喉炎的常见症状。当颈椎及其周围软组织发生病变时，可对咽喉形成机械性压迫或刺激咽喉部的神经，产生以上症状，称为颈性咽喉炎。该病属中医学"梅核气"的范畴。

【功能解剖与病因病理】

（一）功能解剖

1. 咽位于第1～6颈椎前方，与颈椎之间仅以狭窄的椎前间隙相隔。由于颈椎与咽相邻的解剖关系，颈椎的一些疾病可直接或间接地影响到咽，咽的疾患也波及颈椎。

2. 分布于咽的神经主要有迷走神经、舌咽神经和交感神经，其中迷走神经和舌咽神经中躯体运动纤维支配咽肌的运动；副交感神经和交感神经纤维构成咽丛，再由咽丛发出分支支配咽部腺体的分泌。

3. 交感神经的颈上神经节位于第2、3颈椎横突的前方，所发出的节后神经纤维参与构成咽丛。当颈部外伤、劳损，以及退变造成颈椎失稳、小关节错位时，可直接或间接刺激、压迫交感神经，引起咽部腺体的分泌失调，分泌过多或分泌过少均可出现咽部异物感。

4.颈椎中下段活动幅度和受力较大，椎体前缘骨质增生较为明显，增生的骨质一旦超过椎体前缘间隙即可形成对咽后壁的刺激、压迫，出现咽部异物感或吞咽困难。

（二）病因病理

1.由于劳损或风寒侵犯，颈肌失衡，颈椎上段骨关节紊乱，刺激颈脊神经及相邻之组织，导致咽部感觉异物或咽部充血炎症。

2.咽部本身疾患亦可累及颈椎及其周围组织导致病损，反过来又会并发咽部异物感。如7～12岁的儿童易发生呼吸道感染、扁桃体炎、咽喉脓肿、腮腺炎等导致自发性寰枢椎半脱位，又可出现咽部异物感；某些慢性咽炎患者或长期抽烟、嗜酒等不良刺激导致咽部软组织炎症，颈前肌肉、组织等保护性反应亦可产生症状。

【诊断】

（一）诊断要点

1.症状

（1）咽部症状：如咽部分泌物增多，稠厚，故患者常"吭、喀"，需要将分泌物排出，重者发生刺激性咳嗽；有时感咽部疼痛，有异物感；当说话时间长后，咽部更为不适。

（2）伴随症状：颈部不适、疼痛；部分患者伴有吞咽障碍，于进食或饮水时常发生呛咳，有时需略仰头或侧旋头颈方能缓解症状完成吞咽动作；少数患者伴有呼吸不畅且费力、胸前压迫感、声音嘶哑等症状；还可伴有不同程度的眩晕、头痛、失眠、耳鸣、视力障碍及心烦胸闷、心悸等症状。

2.体征　颈部活动受限，颈部触诊可发现颈肌紧张、棘突偏歪，棘突旁压痛及条索形成等改变。

3.辅助检查　X线检查可见颈椎增生，或椎间盘突出、前纵韧带钙化或骨化、颈曲改变等；咽喉镜检查可见咽喉部充血或苍白、淋巴滤泡增生，分泌物增多或干燥。

（二）鉴别诊断

1.慢性咽炎　多因屡发急性咽炎而引起，咽部不适、发干、异物感或轻微疼痛，或有咽部刺痒、干咳或其他异常感觉，咽部分泌物增多、黏稠，常有清嗓动作，吐白色黏痰，严重者易引起恶心、呕吐。

2.咽部结核　多有肺结核病史，咽喉壁黏膜有鼠咬状多发溃疡，病理检查有结核改变。

3.早期食道癌　多为45岁以上男性，吞咽困难呈持续性加重，伴有形体消瘦，X线食道钡餐透视食管黏膜不光滑或有缺失，食道镜检查可见溃疡。

【中医辨证】

（一）辨证要点

依据病因病机及临床表现分为经脉痹阻、痰气郁结和气滞血瘀三种证型。

（二）辨证分型

1.经脉痹阻证 症见颈项酸胀疼痛或有板硬感，咽喉有异物感、阻塞感，吞之不下、吐之不出，舌暗苔白，脉弦。

2.痰气郁结证 症见颈项沉重，咽中有异物感，吞之不下、吐之不出或有蚁行感，或有痰涎滞咽，可伴有胃脘胀闷隐痛，呕吐，舌苔白或稍腻，脉细滑或弦滑。

3.气滞血瘀证 症见颈项疼痛，咽中有物堵塞，吐咽不下，时有滞涩感或疼痛，可伴有咽干胁痛，舌质淡或黯，舌苔白或黄，脉弦细或弦涩。

【治疗】

（一）治疗原则

本病治疗原则以理筋、调曲、练功为主，使骨正筋柔，血脉通畅，并恢复颈椎的内外力平衡。

（二）治疗方法

1.理筋
（1）颈枕部药熨，每天1次。
（2）针灸：针上三风、内关、合谷。
（3）推拿理筋：用手掌或者手指指腹于颈后两侧进行揉按推拿。并施以分筋理筋法放松痉挛的肌肉。

2.正脊调曲 用寰枢端转法、牵颈折顶法、颈椎旋提法、提胸过伸法正脊调曲。

3.药物治疗
（1）经脉痹阻证
治则：行气活血，化痰逐瘀。
方药：半夏厚朴汤加减。
（2）痰气郁结证
治则：理气化痰。
方药：厚朴茯苓汤加减。
（3）气滞血瘀证
治则：理气活血，佐以滋阴利咽。
方药：血府逐瘀汤加减。

此外，还可以服用具有活血通络、散风止痛功效的颈复康颗粒，或外用活血化瘀、消肿止痛类膏药，如消痛贴膏。

4. 功能锻炼 选用"健脊强身十八式"中第一式至第十式进行功能锻炼。

（三）注意事项

1. 由于引起咽喉炎的原因多发生在第 1、2 颈椎错位，靠近脑干组织，所以在手法操作中，切忌使用暴力，以免损伤神经、肌肉组织，造成不良后果。

2. 对于病情严重的患者，可配合口服药物以缓解症状。

【疗效评定标准】

本症整脊治疗，临床观察 2～4 周。

1. 痊愈 症状体征消失，颈曲较原来恢复 2 级。

2. 好转 症状减轻，颈椎曲改善到Ⅲ、Ⅳ级。

3. 无效 治疗 4 周无效果者。

【预防】

1. 注意足够休息，避免熬夜。

2. 清淡饮食，忌辛辣厚味之品，忌烟酒及过冷过热食物。

3. 尽量避免在空气不流通的环境中长时间停留。

第四节　颈性面瘫症

面瘫又称面神经麻痹，是面神经传导通路病变所致的面部表情肌瘫痪。根据面神经受损的部位不同，临床上将面瘫分为中枢性面瘫和周围性面瘫。中枢性面瘫的病损部位在面神经核以上的支配区域，周围性面瘫的病损部位在面神经核以下。

由于面神经在穿出面神经管后其走行的路线毗邻寰枢椎横突的前缘，故在上段颈椎发生错位和周围软组织损伤时可使面神经受到刺激或挤压，引发支配区域的面部表情肌功能障碍。由寰枢关节偏移导致的周围性面瘫即称为"颈性面瘫症"。本症属中医学"口癖""吊线风"等范畴。

【功能解剖与病因病理】

（一）功能解剖

1. 面神经是第 7 对脑神经，为混合性神经，其中主要成分是运动纤维，司面部表情运动；次要成分为中间神经，含有躯体和内脏传入纤维及内脏的传出纤维，主司味觉和腺体的分泌。

2. 面神经在内耳门到茎乳孔这一段完全走在面神经管内，在离开面神经管出茎乳孔之前，分出两个分支，一为岩大神经——离开面神经管后，在翼腭窝换内脏神经节，加入到三叉神经中，分布到眼睛、鼻腔等处，主管泪腺和鼻腔黏膜腺的分泌；二为鼓索——从面神经主干分出后到舌、口腔等处，主管舌的味觉和口腔内唾液腺的分泌。所以周围性面瘫根据其损伤部位的不同，又分为面神经管内损伤和面神经管外损伤。

3.上段颈椎与颈上交感神经节、面神经、枕大神经、枕小神经及椎动脉关系密切，上段颈椎的错动移位以及周围软组织损伤，可导致局部血液循环障碍和组织代谢异常，进而可引发组织水肿，形成无菌性炎症，使相邻的面神经受到刺激而致功能障碍。

（二）病因病理

1.感受风寒 如睡觉时受凉或面部冷风吹拂，"寒"则收引，致滋养面神经的细小血管收缩，神经组织缺血水肿，功能失调。

2.外伤劳损 头颈部受到外力损伤，可导致上颈段颈椎的错动移位和周围软组织的损伤，引发局部的充血水肿；长期的体位不当，颈肩部的肌肉、筋膜处于高应力状态，导致颈椎的内外力平衡失调，致颈椎错动移位、椎曲改变，使面神经在出茎乳孔后受到错位颈椎的挤压或周围软组织无菌性炎症的刺激，引发功能障碍。

3.颈椎解剖位置的改变刺激或压迫交感神经和椎动脉，引起椎-基底动脉供血不足，造成脑桥面神经和血液循环障碍，或交感神经的鼓室丛受刺激使迷路动脉反射痉挛，致内耳面神经径路循环障碍而致面神经麻痹。

【诊断】

（一）诊断要点

1.症状 面部额纹消失，不能闭眼、皱眉、鼓气，鼻唇沟变浅和口角歪斜，颈肩、后枕部位的酸累疼痛以及头昏头痛等颈椎病症状。此外，还可伴有耳鸣、眼干、流泪、鼻干、口干、流涎、心悸、恶心、呕吐、眩晕等症状。在出现这些症状之前常常有患侧耳后、耳内或乳突区的疼痛，或有局部受风、着凉或有上呼吸道感染病史，或有颈部外伤史或劳损病史。

2.体征

（1）颜面部表现：患侧面部表情肌瘫痪，眼睑不能闭合或闭合不全，泪液分泌减少，患侧角膜反射消失，鼻唇沟变浅或平坦，口角下垂，患侧皱眉、鼓气、示齿、噘嘴和吹口哨均受限。

（2）颈项部表现：头颈活动受限、颈肩部肌肉紧张，寰枢椎旁有压痛。

3.辅助检查

（1）肌电图检查：根据本病的轻重不同，患侧面部肌电图检查提示不同程度的面神经损伤。

（2）X线检查：上段颈椎可见寰枢关节位置偏移或颈曲改变的表现。

（二）鉴别诊断

1. 中枢性面瘫　表现为对侧下面部表情肌的瘫痪，即病变对侧鼻唇沟变浅，示齿口角低，但皱额尚好，闭目力量可以减弱，同时常有同侧的偏瘫。

2. 急性感染性多发性神经根神经炎　由本病所致的外周性面神经麻痹多为双侧性的，发病前多有前驱感染病史，同时伴有对称性的肢体运动和感觉障碍，四肢下运动神经元性瘫痪，脑脊液检查可见蛋白质增加而细胞数不增加的蛋白质细胞分离现象。

3. 腮腺炎、腮腺肿瘤及颌后的化脓性淋巴结炎　上述病变均可累及面神经而引起外周性面瘫，但根据腮腺炎及局部的体征可以与面神经炎鉴别。

4. 后颅窝病变　后颅窝病变所致的面神经麻痹多伴有其他脑神经损伤及各种原发病的特殊表现和体征。

【中医辨证】

（一）辨证要点

临床上多根据发病的时间长短，将把本症分为三期论治，发病第 1～2 周为急性期；第 2 周～6 个月为恢复期；6 个月后为后遗症期。

（二）辨证分型

1. 急性期　多为脉络空虚，风痰阻路，常见突然口眼歪斜，患侧面部表情动作消失，局部发僵，前额无皱纹，眼裂扩大，鼻唇沟变浅，口角流涎，可有耳后乳突疼痛或见外耳道有疱疹，舌苔白腻，脉弦滑。

2. 恢复期　多为气虚血瘀，脉络瘀阻，筋脉失养。在一侧面瘫基础上患者面部板滞感消失，但多有疲劳乏力，口淡乏味，纳差等，后期往往舌黯淡，或有瘀斑，脉沉细。

3. 后遗症期　痰瘀阻络，痹阻筋脉，患者常见口眼歪斜，患侧面部发僵或有面部肌肉抽搐，额纹消失，眼裂扩大，鼻唇沟变浅，口角流涎，舌黯，苔薄腻或厚腻，脉弦滑。

【治疗】

（一）治疗原则

理筋、调曲、练功。

（二）治疗方法

1. 理筋

（1）手法分理：先做颈肩部位的分理揉按，再于翳风穴、风池穴点按 1～2 分钟，继而沿面神经走行方向由近端到远端揉按，反复 10 多次，使局部充血并有热感。

（2）拔罐：急性期采用闪罐法，以5号火罐轻闪患侧面部，以温热舒适为度、大椎、肩井、肺俞留罐；恢复期采用督脉走罐，膈俞、脾俞、肾俞留罐；后遗症期分别在阳白、印堂、太阳、四白、颊车、地仓、下关、承浆等穴位进行闪罐，闪罐时应注意力量均匀柔和、火力适中，以面部有红晕、温热感、患者自觉舒适为度。

（3）推拿：可采用一指禅推法自印堂、睛明、阳白、迎香、下关、颊车、地仓往返操作；还可采用掌推法自下而上推督脉经穴，以补发阳气；按揉足三里，点揉阳陵泉、太冲，可以泄热；按压丰隆、三阴交，可化痰散结。

（4）针灸疗法：以疏风散寒、化痰通络为治疗原则，多局部取穴。常取患侧印堂、睛明、阳白、迎香、下关、颊车、地仓、风池、合谷等穴，健侧合谷。不能抬眉者加患侧攒竹；乳突疼痛加翳风；舌麻、味觉异常者加廉泉。

（5）药物敷贴：①蓖麻子捣烂，左斜敷右，右斜敷左。②皂角150g，去皮，研末，以陈醋膏，敷于地仓、颊车，干后即换。

（6）穴位注射：用维生素B_1、维生素B_{12}等药物进行穴位注射，可选取患侧地仓、颊车、下关和健侧的合谷。

2.正脊调曲 主要纠正有错位的颈椎，恢复颈椎的正常生理曲度，减少对神经的刺激或压迫，并缓解局部肌痉挛，松解粘连。可根据具体情况选用寰枢端转法、牵颈折顶法、颈椎旋提法正脊调曲。

3.药物治疗

（1）急性期

治则：祛风化痰，活血通络。

方药：方用牵正散加减。白附子、白僵蚕、全蝎去毒各等份。

（2）恢复期

治则：益气养血，通脉。

方药：顺风匀气散加减。

（3）后遗症期

治则：益气活血，祛痰通络。

方药：补阳还五汤加减。

此外，还可以服用具有活血通络、散风止痛功效的颈复康颗粒，或外用活血化瘀、消肿止痛类膏药，如消痛贴膏。

4.功能锻炼 按照"健脊强身十八式"中的第一到第四式进行功能锻炼，以松解颈部发生粘连的肌肉组织。此外，还可让患者自行按揉面部肌肉，并进行面部表情肌训练。

（三）注意事项

1.采取手法治疗前，应常规摄颈椎X线片，排除颈椎结核、肿瘤、骨质疏松等手法禁忌证。

2.治疗过程应遵循先松筋后正骨、筋骨并重、配合功能锻炼的治疗原则。

【疗效评定标准】

1. 痊愈　颈部及面部症状消失，面神经检查无异常。

2. 显效　临床症状基本消失，但做表情时口角有轻微偏㖞，检查有轻微面瘫体征。

3. 有效　症状稍好转，外观稍有改善者。

4. 无效　治疗 2 个疗程后临床症状及体征无明显改善。

【预防】

1. 加强颈部功能锻炼，早期的面部表情肌的功能锻炼对于缩短疗程有着重要的意义。尽早进行皱眉、抬额、闭眼、露齿、鼓腮等动作训练，每日可以进行数次，每次进行数分钟。

2. 长时间低头或坐位工作后，应起身活动后再继续工作。注意保暖，避免感受风寒。

3. 患病早期忌食油腻食物，可多食用富含维生素的食物；恢复期宜多食用益气养血的食物。

第五节　颈性血压异常症

颈性血压异常症是指由于颈椎外伤、劳损、感受风寒湿邪、退变等原因，使颈椎间组织失稳或错位，或组织松弛、痉挛、炎症性变等诸因素直接或间接刺激颈交感神经、椎动脉而引起脑内缺血、血管舒缩功能紊乱而致中枢性血压异常。

据资料统计，颈性血压异常的发病率约占颈椎病的 6%，占人群高血压发病率的 21.9%。其中高血压是低血压的 10 倍，多发生于中老年人，其次是青年人。临床上多表现为头痛、眩晕、胸闷、肢体麻木等症状，属于中医学"头痛""眩晕"等范畴。

【功能解剖与病因病理】

（一）功能解剖

本病的发病机理目前还不完全清楚，初步认为是颈椎外伤、劳损、感受风寒湿邪、退变等原因，使颈椎间组织失稳或错位、周围组织松弛、痉挛，进而刺激颈交感神经、椎动脉，引起脑内缺血、血管舒缩中枢功能紊乱，而导致中枢性血压异常。

颈椎的解剖结构和功能特点是本病发生的重要原因。首先，在相关椎体中，第 4、5 颈椎椎体是主要发病部位，因第 4 颈椎椎体所受的应力、扭转力及剪力最大，当颈过于前倾和后仰时，第 4 颈椎椎体前缘和第 5 颈椎钩椎关节压应变最大，加以第 4、5 颈椎解剖结构薄弱，在外力作用下，容易移位，导致颈椎生理曲度改变，颈椎的退变、增生、椎间盘膨出甚至突出，使颈部的血管、神经等软组织受到牵张、刺激或压迫。其次，第 6 颈椎横突前方有颈动脉窦，当下段颈椎错位、横突发生移位或钩椎关节发生错位，皆可刺激颈动脉窦而使血压发生异常。再次，颈椎外伤、慢性劳损、受凉、长期的单一姿势或姿势不良等都可造成颈部肌肉、韧带等软组织痉挛、僵硬、炎症分泌，这些原因可单独作用，也可通过对颈椎生理曲度的改变作用，最终作用于交感神经及血管，导致血压异常。

血管运动中枢的低级部位在延髓网状结构，较高级中枢在下丘脑，更高级的中枢在大脑皮质边缘叶、新皮质。颈椎病损（尤其是上颈段）刺激颈交感神经（尤其是颈上神经节），使颈内动脉神经与椎动脉神经兴奋性增高，导致下丘脑的后部缩血管中枢与延髓外侧的加压区受到影响，并不断发出异常冲动，引起交感神经兴奋性增高，血管平滑肌收缩增强，血管口径变小，血流阻力增大，而发生高血压。颈交感神经与躯体神经受大脑皮层的调节，当颈椎病理刺激经交感神经传入纤维与躯体神经的感觉纤维到达大脑，再由大脑皮层细胞发出信号，通过有关组织到达相应的脊髓节段的侧角细胞，从此，再发出节前纤维到颈交感神经节进行交替后，发出节后纤维到达效应器官而引起各种复杂症状。

颈交感神经节部分纤维直接发到心脏，形成心浅丛和心深丛，分布到窦房结、房室结、冠状动脉等，并随冠状动脉的分支而至心肌，故当交感神经兴奋性增高时，心跳加快，冠状动脉舒张，可导致血压升高。相反，由于交感神经兴奋性降低，血流障碍，使脑缺血，影响到下丘脑的前部舒血管中枢与延髓内侧的减压区时，可导致血压下降。脑内舒血管中枢的供应血管口径比缩血管中枢的供应血管为大，且后者的刺激反应比前者敏感，故临床中高血压发生率比低血压发生率为高。来自颈交感干的交感神经在椎动脉横突段周围相吻合，并攀附于椎动脉表面。因此，颈椎椎曲紊乱，椎动脉受刺激，同样会刺激到交感神经，可以说颈性血压紊乱，既有椎动脉供血问题，也有交感神经紊乱的病变。

高龄高血压患者多伴有脑动脉硬化，而致血流受阻，高血压持续发展，可使心脏负担加重，导致心肌劳损而出现心脏增大，心室肥厚，严重者可发生心力衰竭；也可导致肾血流量减少，肾小球滤过率降低，出现肾小动脉硬化、变窄，严重时出现肾硬化、肾衰竭等。

中医学认为本病的发病机制是因劳损、外伤、风寒湿邪侵袭人体，搏结于颈项筋骨关节，加之气血不足、复感外邪，而致颈项部经络痹阻，气血瘀滞为病。颈项为诸阳经通路，颈项部经络痹阻而致气血不能上荣清窍，经脉空虚，髓海不足，脑失濡养，故而眩晕发作。肝肾亏虚、痰瘀内阻、筋脉失养是本病的病机关键。

（二）病因病理

颈性血压异常症的病因与颈部外伤、劳损、感受风寒湿邪、退变等内外因素有关。

【诊断】

（一）诊断要点

1. 症状

（1）颈部症状：颈部疼痛或仅有轻微酸胀感或冷热异常感，颈活动不便，或活动时常闻及局部有摩擦音。

（2）伴随症状：早期不明显，大部分常有眼蒙眼胀、眼易疲劳，不能长时间看书报，眼干涩，视力减退；或出现假性近视、复视、流泪、畏光等；或有发热感、皮肤发红、排汗异常、面部交替性苍白或发红，有时出现长时期的低热，或肢体发凉怕冷、麻木。或有说话乏力、声音小，或声音嘶哑，常有咽部异物感；或有心慌心跳、心律失常、心动过速或过缓，有时胸闷、胸前区胀痛、胃肠蠕动增加或嗳气等。中后期多伴有眩晕、头痛、耳鸣，甚者出现顽固性失眠，多梦，记忆力减退，抑郁或焦虑，行走失稳等。

本症多发于 40～50 岁的中年人，少部分是青年人或老年人。发病前多有颈部外伤、劳损或颈部受凉病史。

2. 体征

（1）颈部检查：可有颈部活动障碍，颈椎棘突旁有压痛或肌肉钝厚感，或肤温降低，或触及棘突或横突偏移。

（2）血压检查：早期血压多呈波动性，发作期常与颈部劳累损伤等因素有关，血压波动一般经 2～3 周后缓解；中后期呈持续性高血压或低血压，高血压临界值为舒张压＞95mmHg，或收缩压 39 岁以下＞140mmHg，40～49 岁＞150mmHg，50～59 岁＞158mmHg，60 岁以上＞170mmHg；低血压为舒张压＜60mmHg，收缩压＜90mmHg。血压异常表现在双侧上肢血压与卧位、坐位血压差别较大，通常大于 10mmHg 以上。血压异常早期的表现，有时是独立存在，无明显的其他全身症状表现，中后期多伴有交感神经功能紊乱出现的症状，严重时，由于交感神经的痉挛，致血管收缩，使椎动脉供血受阻，引起脑与脊髓缺血，可出现相应的体征。

3. 辅助检查

（1）颈椎 X 线片检查：可有不同程度的颈椎增生、间隙狭窄、颈曲变直或反张、项韧带钙化、双边征、双突征、寰椎或枢椎移位等改变。

（2）其他检查：如心电图、眼底、尿、血象等检查，中后期可有异常改变。

（二）鉴别诊断

1. 原发性高血压　原因未明，常有遗传性，降压药物有一定效果，无颈部症状与体征，或发作与颈部症状无明显关系。

2. 肾性高血压　青年多见，常有肾脏病史，尿检查异常；症状较少，肢体湿冷；无颈部症状与体征。

3. 特发性起立性低血压　因全身自主神经对血液循环自动调节机能障碍所致。具有大小便失禁、阳痿、无汗、起立性低血压四大主症；多发生在 40～50 岁的男性；有腱反射亢进、病理反射、肌张力增强、帕金森样步态；无颈部症状与体征。

【中医辨证】

（一）辨证要点

根据本病的病理与临床特点，按辨证分型方法分为瘀结证、肝热证、阴虚阳亢证、气阴两虚证4种类型。

（二）辨证分型

1. 瘀结证　多为早期，颈部不舒，血压波动，眼蒙，眼胀，胸闷，上午重下午轻，食欲不振，小便不利，舌质淡或红，苔薄白，脉弦或涩。

2. 肝热证　颈部胀痛或困重，血压持续偏高，头痛，头晕，头胀，烦热，目赤，口苦咽干，尿黄，大便秘结，舌质红，苔黄而干，脉弦数有力。

3. 阴虚阳亢证　颈部疼痛或灼热感，血压偏高，头晕眼花，头重脚轻，耳鸣，烦躁易怒，口干，尿黄而少，舌质红，苔薄白或薄黄，脉细弦。

4. 气阴两虚证　颈部易劳累，血压偏低，少气懒言，心悸，口干，畏寒，肢冷，舌质淡，苔少或无苔，脉细弱。

【治疗】

（一）治疗原则

颈性血压异常的治疗以理筋、调曲、练功为原则，以松解颈部肌筋、纠正颈椎关节移位，恢复脊椎生理弧度，使骨正筋柔，血脉通畅。

（二）治疗方法

1. 理筋

（1）膏摩、药熨法：在颈肌，胸背肌进行膏摩或药熨，每次30分钟。

（2）点按法：常用穴位有风池、风府、耳门、太阳、肩井、鱼腰、肩髃、曲池、风关、外关、合谷等。操作时用拇指垂直点按加压反复操作3~5分钟。

（3）对症点按：1）头痛：①痛点点按：在头皮找到痛点2~3处，用拇指做局部点按，每穴位1~2分钟。②穴位反射：于风池上1cm处，用拇指向头痛方向点按，使头部有"得气"为度。2）头晕：①头额部轻摩法：于头额部用两手诸指做轻摩，反复操作1~2分钟。②"鸣天鼓"：两手掌贴按两耳，各手指置于头颞部，中指紧贴头皮，示指弹中指5~7下，反复操作1~2分钟。3）心惊心悸：①按摩星状神经节反应点：选该反应点（即胸锁乳突肌下1/4前2cm处），使头部偏向同侧30°，用拇指指腹于局部向内按压，1~2秒松开手，反复操作1~2分钟，以胸部感到"得气"为度。②点按脊旁穴：于第2~6胸椎棘突两旁2cm处，选择2~3个反应点，用拇指点按1~2秒松开手，反复操作1~2分钟，以胸前"得气"为度。4）血压异常：①如高血压，在颈上段做点按疏理手法；如低血压，在颈下段做点按疏理手法。②在天鼎穴（相当于颈静脉窦）做揉按疏理手法1~2分钟。5）上肢麻木：①顺推法：沿上肢神经走行方向，从近端向远端进行推按，反复操作1~2分钟。②穴位按压：于缺盆、天宗点按，一般手部有麻感。

（4）疏理法：于颈、肩、上肢肌肉进行推拿、揉按、分筋理筋，反复操作3~5

分钟。

（5）牵拉法：首先牵引双手指向远端理拔，继而将左上肢逐一向上呈180°内外旋转牵拉2～3次。做颈肩部肌筋的推、拿、揉，并点按印堂、太阳、百会、风池、风府、头维、公孙、攒竹、大椎等穴。

2. 正脊调曲　根据移位颈椎所在节段和局部肌筋情况，可采用不同的整复方法：

（1）坐位单人旋转复位法

1）适应证：①用于颈椎轻度旋转移位者。②多用于上颈段。2）手法步骤：以第2颈椎棘突偏右为例。患者端坐位，医者左手拇指置于棘突右侧，右手置于头顶部，使颈部前屈35°，侧屈35°，右旋转45°，医者左手余四指置于右侧头颞部，右手换置于左侧面颌部，向右旋转时，稍加大用力，拇指同时用力向左侧轻推，常听到"咯"的小声，手法完毕，颈部恢复原状。3）注意事项：①颈部旋转幅度不超过45°，时间不超过15秒为宜，以免颈部过度扭转，使脑部缺血，出现头晕等症状。②手法后不宜做颈部过度转动2～3天，停止治疗3天后可做颈后伸位左右旋转活动（犀牛望月），可以巩固疗效。

（2）坐位角度复位法

1）适应证：①用于颈椎轻度侧方或旋转移位者。②多用于中颈段。2）手法步骤：以第4颈椎棘突偏右为例。患者端坐位，医者左手拇指置于棘突右侧，使头部前屈45°，左侧屈45°，右手拇指与余四指分别置于患者两侧下颈部，并向右侧旋转45°时，瞬间稍加大用力，左拇指同时用力向左侧轻推，常听到"咯"的小声，手法完毕，恢复原状。3）注意事项：①如有颈曲反张，手法操作时，颈部屈曲角宜小，一般不超过30°。②手法治疗后不宜过度做颈部后伸活动，以免再移位。

（3）坐位侧旋转提推法

1）适应证：①用于颈椎轻度侧方移位者。②多用于下颈段尤其是椎间隙变窄或软组织粘连者。

2）手法步骤：以第6颈椎棘突偏右为侧。患者端坐位，医者右手拇指置于偏移棘突右侧，左手掌托住下颌部，颈部前屈0°～15°，医者背胸部稍屈曲，使患者后头部紧靠医者胸骨柄处，左侧旋转45°，左手稍用力向上提，瞬间右拇指同时用力向左侧轻推常听到"咯"的小声，手法完毕，头部恢复原状。

3）注意事项：①手法关键是提力要适当，旋转提力与推力同时进行。②手法后不宜过度做颈部前屈活动，以免再移位。

（4）仰卧位单人旋转复位法

1）适应证：①用于颈椎轻度侧方或旋转移位者。②多用于上颈段。2）手法步骤：以第2颈椎棘突偏右为例。患者仰卧位，头垫低枕或不垫枕，医者左手穿过颈后部，示指触到第2颈椎棘突右侧，右手把持患者左侧面颊部，使患者头部向右侧旋转45°，保持右旋转稍用力向头部方向牵拉，同时左手示指稍用力将第2颈椎棘突向左侧推，常听到"咯"的小声，手法完毕，头部恢复原状。3）注意事项：①确认棘突偏移与否主要依靠触诊及感觉，治疗时推力与旋转力要协调适当。②如颈后肌痉挛明显，可使患者俯卧位用捏拿点按手法使肌肉放松后再进行上法治疗。

（5）坐位双人旋转后推法

1）适应证：①用于颈椎轻度向前移位者。②多用于寰椎轻度向前移位者。2）手法步骤：第 1 颈椎前移为例。患者端坐位，医者站于患者背后右侧，双手拇指触到第 1 颈椎横突前移，助手也站于患者背后左侧，用示指触寰椎前移的左侧横突前缘固定之，医者左手拇指置于寰椎前移右侧横突前缘，右手置于头顶部使头前屈 30°，侧屈 30°，右侧旋转 30°，左手余四指置于右侧头颞部，右手置于侧面颌部，向右旋转时，瞬间加大用力，拇指同时向后轻推，常听到"咯"的小声，手法完毕，再按此方法做另一侧。3）注意事项：①操作时助手要协调配合；②注意推力方向为由前往后。

（6）坐位头部微屈提推法

1）适应证：①用于颈椎轻度后方移位（颈曲反张）者。②多用于第 3、4、5 颈椎轻度后移位。2）手法步骤：以第 3 颈椎后移为例。患者端坐位，医者右手拇指置于后移的棘突上，左手托持下颌部，颈部前屈 15°，医者背胸部稍屈曲，使患者后头部紧靠医者胸柄处，右侧旋 30°，左手稍用力向上提，瞬间，右手拇指同时用力向前轻推，常听到"咯"的小声，手法完毕，头部恢复原状。3）注意事项：①操作时向前推的力量不宜过大，以免纠正过度。②手法后不宜过度屈伸颈部，睡枕不宜过高。

（7）坐位头部后伸斜拉法

1）适应证：①用于颈椎钩椎关节轻度移位者。②多用于中颈段钩突移位。2）手法步骤：以第 4 颈椎钩突右移为例。患者端坐位，医者右手示指触诊，置于第 4 颈椎钩突右侧，左手托持下颌部，颈部后伸 15°，左侧屈 15°，右旋转 15°，此时，左手稍用力向左上方牵拉，瞬间，右手示指同时用力向左上方轻推，常听到"咯"的小声，手法完毕，头部恢复原状。3）注意事项：①手法操作时，颈部角度应适当，角度牵拉时产生的合力以到达钩突为宜。②手法后不宜做颈部侧屈扭转活动，以免钩椎再移位。

（8）俯卧悬位推按法

1）适应证：①用于下颈段或上胸段小关节轻度移位者。②多用于颈胸椎小关节后错位或紊乱。2）手法步骤：以第 7 颈椎后移位为例。患者俯卧位，头部中立位，下颌及上胸部置于薄软枕，头颈部与两上肢悬空，医者一手托持下颌部于水平位，右手拇指触诊，触及第 7 颈椎后移，掌根部大小鱼际之间置于棘突上，与床面 45°方向向前下轻推 2~3 下，将头颈部恢复正常位。3）注意事项：①手法操作时，向前下推的力量不宜过大。②手法后不宜做颈部前屈后伸活动，以免颈椎再度移位。

（9）颈椎牵引下四步整复位法

1）适应证：①用于颈椎间隙变窄或深部粘连，或颈肌痉挛明显者。②多用于中颈段椎间隙变窄者。2）手法步骤：以中颈段椎间隙变窄为例，按常规进行坐位，颈椎布带牵引，重量为 5~6 kg，10 分钟后再进行四步手法：①左右旋转。②左右侧屈。③前后屈伸。④点推风池。每步做 3~5 遍，做完手法再牵引 10 分钟。3）注意事项：①牵引重量以不超过 10 kg 为宜，各方向手法定在颈生理活动范围之内，角度不宜过大。②颈曲成角线或反张，手法避免过度旋转，并不宜做前屈手法。反之，如颈椎前滑脱，不宜做后伸手法。

3. 药物治疗

（1）瘀结证

治则：行气活血散结。

方药：四逆散加减。

（2）肝热证

治则：清热平肝。

方药：龙胆泻肝汤加减。

（3）阴虚阳亢证

治则：平肝息风，清热活血，补益肝肾。

方药：安痛汤加减。

（4）气阴两亏证

治则：益气养阴。

方药：双黄麻汤（黄芪、黄精、升麻）加葛根、党参等。

还可选用具有活血通络、散风止痛作用的中成药，如"颈复康颗粒"；也可局部敷贴活血止痛类膏药，如"消痛膏贴"。

4. 功能锻炼 眩晕症状消失后，可选用"健脊强身十八式"中的第一式、第二式、第四式、第八式、第十式进行功能锻炼，以改善肌肉功能。

（三）注意事项

1. 手法治疗优选指征

（1）颈椎病伴有血压异常；（2）卧位与坐位，两上肢的血压差＞10mmHg者；（3）年龄在 60 岁以下，病程在 5 年以下；（4）血压波动较大的Ⅱ期高血压；（5）用降压药疗效不明显；（6）无明显其他原因引起的血压异常。

2. 手法禁忌证

（1）严重心脏病慎用；（2）Ⅲ期高血压、眼底Ⅲ级变化慎用；（3）血压高于180/110mmHg慎用，可适当服降压药 2～3 天，待血压略降后再做手法为宜；（4）颈椎骨结核、骨肿瘤者禁用；（5）年老体弱骨质疏松者慎用。

3. 非手术疗法不明显，影响正常工作与生活可考虑手术治疗。

【疗效评定标准】

1. 治愈 血压恢复正常，颈部症状消失，椎体旋转恢复和椎曲恢复至Ⅰ～Ⅱ级，随访 6 个月无复发。

2. 好转 血压可恢复正常或降至临界水平；颈部症状可复发，椎体旋转改善和椎曲改善 1 级以上。

3. 未愈 血压及颈部症状无改善。

【预防】

1. 在日常生活中注意保持颈部正常的生理位置。

2. 长期低头工作的人，应 1～2 小时伸展一下颈部，以恢复颈椎的动态平衡结构的生理弹性。

3. 由于血压异常与颈椎病有关，故预防颈椎病的发生是预防本病症发生的关键。

第六节　脊源性类冠心病

脊源性类冠心病，是指其发作时有心前区疼痛、胸闷、心悸、气促，甚至发生严重的心律失常等类似冠心病的各种心脏症状，但它不是由于冠状动脉粥样硬化所造成，而是由于颈、胸椎的增生、关节移位、椎间盘突出或颈、胸椎失稳等改变或颈胸椎旁软组织损伤所致。脊源性类冠心病多以心前区疼痛、胸闷、心悸为主症，故可归属于中医学"胸痹""心痛"范畴。

【功能解剖与病因病理】

（一）功能解剖

心脏的传出神经为心交感神经和心迷走神经。支配心脏的交感神经节前纤维神经元位于脊髓胸段的第 1～5 节侧角内，其轴突在椎旁交感神经链中上行，在颈部交感神经节内换神经元，发出的节后纤维分别组成心上、中、下神经，支配窦房结、心房肌、房室交界、房室束、心室肌。当心交感神经兴奋时，其节后纤维末梢释放的去甲肾上腺素与心肌细胞膜上的肾上腺素能 β_1 受体相结合，从而使心率加快，心肌收缩力增强，心输出量增加；支配心脏的副交感神经节前纤维神经元位于延髓的迷走神经背核和疑核区域，其轴突混于迷走神经干中下行，到胸腔后，这些纤维和心交感神经一起组成心神经丛，换神经元后，节后纤维支配窦房结、心房肌、房室交界、房室束及其分支，有少许纤维分布到心室肌。心迷走神经兴奋时，其节后纤维末梢释放乙酰胆碱，与心肌细胞膜上的 M 受体结合，从而使心率减慢，心房肌收缩减弱，心输出量减少。

心交感神经和心迷走神经的作用是相对抗的。交感神经兴奋时，迷走神经抑制；而当交感、迷走神经同时兴奋时，则表现为迷走神经的效应，即心率减慢。冠状血管也是受交感和副交感神经支配的，刺激交感神经可引起冠状循环的血流量增加，刺激迷走神经可引起冠状循环的血流量减少，交感神经兴奋时，可引起心肌代谢加强，代谢产物增多，从而使冠状动脉扩张。

（二）病因病理

动物实验和临床观察证实了颈胸椎病与心脏存在相关性，可以引起心律失常、心肌缺血，甚至心肌梗死，并认为脊柱病是冠心病心律失常的发病原因之一。国外自 1927

年 Philips 认识到颈神经根受压可以引起心绞痛样的心前区疼痛后，Robert、Brodslcy、Harold 等也注意到颈性心绞痛的发病情况。国内研究较多，但多为个案经验及中医方面的报道。魏征等认为上位颈椎病变易出现窦性心动过速与心悸，下位颈椎病变易发生心动过缓，颈胸交界处易出现心房纤颤，高位胸椎病变易发生室性、房性期前收缩。广州军区总医院脊柱病科研组通过动物实验证实颈胸椎病可以引起心律失常、心肌缺血，甚至心肌梗死。齐越峰等分析颈心综合征机制与颈交感神经受累、颈神经受累，或椎动脉供血不足使延髓端侧腹外侧区中的心血管调节中枢功能障碍等有关。而交感神经及心血管中枢的长期受累，致使肾素－血管紧张素系统（RAS）紊乱，作为动脉粥样硬化的重要病理机制，提示冠心病可能与颈椎病有着密切的关系。目前脊柱相关性疾病研究是热点之一，颈椎的应用解剖、生物力学，特别是交感神经、颈椎韧带、纤维环、后关节囊等病理生理改变、炎症介质改变等方面进行的临床研究日益被关注。脊源性类冠心病的病因病理有以下方面：

1. 颈源性

（1）颈交感神经受累：当颈椎外伤或劳损导致颈椎失稳或骨质增生时，可对分布在后关节囊、项韧带、椎动脉周围支配心脏功能的颈交感神经纤维产生压迫或牵拉性刺激；当颈椎间盘退变突出进椎管后，可影响分布在椎管内结构中的窦椎神经；突出的椎间盘或骨赘也可压迫刺激第 8 颈神经脊髓中的灰质侧角内交感神经低级中枢。交感神经受累后或发生抑制，或发生兴奋。当交感神经受到压迫而功能低下时，副交感神经则相对兴奋，引起冠状动脉痉挛性收缩、心肌缺血而发生心绞痛。中老年患者大多有冠状动脉粥样硬化情况，冠状动脉病变，则失去了正常情况下对交感神经受刺激后的舒张反应，反而会引起病变冠状动脉的强烈收缩，导致心肌严重缺血。冠状动脉粥样硬化或血管内皮损伤时，交感神经受刺激可使冠状动脉壁内交感神经纤维末端 5- 羟色胺释放增加，导致血管收缩。因此，当颈椎病引起交感神经兴奋时也可使有病变基础的冠状动脉继发痉挛收缩、心肌缺血。心脏正常搏动的起搏点在窦房结。人体颈部右侧交感神经纤维大部分终止于窦房结，而左侧交感神经纤维大部分终止于房室结和房室束。当颈椎病颈椎退变增生、颈椎失稳，可对颈部交感神经造成偏于一侧刺激较重，使受累一侧交感神经功能障碍，影响其冲动传递，或使窦房结发出激动过慢，或使异位起搏点形成而导致心律失常。

（2）颈神经受累：颈脊神经后根受累出现的疼痛分布区和通过脊神经后根反射弧的内脏感觉反射痛相似，可出现假性心前区疼痛；C7、C8 神经前根受刺激，胸大肌痉挛也可表现出胸闷、胸痛的症状；如增生的骨赘压迫或刺激了起源于 C8 ～ T1 的胸前神经内侧支或起源于第 6 ～ 7 颈椎的胸前神经外侧支也可引起假性心绞痛；颈椎病引起前斜角肌痉挛压迫臂丛神经，或斜方肌痉挛挤压脊神经后支的分支时，可通过体－交感神经反射引起肋间肌痉挛和疼痛，症状酷似冠心病心绞痛。

（3）椎动脉供血不足：椎动脉型颈椎病常出现较明显的心脏症状。这可能是由于椎－基底动脉供血不足，使延髓嘴侧腹外侧区中的心血管调节中枢受累功能障碍，异常冲动通过脑脊髓反射传到脊髓侧角，再通过交感神经节后纤维到达心脏和冠状动脉，使冠状动脉舒缩功能和心脏自律性发生异常，产生心律失常、心肌缺血而胸闷、胸痛。

2. 胸椎源性

（1）胸椎性疾病可致心律失常，是由于各种原因造成第1~5胸椎椎体后关节紊乱而刺激脊神经根或交感神经而致病，患者症状发作多与体位改变有关，其心电图多显示为单纯性心律失常，其主要表现为颈胸交界或上胸椎处有压痛，室性期前收缩，或传导阻滞为主。

（2）解剖生理学证明了心的神经支配包括交感神经、迷走神经。二者双重支配心脏，调节心功能的正常进行。从解剖方面，脊柱的胸椎段分布有第1~5胸椎侧角发出的交感神经节前纤维，节后纤维神经的1~5胸神经节，迷走神经的胸支支配心脏。所以胸椎的病变更容易影响心脏的搏动。（图3-5-1）

当交感神经受刺激时，其兴奋性升高，去甲肾上腺素（NE）分泌增多，心率加快；当交感神经纤维长时间受刺激而变性时，神经冲动反而减少。由于两种神经的拮抗作用，迷走神经兴奋性相对亢进，其分泌的乙酰胆碱（Ach）可使窦房结自律性下降，抑制心脏活动使心率减慢。各种原因引起的胸椎侧弯，胸椎椎体后关节紊乱，可刺激交感神经，引起心律失常。

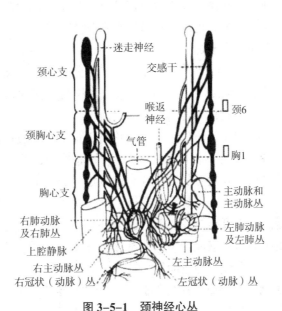

图3-5-1　颈神经心丛

由交感神经、副交感神经和迷走神经组成，其中颈胸和胸心支都发自上段胸椎旁

【诊断】

（一）诊断要点

1. 症状　有典型的颈椎、胸椎病症状和体征并伴有心胸痛或胸闷、胸部紧压感，心

悸或心律失常。如心率低于 60 次 / 分钟或超过 80 次 / 分钟。

2.体征　压迫颈椎旁压痛区或改变颈部的姿势可诱发心脏症状的出现；颈活动度欠灵活，颈前屈受限在 10° 以上。臂丛神经牵拉试验及椎间孔挤压试验均为阴性；触摸颈椎棘突，可发现第 6 颈椎棘突偏移（或左或右），第 3、4 颈椎后突伴轻度偏移。第 3、4 胸椎棘突后突，并且偏右或左。

3.辅助检查

（1）动态心电图、心肌酶谱、心脏彩色多普勒等检查未见心脏器质性疾病。

（2）颈椎 X 线片示：颈生理弯曲度变直，或生理曲度存在，但上中段变直；上、中颈段常有 1 ~ 3 个不等双突征或双边征，寰齿间隙左右不对称、寰枢间沟宽窄不等，第 3、4 颈椎钩突常有密度增高，或左右钩椎关节不对称。

4.经常规扩冠、抗心律失常及营养心肌药物治疗，疗效不明显。

（二）鉴别诊断

1.冠心病　正常人的冠脉循环有很大的储备能力，故在剧烈活动或体力劳动时均能够适应。当冠状动脉发生管腔狭窄，如动脉粥样硬化或发生痉挛时，血流量减少，心肌就发生缺血、缺氧，从而引起心绞痛。但是此类患者在安静的状态下，心肌需血、需氧量不多，可无症状出现。一些诱因如吸烟过度或神经反射引起冠脉痉挛或劳累、情绪激动、寒冷等，临时需血量增加，可引起心脏的负荷加重，需血、需氧量增多，但冠脉循环又不能代偿，甚至反而失常、痉挛，使心肌暂时性缺血、缺氧，因而发生心绞痛。而脊源性类冠心病的患者发生心绞痛，多由于低头工作过久或高枕睡眠起床时突然扭头或甩头所致。可能是颈椎横突如第 2、3 颈椎压迫或牵拉其前面的颈交感神经节，使其发生的心上神经兴奋性增高，冠状血管急剧收缩之故。

冠心病有心绞痛等典型症状出现，但血脂均高于正常，眼底检查可发现眼底有动脉硬化表现，用硝酸甘油片置舌下含化 1 ~ 2 分钟开始起作用，约半小时后症状消失。而类冠心病则不同。其特点是阵发性的胸闷和胸前区疼痛或压迫感。典型的发作为突然发生的疼痛，多在低头工作过久、高枕睡眠起床、突然扭头或甩头后发生，疼痛部位多在胸骨上段或中段的后面，亦可能波及心前区的大部分，常放射至肩、背部及上肢，以左侧多见。疼痛的性质多为压迫感或窒息感，常伴有胸闷、气紧、颈部不适、酸胀感；亦伴有头晕、胀痛、失眠、多汗、易激动等。

2.心血管神经官能症　心血管神经官能症具有一般神经官能症的症状，主要由于工作和生活过度紧张，焦虑与尖锐的矛盾所产生的精神创伤所造成，而各种检查又缺乏阳性体征。

【中医辨证】

（一）辨证要点

脊源性类冠心病属中医学"胸痹""心痛"范畴。与外来寒邪侵袭，或情志所伤，或内有所伤致心系脉络瘀阻有关，表现为胸部闷痛阵作，甚则胸痛彻背，或兼短气、喘息不得卧的病症。病位在心，病性为本虚标实，本虚为心气虚、心阳不足、阴血亏虚；标实为血瘀、痰浊、寒凝、气滞，临床常见有气滞血瘀证、胸阳痹阻证、气虚血瘀证、阴寒凝滞证、阴虚血阻证5种证型。

（二）辨证分型

1.气滞血瘀证 此证多为气郁日久，瘀血停着而致。症见胸部刺痛，固定不移，入夜更甚，兼见胸闷不舒，心悸不宁，舌苔薄白，舌质紫黯，脉沉涩。

2.胸阳痹阻证 此证多为心阳不足、气机痹阻不通。症见心痛甚，痛如刀割，胸痛彻背，遇寒加重，可伴乏力，自汗，气短，心悸，舌淡，苔薄白，脉沉迟无力。

3.气虚血瘀证 此证多为心气虚，瘀血阻络。症见心痛时轻时重，伴憋闷感，因劳累而诱发，兼见气短，乏力、心悸、自汗，舌质黯，苔白，脉弱无力。

4.阴寒凝滞证 此证多为寒邪内侵、阳气不运、气机阻痹。症见心痛甚，胸痛彻背，遇寒加重，乏力自汗、气短、心悸。

5.阴虚血阻证 此证多为阴血亏虚，血流不畅。症见心痛，时轻时重，多为隐痛，伴憋闷，劳则加重或诱发。头晕目眩，午后潮热，虚烦不眠，舌黯红，少苔，脉沉细。

【治疗】

（一）治疗原则

脊源性类冠心病的治疗以理筋、调曲、练功为原则，以松解颈、肩背部肌筋、纠正颈胸椎关节移位，恢复颈胸椎生理曲度，使骨正筋柔、血脉通畅。

（二）治疗方法

1.理筋

（1）膏摩药熨：在颈肩背部膏摩药熨，以松解肌肉痉挛粘连。

（2）针刺法：取背部压痛点（阿是穴）及膀胱经腧穴（如心俞、肺俞）颈胸段华佗夹脊穴进针，可加电针或激光照射。

（3）疏理法：对颈、胸、背部颈肌肉进行捏拿、揉按、分理，以宽胸舒背。

（4）对症点按。1）心悸。①按摩星状神经节反应点（位于胸锁乳突肌下1/4前2cm处）：使头部偏向同侧30°，用拇指腹于局部向内按压，1~2秒松开手，反复操作1~2分钟，以胸部感到"得气"为度。②点按脊旁穴：于第2~6胸椎棘突两旁2cm处，选择2~3个反应点，用拇指点按1~2秒松开手，反复操作1~2分钟，以胸前"得气"为度。2）胸闷。按压天鼎、缺盆穴。

2.正脊调曲 脊源性类冠心病患者常见第1、2颈椎偏移，第3、4颈椎后突伴轻度偏移；第3、4胸椎棘突后突伴轻度偏移等不同情况，故宜采取相应的复位法治疗。

（1）第1、2颈椎复位法：以第1颈椎横突偏右为例，患者取矮坐位，颈部前屈35°，左偏35°，右偏旋转45°，医者站于患者背后，左手拇指触到偏移横突固定之，余四指置于患者右侧头枕部或颞部，右手扶持左面部，在右手向右上方旋转的瞬间，左手拇指将横突轻推向患者左侧，常听到"咯"的一声，拇指下有轻度移动感，触之平复或改善，手法告毕。

（2）第3、4颈椎复位法：以第4颈椎棘突偏右为例，患者取矮端坐位，医者立于患者背后，左手拇指触到偏移的棘突固定之，右手拇指与其余四指相对置于下颌部，使颈略前屈。以第4颈椎为中心左侧屈30°，此时，右手拇指与其余四指同时用力向上方旋转，同时左手拇指稍用力向左下推按，常听到"咯"的一声，拇指下有轻度移动感，触之平复改善，手法告毕。

（3）第3、4胸椎复位法：患者端坐低凳上，双手自然垂放，医者双手自患者两肩外侧环抱患者上胸部，双手掌在患者胸骨上端指交叉相握，嘱患者略后仰，背靠医者右膝前，头置于医者右肩，医者上身略前俯，右肩顶住患椎棘突，在患者深吸气后呼气时，双手用力往后下方压，右膝同时往上顶推，此时可听到"咯"的一声，手法告毕。

（4）牵引调曲：用颈椎布兜牵引法，重量为3～6kg，每天1～2次，每次30分钟至1小时，1～2周为1个疗程。

3. 药物治疗

（1）气滞血瘀证

治则：理气活血、通络止痛。

方药：血府逐瘀汤加减。

（2）胸阳痹阻证

治则：宣痹通阳、散寒化饮。

方药：瓜蒌薤白半夏汤加减。

（3）气虚血瘀证

治则：益气、活血止痛。

方药：补阳还五汤加减。

（4）阴寒凝滞证

治则：辛温通阳、开痹散寒。

方药：瓜蒌薤白白酒汤加减。

（5）阴虚血阻证

治则：养阴活血，通络止痛。

方药：通幽汤加减。

还可选用具有活血通络、散风止痛作用的中成药，如"颈复康颗粒"；或局部敷贴活血止痛类膏药，如"消痛贴膏"。

4. 功能锻炼　按照"健脊强身十八式"中第一至第十式进行功能锻炼。

（三）注意事项

1. 恢复脊柱内外平衡以后，再取两侧肺俞、心俞、阴俞、内关，颈椎两侧及上背部，以推法、按法、揉法、捏法在两侧同时进行，手法要轻柔缓和，以患者感到酸胀为度。

2.颈部如有严重强直，左右毫无旋转幅度，不宜做旋转手法，须先做热敷以使颈部肌肉放松，有旋转幅度出现后，方能做旋转手法。

3.颈椎中线有压痛时，应注意可能有骨折、结核、肿瘤等病变，必须在明确诊断后才能处理。

4.以上手法可单独应用或交替使用，如在手法过程中出现晕厥、昏迷或脊髓休克，说明系手法操作不当或患者体弱致使椎动脉或脊髓受挤压，此时应立即停止操作，让患者卧床，并对症用药。

5.一般患者在1次手法后即可达到治疗目的，如果仍有残余症状，可在第2天或第3天再继续施法2~3次。

6.对于这类疾病，首先应按冠心病治疗以免将非典型的冠心病误诊为颈椎病而造成死亡。对于心绞痛患者诊断为脊源性类冠心病必须慎重，必须要有可靠的依据才能除外冠心病。

【疗效评定标准】

1.痊愈　颈、胸椎和心脏的症状、体征消失，心电图异常者转为正常。

2.显效　颈、胸椎和心脏的症状、体征基本消失，心电图异常者明显好转，劳累后偶有复发。

3.无效　颈、胸椎和心脏的症状、体征改善不明显或无改善，心电图异常者无改变。

【预防】

1.避免过长时间的低头工作以免造成颈部劳损，避免随意甩头。

2.改变高枕睡眠习惯，枕头的高度应为自己拳头竖立的高度，且枕头宜松软。

3.脊源性类冠心病的预防，需早发现早治疗，如一旦对药物形成依赖或出现心电图改变，则需按冠心病处理。

4.坚持颈部功能锻炼，防止复发。

第七节　脊源性心律失常症

正常心脏的自动节律性使其能以一定的频率不停地、有节奏地跳动，心脏的这种自律性受神经和体液的调节，从而使心脏跳动的频率与整体活动相适应。任何原因引起心脏内冲动的区域和信导的异常，并使心脏活动的频率或节奏发生紊乱的现象称为心律失常（心律不齐）。心律不齐或心律失常是常见的心血管疾病，临床上多由心脏器质性改变所致，但亦有部分无确切的病因。脊柱病变，特别是颈椎、胸椎的退变也可引起心律失常，称为脊源性心律失常症。属中医学"心悸"范畴。

【功能解剖与病因病理】

心律不齐多在情绪激动、紧张运动，饮浓茶或过量饮酒后发生；亦有在缺氧发热及甲状腺功能亢进等情况下出现；也可以由颅内压升高、麻醉、细菌毒素作用下或病毒感染及甲状腺机能低下或某些药物（洋地黄等）所致；亦有在器质性心脏病（风湿性、动脉硬化性、高血压性等）及低血压时出现。本章讨论的心律不齐均排除了上述种种原因，是由于颈椎的位置发生移位造成的，呈反复发作并逐步加重的趋势。而颈椎的位移常由于慢性劳损，如高枕睡眠、长期过久的低头工作及常爱甩头等原因引起。C2～C3椎关节错位可致颈上交感神经受损，易发生阵发性室上性心动过速，C5～C7椎关节错位可致颈中交感神经节及颈动脉窦受损，易引发心动过缓，C7～T3椎关节错位可致星状神经节和T1～T3交感神经节前纤维受损，易诱发心房期前收缩或颤动，T3～T5错位可致胸交感神经节前纤维受损，最易出现房性和室性早搏。

【诊断】

（一）诊断要点

1. 症状　可表现为心动过速或过缓，期前收缩等。心悸间歇性发作，伴有头晕头痛，失眠多梦，反应迟钝或易激动，颈项背酸累不适，有时轻时重的胸闷或胸部压榨样不适感。症状与体位改变有关。女性多见，多发于50岁以后。

2. 体征　颈活动度受限，颈椎或胸椎有棘突偏移、椎旁压痛或叩痛、棘突周围可扪及条索状物并有滑动感；心脏各瓣膜听诊区未闻病理性杂音；椎间孔挤压试验、臂丛神经牵拉试验可有阳性。

3. 辅助检查　心电图检查可有各种单纯性心律异常样改变；排除心脏器质性疾患；脑血流图检查可出现血管紧张性增高，血流量左右不对称，相差20%甚至50%；X线片见颈曲变直或略有反弓，钩突变尖或变平，钩椎关节左右不对称，齿状突不居中，寰齿间隙左右不对称，寰枢间沟不对称、宽窄不一，并可排除骨性器质性病变。

（二）鉴别诊断

1. 动脉粥样硬化性心脏病　心电图检查可见房室传导阻滞、右束支传导阻滞，左束支前分支或后分支阻滞及室性期前收缩、室性心运过速或心室颤动等心律失常样改变。心电图以R波为主的导联中ST段降低与T波平坦或心室颤动等心律失常样改变。心电图以R波为主的导联中ST段降低与T波平坦或倒置或出现深而宽的Q波。患者有阵发性胸骨后压榨性疼痛，或剧烈而持久的胸骨后疼痛，症状的诱发及加重，主要是劳累，其次为情绪激动。属一般心绞痛者，舌下含服硝酸甘油可很快缓解；属心肌梗死则易导致休克和心力衰竭。

2. 风湿性心脏病　晚期二尖瓣狭窄患者中30%～40%可出现房性期前收缩、心房扑动或阵发性房颤，并渐转为持久性。心电图的改变以左、右心室肥厚和劳损为主。患者可有活动性风湿炎症的反复发作，伴呼吸困难、发绀等，心前区或三尖瓣听诊区可闻及收缩期及舒张期杂音。胸部 X 线片示：左或右心室、心房增大等。

【中医辨证】

（一）辨证要点

本病为"痹证"，根据病邪侵犯机体的不同，分为瘀阻证、痰浊阻滞证、心阴亏虚证、脾肾阳虚证。

（二）辨证分型

1. 瘀阻证 以心络挛急，血瘀气滞为主。主要表现为心悸怔忡，短气喘息，胸闷不舒，心痛时作，或形寒肢冷，舌质暗或有瘀斑、瘀点，脉虚或结代。

2. 痰浊阻滞证 以痰浊阻滞心气，中焦气机不畅为主。主要表现为心悸短气、心胸痞闷胀满、痰多、食少腹胀，或有恶心，舌苔白腻或滑腻，脉弦滑。

3. 心阴亏虚证 以心阴亏虚，心失所养为主，主要表现为心悸易惊、心烦失眠、口干微热、五心烦热、盗汗、舌红少津、脉细数。

4. 脾肾阳虚证 以脾阳不振、肾阳不足，水湿内停，冲逆内动为主。主要表现为心悸倦怠，少气懒言，大便溏薄，腹胀纳呆，腰痛阴冷，畏寒肢凉，小便不利，舌苔白腻质淡，脉沉细迟或结代。

【治疗】

（一）治疗原则

本病治疗需要排除心脏本身的疾患，明确为脊柱失衡所引起的相关临床症状，原则上以理筋、调曲复位、练功为主，使骨正筋柔、血脉通畅，恢复脊柱的生理平衡。

（二）治疗方法

1. 理筋
（1）如肩背肌筋僵硬板结者，可用针刺拔罐放血疗法。
（2）药熨膏摩：选用具有活血化瘀、舒筋通络的熨药或膏摩作颈肩背的熨疗或按揉，以舒筋缓急、通络止痛。
（3）针刺法：以背部膀胱经腧穴、督脉穴位、夹脊穴为主，如神道、厥阴俞、心俞、督俞和阿是穴等。
（4）推拿理筋：先寻找背部阳性反应性结节或索条，用拇指、大鱼际、掌根或指面交替在某一特定病变部位上，自上而下做回旋揉捻，以患者感觉轻微的酸痛、可以忍受为度。然后用推、拿、揉、压、拍等法对胸背肌筋膜、肩胛部分筋理筋。
2. 正脊调曲 主要纠正有错动移位的颈椎和胸椎小关节和恢复颈胸椎的正常生理曲

度，并缓解局部肌痉挛，改善循环，带走炎症产物，松解粘连。主要方法有：

（1）膝顶胸椎法或掌推胸椎法：以纠正位移的胸椎，用角度复位法纠正有位移的颈椎。

（2）侧摆法：主要针对胸椎有侧突者。以患者胸椎向左侧突为例，患者俯卧位，胸前垫软枕，两上肢置于身体两侧自然放松，医者站于患者左侧，医者左手掌根部置于胸椎侧突的顶部，右手穿过患者双下肢，然后右手将下肢向左侧摆，左手掌将胸椎向右侧推，反复数次。

（3）颈椎布兜牵引法：适用于颈上、中、下神经节受牵拉刺激等引起的心律失常。牵引重量一般为 3～5kg，每日 1 次，每次 30 分钟，连续 20 次为 1 个疗程。

此外，还可以根据具体情况，选用牵颈折顶法、颈椎旋提法或提胸过伸法，具体操作方法参照中篇"诊疗学总论"第四章中"十大正脊骨法"内容。

3. 药物治疗

（1）瘀阻证

治则：活血化瘀、宽胸行气通络。

方药：血府逐瘀汤加减。

（2）痰浊阻滞证

治则：理气化痰、宁心安神。

方药：导痰汤加酸枣仁、柏子仁、远志等。

（3）心阴亏虚证

治则：滋养阴血，宁心安神。

方药：天王补心丹加减。

（4）心阴亏虚证

治则：温补脾肾、利水宁心。

方药：理中汤合真武汤加减。

还可选用具有活血通络、散风止痛作用的中成药，如"颈复康颗粒"；或局部敷贴活血止痛类膏药，如"消痛贴膏"。

4. 功能锻炼　按照"健脊强身十八式"中第一至第十式进行功能锻炼。

（三）注意事项

1. 此病治疗前必须首先明确诊断。

2. 严重心脏病慎用；颈椎骨结核、骨肿瘤者禁用；年老体弱骨质疏松者慎用。

【疗效评定标准】

1. 痊愈　颈项、肩背酸累和心悸、胸闷等症状消除，复查颈、胸椎曲度恢复正常，偏歪棘突已纠正，心率 60～100 次/分钟，律齐，心电图检查正常和胸椎侧弯、后突、棘突偏歪、棘旁压痛等脊背体征消除，理化异常指标恢复正常。

2. 显效　颈项、肩背酸累和心悸、胸闷等症状基本消失，复查颈、胸椎曲度基本恢复正常，偏歪棘突已纠正，心率 60～100 次/分钟，律齐，心电图检查正常，劳累后偶有复发。

3.无效　治疗后症状、体征及心电图检查无变化或曾有好转但短期内又复发。

【预防】

1. 治疗后脊柱生理曲度得以恢复正常者，心律失常的现象可明显减少或消除，若能配合功能锻炼，则可巩固疗效，减少复发。

2. 注意颈部保暖，避免长时间的低头工作以免造成颈部劳损。

第八节　脊源性消化不良症

由于胸椎骨关节紊乱并发上腹饱胀，嗳气反酸、纳差厌食、恶心呕吐等症状，但胃肠镜检查又可排除溃疡糜烂、肿瘤等胃肠的器质性改变，生化检查排除肝、胆、胰疾病的一类胃肠功能性疾病。

【功能解剖与病因病理】

支配胃的交感神经来自第 6～9 脊髓胸节，其发出的部分交感神经纤维组成了内脏大神经，终止于半月神经节，由此分出神经纤维到腹腔神经节交换神经元，节后纤维加入腹腔神经丛。该丛的分支伴随腹腔动脉的分支分布到胃，而伴随胃左动脉的纤维较多，故胃小弯部的交感神经分布较为密集。

支配胃的副交感神经为迷走神经，其起于延髓的髓核、背核和弧束核，迷走神经穿过食道裂孔进入腹腔时集中为左右两主干，左迷走神经干转向腹腔段食管的前壁，从左上向右下走行，位于食管前壁肌层与腹膜之间，常与食管肌层紧贴，约在胃贲门水平分为肝支与胃前支。胃前支在肝胃韧带内贴近或稍离胃小弯缘下行，向胃前壁发出 3～5 条胃前壁分支后，行至胃角切迹处或切迹上方 2.5cm 范围处，呈扇形散开，发向幽门窦及幽门部的前壁。左迷走神经干在分为肝支及胃前支以前，常有 1～2 细支自神经干发出至胃底贲门部，在迷走神经干走行于腹段食管在后壁肌层外的疏松组织中，在贲门稍下方分为腹腔支和胃后支，胃后支在胃角切迹附近分散为 3～4 条分支，分布于胃幽门后壁。支配胃的交感神经的主要功能是抑制胃的运动、减少胃液分泌并传出痛觉；迷走神经的功能主要是促进胃的运动、增加胃液的分泌，交感神经和迷走神经在生理功能上是相互拮抗的，共同维持着胃的正常功能活动。

脊神经根通过相对狭窄的椎间孔时可受到刺激或压迫；椎旁软组织的创伤性炎症反应对交感神经可产生不良刺激；椎旁软组织的肿胀，粘连同样引起交感神经的继发性损伤，当交感神经的正常生理功能受到影响时，可导致交感-迷走神经的功能失调，从而影响胃的蠕动和分泌功能，产生相应功能紊乱症状。

【诊断】

(一) 诊断要点

1. 症状　有上腹饱胀、纳差厌食、嗳气反酸、恶心呕吐等消化不良症状。并有不同程度的脊背疼痛、酸累、沉重等不适感，气候变化或劳作时症状明显。患者可有急慢性脊背损伤病史。

2. 体征　第 5～10 胸椎棘突偏歪或后突、棘旁有肌紧张或叩压痛。

3. 辅助检查　胸椎正、侧位 X 线片可无阳性发现，或有胸椎退变，椎间隙变窄等改变。胃肠镜检查可排除溃疡糜烂、肿瘤等胃肠的器质性改变，生化检查排除肝、胆、胰疾病；胃电图检查提示有胃动力减弱、胃排空延迟等。

(二) 鉴别诊断

1. 急性肠炎、急性痢疾　腹部剧痛，但有腹泻和脓血便，粪便镜检有大量脓细胞。

2. 急性肠梗死、肠套叠、肠扭转　这几种疾病常有呕吐，可有腹部包块和明显的压痛点。

3. 腹主动脉囊小破裂、夹层动脉瘤　腹痛剧烈，背部疼痛亦较剧，酷似胸腰椎后关节紊乱引起的腹痛。但腹部触诊，深部可触及肿物，搏动性，有杂音，下肢动脉搏动减弱，脐周围或侧腹壁有瘀斑。

4. 急性腹膜炎　此病大多由腹内脏器穿孔、破裂和腹内脏器急性感染的蔓延而引起，原发性较少见，通过实验室和物理检查易于和上述腹痛鉴别。另外，急性腹膜炎患者喜欢屈腿仰卧，无扭伤史。

【中医辨证】

(一) 辨证要点

本病病机多为久病体弱，脾胃虚寒，肝气郁结，兼有痰湿、瘀血，可分为瘀滞证、脾胃虚寒证、肝郁气滞证、痰湿内阻证。

(二) 辨证分型

1. 瘀滞证　多见于胸背部急性外伤早期，以气滞血瘀、胃络阻滞为主。主要表现为胸背部疼痛或肿胀，胃脘部胀满疼痛，不思饮食，舌质紫暗或有瘀斑，脉涩。

2. 脾胃虚寒证　以脾胃阳虚，纳运不健为主。主要表现为胃脘隐隐作痛，绵绵不断，得食则减，乏力神疲，手足欠温，大便溏薄，舌质淡，脉细弱。

3. 肝郁气滞证　多由胸背部闪扭伤所致，以肝郁气滞，横逆乘脾犯胃为主。主要表现为胸背部胀痛，胃脘部胀满疼痛，痛连两胁，胸闷嗳气，善太息，大便不爽，常因情志因素而加重，苔多薄白，脉弦。

4.痰湿内阻证　脘腹不舒，痞塞满闷，头昏目眩，头重如裹，身重肢倦，咳嗽多痰，恶心呕吐，口淡不渴，舌体胖大，边有齿痕，苔白厚腻，脉沉滑。

【治疗】

（一）治疗原则

筋骨并重，以理筋、调曲、练功为法，恢复脊柱正常的生理曲度，使偏歪的棘突复位。

（二）治疗方法

1.理筋

（1）膏摩药熨：根据不同证型选用相应药物敷贴或熨烫背部，如胸背肌粘连板硬者，可选用刺血拔罐。

（2）针刺法：以背部膀胱经腧穴、夹脊穴为主，如陶道、身柱、胃俞、脾俞和阿是穴等。

（3）推拿理筋：先寻找背部阳性反应性结节或索条，用拇指、大鱼际、掌根或指面交替在某一特定病变部位上，自上而下做回旋揉捻，以患者感觉轻微的酸痛，可以忍受为度。然后用推、拿、揉、压、拍等法对胸背肌筋膜、肩胛部分筋理筋，要求作用力应透达到深部肌层，注意指或掌应紧贴皮肤不移，使皮下组织随指或掌的揉动而动，不要在皮肤上来回搓动，用力要均匀，因势利导、轻重结合，要很好地做到持久、有力、均匀、柔和。刚柔相济，先轻后重，逐渐增加力度，刚寓于缓柔之中操作，力要缓稳柔和，以调节机体的生理、病理状态。

2.正脊调曲　主要纠正有错动移位的胸椎小关节和恢复胸椎的正常生理曲度。

（1）俯卧掌推法：患者俯卧、两上肢置于身旁、自然放松，医者站立于患者左侧、右手掌根按压于患椎棘突，左手放于右手背上。嘱患者做深呼吸，在其呼气末时，医者右手掌根瞬间用力向头颈方向推按。此时常闻关节复位声或手下有骨移动感。

（2）端坐膝顶法：患者端坐于矮凳上，双上肢自然屈曲，医者端坐于患者身后，双手自患者两肩外侧环抱其上胸，双掌交叉相握置于患者胸骨上方，嘱患者略后仰上背靠于医者右膝，头置于医者右肩，医者右膝顶住患椎棘突，在患者呼气末时，医者双手往后下压，右膝往前上方顶推，此时常可闻关节复位声或膝下有关节移动感。

（3）侧摆法：参照上节"脊源性心律失常症"中侧摆法操作方法。

（4）点穴调理法：患者取坐位或俯卧法，医者用拇指分别按揉脊柱两旁之肝俞、脾俞、胃俞、三焦俞等穴位，每穴按揉1～2分钟，然后嘱患者仰卧继续点按中脘、气海、天枢、足三里等穴法，每穴点按1分钟，按揉力度以患者觉局部酸胀为宜。

3.药物治疗

（1）瘀滞证

治则：活血化瘀通络。

方药：失笑散加丹参、厚朴、枳壳、檀香、砂仁等。

（2）脾胃虚寒证

治则：温阳益气健脾。

方药：黄芪建中汤加陈皮、半夏、香附等。

（3）肝郁气滞证

治则：疏肝理气，和胃止痛。

方药：柴胡疏肝饮加旋覆花、郁金等。

（4）痰湿内阻证

治则：祛湿化痰，健胃和中。

方药：二陈汤加前胡、桔梗、枳实等。

4. 功能锻炼　按照"健脊强身十八式"中第五至第十一式进行功能锻炼。

（三）注意事项

1. 采取手法治疗（尤其是整骨复位性手法）前，应常规摄胸椎 X 线片，排除胸椎结核，肿瘤，骨质疏松等手法禁忌证。

2. 复位性手法须在患者呼气末进行，以免患者胸中憋气、手法整复时造成胸椎小关节的损伤。

3. 手法治疗应遵循先松筋后正骨、筋骨并重的治疗原则。

【疗效评定标准】

1. 痊愈　脊背及胃肠症状和胸椎侧弯、后突、棘突偏歪、棘旁压痛等脊背体征消除，理化异常指标恢复正常。

2. 显效　脊背及胃肠症状和胸椎侧弯、后突、棘突偏歪、棘旁压痛等脊背体征基本消除，理化异常指标基本恢复正常，劳累后偶有复发。

3. 无效　脊背及胃肠症状、体征改善不明显或无改善，理化异常指标无改变。

【预防】

平时注意功能锻炼，避免久坐，多做扩胸运动，防止胸椎关节紊乱。

第九节　脊源性胃脘痛

胸椎关节发生解剖位移导致支配胃、十二指肠的自主神经功能失调时，可引起胃脘痛，称之为脊源性胃脘痛。

【功能解剖与病因病理】

（一）功能解剖

与胃有关的交感神经主要是第 6~12 胸神经脊髓侧角发出的节前纤维，通过胸

6～12 的交感神经节后，组成内脏大、小神经，到腹腔神经丛及肠系膜上神经丛，于丛中交换神经元后，发出的节后纤维随腹腔动脉的分支分布到腹部的实质性器官及结肠左曲以前的消化道。而腹腔丛发出的分支形成次级丛。其中肝丛发分布支随肝动脉而行走，纤维达胃。十二指肠动脉及胃右网膜动脉，形成胃下丛，分支分布于胃大弯部；脾丛发分支分布于胃大弯、胃底部等；胃上丛随胃主动脉行走，分布于胃小弯。胸交感神经节除最下 2 个或 3 个位于胸椎椎体的侧面外，其余的胸交感神经节位于肋骨小头之前。与胃有关的迷走神经自延髓的疑核、背核和孤束核发出，经颈静脉神经节、1、2 颈椎横突前侧的结状神经节，再经一定路径到达腹部的神经丛，在支配器官的壁内换神经元，终止于换神经元后的附近肌肉。迷走神经在进入腹腔时集中分为左右两主干。左迷走神经干转向腹段食管的前壁，从左上向右下行走，约在胃贲门水平分为肝支与胃前支。胃前支在肝胃韧带内贴近或稍离胃小弯缘下行，分数条分支经胃前壁、胃角切迹最后扇形散开发向胃幽门窦及幽门部的前壁。右迷走神经走行于腹段食管的右后壁，在胃贲门稍下部分为腹腔支与胃后支，经胃小弯缘，胃后壁最后分布于胃幽门部的后壁。

（二）病因病理

支配胃的交感神经的机能主要是抑制胃的运动、减少胃液分泌并传导痛觉；迷走神经的机能主要是促进胃的运动，增加胃液的分泌。交感神经与迷走神经相互拮抗，共同维持胃的正常功能活动。当突然而强大的旋转外力作用于胸椎时，可将胸椎小关节向侧方扭转造成位移，此时，相应的肋椎关节、肋横突关节发生位移；椎间孔发生变化；局部肌肉韧带被牵扯而撕裂，引起充血、水肿和痉挛，产生无菌性炎性反应，导致脊神经及交感神经的被压迫或牵拉、炎症刺激、粘连等，产生继发性损伤。自主神经在上述因素影响下产生功能紊乱：①交感神经兴奋–迷走神经抑制：胃壁血管扩张，胃酸分泌减少，胃炎形成；②迷走神经兴奋–交感神经抑制：胃壁血管收缩，组织缺氧，胃酸分泌增加，溃疡形成。自主神经功能紊乱可导致胃部的功能紊乱，出现胃脘部的不适或疼痛；迁延日久可进一步加重胃部组织的损害，使症状加重。

脊源性胃脘痛的原因与胸背部的急慢性损伤、胸椎小关节紊乱，胸椎旁交感神经的继发性病损有关。本病的发生发展与脊柱侧弯、胸椎小关节紊乱（肋小头关节、肋横突关节及胸椎后关节）及周围软组织损伤有密切关系。当胸椎及周围组织发生改变，使固有的生理平衡失衡，势必刺激相应自主神经，导致自主神经功能紊乱，诱发胃脘痛而引起一系列症状。当胃脘痛发生后，又反过来使椎周生物力学平衡被进一步破坏，二者互为因果。

【诊断】

（一）诊断要点

1. 症状　初期胃部可出现间歇性胀闷不适，钝痛或绞痛，疼痛范围较大，可沿肋间神经行走方向逆行出现，伴胸背酸累沉重不适，食欲不振或见恶心呕吐。日久可逐渐出现胃脘部饥饿样痛或烧灼样痛，持续时间延长，伴随反酸、嗳气等。患者多有胸背部外伤或劳损病史。

2.体征 胃脘部可有压痛，而腹软无压痛反跳痛，肠鸣音存在，可触及胸椎棘突后突或偏歪以及椎旁条状物等，轻压痛、酸胀或轻叩痛，以第5～8胸椎多见，压迫该病变胸椎可反射引起胃脘部不适或舒适感。

3.辅助检查 胸椎正、侧位片可无阳性发现或见椎间隙模糊、变窄，第5～9胸椎棘突偏左或偏右。胃镜检查：胃壁黏膜可有炎性或溃疡性改变。

（二）鉴别诊断

1.胃、十二指肠溃疡 患者上腹部钝痛、绞痛或灼痛，伴反酸、嗳气等。但溃疡病一般具有长期性、周期性和节律性等特征，胃脘部压痛，腹软，无反跳痛，服用制酸剂疼痛可缓解，纤维内窥镜检查可发现溃疡病灶，肝胆超声和腹部平片一般无特殊发现。

2.急性胰腺炎 起病急骤，中、上腹部疼痛，轻者上腹钝痛，重者绞痛，并向腰背放射。可为持续性刀割样疼痛，阵发性加剧，伴高热，畏寒，恶心呕吐，腹肌紧张、压痛、反跳痛，血、尿淀粉酶检测均可增高。

3.急性胆囊炎 上腹部胀痛，或间歇性绞痛，右肩胛下区可见放射痛，伴恶心呕吐。但起病突然，腹痛多呈持续性，伴发热，右上腹部稍膨胀，腹式呼吸受限，胆囊区压痛，腹肌紧张，墨菲征阳性，血常规检查多见白细胞及中性粒细胞数值增高，胆囊超声检查有炎性改变征象。

4.胃神经官能症 胃神经官能症与胃溃疡均可出现上腹部疼痛不适等症状，但胃神经官能症以中年女性较多，多有精神创伤史，主要表现为间歇性上腹痛、胃灼热或不适感、泛酸、嗳气、呃逆等，但症状缺乏溃疡病的节律性，常伴有头痛、头昏、乏力、失眠、抑郁或焦虑等神经精神症状，各种器械与生化检查均无异常。

【中医辨证】

（一）辨证要点

本病常有胸部外伤史或劳损史，以胃脘部胀满疼痛为主症，根据侵犯机体的病邪不同，分为瘀滞证、脾胃虚寒证、肝郁气滞证、脾胃阴虚证。

（二）辨证分型

1.瘀滞证 多见于胸背部急性外伤早期，以气滞血瘀，胃络阻滞为主。主要表现为胸背部疼痛或肿胀，胃脘部胀满疼痛，不思饮食，舌质紫暗或有瘀斑，脉涩。

2.脾胃虚寒证 以脾胃阳虚，纳运不健为主。主要表现为胃脘隐隐作痛，绵绵不断，得食则减，乏力神疲，手足欠温，大便溏薄，舌质淡，脉细弱。

3.肝郁气滞证 多见于胸背部闪扭伤所致，以肝郁气滞，横逆乘脾犯胃为主。主要表现为胸背部胀痛，胃脘部胀满疼痛，痛连两胁，胸闷嗳气，善太息，苔多薄白，脉弦。

4. 脾胃阴虚证 以胃液不足，郁火内盛为主。主要表现为胃脘隐隐作痛，口燥咽干，食少、大便干结，舌红少苔，脉细数或细弦。

【治疗】

（一）治疗原则

本病治疗原则上是在诊断明确的前提下，手法治疗恢复脊柱正常的生理曲度和偏歪的棘突为主，辅以理筋、点穴、针刺和练功等方法。

（二）治疗方法

1. 理筋

（1）药熨、拔罐：药熨胸背部，以改善肌肉功能。如脊背肌粘连板硬者，可选用刺血拔罐。

（2）分筋理筋：对患椎棘突上、下及其周围的软组织行轻柔的分筋理筋，并在椎旁压痛点上行按、揉、压。

（3）推背法：用手掌推拿于背部督脉、足太阳膀胱经，用力刺激两经上的穴位，特别是刺激脊柱两旁膀胱经上的腧穴，以疏通腧穴经气，使上下纵横贯通的经络疏通，经气流畅，脏腑调和，痛得以除。

（4）针刺法：以背部膀胱经腧穴、督脉穴位、夹脊穴为主，如至阳、筋缩、胃俞、脾俞和阿是穴等。

（5）点穴调理法：患者俯卧位，医者用拇指分别按揉脊柱两旁之肝俞、脾俞、胃俞、三焦俞等穴位，每穴施术约1分钟。患者仰卧位，医者用拇指分别按揉中脘、气海、天枢、足三里等，每穴施术约1分钟，按揉力度以患者觉局部酸胀为宜。

2. 正脊调曲 主要纠正有错位的胸椎小关节和恢复胸椎的正常生理曲度。可根据需要选用按脊松枢法、提胸过伸法等正脊骨法。

3. 药物治疗

（1）瘀滞证

治则：活血化瘀通络。

方药：失笑散加丹参、厚朴、枳壳、檀香、砂仁。

（2）脾胃虚寒证

治则：温阳益气健脾。

方药：黄芪建中汤加陈皮、半夏、香附。

（3）肝郁气滞证

治则：疏肝理气，和胃止痛。

方药：柴胡疏肝饮加旋覆花、郁金。

（4）脾胃阴虚证

治则：养阴益胃。

方药：益胃汤合竹叶石膏汤。

胸背部疼痛明显者，可局部敷贴活血止痛类膏药，如"消痛贴膏"。

4. 功能锻炼 按照"健脊强身十八式"中第五至第十一式进行功能锻炼。

（三）注意事项

手法复位时一定要轻柔准确到位，不可盲目粗暴，以免发生意外，对老年患者尤要慎重。以手法治疗为主期间，应避免剧烈运动或负重劳动，以免不慎造成胸椎小关节重新错位。早、晚配合 5～10 分钟扩胸运动。亦可行手抓单杠自然悬吊的锻炼法以使胸椎自然复位。患者应保持心情愉快，饮食有节，忌食辛辣等刺激性食物。

【疗效评定标准】

1. 治愈 胸椎曲度恢复正常，局部体征和胃痛、腹胀、恶心、嗳气等主要症状消失，食欲增加，胃镜检查炎症消失，胃黏膜无充血和水肿。

2. 好转 胸椎曲度恢复正常，局部体征、主要症状基本消失，劳累后有不适感，但不影响正常工作，镜检局部充血和水肿仍明显。

3. 无效 自觉症状有所缓解，但临床体征无改善，镜检及 X 线检查无改变。

【预防】

治疗的同时，应坚持功能锻炼，以增强腰背部肌肉力量，防止复发。

第十节 脊源性大便异常症

大便异常特指腹泻和便秘。腹泻主要因肠黏膜的分泌旺盛，吸收障碍，肠管的蠕动增强，使肠内容物在肠管内通过的速度加快，造成排便次数增多、大便稀薄或水样。便秘则为排便次数比正常时明显减少，同时粪质干燥，常伴有排便困难的感觉。与脊柱相关的大便异常主要是由于有关自主神经功能紊乱引起的。本病属于中医学"泄泻"或者"便秘"范畴。

【功能解剖与病因病理】

（一）功能解剖

发自第 10～12 胸椎节段脊髓灰质侧角的交感神经的节前纤维经内脏大、小神经至腹腔神经丛，然后到达主动脉前神经丛和肠系膜上神经丛，交换神经元后，节后纤维随肠系膜上动脉分布而分支支配升结肠和前 1/3 的横结肠。发自第 1～4 腰椎节段脊髓灰质侧角的节前纤维经腰内脏神经至肠系膜下神经丛，交换神经元后节后纤维随肠系膜下动脉的分布而分支支配后 2/3 横结肠、降结肠、乙状结肠和直肠上部。发自第 1～3 腰椎交感神经节构成骶前神经丛，该丛位于肠系膜下动脉的后方、两侧输尿管之间，后方紧靠腹主动脉、左右髂总动脉和第5腰椎椎体，下行进入骨盆，形成骨盆神经丛，交换神经元后发出的节后纤维分布到直肠下部。

支配升结肠和前1/3的横结肠的副交感神经起自右迷走神经，与交感神经伴行到达该部。发自第2、3、4骶节段脊髓侧柱细胞的副交感神经节前纤维穿出脊髓入盆腔，形成盆内脏神经，后以分散的纤维束加入盆神经丛，自丛中发出纤维分布于后2/3横结肠、降结肠、乙状结肠和直肠。副交感神经的作用是使大肠的平滑肌收缩产生蠕动并使肛门括约肌松弛，交感神经则抑制肠蠕动，使乙状结肠和直肠扩张并使肛门内括约肌收缩。肛门外括约肌受阴部神经支配，可随意收缩、控制排便。在正常情况下。直肠内粪便刺激直肠壁内的感觉感受器，刺激信号传入脊髓骶段的排便中枢，同时也向上传到大脑皮层，如条件许可，则大脑皮层命令骶脊髓的副交感神经发出排便冲动，使直肠平滑肌加强蠕动，提肛肌收缩，肛门括约肌松弛，大便得以排出。当环境不许可时，大脑皮层加强交感神经及阴部神经的抑制性冲动，使大便不得排出。

（二）病因病理

直接暴力或间接暴力作用于脊椎引起脊髓损伤而发生截瘫时，肛门外括约肌的随意控制及直肠的排便反射均消失，肠蠕动减慢，直肠平滑肌松弛，粪便潴留，日久因水分被吸收而成便秘；骶髂关节错位，因过度牵拉梨状肌导致局部充血、水肿和肌痉挛，从而刺激或压迫经过坐骨大孔的神经、阴部神经受刺激则使其兴奋性增高，肛门外括约肌紧张，导致便秘。骶髂关节错位，亦可刺激经过骶髂关节前面的下腹下丛及由下部腰神经和上部骶神经分出的前支所组成的腰丛，使其兴奋性增高，抑制肠蠕动，肛门内括约肌收缩，导致便秘；腰椎后关节紊乱及骶髂关节错位，可刺激肠系膜下丛、上腹上下丛的自主神经，使肠道的功能发生紊乱，影响对粪便中水分的吸收，从而导致腹泻；当腰椎及骶髂关节发生错位，也可刺激骶丛，影响其正常功能，使直肠部稍受粪便刺激，即有便意，以致排便次数较原来增多，患者常有肛门的坠胀感或便急感；临床上常可见到诊断为"颈椎病"的患者合并慢性腹泻，其发病机理为颈椎轻度位移（如颈曲改变，骨关节错位）、周围软组织痉挛或炎症刺激导致椎动脉受刺激发生血管痉挛，出现椎－基底动脉血流量减低，继发下丘脑缺血。下丘脑是调节内脏神经的高级中枢，它与内脏的活动最为密切，边缘叶对内脏的活动调节，主要通过下丘脑往下传递，产生胃肠蠕动和腺体分泌增加。因此，下丘脑缺血引起内脏神经功能失调，胃肠蠕动增强及腺体分泌过多时，均可引起腹泻。

【诊断】

（一）诊断要点

1. 症状

（1）脊背症状：腰背酸胀疼痛，沉重、酸累等不适感，多于气候变化、久坐或久站，弯腰时症状加重。

（2）肠道症状：腹泻者表现为程度不同的腹痛、腹胀、腹泻等症，其中晨起时出现左腹急胀，便意窘迫；饮食不慎即出现腹胀、腹泻；便质先成形后溏烂，或全部为溏烂或水样；粪便中均有黏液或泡沫，大便后腹痛、腹胀感可明显减轻；便秘者表现为持续性或顽固性便秘，伴下腹部胀闷不适或深压痛，肛门急胀感。腰骶部隐痛、胀痛、下肢酸软、麻胀和怕冷，食欲不振、恶心、口苦、头晕、全身酸痛、乏力、精神萎靡等。

2.体征 腹软、腹部轻度压痛或无压痛、无反跳痛，但个别颈椎、腰椎可触及轻度位移，椎旁压痛并触及条索状物，或两侧髂后上棘下缘左右不等高，患侧压痛，向下肢放射痛，或触及臀部深在块状、条索状物及梨状肌压痛明显。

3.辅助检查 颈椎、腰椎及骨盆X线片无阳性发现或见"颈椎病""腰椎退行性"样改变。全消化道钡餐透视可见肠痉挛及激惹征，或无阳性发现，大便常规一般正常。

（二）鉴别诊断

1.腹泻

（1）胃源性腹泻：慢性萎缩性胃炎、胃癌、胃切除术后、恶性贫血等疾病，可使胃酸缺乏而引起腹泻，并常在晨起或餐后排便，多无肠绞痛。但胃源性腹泻多为腐败性消化不良，大便呈深褐色而带泡沫，糊状，有刺鼻的恶臭，同时原发病症状明显。

（2）感染性肠源性腹泻：可因病毒、细菌、真菌及寄生虫等感染引起。一般腹泻比较急、重，粪便多伴有脓血、黏液等分泌物，腹痛、食欲不振等消化道症状明显，多伴有发热、恶寒等感染症状。大便常规常有大量白细胞或红细胞，反复检查（细菌培养等）可发现特异性病源体。内科药物治疗一般效果肯定。

（3）肿瘤性腹泻：肠道肿瘤如小肠恶性淋巴癌、结肠癌、直肠癌等，由于肠黏膜受浸润及发生炎症、糜烂和溃疡等，均可引起腹泻。但本类疾病一般为便血或痢疾样脓血便，伴腹痛或腰骶部持续性疼痛，右腹常可触及肿块，伴消瘦、贫血、发热、黄疸等改变。全消化道钡餐透视可见结肠充盈缺损、肠腔狭窄等病变；纤维结肠镜检查可发现原发性病灶。

2.便秘

（1）直肠和肛门病变致便秘：直肠炎、痔疮、肛裂、肛周脓肿和溃疡等，肿瘤瘢痕性狭窄均可引起便秘。此类便秘多因病变部位受刺激而引起肛门疼痛和痉挛，患者害怕排便致粪便潴留时间过长所致。

（2）肌力减退性便秘：肠壁平滑肌、肛提肌、膈肌或腹壁肌无力时常可引起粪便潴留时间过长而致便秘，多见于老年人或慢性肺气肿、严重营养不良、肠麻痹等患者，临床常以原发病的虚损性症状为主。

【中医辨证】

（一）辨证要点

本病属于中医学"泄泻"或者"便秘"范畴，根据病邪侵犯机体的不同，腹泻分为瘀阻肠络证、脾虚证、肾虚证，便秘分为气秘证、冷秘证。

（二）辨证分型

1. 腹泻

（1）瘀阻肠络证：以血瘀肠络，气滞不通为主。主要表现为泄泻日久，泻后有不尽之感，腹部刺痛，痛有定处，面色晦滞，舌边有瘀斑或舌质暗红，口干不欲多饮，脉弦涩。

（2）脾虚证：以脾气虚弱，运化失常为主。主要表现为大便时清时泻，迁延反复，饮食减少，食后胃脘不舒；面色萎黄，神疲倦怠，舌淡苔白，脉细弱。

（3）肾虚证：以肾阳虚衰，不能温煦脾土为主。主要表现为黎明之前脐腹作痛，肠鸣即泻，泻后则安，形寒肢冷，腰膝酸软，舌淡苔白，脉沉细。

2. 便秘

（1）气秘证：以大肠气机郁滞，通降失常为主。主要表现为排便困难、大便干结或不干，嗳气频作，胁腹痞闷胀痛，舌苔薄腻，舌质暗或有瘀斑，脉弦涩。

（2）冷秘证：以肾阳虚弱，肠胃阴气凝结为主。主要表现为大便干或不干，排出困难，小便清长，面色青白，手足不温，腹中冷痛或腰脊冷重，舌苔白，舌质淡，脉沉迟。

【治疗】

（一）治疗原则

治疗原则以纠正颈椎、腰椎棘突或骶髂关节的轻度错位为主，配合缓解肌肉痉挛，恢复脊柱的正常生理曲度，促进气血运行，调节脾胃大肠的运化和升降功能。

（二）治疗方法

1. 理筋

（1）膏摩药熨：根据不同证型选用不同的药物敷贴或熨烫脊背部。

（2）针刺法：以背部膀胱经腧穴、督脉穴位、夹脊穴为主，如脊中、悬枢、长强、胃俞、脾俞、三焦俞和阿是穴等。

（3）分筋理筋：对患椎棘突上、下及其周围的软组织行轻柔的分筋理筋并在椎旁压痛点上行按、揉、压。

（4）推背法：用手掌推拿于背部督脉、足太阳膀胱经，用力刺激两经上的穴位，特别是刺激脊柱两旁膀胱经上的腧穴，疏通腧穴经气，使上下纵横贯通的经络疏通，经气流畅，脏腑调和。

（5）调理法：按揉双侧足三里，以酸胀为度，施术约3分钟。患者俯卧位，沿脊柱两旁脾俞到大肠俞以撩法施治，往返10余遍。患者仰卧位，医者以一指禅推法由中脘穴缓慢向下移至气海、关元穴，往返5~6遍，然后摩腹，时间约5分钟。

2. 正脊调曲

（1）颈椎旋提法：适用于颈椎棘突轻度移位者。

（2）腰椎旋转法、腰骶侧扳法：适用于腰椎后关节紊乱者。

（3）过伸压盆法、手牵顶盆法：适用于骶髂关节后错位或前错位者。

3. 药物治疗

（1）瘀阻肠络证

治则：化瘀通络，和营止痛。

方药：少腹逐瘀汤加减。

（2）脾虚证

治则：益气健脾止泻。

方药：参苓白术散加黄芪。

（3）肾虚证

治则：温补脾肾，固涩止泻。

方药：理中汤合四神丸。

（4）气秘证

治则：顺气导滞。

方药：六磨汤加桃仁、赤芍。

（5）冷秘证

治则：温润通便。

方药：济川煎加黄芪、吴茱萸、补骨脂。

4. 功能锻炼 按照"健脊强身十八式"进行功能锻炼，颈椎劳损可选用第一式至第四式，胸椎劳损者选用第五式至第十式，腰椎劳损者选择第十一至第十八式。

（三）注意事项

1. 治疗期间应避免重体力劳动和剧烈运动。

2. 注意保持饮食的规律性，避免暴饮暴食及过食辛辣刺激之品。

【疗效评定标准】

1. 显效 便秘或腹泻等症状消失，颈、胸椎症状完全消失。

2. 有效 便秘或腹泻等基本消失，轻度颈、胸椎症状。

3. 无效 经治疗临床症状未改善。

【预防】

平时注意功能锻炼，避免久坐；多做扩胸运动，防止胸椎关节紊乱。

第十一节 脊源性慢性胆囊炎

临床上发现因胸椎关节紊乱、自主神经功能异常导致胆囊慢性炎症病变，引起一系列类似胆囊炎的临床症状，称为脊源性慢性胆囊炎。属于中医学"胁痛""胃脘痛""黄疸"等范畴。

【功能解剖与病因病理】

（一）功能解剖

胆汁由肝细胞及胆小管上皮分泌，空腹时，大部分胆汁进入胆囊进行浓缩；胆囊的有效收缩和排空可将生理过程中析出的颗粒和黏液及时清除，防止形成较大结石。胆汁的分泌和排泄受着体液因素和自主神经系统的调节。人体左、右两侧迷走神经发出的纤维到腹腔神经节，然后由此再发出少量神经纤维进入胆道。右侧迷走神经通过胃肝韧带而广泛分布于胆道和肝门。胆囊、胆管和奥狄氏括约肌主要由迷走神经支配，其主要机能是促进胆囊收缩、使括约肌舒张。

支配胆道的交感神经主要来自大、小内脏神经。大内脏神经是由第 7、8、9 胸段脊髓背节发出的 3 个根所组成，然后在第 10 或第 11 胸椎体外侧，在交感神经干的前内方会合，最后在第 12 胸椎体的平面穿过膈肌进入腹腔并至腹腔神经节外角；小内脏神经的根束来自第 1 胸神经节，有时亦来自第 2 胸神经节，它穿过膈肌外侧脚和腰肌弓之间，最后进入腹腔神经节。所有交感神经的神经元在腹腔神经节内都有联合，并且在节内有纤维交叉。左侧的一些纤维进入胆道，节后的交感神经纤维和迷走神经交织在一起而向其所支配的器官行走，其分布情况大致如下：①伴随胃、十二指肠动脉行程的交感神经纤维至胆总管下半部、奥狄氏括约肌和胰头部。②伴随肝动脉行程的交感神经纤维最后至肝门的前后神经丛，并分出纤维到胆总管上半部和胆囊。交感神经的机能是使胆囊、胆道和十二指肠的张力减弱，并将胆囊、胆道的感觉向上传递。

（二）病因病理

外伤、劳损或腰椎病变，均可使胸椎受到强烈扭转，胸椎后关节发生错位。支配胆囊的交感神经均发自胸段脊髓。胸交感神经随相应的脊神经通过椎间孔，椎旁交感神经节附着于肋骨小头附近。胸椎后关节的位移可导致椎间孔变小；周围肌肉、韧带的损伤可导致局部充血、水肿、肌痉挛；肌痉挛影响血液循环，机体代谢产物滞留，其中部分代谢产物的刺激又可加重局部炎症反应和肌痉挛。椎间孔的骨性狭窄一方面可造成刺激或压迫，另一方面周围软组织的炎症刺激或组织痉挛、肿胀、粘连等也可造成交感神经的被压或牵扯刺激，刺激或压迫自主神经，使之发生紊乱而造成奥狄括约肌及胆囊管痉挛，使胆汁不易排出，造成胆汁瘀滞，胆囊壁受刺激而致增厚或萎缩或瘢痕形成，囊腔非常狭窄，甚至完全闭合，与周围组织粘连。胆囊管或颈部为浓厚黏液或胆石嵌顿，胆囊亦可膨胀，使囊壁变薄，囊腔充满由囊壁分泌的黏液，呈稀薄液状，或浓缩成胶状小块。导致胆汁排泄的紊乱，促成胆囊结石的形成。囊内的胆石与囊壁的黏膜粘着，并与周围组织粘连。

中医病机：胆为三焦阳气升降出入之枢纽，胆气是否畅达又可直接影响各脏腑尤其是脾胃功能活动。脾主运化、胃主受纳腐熟，为后天之本，气血生化之源，胆汁具有促进消化的作用，是脾胃维持正常功能不可缺少的物质。脊柱慢性劳损，力平衡失调，脊柱不正，小关节紊乱引起胆气失于调畅，影响胆汁的贮藏与排泄，反致脾失健运，或加重胃失和降，势必气血化源不足；引起或加重肝气郁滞，久则气病及血，致气滞血瘀。肝失疏泄，胃失和降，胆气不利，"不通则痛"，故以胁部或脘肋疼痛为基本表现"邪在胆，逆在胃，胆液泄则苦，胃气逆则呕吐"（《灵枢·四时气》）。脾失健运，水谷消化吸收障碍，故见腹胀、纳呆，厌食油腻；久病则渐成虚证或气滞血瘀证。

【诊断】

（一）诊断要点

1. 症状　反复发作性的上腹部疼痛，多见于右上腹或中上腹部，并向右侧肩胛下区放射，疼痛常于胸背部劳累后发作，发作后稍休息或胸背部疼痛缓解后能减轻，重者不敢咳嗽、打喷嚏、深呼吸等，有的伴有胃灼热感、反酸嗳气等消化不良的症状，当进食油腻多脂食物或神经过度紧张时上述症状可加重。多数有恶心、胀气，兼有呕吐，少数可有轻度黄疸。患者多有胸背部的外伤或劳损病史。

2. 体征　右上腹部压痛，墨菲征阳性，胸椎棘突可触及棘突偏歪或高隆，棘上、棘间压痛，椎旁压痛并触及条索状物，以第7、8胸椎多见，揉按时常感胸背及右上腹舒适，疼痛亦减轻。

3. 辅助检查　X线检查胸椎正、侧位片一般无明显异常发现，肝胆超声检查有时可发现胆结石和胆囊外形改变以外，还能看到胆囊壁有变毛糙、增厚等征象。可测定胆囊扩大，囊壁增厚及结石的大小。同时胆囊造影可以发现胆结石、胆囊缩小变形，以及浓缩和收缩不良等。

（二）鉴别诊断

1. 胃、十二指肠溃疡　患者上腹部钝痛、绞痛或灼痛，伴反酸嗳气等。但溃疡病一般具有长期性、周期性和节律性等特征，胃脘部压痛，腹软，无反跳痛，服用制酸剂疼痛可缓解，纤维内窥镜检查可发现溃疡病灶，肝胆超声检查和腹部平片一般无特殊发现。

2. 慢性胰腺炎　患者上腹部疼痛，向左、右季肋下或背部放射。但慢性胰腺炎多为上腹部剧烈的钻痛或钝痛，持续时间较长，粪便检查中性脂肪增多，肌纤维及氮含量增高；急性发作期血、尿淀粉酶可一过性增高；血、尿糖升高；超声检查胰管有不规则扩张及管壁回声增强，有结石及钙化时可见光团及声影。

3. 阑尾炎 腹疼典型的由上腹痛转移到右下腹痛，阑尾点（区）有压痛、反跳痛、肌紧张。伴有恶心、呕吐、畏寒发热症状，实验室检查白细胞升高、中性升高。

【中医辨证】

（一）辨证要点

本病为中医属学"胁痛""胃脘痛""黄疸"等范畴，根据病邪侵犯机体的不同，分为肝胆湿热证、肝气郁结证、气滞血瘀证、脾虚湿阻证和肝胃阴虚证。

（二）辨证分型

1. 肝胆湿热证 症见右上腹灼刺痛，胸闷口苦，恶心欲吐，厌油腻，或兼发热，或兼身目黄疸，小便黄赤，舌红，苔黄腻，脉弦滑。

2. 肝气郁结证 症见胁肋胀痛，或左或右，或两胁均痛，部位走窜不定，甚则引至胸背肩臂，发病轻重每与情志因素有关，或伴有胸闷不适，嗳气频作，妇女可兼乳房胀痛，舌质红或质暗，苔白或白腻，脉弦或弦细。

3. 气滞血瘀证 症见胁痛经久不已，其痛如刺，部位固定，入夜尤甚，食欲不振，口干舌燥，舌质红或质暗，或有瘀斑，苔黄，脉细涩。

4. 脾虚湿阻证 症见上腹隐痛，胸闷腹胀，纳差便溏，四肢倦怠，面色萎黄，神疲乏力，厌食油腻，舌苔白腻，舌体胖大，脉濡缓。

5. 肝胃阴虚证 症见上腹或右上腹隐痛，缠绵难愈，口干咽燥，心中烦热，头晕目眩或口苦心烦，纳差干哕，舌红少苔，脉弦细或数。

【治疗】

（一）治疗原则

对于胸椎后关节错位引起的慢性胆囊炎，手法治疗以纠正错位后关节为主，配合中药调理改善胆汁的排泄功能。先局部行推拿理筋法，再行相应正脊骨手法纠正有错动移位的胸椎小关节。

（二）治疗方法

1. 理筋

（1）膏摩药熨：根据不同证型选用不同的药物敷贴或熨烫脊背部。

（2）分筋理筋：对患椎棘突上、下及其周围的软组织行轻柔的分筋理筋并在椎旁压痛点上行按、揉、压。

（3）针刺法：以背部膀胱经腧穴、督脉穴位、夹脊穴为主，如至阳、中枢、脊中、肝俞、胆俞和阿是穴等。

（4）推背法：用手掌作背部督脉、足太阳膀胱经推擦，用力刺激两经上的穴位，特别是刺激脊柱两旁膀胱经上的腧穴，以疏通腧穴经气，使上下纵横贯通的经络疏通，经气流畅，脏腑调和。

2. 正脊调曲

（1）掌推法：适用于胸椎中下段后关节紊乱。患者俯卧，胸前垫一软枕，两上肢置于身旁，自然放松，医者部于患者左侧，右手掌根部按压在患椎棘突，左手放于右手背上，嘱患者作深吸气，在呼气末时，医者手掌（与脊柱呈45°方向）向前下方推按，此时可听到"咯"的一声，手法告毕。

（2）膝顶法：适用于胸椎上段后关节紊乱，患者端坐低凳上，双手自然垂放，医者双手自患者两肩外侧环抱患者上胸，双手掌在患者胸骨上端指交叉相握，嘱患者略后仰背靠医者右膝前，头置于医者右肩，医者上身略前俯，右肩顶住患椎棘突，在患者深吸气后呼气时，医者双手用力往后下方压，右膝同时往上顶推，此时可听到"咯"的一声，手法告毕。

3. 药物治疗

（1）肝胆湿热证

治则：清肝利胆，调气和络。

方药：茵陈蒿汤合大柴胡汤加减。

（2）肝气郁结证

治则：疏肝理气和络。

方药：柴胡疏肝散加减。

（3）气滞血瘀证

治则：理气通络，活血化瘀。

方药：复元活血汤加减。

（4）脾虚湿阻证

治则：健脾化湿。

方药：六君子汤合胃苓汤加减。

（5）肝胃阴虚证

治则：滋阴柔肝，养胃止痛。

方药：方用一贯煎合麦门冬汤加减。

4. 功能锻炼 按照"健脊强身十八式"中第五至第十一式进行功能锻炼。

（三）注意事项

1. 首先要明确诊断，不同病因引起的胆囊炎和不同类型的胆囊炎因表现的证候不同而有不同的治法，正脊手法治疗只适应于脊源性胆囊炎，治疗前首先要排除胆囊器质性病变。

2. 整脊手法治疗时，要诊断明确、定位准确、步骤规范、用力得当、筋骨并重、次数适宜、兼治恰当、动静统一。

【疗效评定标准】

1.显效 脊柱的生理曲度恢复正常，小关节紊乱纠正，背部疼痛和脘腹不适感消失，影像学检查明显改善。

2.有效 脊柱的生理曲度有所改善，小关节紊乱纠正，背部疼痛和脘腹不适感减轻，影像学检查有所改善。

3.无效 脊柱的生理曲度无改变，小关节紊乱虽纠正，但背部疼痛和脘腹不适感无减轻，影像学检查无改善。

【预防】

平时注意功能锻炼，避免久坐，多做扩胸运动，防止胸椎关节紊乱。

第十二节 脊源性性功能障碍症

由于脊柱力学平衡失调、功能改变引起的男性阳痿、早泄或妇女性欲减退者，称为脊源性性功能障碍症。属中医学"阳痿""早泄"范畴。

【功能解剖与病因病理】

脊柱力学平衡失稳可造成各级性控制中枢兴奋性增高与降低。阳痿与早泄是各级性控制中枢兴奋与抑制两方面协调失衡的两种表现，很可能是性兴奋度增高，于是各中枢负担加重，最终导致衰竭而进入抑制状态。当暴力直接或间接作用于胸、腰部或慢性劳损时，均可导致胸、腰部的关节发生位移，局部肌肉、韧带、关节囊、椎间盘等组织发生损伤。支配阴茎组织的交感神经纤维通过变形椎间孔的骨性狭窄处时可受到刺激或压迫，或可受到局部损伤组织炎症及粘连的牵拉刺激，引起盆腔内脏神经的兴奋性增高，加强对阴茎勃起机能的抑制而出现阳痿或妇女的性欲减退。

骶髂关节的错位或劳损，均有可能造成梨状肌的充血、水肿、痉挛等，刺激或压迫穿过坐骨下孔的阴部神经，降低了阴茎勃起的冲动传导而出现阳痿及妇女的性欲减退。

中医整体观念讲，心、肝、肾三脏相互作用，维持正常的生理功能，阴茎才能正常的勃起。反之，心、肝、肾失去正常的相生相克的关系，肾气不能上济于心，肾阳不能温煦心阳，心阳不振，无力推动血脉运行，肝、肾失于血液的滋润濡养，故血少不能生精，精不能化血，精亏血少。中医认为阳痿系纵欲、惊恐、思虑过度、命火虚衰、心脾两伤或湿热下注，宗筋弛纵而致；女性肾阳虚弱，不能温暖胞宫，性欲下降。

【诊断】

（一）诊断要点

1.症状 性欲减退，阴茎痿而不举，举而不坚，伴随腰背酸痛、头晕、失眠、记忆力减退、心慌、下肢酸累或麻胀不适、怕冷等，或下腹部胀闷不适，腰部活动及行走均觉不利。在女性颈椎病患者中，也有出现性欲减退者。患者多有胸、腰部外伤或慢性劳损病史。

2. 体征　在颈椎、胸椎、腰椎均可引起，在颈、胸、腰段可触及棘突偏歪、棘旁压痛、条索状反应物，韧带剥离。

3. 辅助检查　X线片可见颈椎椎曲变直或反弓，以第4、5颈椎成角为主，腰椎上段侧弯，曲度变直。

（二）鉴别诊断

1. 心理因素引起　一般在解除心理因素后，性功能障碍的情况即可缓解。

2. 性生理功能障碍　多数为一过性障碍。因其他疾病引起者，如慢性肾衰竭、多发性硬化、甲亢、糖尿病、肾上腺机能不足或某些药物引起（抗高血压药、硫利达嗪、阿米替林等）、酒精中毒等，常有明确的诱因及其他伴随的症状。

【中医辨证】

（一）辨证要点

本病属中医学"阳痿""早泄"范畴。根据病邪侵犯机体的不同及脏腑阴阳虚实，分为命门火衰证、心脾受损证、跌仆伤肾证、湿热下注证、肝肾虚火证。

（二）辨证分型

1. 命门火衰证　症见形寒怕冷，精神倦怠，腰膝酸软，小便频多，大便溏薄，口干不渴，男性阳痿难举，性事无力，女性性欲低下，舌质淡红、苔薄白、脉沉细。

2. 心脾受损证　症见面色萎黄，腰酸神疲，头晕耳鸣，健忘梦多，男性阳痿举而不坚，甚或不举，伴有梦遗滑精；女性会阴干涩，欲望低下，舌质淡红，脉沉细弱。

3. 跌仆伤肾证　症见腰部疼痛，动则痛甚，溲黄便干，男性则阳痿不举，梦中遗泄，或射精过快，女性则房事痛，舌暗或有瘀点少苔、脉涩。

4. 湿热下注证　症见腰胀腰痛，下肢热灼感，男性则阴茎灼痛，女性则阴部不适，舌质红、苔黄白腻、脉滑或濡。

5. 肝肾虚火证　症见腰膝酸软，男性则阳痿不举，梦中遗泄，女性则会阴干涩，欲望低下，舌红少苔或剥苔、脉细数。

【治疗】

（一）治疗原则

脊源性性功能障碍由于脊柱力学内外平衡失调功能所致，其发病机制与脊柱生理曲度改变、椎骨移位、筋脉受损、脏腑功能失调有关，故治疗上也以治筋、正骨、调曲、通脉为原则。

（二）治疗方法

1. 理筋

（1）膏摩药熨：根据不同证型选用不同的药物敷贴或熨烫脊背部（重点在腰骶部），对局部有肌筋硬结者可配合刺血拔罐。

（2）分筋理筋：对患椎棘突上、下及其周围的软组织行轻柔的分筋理筋，并在椎旁压痛点上行按、揉、压手法等。

（3）推背法：用手掌作背部督脉、足太阳膀胱经推擦，用力刺激两经上的穴位（特别是腰骶部），以推擦部位有温热感为度。

（4）针刺法：以背部膀胱经腧穴、督脉穴位、夹脊穴为主，辅以其他经穴，如命门、腰阳关、腰俞、肾俞、志室、关元、子户、归来、三阴交、太溪等。

（5）点穴调理：患者先取俯卧位，医者以拇指依次分别点按肾俞、腰阳关、横搓命门等穴，每穴施术约2分钟，再取仰卧位，医者以拇指指腹依次点按行间、丰隆、曲池、足三里、天枢、中极、关元等穴，每穴施术约2分钟，医者以一手握患者手腕部，另一手分别点按内关、大陵、少府、神门等穴，每穴施术约1分钟。

2. 正脊调曲 根据患者具体情况，选择相应的正脊骨法和牵引调曲法以恢复颈胸腰椎的正常生理曲度及脊柱力学平衡，具体方法参照中篇"整脊诊疗学总论"第四章中相应内容。

3. 药物治疗

（1）命门火衰证

治则：温阳起痿。

方药：方选还少丹合秘精丸加减。

（2）心脾受损证

治则：补气血、益心脾。

方药：人参养荣汤合归脾汤加减。

（3）跌仆伤肾证

治则：活血化瘀、通络壮阳。

方药：方选桃红四物汤加减。

（4）湿热下注证

治则：清热利湿热。

方药：萆薢饮合柴胡胜湿汤加减。

（5）肝肾虚火证

治则：滋阴精、降虚火。

方药：二地鳖甲煎合大补阴丸加减。

4. 功能锻炼 按照"健脊强身十八式"进行功能锻炼，颈椎劳损可选用第一至第四式，胸椎劳损者选用第五至第十式，腰椎劳损者选择第十一至第十八式。

（三）注意事项

1. 首先必须要明确诊断，排除心理、药物，或其他疾病引起的性功能障碍。同时要全面分析病情，全方位治疗。

2. 整脊手法治疗手法要诊断明确、定位准确、步骤规范、用力得当、筋骨并重、次数适宜、兼治恰当、动静统一。

3. 脊源性性功能障碍的原因虽在于脊椎的病损，但由于性事不如意也会给患者带来心理上的负担，故心理治疗也极为重要，治疗中要鼓励患者，增强信心。

【疗效评定标准】

1. 痊愈　脊柱生理弧度恢复，移位椎骨纠正，腰部症状消除，男性阴茎勃起＞90°，房事基本能受意念控制，性交均能成功，时间明显延长；女性性欲恢复。

2. 好转　脊柱生理弧度改善，移位椎骨纠正，腰部症状减轻，男性阴茎勃起40°～90°，性交机会50%成功，时间5分钟左右；女性性欲较好。

3. 无效　脊椎症状体征无改变，男性阴茎勃起力度＜45°，不能同房，或勉强同房一触即泄；女性性欲基本无改变。

【预防】

加强腰背部肌肉锻炼，防止复发。

第十三节　脊源性月经不调症

脊源性月经不调症是指由于腰骶椎病损使盆交感神经丛受刺激，引起子宫的异常出血，表现为月经的周期、经期、经量、经色、经质等发生异常。

【功能解剖与病因病理】

（一）功能解剖

1. 在中医文献里，汉代张仲景就述及"妇人之病……经候不匀，令阴掣痛，少腹恶寒，或引腰脊，下根气街，气冲急痛，膝胫疼痛"。唐代孙思邈论述妇人经、带、胎、产证候，描写了颈项腰膝痛并发的妇女病。宋代陈自明还列"妇人项筋强痛"和"妇人腰膝痛"专篇。清代傅山，也论述了跌打损伤对妇女病的影响。可见，历代妇科医家已注意骨关节疾病与妇科病的关系。

2. 现代研究表明，月经周期是通过丘脑下部、脑下垂体、卵巢之间相互依存、相互制约来调节的，而它们的活动又受到神经系统、大脑皮质及其他内分泌腺等的影响。所以月经周期的调节是中枢神经系统与各内分泌器官之间精细协调的结果。

盆腔内的神经有腰丛、骶丛和自主神经系统腹下丛的盆交感神经丛。腰丛位于腰大肌深面，在腰椎横突之前，分支有髂腹下神经、髂腹股沟神经、生殖股神经等。骶丛位于小骨盆腔内，紧贴梨状肌的前面，由骶丛发出的神经有坐骨神经、阴部神经等。盆丛贴于后外侧壁（即直肠两侧），在梨状肌和筋膜之间，同时亦位于骶髂关节盆面之前，分支分布于盆腔内脏。自主神经系统骶部的节前纤维来自骶髓节段灰质前外侧柱细胞，以后经过这些神经的前根和盆丛止于盆腔脏器之壁。

3. 腰曲与颈曲在生长发育是按脊柱轮廓平行四边形数学规则发育形成的，因此是相互影响的，腰曲紊乱，刺激生殖神经引起生殖器官功能紊乱，而颈曲紊乱出现颈椎病变。这也是临床只认识到颈椎病而忽略了腰椎所致妇科病的原因。

（二）病因病理

外伤、劳损等致病因素使骶髂关节轻度位移，或紧贴关节面的梨状肌受到牵拉、炎症刺激，导致接近梨状肌的盆交感神经丛受到刺激，使盆交感神经丛发出支配子宫的交感神经支长期处于兴奋状态。一方面使子宫的平滑肌及内膜长期处于收缩状态；另一方面使支配子宫内膜的螺旋动脉痉挛收缩。在两种因素的作用下，子宫内膜组织缺血、坏死、脱落而致月经周期提前。后期，兴奋的交感神经转为抑制，副交感神经兴奋，子宫螺旋动脉扩张，子宫平滑肌、内膜松弛，而使月经周期推后。再则，腰丛及盆交感神经丛受到刺激，可能产生反射，刺激大脑皮质。通过其对丘脑下部及垂体的正、负反馈两种作用，从而影响血中雌激素和孕激素的含量的调节而使月经不调。

中医认为女子以气血为用，月经不调主要是七情所伤或多产房劳，劳倦过度，使脏气受损，肝脾功能失常；肝藏血，脾统血，思伤脾，怒伤肝，则肝不藏血，脾不统血则月经不调，气血失调，带脉、冲脉、任脉三脉均循行于腰骶部，腰骶部受损，关节错位致冲任二脉损伤，发为月经不调。

【诊断】

（一）诊断要点

1. 症状　一般有明显的腰臀部损伤史，腰臀部胀痛；月经不调，月经前下腹及小腹胀痛不适，月经周期可前可后，量一般，经色正常。可伴随有下肢麻木胀痛，尤以腓肠肌处为著，亦可出现腕、膝、踝关节胀痛，并出现不同程度的跛行，患侧下肢怕冷或潮热，有些患者可能伴随尿频、尿急、便秘或便溏。

2. 体征　腰部前屈、后伸、左右侧屈功能不同程度受限，腰肌紧张，或伴一侧腰肌代偿性增大，另一侧萎缩。两侧骶髂关节髂后上棘左右不对称。局部明显触痛，患侧梨状肌明显触痛。第4或第5腰椎棘突侧偏位移，局部触痛。患侧直腿抬高试验不同程度受限。

3. 辅助检查　X线检查可见腰曲变直或加深、腰骶角增大、椎间隙改变、腰椎骨质增生、腰椎骶化、骶椎腰化、隐性骶椎裂等表现。B超和妇科检查未见明显异常。须经妇科检查并排除无生殖系统、药物或环境及其他内分泌的其他病变所致的月经不调。

（二）鉴别诊断

1.青春期功能失调性子宫出血病　有不规则子宫出血，往往先有一段时间停经，然后突然大量出血，延续几个星期甚至更长时间，不易自止；亦可表现为断断续续地出血，量时多时少；失血过多者可继发重度贫血。

2.更年期功能失调性子宫出血病　子宫出血是无规律性的，往往可以大量出血，用一般止血药后，出血可以减少；由于反复出血，有时继发重度贫血。

3.多囊卵巢综合征　无排卵型月经失调，不育，多毛，肥胖，基础体温一般持单相，阴道脱落细胞涂片中成熟指数、伊红指数和宫颈评分无周期性变化，气腹盆腔造影显示双侧卵巢对称性增大，超声显像或腹腔镜检查见增大卵巢被膜增厚，下面有多个滤泡，卵巢病理切片下未见黄体，有多个闭锁滤泡，颗粒细胞层减少，卵泡膜细胞层增生，被膜增厚，临床上必须伴血促黄体生长激素/促卵泡生长激素（LH/FSH）比值大于3，雌素1/雌素2比值大于1，才能确诊。

【中医辨证】

（一）辨证要点

脊源性月经不调症的辨证应首辨月经先期与月经后期，然后再结合脏腑寒热虚实辨证。

（二）辨证分型

1.月经先期

（1）实热型：月经提前，量多色深红或紫红，质黏而稠，心胸烦闷，面红口干，喜冷饮，尿黄便结，舌质红，苔黄，脉滑数或洪数。

（2）虚热型：经行提前，量少色红，质稠黏，两颧潮红，手足心热，舌红少苔，脉细数。

（3）肝郁化热型：经行先期，量或多或少，色红或紫，或挟有瘀块，经行不畅，乳房、胸胁、小腹胀痛，心烦易怒，口苦咽干，苔薄黄，脉弦数。

（4）气虚型：经行先期，量多色淡，质清稀，神疲肢软，心悸气短，或纳少便溏，或小腹空坠，舌淡苔薄，脉弱无力。

2.月经后期

（1）寒实型：经期延后，色暗量少，小腹冷痛，得热则减。或畏寒肢冷，面色苍白，苔薄白，脉沉紧。

（2）虚寒型：经行延后，色淡量少，质清稀，小腹绵绵作痛，喜热熨，按之痛减，腰酸无力，小便清长，大便稀溏，舌淡苔薄白，脉沉迟无力。

（3）血虚型：经期延后，量少色淡，质清稀，头晕眼花或心悸少寐，面色苍白或萎黄，舌淡少苔，脉虚细。

（4）气滞型：月经延后，量少色暗有块，小腹胀甚而痛，胸胁乳房作胀，苔正常，脉弦或涩。

【治疗】

（一）治疗原则

脊源性月经不调以治筋、正骨、调曲为主辅以针灸或中药调理。

（二）治疗方法

1. 理筋

（1）药熨：根据不同证型选用不同的药物敷贴或熨烫颈部。对有局部肌粘连板硬者，可配合刺血拔罐。

（2）分筋理筋：对患椎周围的肌筋进行分筋理筋并在椎旁压痛点上行按、揉、压法。

（3）推背法：用手掌在背部督脉、足太阳膀胱经推搓，用力刺激两经上的穴位，特别是刺激脊柱两旁膀胱经上的俞穴。

2. 正脊调曲

（1）可选用正脊骨法中的腰骶侧扳法、过伸压盆法、手牵顶盆法整复骶髂关节错缝，具体操作方法参见中篇"诊疗学总论"中"十大正脊骨法"中相应内容。

（2）根据患者的颈腰椎损伤的情况，选择相应的牵引调曲方法。

3. 药物治疗

（1）月经先期

1）实热证：选用丹皮、地骨皮、白芍、生地黄、青蒿、黄柏等。

2）虚热证：选用生地黄、玄参、白芍、麦冬、地骨皮、阿胶等。

3）肝郁化热证：选用当归、白芍、柴胡、白术、茯苓、甘草、丹皮、山栀、煨姜、薄荷等。

4）气虚证：选用人参、黄芪、当归、白术、茯神、龙眼肉、远志、枣仁、木香、甘草等药。

（2）月经后期

1）寒实证：可用人参、牛膝、当归、川芎、白芍、桂心、莪术、丹皮、甘草等。

2）虚寒证：可用当归、熟地、枸杞、炙甘草、杜仲、牛膝、肉桂等。

3）血虚证：可用人参、黄芪、当归、白芍、熟地黄、桂心、陈皮、白术、茯苓、五味子、远志、甘草、生姜、大枣等。

4）气滞证：可用乌药、砂仁、木香、延胡索、香附、甘草、槟榔等。

4. 功能锻炼　按照"健脊强身十八式"进行功能锻炼，颈椎劳损可选用第一至第四式，腰椎劳损者选择第十一至第十八式。

（三）注意事项

1. 首先要明确诊断，本病临床上现在还未被广大医师所认知，容易遗漏和误诊。排除由器质性和生理性原因引起的月经失调。整脊手法治疗只适应于脊柱病损所致的月经不调。

2. 整脊治疗手法要诊断明确、定位准确、步骤规范、用力得当、筋骨并重、动静统一。操作手法要轻柔，切忌使用暴力。

3. 整脊治疗要树立整体观念，对一些治疗效果欠佳的患者要采取颈腰部整体治疗。

4. 治疗期间，患者注意休息及颈腰部的功能锻炼，避免长时间端坐和低头伏案工作。

【疗效评定标准】

1. 痊愈　治疗后颈或腰部疼痛或不适等症状消除，脊柱生理曲度恢复，月经周期恢复原周期或重新建立周期者。

2. 显效　治疗后颈或腰部疼痛或不适等症状明显改善，脊柱生理曲度恢复，月经提前或推迟天数均少于7天，但治疗后1~2月后基本正常。

3. 无效　治疗后脊柱症状和体征有所改善，但月经周期仍一直紊乱。

【预防】

脊源性月经不调，如早期发现，经整脊后治愈率高；如发现晚，生殖器官出现器质性病变，经整脊后还要按妇科有关病变进行调理。

第十四节　脊源性股骨头坏死症

因脊柱侧弯，骨盆倾斜，引起一侧股骨头承载力加重，长期慢性力平衡失调，导致骨滋养血管受损，进一步导致骨质的缺血、变性、坏死，出现股骨头局部血运不良，以致股骨头缺血、骨小梁断裂、股骨头塌陷和坏死的一系列改变，称为脊源性股骨头坏死症。本症以髋部的疼痛，活动受限和跛行为常见表现，属中医学"骨痹""骨痿""痹证"等范畴。

【功能解剖与病因病理】

（一）功能解剖

在身体站立或行走状态下，躯干的重力经腰骶关节、髋关节、骶髂关节向下传导，而来自地面的反作用力也经踝关节、膝关节、髋关节、骶髂关节向上传导。在这些重心线上，髋关节和膝关节为活动度较大的关节，在脊柱侧弯、骨盆倾斜等情况下，使生理性中轴承载分力 BC 线（图 3-5-2）变成合力线（图 3-5-3）。这种改变一方面使髋关节承受较大的压力，使关节腔变窄，股骨头软骨面因此磨损；另一方面，侧弯使一侧腰大肌痉挛，闭孔神经刺激股内收肌群痉挛，髋内收内旋，穿越内收肌群之旋股内、外动脉因肌痉挛而扭曲，供血不足；髋关节囊也因髋内收内旋而皱褶，引起血流受阻，股骨头供血障碍，而出现缺血性坏死。

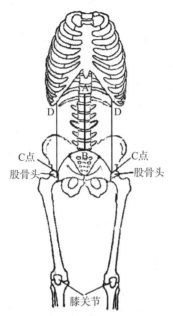

图 3-5-2　正常的躯干中轴承载力
（AB 线）及其对两髋的分力（BC 线）

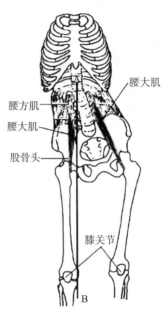

图 3-5-3　腰椎侧弯后 AB 线倾
向侧弯一侧

中医认为肾为先天之本，肾藏精、主骨生髓；肝藏血主筋，若先天禀赋不足，肾精亏虚，肾气不足，则骨失所养；肝血不足，则筋失所养，肝肾亏虚则筋骨不坚，故临床上常筋骨病症并见，而表现为筋骨同病。髋部创伤或伤后失治、误治可使髋部气血运行失畅而瘀阻，经脉不通，骨失所养而为患；髋部跌仆扭挫，骨断筋伤，都可引起血行迟滞而为瘀血。瘀血形成以后，反过来又成为致病因素，进一步阻滞经脉，使气血不能化生，筋骨失去气血荣养，遂变生本病。

（二）病因病理

外伤、劳损、结构异常等是引起脊源性股骨头坏死的常见因素。外伤、劳损、结构异常（如胸椎半椎体引起的脊柱侧弯）等因素使脊柱侧弯、骨盆倾斜，一侧股骨头承载力加重，长期慢性力平衡失调导致骨滋养血管受损，股骨头局部血运不良，从而出现缺血、坏死、骨小梁断裂和股骨头塌陷等病理改变。

【诊断】

（一）诊断要点

1. 症状　脊源性股骨头坏死病程较长，早期无明显临床症状，多表现为长期慢性的腰骶部疼痛不适。早期髋关节或膝关节疼痛，疼痛可为持续性或间歇性。尤以劳累或久行后疼痛明显，常向腹股沟区、臀后侧及外侧或膝关节内侧放射，该区有麻木感。早期疼痛多不严重，随着病情的发展逐渐加重，严重者患肢不能着地、跛行。疼痛难以忍受。均有反复的腰腿痛病史，或曾诊断为腰椎间盘突出症，或其他腰椎疾病。

2. 体征

（1）髋关节活动受限：表现为向某一方向活动障碍，特别是内旋，这是一个重要体征。检查时应平卧位，屈膝屈髋90°进行屈、伸、内收、外展及内旋，双侧对比才会发现。随病情发展，活动范围缩小，晚期由于关节囊肥厚挛缩，髋关节各个方向活动严重受限，髋关节融合，出现髋关节僵直。

（2）跛行：早期疼痛跛行，由于早期患者股骨头内压增高，髋关节周围疼痛，有间歇性跛行，即痛性跛行；中晚期患者因股骨头塌陷、股骨颈短缩，患肢变短而跛行，可持续性跛行；晚期是骨盆倾斜跛行，一侧股骨头坏死时，由于走路时身体重心移向健侧，时间一长逐渐就会导致骨盆倾斜，造成患侧肢体缩短。

（3）局部腹股沟中点深压痛，内收肌止点压痛，Thomas征、"4"字试验阳性，髋关节外展、外旋或内旋活动受限，患肢可缩短，肌肉萎缩，甚或有半脱位体征。有时轴冲痛阳性。可深压疼痛部位做一下"4"字试验，若是阳性，证明有病变。

3. 辅助检查

（1）X线与病理变化特征。1）腰椎正位片有明显并向健侧侧弯，骨盆倾斜、椎曲改变等。2）股骨头X线表现分为三期。①早期：股骨头密度相对增高，呈斑点状或一致性增高，但整个股骨头的骨纹理结构正常，此期股骨头处于完全缺血，无血运重建，尚无肉芽组织伸入死骨区，无成骨活动，骨小梁仍保持原有骨架。②中期：股骨头内出现软骨下区囊变或新月征，并于负重区出现阶梯状塌陷。此期病理特点是，出现坏死区域，由于修复过程开始，新生肉芽组织伸入死骨区，并被破骨细胞清除，肉芽组织被纤维组织所代替，但尚未形成新骨而呈囊变区，或由于软骨下骨小梁纤细骨折，与软骨下骨板分离，出现新月征裂隙。负重使不成熟的骨组织受压，发生X线上的阶梯状塌陷影像。③晚期：全头或部分区域出现不均匀的硬化，死骨破碎，关节间隙狭窄，最后呈肥大蘑菇状或蕈状变形。由于头变扁或塌陷，股骨头外移而呈现半脱位影像。病理上，出现骨内大量新生骨，并出现大量散在而细碎的小坏死片，关节软骨也坏死、变薄、凹凸不平，甚至出现皱褶或龟裂，而关节软骨成活区则有增厚肥大。因此，X线上的基本征象，与病理组织变化过程一致。3）临床X线分期，一般以Marcus法分为6期。Ⅰ期：无症状，X线片有轻微密度增高，或点状密度增高区。Ⅱ期：仍无症状，X线密度明显增高（全部或一部），头无塌陷。Ⅲ期：症状轻微，有软骨下骨折或新月征，一般多见于扇形骨折，而新月征较少见到。Ⅳ期：髋痛，呈阵发性或持续性，跛行及功能受限，股骨头扁平或死骨区塌陷。Ⅴ期：疼痛明显，死骨破裂，关节间隙狭窄，骨质密度更加硬化。Ⅵ期：疼痛严重，有的较Ⅳ期疼痛减轻，但股骨头肥大变形，半脱位，髋臼不光滑，甚或硬化增加。

以上X线改变，通常在伤后完全缺血两个月后出现，有的在3年后出现。由于个体差异和因素不同，临床症状与 X 线并不完全一致。实体变化常比 X 线的表现严重得多，因此放射线上的判断必与临床征象相结合。

X 线上密度增高有两种情况，骨密度相对增高和绝对增高。当骨组织缺血时，骨量不减少，而周围骨组织有血供，相比之下缺血区的密度有增高，为相对密度增高；当死骨区有血管再生时，死亡的骨小梁重新被"爬行替代"时，新的骨板形成，骨小梁加粗变厚，显示出绝对密度增高。它与骨质疏松时，因负重发生的骨小梁骨折、嵌压，而造成密度增高不同，不能理解为相对的或绝对的密度增高，而是真正的骨坏死，更确切地说，是坏死修复过程的必然表现。

（2）早期可作 ECT 或者做磁共振检查，一般早期缺血都能诊断出来。

（3）骨内压测定：正常股骨头内基础压力应低于 4KPa，加强试验应低于 5.3KPa，股骨头坏死时骨内压升高。

（二）鉴别诊断

本病需与其他类型股骨头坏死相鉴别，如激素性股骨头坏死、外伤性股骨头坏死等。

【中医辨证】

（一）辨证要点

主要根据病邪性质及脏腑虚实辨证。

（二）辨证分型

1. 肾元亏损、后天失养证　多见于小儿股骨头坏死。
2. 气滞血瘀证　多见于青壮年外伤性股骨头坏死。
3. 肾阳亏损、脉络瘀阻证　多见于老年骨质疏松及嗜酒引起的股骨头坏死。
4. 湿热浸淫、气滞血瘀证　多见于激素性股骨头坏死。

【治疗】

（一）治疗原则

脊源性股骨头坏死以恢复脊柱的整体力平衡为原则，治疗以治筋、调曲为主，辅以针灸或中药调理。

（二）治疗方法

1. 理筋
（1）药熨：选用具有活血化瘀、通络止痛的中药熨烫腰臀部。

（2）分筋理筋：重点作腰背肌、梨状肌和内收肌的分理揉按。

2. 正脊调曲　按调椎整曲法调整腰椎和骶髂关节的力学改变，参照腰椎病和骶髂关节的整脊疗法整复腰椎关节和骶髂关节的错动移位。用四维调曲法纠正脊柱侧弯和骨盆倾斜。

3. 药物治疗

（1）肾元亏损、后天失养证：六味地黄汤加减。

（2）气滞血瘀证：桃红四物汤加减。

（3）肾阳亏损、脉络瘀阻证：右归丸减。

（4）湿热浸淫，气滞血瘀型：自拟健骨方加减。

疼痛症状明显者，可局部敷贴活血止痛类膏药，如"消痛贴膏"。

4. 功能锻炼　股骨头坏死的功能锻炼必须慎重，以不增加股骨头负重压力为宜，锻炼以脊柱腰肌活动为主。

（三）注意事项

1. 要明确诊断，本病的发病的根本原因是脊柱侧弯，力平衡失调引起的髋关节病变。

2. 整脊手法治疗，既要脊柱–骨盆的整体调整，又要注重对局部软组织的松解，手法要轻柔、规范，动静结合，同时患者要加强脊柱功能锻炼。

【预防】

1. 本病与髋关节受力较大，股骨头软骨组织受磨损，关节囊退化、挛缩，血供受阻有关。在病变早期，通过纠正脊柱–骨盆的力学关系，纠正脊柱的力线，减少负重，髋关节减压，内外用药，改善局部血液循环，可有效地阻止以上病变的发展，有较好的疗效，但在股骨头出现塌陷、头面凹凸不平等形态改变时，往往需手术治疗。

2. 该病主要由脊柱侧弯，骨盆倾斜引起，因此有脊柱侧弯、骨盆倾斜时应及早纠正，以免继发本病。

第十五节　脊源性髋关节骨性关节炎

脊源性髋关节骨性关节炎是指由于脊柱侧弯，脊柱力平衡失调导致髋关节负重加大，髋臼软骨磨损，骨质增生而形成的骨性关节炎。属于中医学"骨痹"的范畴。

【功能解剖与病因病理】

因脊柱侧弯，关节负重超过正常负荷而损伤，形成机械性磨损致软骨损伤、增生、钙化，刺激关节滑膜，引起髋部疼痛，活动障碍。

因脊柱病变，常见的腰椎间盘突出症引起腰椎侧弯，导致生理性中轴承载的力直接压到髋关节向下传导。髋关节受压，关节腔变窄，软骨下骨质僵硬使关节软骨丧失了对应力的应变能力，尤其是不能承受横向的应力，容易产生剪力使软骨产生水平状劈裂。关节不平整，髋关节肌肉软组织随之平衡也被破坏，又加重局部软骨磨损。髋关节失稳定引起的疼痛，刺激髋关节髋臼和股骨头骨质增生来维持髋关节的稳定，从而形成脊源性髋关节骨性关节炎。

中国中医学将本病归属于"痹证"范畴，认为本病是由于肝肾亏损、劳伤筋骨、经脉瘀阻所致。

【诊断】

（一）诊断要点

1. 症状　腰痛，一侧髋关节疼痛。在腹股沟、臀部周围及股骨大转子等部位有酸胀痛，并向大腿或膝关节前、内侧放射，活动或承重时症状明显；严重病例卧于患侧或翻身时也感酸胀痛，跛行；也有患者在经过一段时间的不活动后，出现暂时性僵硬，经过活动以后，关节又渐灵活，酸胀痛也渐减轻，但过度活动又会引起酸胀痛和运动受限。本症开始多因腰腿痛，以后逐渐才感到关节有酸胀痛。

2. 体征　常有脊柱的侧弯，检查腰椎向患肢侧弯，分髋试验阳性，患侧髋关节运动受限，功能障碍。髋部多无肿胀，可有轻压痛，"4"字试验阳性，活动时可有粗糙的摩擦音，肌肉很少有痉挛，也无明显萎缩。

3. 辅助检查

（1）腰椎 X 线片有向健侧侧弯，椎曲有改变（图 3-5-4A）。

（2）髋关节骨性关节炎的早期 X 线表现有微小的骨赘。股骨头凹边缘处的微小骨赘是早期髋关节骨性关节炎的典型 X 线表现。病变继续发展在股骨头和髋臼的软骨——骨边缘处可见典型的较大的骨赘。可见关节间隙的上外侧呈狭窄现象（图 3-5-4B）。

（二）鉴别诊断

1. 本病需与股骨头坏死和骨结核等病鉴别，主要是 X 线片结果的鉴别，本病 X 线片表现其特点是股骨头及关节盂软骨面始终完整，虽增生骨赘形成，乃至关节腔变窄，软骨面尚清晰，关节增生以钙化发白为主。而股骨头坏死，软骨面塌陷，囊性改变，无骨赘形成。结核则软骨面破坏呈虫蛀状。

2. 此外，还需要与非脊源性髋关节骨性关节炎相鉴别，后者 X 线片可见髋关节关节腔变窄、钙化，骨盆倾斜，但腰椎无侧弯、腰曲正常（图 3-5-4C）。

【中医辨证】

（一）辨证要点

以侵袭机体的病邪性质及脏腑阴阳虚实为辨证要点。

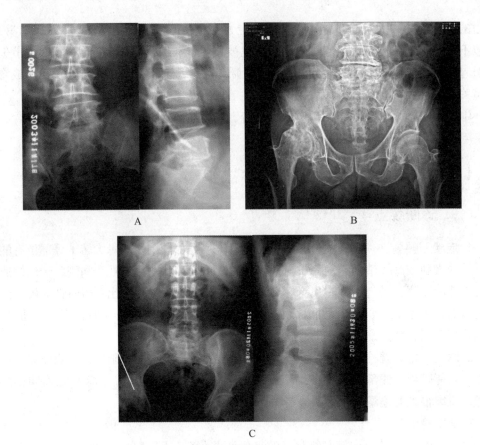

图 3-5-4 脊源性髋关节骨性关节炎

A.腰椎向右侧弯，椎曲反弓，第 4、5 腰椎，第 5 腰椎、第 1 骶椎椎间盘退化，间隙狭窄；B.右髋关节发白，
关节腔狭窄；C.非脊源性髋关节骨性关节炎，右侧髋关节关节腔变窄，发白钙化（线条所指），
正位显示骨盆倾斜，腰椎无侧弯；侧位显示腰曲正常（资料来源：北京光明骨伤医院）

（二）辨证分型

1.风湿痹型　髋部疼痛，随气候改变增减，舌淡苔薄白，脉紧。

2.劳伤筋骨型　髋部疼痛，遇劳加重，休息则安，舌苔薄白，脉象弦细，

3.虚寒型　髋部久痛，关节功能障碍，遇寒加重，局部寒冷感，舌淡苔白滑，脉沉细。

【治疗】

（一）治疗原则

纠正脊柱侧弯，减轻患髋受力，以理筋、整脊、针刺为主，辅以中药调理和功能锻炼。

（二）治疗方法

1. 理筋

（1）药熨膏摩：髋部药熨膏摩，以缓解肌筋痉挛。

（2）局部理筋：患者俯卧于治疗床上，术者立于患侧，先用推、拿、揉、按等手法放松臀大肌、阔筋膜张肌至大腿后侧的肌肉，然后改为侧卧位，揉按患侧臀中肌和髂胫束，点压环跳、承扶、委中、承山等穴位。然后嘱患者仰卧，双下肢连续作蹬车运动30下，每天1次，每次30分钟，30天为1个疗程。

（3）骨空针调压法：取环跳、足五里等穴位针刺减压。

2. 正脊调曲 根据患者的腰椎生理曲度及侧弯情况，选择合适的牵引调曲方法，以恢复腰椎的正常生理曲度及脊柱力学平衡，具体方法参照中篇"整脊诊疗学总论"第四章中"临床常用牵引方法"内容。

3. 药物治疗

（1）风湿痹证

治则：祛风除湿，通络止痛。

方药：独活寄生汤或小活络丹加减。

（2）劳伤筋骨证

治则：补肝肾，强筋骨。

方药：舒筋保安汤加减。

（3）虚寒证

治则：温肾散寒，通络止痛。

方药：右归饮或加减乌头汤。

4. 功能锻炼 以减轻髋部负重为宜。关节功能障碍者，配合下肢皮套牵引和扶拐制动。

（三）注意事项

1. 要明确诊断，本病的发病的根本原因是脊柱侧弯，力平衡失调引起的髋关节病变。

2. 整脊手法治疗，既要脊柱－骨盆的整体调整，又要注重对局部软组织的松解，手法要轻柔、规范，动静结合，同时患者要加强脊柱功能锻炼。

3. 如合并半脱位，下肢短缩，功能严重障碍，如患者需求，可行截骨矫形术或髋关节置换术。

【预防】

1. 本病与骨关节软骨退化有关，治疗上以对症处理为主，患者平时应适度功能锻炼。

2. 该病主要由脊柱侧弯，脊柱力学平衡失调引起，因此有脊柱侧弯、骨盆倾斜时应及早纠正，以免继发本病。

第十六节 脊源性膝关节骨性关节炎

由于脊椎侧弯，脊柱力平衡失调导致膝关节受力不均，致使受力较大的部位出现软骨磨损、骨质增生，形成的膝关节骨性关节炎，称为脊源性膝关节骨性关节炎。该病以膝部的疼痛、肿胀、活动受限为基本特征，属中医学"骨痹"范畴。

【功能解剖与病因病理】

（一）功能解剖

1.腰椎侧弯多发生于上段，第1、2、3腰椎是股神经和闭孔神经发出的节段。股神经支配股四头肌，闭孔神经支配股内收肌群，这两组肌肉是膝关节稳重的重要机制。上段腰椎关节紊乱，股神经和闭孔神经受刺激，分别影响到其支配的肌肉肌力下降，继发膝关节不稳。

2.脊柱侧弯后，造成一侧下肢承载力过大，膝关节超重活动，造成软骨磨损。膝关节是由胫股关节和髌股关节所组成的双关节结构，关节的活动同时发生在三个平面内，其中胫股关节面的活动范围较大，构成了关节活动的大部。膝关节的肌力虽由多块肌肉组成，但股四头肌所产生的力可以大到占作用在膝关节上全部肌力的大部分。然而，它们构成了膝关节屈曲时的静力平衡。

3.正常的膝关节腔，是人体最大的一个关节腔，其内容物是组成膝关节的主要结构，既可承受身体重力，也可缓减关节间的冲击力，以及保持膝关节活动和静止时的稳定。

（二）病因病理

外伤、劳损、结构异常等是引起脊源性膝骨性关节炎的常见因素。外伤、劳损、结构异常等使上腰段的小关节紊乱，曲度改变，使支配股四头肌、股内收肌群的股神经、闭孔神经受到挤压，使股四头肌、股内收肌群的肌力改变，膝关节的内外力平衡失调，骨关节面的应力分布也随之改变，使受力较大的部位骨质密度增高；脊柱侧弯也可造成一侧下肢承载力过大，膝关节超重活动，造成软骨磨损。慢性积累性的骨质改变和关节滑膜的炎症反应，最终导致脊源性膝关节骨性关节炎的发生。

【诊断】

（一）诊断要点

1.症状 髌骨下疼，主动伸屈膝关节时引起髌下摩擦感及疼痛为早期症状。在上下楼梯或坐位站起等动作中，股四头肌收缩即引起髌骨下疼痛及摩擦音。被动伸屈时则无症状，有时也出现交锁现象、髌骨下压痛。患者多有腰部慢性劳损史。

2. 体征

（1）关节反复肿胀：积液多于不严重的外伤或轻度扭伤后引起关节肿胀积液、疼痛，膝关节肌肉痉挛。休息 1~2 个月后，症状可自然消退。可以很长时间没有症状，但可因轻微外伤而反复发作。

（2）关节畸形：病情逐步发展，膝关节出现内翻或外翻畸形，关节骨缘增大。关节主动及被动活动范围逐步减少，关节疼痛转重，在走平路及站立时也引起疼痛感。关节韧带松弛出现关节不稳感。有些患者不能完全伸直膝关节，严重者则膝关节呈屈曲挛缩畸形。

（3）可见股四头肌萎缩，由于股四头肌无力或因疼痛，膝关节可出现"闪失"现象。髌骨深面及膝关节周围压痛。

3. 辅助检查

（1）X 线片检查：腰部 X 线片可见腰椎上段有明显向患膝对侧侧弯，椎曲改变（图3-5-5）。早期膝关节 X 线片常为阴性，偶尔侧位片可见髌骨上下缘有小骨刺增生。以后可见关节间隙狭窄，软骨下骨板致密，关节边缘及髁间嵴骨质增生，软骨下骨有时可见小的囊性改变，多为圆形，囊壁骨致密（图3-5-6）。

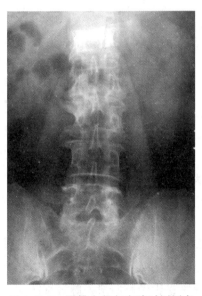

图 3-5-5　腰椎上段向患膝对侧侧弯

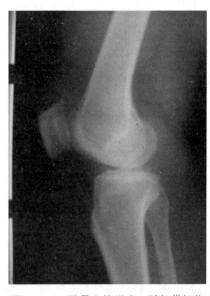

图 3-5-6　髌骨上缘增生，髌韧带钙化

（2）膝关节 X 线片角度测量：为了估计膝关节骨性关节炎的严重程度，应进行膝股胫角度测量。摄片时应用 42cm 长 X 胶片，摄片范围应能包括股骨中段到胫骨中段。患者站立位摄患膝前后位相及侧位相，站立位及卧位拍摄的患膝 X 线片，股胫骨角可有较大差别。如膝内翻畸形，卧位时拍摄的 X 线片膝关节内侧间隙仍可见，但站立位则与股骨与胫骨骨面相接触。关节间隙消失，内翻角则明显加大。从 X 线片上测量股胫角时，应注意在站立时小腿可能发生的旋转动作（可由胫腓骨的排列位置看出），以及膝部屈曲挛缩畸形均可使 X 线片上的股胫角度增大。

（二）诊断分型

1. Ⅰ型 滑膜炎症期，为初起，也是髌骨软化症早期，走路疼痛，疼痛部位在髌骨下缘内侧。对关节功能影响不大，X线片髌骨软骨发白，关节腔正常。

2. Ⅱ型 骨质增生期，疼痛反复，步行困难，股四头肌有萎缩，膝关节屈曲障碍，活动周围在120°以内，X线片可见关节软骨钙化，胫骨隆突高变尖。

3. Ⅲ型 关节变形期，病史有1年以上，反复疼痛，膝外翻，股四头肌萎缩，膝屈曲不到100°，多并双膝发病。X线片关节腔内窄外宽，关节软骨钙化。

4. Ⅳ型 关节半脱位期，Ⅲ型加重，膝关节废用，站立困难，X线关节腔内侧消失，股骨髁向外半脱位。

（三）鉴别诊断

1. 膝关节滑囊炎 此病以局部膝内侧肿胀为主，反复发作，一般疼痛不严重。

2. 半月板损伤 有明显外伤史，关节有交锁征，麦氏征呈阳性。注意先天性盘状半月板的鉴别诊断。

3. 骨关节结核 X线片有骨破坏的现象。

【中医辨证】

（一）辨证要点

以侵袭机体的病邪性质及脏腑阴阳虚实为辨证要点。

（二）辨证分型

1. 劳伤筋骨证 筋骨关节，以刚为正，以用为常，但若久劳过甚，气血亏耗，日久累及肝肾，症见局部酸痛无力，痿软麻木，活动加重，休息后症减。舌质淡、苔薄白、脉沉细。

2. 下焦湿热证 膝痛，稍步行或爬高，膝即有热痛感，伴小便短少而黄，舌苔黄腻，脉弦滑。

3. 阳虚湿滞证 膝痛日久，膝有浮肿，足跗浮肿，舌淡苔白滑，脉沉细缓。

4. 肝肾亏虚证 损伤日久，阴血暗耗，精血亏损，筋骨失于滋养。症见关节隐痛酸软无力，肌肉萎缩，行走症状加重或伴四肢无力，头晕眼花、耳鸣、失眠等。

【治疗】

（一）治疗原则

纠正脊柱侧弯，减轻患膝受力，以理筋，整脊，针刺为主，辅以中药调理和功能锻炼。

（二）治疗方法

1. 理筋

（1）药熨膏摩：主要行股四头肌和膝部药熨，以缓解肌筋痉挛。

（2）骨空针调压法：选穴以膝眼、髌骨下缘、血海、阴陵泉透阳陵泉等穴为主，针至骨膜，留针 30 分钟。

2. 正脊调曲　按腰椎侧弯及腰椎曲度，选择合适的牵引调曲方法，以恢复腰椎的正常生理曲度及脊柱力学平衡，具体方法参照中篇"整脊诊疗学总论"第四章中"临床常用牵引方法"内容。

3. 药物治疗

（1）劳伤筋骨证

治则：补肝肾、壮筋。

方药：舒筋保安汤或左归饮加减。

（2）下焦湿热证

治则：清热利湿。

方药：经验二妙汤加减。

（3）阳虚湿滞证

治则：温肾壮阳渗湿。

方药：乌头汤或右归饮加减。

（4）肝肾亏虚证

治则：滋补肝肾。

方药：左归饮加减。

4. 功能锻炼　以膝关节周围肌力锻炼为主。

（三）注意事项

1. 整脊法要适当配合其他疗法综合调理治疗，治疗手法应步骤规范、用力得当、筋骨并重。

2. 配合其他疗法系统治疗。

【疗效评定标准】

1. 痊愈　膝关节肿胀、疼痛基本消失，关节活动功能恢复正常。

2. 显效　膝关节肿胀疼痛明显减轻，关节活动功能基本正常。

3. 有效　膝关节肿胀疼痛减轻，关节活动功能部分恢复。

4. 无效　临床症状及关节功能较治疗前未改善。

【预防】

1. 膝关节骨性关节炎，在治疗上首先解决力学问题，然后再对症处理。本症一方面是软骨代谢问题，更重要的是负重因素，因此，解决负重的力学问题，锻炼好股四头肌，则能预防复发。

2.该病主要由脊柱侧弯，脊柱力学平衡失调引起，因此应及早纠正脊柱侧弯，以免继发本病。

复习思考题

1.颈性眩晕症如何与高血压、梅尼埃病及大脑中枢性眩晕相鉴别？

2.颈性失眠症的诊断依据是什么？

3.试述颈性咽喉炎和颈性面瘫症的病因病理。

4.颈性血压异常症如何与高血压鉴别诊断，其致病原因是什么？

5.导致脊源性类冠心病和脊源性心律失常症的原因是什么？两者如何鉴别？如何早期发现？

6.试述脊源性消化不良症、脊源性胃脘痛、脊源性大便异常症和脊源性慢性胆囊炎的病因病理和鉴别诊断。

7.脊源性性功能障碍症和脊源性月经不调症的发病原因是什么？如何与相关疾病鉴别诊断？

8.简述脊源性股骨头坏死症、脊源性髋关节骨性关节炎和脊源性膝关节骨性关节炎的治疗方法。

（周学龙　吴树旭　王慧敏　江　涛　陈文治）

第六章 脊柱痹瘘骨病 ▷▷▷▷

第一节 骶髂类风湿性关节炎

类风湿关节炎（Rheumatoid Arthritis，RA）是一种慢性全身性自身免疫性疾病，主要侵及各处关节，呈多发性和对称性的慢性关节炎症，同时机体非关节器官或组织亦可受累。发病年龄在 25～55 岁间。女性比男性多见，其比率为 2:1。本病多见于温带及寒带地区，热带地区相对较少见。发生于骶髂关节者，称骶髂类风湿关节炎。是一种以关节和关节周围组织非化脓性炎症为主的慢性全身性自身免疫性疾病。属中医学"痹证"范畴。

【功能解剖与病因病理】

（一）功能解剖

骶髂关节是由前下方的滑膜关节和后上方的韧带部分组成的。前下方的滑膜关节具有完整的关节囊、关节面、关节腔、关节软骨和滑膜。其骶骨关节面是透明软骨，较厚，为 1～4mm。其髂骨关节面则是由纤维软骨构成，较薄，为 0.5～1mm。该关节面规则，关节腔宽度均匀，为 2～4mm。这是一个典型的真关节。其后上方为韧带连接，关节间隙较宽，关节面凹凸不平。在两关节之间，并没有明显的分界线，滑膜关节的软骨面呈逐渐退变至模糊不清。其滑膜关节部分在 50 岁后会逐渐纤维化，甚至骨化。类风湿关节炎骶髂关节容易受到炎症的侵犯出现疼痛。

本病约 75% 累及多关节，以手、足部小关节（60%）最常受累，其次为大关节（30%），或大、小关节同时受累（5%）。病变最后都为双侧对称性。在骶髂关节往往两侧关节同时发病。由于关节内积液的增加、滑膜的肿胀肥厚以及周围软组织增厚，致关节功能障碍。疼痛的发生是由于组织肿胀，从而刺激富于神经末梢的关节囊及肌腱终末端。症状多呈短暂性发作，经过一段缓解期后又可复发。严重者症状呈持续性。

（二）病因病理

本病原因尚未明了。目前大多认为免疫变态反应是类风湿性关节炎的发病基础。理由有：①许多患者血清中都有类风湿因子，它是免疫球蛋白形成的免疫复合物，在组织培养中或在关节液内可被白细胞吞噬。吞噬后的白细胞可发生脱颗粒，释出水解酶，引起局部炎症反应。②免疫荧光法证明患部滑膜内有类风湿因子、各类免疫球蛋白及补体等物沉着。③患部滑膜有淋巴小结形成，其浆细胞能产生类风湿因子。④关节液内补体水平值低于其他关节炎。

【诊断】

（一）诊断要点

1. 症状　症状常由腰椎和骶髂关节开始，表现为腰骶部和臀部钝痛，少数患者同时感觉坐骨神经痛或髋关节疼痛，腰板直，腰椎生理前凸减少。全身症状不多，部分患者有眼或主动脉瓣疾患。

2. 体征　关节肿胀，活动受限，体温一般不超过 37.5℃，皮疹和皮下结节很少见。

3. 辅助检查

（1）实验室检查：一般都有轻度或中度贫血，活动期白细胞数稍增多，血沉增快，类风湿因子阳性率在周围型可达 60% ~ 80%，其他各型均较低。关节穿刺可抽出不透明草黄色渗出液，其中中性粒细胞可达 $10000 ~ 50000/mm^3$，活动期可见类风湿细胞。滑膜病理检查可见明显的绒毛增生，淋巴细胞和浆细胞浸润，纤维蛋白沉着及坏死病灶。

（2）X 线检查：X 线改变最早出现在骶髂关节，比较有特点，因此早期病例必须拍摄骶髂关节 X 片。病变常为双侧性，较少仅为单侧；但早期双侧病变可能轻重不等。病变可分为三期，早期见骨质疏松，软骨下骨板模糊，关节间隙增宽，关节边缘有狭窄的致密带；中期可见关节间隙狭窄，软骨下骨板呈锯齿样破坏，两侧致密带增宽；晚期关节间隙消失，呈骨性增生，致密带也消失。

（二）鉴别诊断

1. 风湿性关节炎　主要表现为游走性多发性关节炎，常伴有心肌炎、抗"O"增高，类风湿因子阴性，晚期也少有关节畸形。

2. 结核性关节炎　发病年龄较轻，起病缓慢，多为单发，有慢性消耗性症状，体内可能合并有其他结核病灶。一般是单侧关节受累，以关节周围肿胀，疼痛，X 线见关节内骨质常呈吻口样、虫噬样溶骨破坏为主，骨质硬化不明显。血沉增高，类风湿因子阴性。

3. 增生性骶髂关节炎　发病缓慢，年龄多在 40 岁以上，受累多为负重侧骶髂关节，疼痛固定，肌萎缩和关节畸形不明显，无全身症状，血沉不快，类风湿因子阴性。

4. 致密性髂骨炎　本病多见于经产妇。病变主要侵犯髂骨，X 线见髂骨致密带整齐，界限清楚，骶骨结构正常，骶髂关节间隙清晰，不发生关节强直。

5. 脊椎增生性关节炎　患者多在 40 岁以上，临床常见脊椎疼痛，间歇性发作，X线见椎体边缘增生，椎间隙狭窄，后关节改变少，骶髂关节常不受累，血沉正常。

6. 强直性脊柱炎　症状体征类似，以脊柱运动障碍为主，X 线片脊柱韧带"竹节样"改变，HLA-B_{27} 阳性。临床上骶髂类风湿性关节炎和强直性脊柱炎往往同时存在。

【中医辨证】

（一）辨证要点

本证为"痹证"，据病邪侵犯机体的偏重不同，分为痛痹证、着痹证、热痹证。

（二）辨证分型

1. 痛痹证　骶髂部疼痛剧烈，遇寒更甚，疼痛不游走，痛处皮色不红，触之不热，苔薄白，脉弦紧。

2. 着痹证　骶髂部疼痛重滞，肿胀，疼痛固定，手足沉重，肌肤麻木，舌苔白腻，脉濡缓。

3. 热痹证　骶髂疼痛，局部灼热红肿，痛不可触，得冷则舒，疼痛可游走，涉及多个关节，或发热、口渴、烦躁等，舌苔黄燥，脉滑数。

【治疗】

（一）治疗原则

理筋温经，活血通络，除痹。

（二）治疗方法

1. 理筋

（1）药熨疗法或药浴疗法。

（2）针灸疗法：选用八髎等骶髂关节相关穴位。必要可用回阳银针法。

（3）理筋手法：局部肿痛者可选用点穴镇痛及舒筋手法；关节活动不利、功能障碍者，可选用理筋手法。

2. 药物治疗

（1）辨证用药。

1）痛痹证

治则：散寒止痛，祛风活络。

方药：乌头汤或麻桂温经汤加减。

2）着痹证

治则：除湿消肿，祛风散寒。

方药：薏苡仁汤、川芎茯苓汤或除湿蠲痛汤加减。

3）热痹证

治则：清热通络，疏风胜湿。

方药：白虎汤加桂枝、连翘、黄柏、丹皮、忍冬藤、防己、威灵仙、桑枝、赤芍。

（2）经验方：以上各型也可酌情选用下述经验方：

1）雷公藤煎服：取雷公藤干根彻底去除内外两层皮，将木质部切碎，日用 15g，加水 400mL，文火煎 2 小时，不加盖，煎取药液 150mL，渣再加水煎取 100mL，混合后分早晚二次服，每日 1 剂，7～10 天为 1 个疗程，疗程间停药 2～3 天，如加猪脚一只或瘦肉 100g，老酒适量同煎服，效果更好。

2）昆明山海棠：制成片剂，每片含干浸胶 0.25g 或山海棠碱 3mg，每次 2～3 片，每日 3 次，饭后服，可连用 3～6 个月以上。

3）肿节风：又名九节兰，每次 3～6 片（每片含生药 2.5g），每日 3 次；或每次肌肉注射 2mL（含生药 4g），每日 1～3 次，疗程为 3 个月至 1 年。

（3）西药疗法：可选用水杨酸制剂，如阿司匹林 0.6g，每日 4 次口服。如疗效不佳可酌情增量，有增至每日 4～6g 才能有效，可与维生素 K 及等量碳酸钙同服。有胃溃疡者慎用。阿司匹林无效时，可用保泰松 50～100mg，每日 4 次口服，连服 10 天。如疗效不佳即应改药。有溃疡病、心血管疾病、肝肾损害及药物过敏史者忌用。消炎痛在一般剂量时疗效并不比水杨酸制剂优越，如把剂量提高到每日 100mg 以上则易产生不良反应。因此，一般只在其他药物效果不佳时选用，每日总剂量以不超过 150mg 为宜。

灭酸类药物如甲氯芬那酸、氟炎酸等可酌情选用。甲氯芬那酸每次口服 250mg，每日 3～4 次；氟炎酸每次 200mg，每日 3 次。小儿用量酌减。

激素类药物虽然效果显著而迅速，但不持久，只宜在上述药物都不能控制病情的情况下考虑使用。环磷酰胺、硫唑嘌呤等免疫抑制剂只限于上述药物普遍无效的病例。

3. 物理疗法　理疗可增加局部血液循环，达到消炎、退肿、镇痛的效果。功能锻炼的方法可保持和增进关节功能。但急性期间理疗（特点是热疗）会加剧症状，须先用药物解除急性炎症后再进行。理疗可在患处用 1% 雷公藤或 2% 乌头直流电离子导入，中、短波电疗，超声波直接移动法或水下辐射法、放射线及同位素疗法、磁疗法、激光疗法、热水浴、泥疗法及石蜡疗法等。

（三）注意事项

1. 骶髂类风湿性关节炎因病程长，局部可能出现骨质疏松，因此，施行手法切忌暴力，不宜用侧扳法和旋转法。

2. 激素类药物应用不宜超过 1 周，要注意此类药物的副作用。如果长期应用可引起应激性胃炎、胃肠道出血，股骨头坏死，甚至肾衰竭等严重并发症。

【预防】

本症是免疫系统疾病，目前尚无根治办法。临床上只有对症处理，嘱患者增强体质，注意锻炼，可以预防，减少复发。

第二节　骶髂关节致密性骨炎

由于妊娠、慢性劳损、血供障碍或感染等原因，引起髂骨耳状关节面部分骨质致密，并出现局部疼痛，肌紧张等症状，称为致密性骨炎。

中医学早就认识到妇女产后易发生骨痹症，明代《普济方》和清代《叶天士女科》均有这方面的论述，认为是产后气血不足，风寒侵入经络，留滞于关节所致，并使用趁痛散进行治疗，这些认识与西医学认为致密性骨炎与妊娠有关的论点是一致的。

【功能解剖与病因病理】

本病发病与妊娠有关。妊娠后期由于受到内分泌及子宫内胎儿的重力影响，腰骶角增大，骨盆向前下方倾斜，从而拉紧附着在髂骨上的韧带，影响髂骨的血供，局部在缺血的情况下，产生骨质致密。此外，慢性劳损、感染也可发病。

【诊断】

(一) 诊断要点

1. 症状　骶髂部持续性疼痛，多为一侧性，咳嗽或腹压加大时疼痛加重，有的可向臀下部或大腿后侧放射。劳累时加重，休息减轻，尤以步行、站立及负重后加重。本病好发于 20～35 岁的女性，多见于妊娠后期或产后，无明显外伤史。

2. 体征　骶棘肌紧张，骶髂部局部有压痛。骨盆挤压和分离试验均为阳性，"4"字试验阳性。

3. 辅助检查

(1) X 线检查：病变多为单侧，早期无明显变化。后期靠近骶髂关节的髂骨出现三角形均匀硬化区，局部发白，尖端向上，内缘达骶髂关节面，外缘与正常骨组织界限不清，下缘抵小骨盆缘。骨小梁消失，病变宽度为 0.5～3cm，骶骨和骶髂关节正常。

(2) CT 检查：主要表现为临近骶髂关节的髂骨致密硬化，一般不侵犯骶骨侧。

(3) 实验室检查：血沉多正常。

(二) 鉴别诊断

1. 类风湿性关节炎　多为双侧对称性关节发病，血沉加快，类风湿因子检查阳性。

2. 增生性关节炎　患者多为 40 岁以上，病程缓慢，主要侵犯脊柱小关节。

3. 腰椎间盘突出症　为神经根性疼痛，疼痛多为放射，下肢麻木，足趾背伸力或跖屈力减弱。

4. 低毒性葡萄球菌骶髂关节炎　可发生在骶髂关节，并可引起骨质硬化现象，可见关节破坏造成关节面不平整及关节间隙增宽，该病感染期症状重，有急性发作期，此不同于致密性骶髂关节炎者。

5. 强直性脊柱炎　早期症状与本病类似，骶髂关节间隙往往融合或狭窄，伴有局限性骨质疏松，活动期血沉加快，且 HLA-B$_{27}$ 阳性。

6. 骶髂关节结核　发病部位并不局限于骶髂关节的中、下 2/3 部位，且有渐进性破坏趋势，很少出现均匀的骨质硬化现象，关节破坏边缘模糊、不规则。患者有结核病史，甚至脓肿和窦道形成。

7. 臀部皮神经卡压症　该病臀部及下肢疼痛、麻木，臀部神经卡压点可触及软组织结节及条索状物。

【中医辨证】

（一）辨证要点

本病辨证以侵袭机体的病邪性质及脏腑气血虚实为要点。

（二）辨证分型

1. 产后血虚型　因产时失血过多，筋脉、关节失去濡养，患者有头晕心悸，下腰酸痛，舌质淡红，少苔，脉细无力。

2. 气血阻滞型　孕妇因骨盆受压，气血运行不畅，骨质失去濡养，患者有性情急躁，下腰部疼痛，舌质紫暗有瘀斑，脉涩。

3. 外感风寒型　因产后气血俱虚，腠理不密，营养失调，易感风寒，留滞经络关节，故产生下腰痛，舌质淡，苔薄白，脉细缓。

【治疗】

（一）治疗原则

以理筋、调曲、练功为主。

（二）治疗方法

1. 理筋

（1）药熨或熏蒸法：运用活血养肝、补肾通络的中药水煎后在腰骶部进行药熨或熏洗，以舒筋通络止痛。每日 1~2 次，每次 15~30 分钟。

（2）针刺法：临床可根据情况选取以下穴位，如阿是穴、秩边、肾俞、关元俞、气海俞、大肠俞、委中、承山等穴，也可根据疼痛部位选取邻近相应穴位。并依照疼痛性质及患者体质强弱选用相应的补泻手法和强弱刺激量，必要时可采取用电针以加强针麻和镇痛效果。每日 1 次，每次 15~30 分钟。

（3）推拿法：在骶臀部可用揉法、撩法、点穴法、拍打等手法，以通络止痛、缓解痉挛。每日操作 1 次，每次 15~30 分钟。

（4）理疗法：可采用红外线、蜡疗、超声波等。每日 1 次，每次 15~30 分钟。

2.正脊调曲　按腰椎曲度及腰骶角大小，选择合适的牵引调曲方法，以恢复腰椎的正常生理曲度及脊柱力学平衡，具体方法参照中篇"诊疗学总论"第四章中"临床常用牵引方法"内容。

3.药物治疗

（1）产后血虚证

治法：补气养血。

方药：桂枝五物汤加减。

（2）气血阻滞证

治法：行气活血。

方药：趁痛散加减。

（3）外感风寒证

治法：祛风散寒。

方药：独活寄生汤或三痹汤加减。

还可局部敷贴活血止痛类膏药，如"消痛贴膏"。

4.功能锻炼　可选用"健脊强身十八式"中的第十二式至第十八式进行功能锻炼。

（三）注意事项

药敷时温度不能过高，避免烫伤；所用药物尽量选择对皮肤刺激小的，敷后如局部皮肤有红点、出现过敏反应者，需停用本法。

【预防】

本病的预防关键是对产后妇女的保护，增加营养，适当休息，可使用弹性腰围，防止腹部肌肉松弛，避免骨盆前下倾斜和腰骶角增大。

第三节　强直性脊柱炎

强直性脊柱炎（ankylosing spondylitis，AS）是以骶髂关节和脊柱附着点炎症为主要症状的疾病。因致病因素导致脊柱功能丧失，出现强直，故称强直性脊柱炎。是一种主要累及脊柱、中轴骨和四肢大关节，以椎间盘纤维环及其附近结缔组织纤维化和骨化及关节强直为病变特点的慢性炎症性疾病。

强直性脊柱炎，中医学文献记载名为"骨痹""肾痹"，《素问·痹论》曰："故骨痹不已，复感于邪，内舍于肾。肾痹者，善胀，尻以代踵，脊以代头。"可谓本病最早的记载。

西方医学在1691年Connor描述过本病，1893年Beenter报道了本病，1897年Strumpell及1898年Marie相继详细报道了本病，故曾用他们三人的名字命名。曾有过中枢型风湿性关节炎或是风湿性关节炎中枢型、类风湿性脊椎炎、竹节样脊柱炎、变形性脊柱炎、韧带萎缩性脊柱炎等名称。尽管本病与类风湿性关节炎（简称RA）都有关节肿痛、晨僵、部分强直性脊柱炎类风湿因子阳性，但二者并非同一疾病。它们的病变部位、临床表现、病理改变和检验都各有特点，不能混同。1963年国际抗风湿联盟会议肯定命名为"强直性脊柱炎"，1982年我国第一次风湿病专题学术交流大会表示接受、应用这一国际统一名称。

本病呈慢性进行性，多见于青年或中年，即15~35岁间。男性多见，男女之比为10∶1。受累关节通常最早为骶髂关节，以后从下而上侵及脊椎骨的关节。临床表现为两侧骶髂关节疼痛或僵硬，腰椎活动受限，影响前弯、侧弯及伸直。腰部疼痛，且胸廓扩展受限。实验室检查，在病变活动期血沉加速，少数患者血清类风湿因子反应阳性，血白细胞轻度增高及贫血。关节液补体水平增高。96%患者人类白细胞组织抗原HLA-B$_{27}$含量较高。

【功能解剖与病因病理】

（一）功能解剖

脊柱具有抗轴向载荷、抗屈伸载荷、抗轴向扭转载荷、抗剪切载荷的功能，强直性脊柱炎可破坏脊柱的这些功能，出现脊柱活动的障碍，严重者出现强直，也侵犯髋关节和膝关节出现关节的强直。

（二）病因病理

1. 中国中医学认为本症是先天不足，肾气不衡，感受风寒湿邪所致。

2. 现代医学研究本症的病因有以下几方面：

（1）遗传因子：强直性脊柱炎比类风湿性关节炎有更明显的家庭倾向。Kellegren报告家庭集合度为40（集合度＝家属发病率：全人口发病率），stechr认为本病是由一个常染色体外显性因子产生的，外显率男性为70%，女性10%。Brewerton等发现96%患者HLA-B$_{27}$抗原为阳性，亲属51%阳性，而对照组仅4%阳性，说明本病与基因因素关系密切。天津医院统计家庭史阳性率占23.7%，高于类风湿性关节炎和儿童类风湿性关节炎。患病家属以父子、兄弟关系居多。美国白人有5%出现HLA-B$_{27}$抗原，而发生强直性脊柱炎者仅占1%，说明不是所有HLA-B$_{27}$抗原阳性的人都发生强直性脊柱炎，所以可能还有其他因素起作用。

（2）感染：有人提出本病与泌尿生殖系非特异性感染有关。强直性脊柱炎的症状出现之前，可能存在泌尿系感染或肠道感染性炎症。不过本病与泌尿系感染和肠道感染性疾病的关系仍然不清楚。

（3）潮湿寒凉：天津医院曾统计318例强直性脊柱炎，因着凉发病者最多，占32.9%，受潮占14.7%，说明潮湿寒凉是本病重要发病诱因。

（4）其他因素：有人认为外伤、甲状旁腺疾病、过敏、内分泌及代谢缺陷等也可成为患病因素，尚有待进一步证实。

（三）病理分型

1. 早期病理改变　关节滑膜的典型病变与类风湿关节炎相似，呈非特异性滑膜炎，有淋巴细胞及浆细胞浸润，滑膜被覆细胞增生，纤维素渗出及沉着，但炎症细胞浸润程度较轻，结缔组织也仅呈轻度反应性增生。虽见有肥大绒毛形成，关节软骨也可被炎症肉芽组织被覆，但关节炎形成较轻。增生的纤维组织可呈软骨化生或进一步骨化，可导致骨性关节强直。这一倾向较类风湿关节炎最为明显。在纵轴骨的小骨关节尚可导致关节囊骨化。脊椎骨则见椎间盘纤维环的外围纤维细胞增生及化生为软骨。邻近脊椎相连处的椎间盘软骨增生，以后骨化，最后导致相邻脊椎的外周呈骨性连合。外观可如竹节状，称"竹节脊柱"。关节邻近的骨膜也呈反应性骨质增生，可延及干骺端，致皮质骨表面不光滑。这可解释 X 线所见的相邻关节骨性相连。骨质表面呈硬化及腐蚀状，炎症尚可扩延至相邻的前纵韧带。

2. 晚期病理改变　晚期患者，尚可见椎骨有局灶性破坏区（称 Anderson 缺损）。椎间盘相连处椎体中心部的缺损区，在镜下为部分椎间盘软骨突入骨质内（软骨疝或称 Schmorl 软骨结节）。考虑为患骨的骨质疏松，软骨下骨质的炎症浸润。患骨应力方向的改变，可反复损伤椎间盘与椎骨相接面，从而促使部分椎间盘组织突入椎体内。有时表现为椎体外围部缺损，其发生与老年性脊椎后突（驼背）的机制相似，即由于椎体骨质疏松，支持力不足，致相邻椎骨前部塌陷。骨质疏松严重者可引起椎骨骨折，尤其在颈椎部，可合并脊神经受压症状，甚至死亡。亦有报道，可侵及耻骨联合、胸锁关节、甚或中耳小骨关节，而这些部位受累极少见于类风湿性关节炎。而且，病变倾向于侵及韧带附着处，致骨质明显增生，此亦与类风湿性关节炎不同。

【诊断】

（一）诊断要点

1. 症状　本病初期发病症状常以下腰、臀、髋部疼痛和活动不便（腰僵），一般畸形持续数月即缓解消失。以后病变进展，疼痛和腰僵均变为持续性，卧床休息后不能缓解，疼痛的性质变为深部钝痛、刺痛、酸痛或兼有疲劳感。数年之后，疼痛和脊柱活动受限逐渐上行扩展到胸和颈椎，只有少部分呈下行性发展。此时，患者可出现胸痛、胸部呼吸运动减弱，甚至消失。患者为减轻疼痛采取脊柱前屈的姿势，日久脊柱发生驼背畸形。本病多发于 18～25 岁的青年男性。

少数年龄较小的患者始发症状为单侧或双侧膝及踝关节肿痛，也有呈急剧发病，有体温高及全身症状，也有患者经常患有复发性虹膜炎引起复发性眼痛和视力减退。

2. 体征　脊柱僵硬、驼背畸形和姿势改变；胸廓呼吸运动减少；骶髂关节活动受限；周围受累关节出现体征；肌腱附着点病变体征。

3. 辅助检查

（1）X 线检查：1）骶髂关节改变：本病早期骶髂关节的 X 线片改变与腰椎同样具

有特点，骶髂关节可有三期改变。①早期：关节边缘模糊，并稍致密，关节间隙加宽。②中期：关节间隙狭窄，关节边缘骨质腐蚀与致密增生交错，呈锯齿状。③晚期：关节间隙消失，骨小梁通过，呈骨性融合。2）脊柱改变：早期X线片仅可以看到腰椎曲度变直，胸椎后凸加大，椎体无实质性变化，病变发展到中、晚期可见到：①韧带骨赘（即椎间盘纤维环骨化）的形成，甚至呈竹节状脊柱融合。②方形椎。③普遍骨质疏松。④关节突关节的腐蚀、狭窄，骨性强直。⑤椎旁韧带骨化，以黄韧带、棘间韧带和椎间纤维环的骨化最常见（晚期呈"竹节样"改变）。⑥脊柱畸形，包括腰椎和颈椎前凸消失或后凸；胸椎生理性后凸加大，驼背畸形多发生在腰段和上胸段。⑦椎间盘、椎弓和椎体的疲劳性骨折和寰枢椎半脱位。3）髋膝关节改变：髋关节受累常为双侧，早期可见骨质疏松，闭孔缩小和关节囊膨胀；中期可见关节间隙狭窄，关节边缘囊性改变或髋臼外缘和股骨头边缘骨质增生（韧带骨赘）；晚期见关节间隙消失，骨小梁通过，关节呈骨性强直。4）肌腱附着点的改变：多为双侧性，早期骨质浸润致密和表面腐蚀，晚期可见韧带骨赘形成（骨质疏松、边缘不整）。

（2）MRI检查：MRI能发现急性骶髂关节炎、脊椎炎和椎间盘炎，甚至能发现急性肌腱端、骨和滑膜的炎症。能早期及精确地发现软骨和肌腱端的损害使MRI成为脊柱关节病有用的评价工具。在临床实践中，初始的合理的对于炎性下腰痛患者的评价是骨盆平片，如果未能明确骶髂关节炎，应采用MRI。

（3）实验室检查：血沉多增快，RF阴性表现，$HLA-B_{27}$阳性。

（二）诊断分期

1. 不典型症状期（早期脊柱畸形可逆期）　本病初期发病症状常以下腰、臀、髋部疼痛和活动不便（腰部平直僵硬），阴天、劳累及感冒后加重，休息或遇热减轻。本期经正规的治疗畸形完全可以缓解。

2. 典型炎性症状期（中期纤维强直期）　病变进展，疼痛和腰僵均变为持续性，卧床休息后不能缓解，疼痛的性质变为深部钝痛、刺痛、酸痛或兼有疲劳感，以后疼痛和脊柱活动受限逐渐上行扩展到胸和颈椎，此期症状典型外观畸形不明显，但是X线片除椎曲异常外还可以看到椎体的变化。此期治疗畸形可缓解。

3. 躯体畸形期（晚期骨性强直期）　脊柱、髋、膝等关节发生畸形强直，影响其他脏器功能，保守治疗可以改善临床症状及驼背畸形。

（三）鉴别诊断

1. 腰椎间盘突出症

（1）X线表现为腰椎生理曲度改变，椎间隙狭窄，但无韧带骨化，不侵犯骶髂关节。

（2）腿痛重于腰痛；腿痛呈典型的坐骨神经分布区域性的疼痛；疼痛于活动后，劳累后加重。

（3）按神经分布区域的皮肤感觉麻木。

（4）直腿抬高较正常人困难，功能限度减少50%；或兼有健腿抬高试验阳性。

2. 结核性脊柱炎 X线提示脊椎边缘模糊不清，椎间隙变窄。脊椎旁可有脓肿阴影，骶髂关节多为单侧受累，以关节破坏为主，软骨下骨硬化不明显。有结核接触史，或原发病灶。

3. 致密性骶髂关节炎 侵犯髂骨，髂骨致密带边缘整齐，关节间隙清晰，缺少临床症状，血沉正常，多见于女性。

4. 瑞特综合征 与强直性脊柱炎一样同属血清阴性关节炎，其典型的临床表现有尿道炎、结膜炎和关节炎。关节炎通常为少数关节和非对称性的，易侵犯脊柱和骶髂关节。根据尿道炎、结膜炎以及特异性皮肤改变（如溢脓性皮肤角化病）与强直性脊柱炎鉴别。

5. 牛皮癣性关节炎 有典型的牛皮癣的皮肤损害，约5%脊椎及骶髂关节受累，受累脊柱见孤立的边缘性或非边缘性韧带骨赘。多数表现为不对称后关节受累为主，腊肠指为典型表现。

6. 慢性腰骶关节劳损 为弥漫性疼痛，脊柱活动不受限，X线无特殊改变。

7. 类风湿性关节炎 女性多见，主要病变在四肢关节，为对称性多关节病变。病理为滑膜炎性改变，可见类风湿性结节。类风湿因子阳性，$HLA-B_{27}$阴性。X线呈对称性、糜烂性关节改变。部分类风湿性关节炎可侵犯颈椎，但无骶髂关节及腰椎病变，临床较易区分。

【中医辨证】

（一）辨证要点

本病为先天不足，肾气不衡，感受风寒湿邪所致。据感受病邪的偏重不同，分为痛痹证、着痹证、寒痹证。

（二）辨证分型

1. 痛痹证 骶髂部疼痛剧烈，遇寒更甚，疼痛不游走，痛处皮色不红，触之不热，苔薄白，脉弦紧。

2. 着痹证 骶髂部疼痛重滞，肿胀，疼痛固定，手足沉重，肌肤麻木，舌苔白腻，脉濡缓。

3. 热痹证 骶髂疼痛，局部灼热红肿，痛不可触，得冷则舒，疼痛可游走，涉及多个关节，或发热、口渴、烦躁等，舌苔黄燥，脉滑数。

【治疗】

（一）治疗原则

本病早、中期通过综合治疗可以缓解病情，消除或者减轻畸形。虽然晚期无根治方法，但及时、积极和妥善的治疗，再加上患者的主动配合，可以达到稳定病情、减轻疼痛、缩短疗程、减少病残和改善功能的目的。

（二）治疗方法

1. 理筋

（1）药熨法及药物熏蒸法：将活血化瘀、温经通络的中药打成粗粉，加酒、醋各半拌匀，加热后纱布包裹，在病变的部位热熨至皮肤潮红。或将活血化瘀、温经通络的中药打成粗粉，和酒、醋各半后，加热熏蒸。

（2）针刺法：多选用脊柱两侧相关穴位，如大椎、身柱、脊中、肾俞、腰俞、腰阳关等穴，合并坐骨神经疼痛者选用环跳、坐骨穴、委中、承山等穴。每次选 4～5 个穴位，每日 1 次。也可用骨空针调压松筋法，选用华佗夹脊穴为主。

（3）推拿法：对病变部位行推、拿、按、擦等手法，以放松肌肉。

2. 正脊调曲

（1）正脊骨法：30 岁以下年轻患者，骨质疏松不明显者，可选用按脊松枢法，具体方法参照中篇"诊疗学总论"第四章中"十大正脊骨法"内容。

（2）牵引调曲法：当椎曲异常未发展到骨性强直时，应用"挂臂脊柱四维整脊牵引床"辨证行一维调曲法、四维调曲法。

上述理筋、调曲疗法每日 1 次，10 次为 1 个疗程，休息 1 日，再行第 2 个疗程。

3. 药物治疗

（1）痛痹证

治则：散寒止痛，祛风活络。

方药：乌头汤或麻桂温经汤加减。

（2）着痹证

治则：除湿消肿，祛风散寒。

方药：薏苡仁汤、川芎茯苓汤或除湿蠲痛汤加减。

（3）热痹证

治则：清热通络，疏风胜湿。

方药：白虎汤加桂枝、连翘、黄柏、丹皮、忍冬藤、防己、威灵仙、桑枝、赤芍。疼痛症状明显者，可局部敷贴活血化瘀、消肿止痛类膏药，如"消痛贴膏"。

4. 功能锻炼　采用"健脊强身十八式"中的第六式、第七式、第八式、第十式、第十八式进行功能锻炼。

（三）注意事项

1. 活动期患者应睡硬板床，低枕，仰卧，起床时穿钢背夹，以防驼背形成。

2. 推拿法宜用轻柔和缓，不可粗暴，以防骨折。

3. 牵引调曲法只适用于未发展到骨性强直者。

4. 本症不宜施行旋转复位和斜扳手法，禁用强力过伸法和足踩法。

5. 药熨时温度以患者适应为宜，不能过烫。所选用药物尽量选对皮肤刺激小的，避免出现皮肤过敏。

【预防】

本症为免疫系统疾病，目前尚无根治方法。主要是增强抵抗力，预防感冒，减少复发。

第四节　脊柱侧凸症

正常人脊柱冠状面（正面）观，是一中轴直线。当病变时，脊柱可向一方旋转弯曲凸起，称之为脊柱侧凸症（或侧弯症）。

【功能解剖与病因病理】

（一）功能解剖

在临床上，颈椎、胸椎、腰椎均可侧弯。由于胸椎与肋骨构成胸廓。所以，胸椎侧弯时躯体畸形的特别明显，除肩膀高低不对称外，可出现龟背、扁胸，严重影响心肺功能。由于颈椎和腰椎的侧弯均可通过颈胸枢纽和胸腰枢纽并发胸椎侧弯。

（二）病因病理

脊柱侧凸症临床主要分为特发性脊柱侧弯、继发性脊柱侧弯、原发性进行性结构性侧弯和神经肌肉性侧弯。脊柱侧弯的病因目前尚不十分清楚，有神经肌肉学说，脊柱结构学说，内分泌学说，姿势平衡学说及遗传因素等。中医学则认为先天不足，肾气不衡所致，发为驼背。

特发性脊柱侧弯是脊柱侧弯中最常见的一种，约占脊柱侧弯的70%。其发病原因尚不清楚。特发性脊柱侧弯的定义是脊柱有侧弯及旋转畸形，而无任何先天性脊柱异常或并有神经肌肉或骨骼疾病。

继发性的分类如下（据《实用骨科学》）：

1.继发性非进行性、非结构性脊柱侧弯

（1）骨盆倾斜性侧弯：①下肢不等长；②骨盆不对称。

（2）刺激性侧弯：①椎间盘突出；②椎间盘炎；③骨样骨瘤。

（3）癔症性侧弯。

2.原发性进行性结构性侧弯

（1）特发性脊柱侧弯：①早发性：5岁以前；②晚发性：5岁以后发病，多在10岁以上。

（2）先天性脊柱侧弯：1）骨畸形：①形成缺陷，半椎体，楔型椎体；②节段性缺陷。③混合型。2）脊髓畸形：脊髓发育不全，脊柱侧弯。3）骨与脊髓侧弯。

3. 神经肌肉性侧弯

（1）下运动神经单位损害：脊髓灰质炎。

（2）上运动神经单位损害：脑性瘫痪。

（3）神经肌肉疾病：肌肉营养不良。

4. 神经纤维瘤病。

5. 间叶组织疾患　结缔组织遗传性疾病。

6. 外伤性侧弯。

7. 感染性侧弯　化脓性、结核性。

8. 肿瘤性侧弯　脊髓肿瘤，脊椎肿瘤。

9. 代谢性骨病　佝偻病，成骨不全。

在这些脊柱侧弯中，以特发性脊柱侧弯最常见，其次为先天性脊柱侧弯及神经肌肉性侧弯。

【诊断】

诊断要点

1. 症状　首次就诊患者要详细询问病史，了解患者母亲妊娠情况，生产情况，妊娠前 3 个月有无潜在致胎儿畸形的影响。家族中同胞兄弟姐妹有无同样患者，有无糖尿病患者。对脊柱侧凸出现的年龄，弯曲进展情况，有无接受过治疗及何种方式的治疗；现在主要的症状是什么，如易疲劳，运动后气短、呼吸困难、心悸、下肢麻木、走路不便、大小便困难等应予以详细询问。轻度的脊柱侧凸，可以毫无症状，特别在好发的青春期少女，胸背不易裸露，畸形常被忽略。故群体普查，认真查体是早期发现的关键。

2. 体征　物理检查包括测身高、体重、坐高、双臂外展位双中指尖间距等有关项目。然后被检查裸露整个腰背部，自然站立，双足与双肩等宽、双目平视，手臂自然下垂，掌心向内。观察被检查者双肩是否对称，两侧髂嵴是否等高，棘突连线是否偏离中轴。五项中如有一项以上不正常列为躯干不对称。然后作脊柱 Adam 前屈试验，被检查者双膝伸直，使躯干由颈至腰徐徐前弯，检查者从背部中央切线方向观察上胸段、胸段、胸腰段及腰段两侧是否等高、对称。不对称者为前屈试验阳性，疑为脊柱侧凸。

3. 辅助检查　脊柱 X 线片正位片可判定脊柱是否存在侧弯，并可利用以下几种方法进行测量。

（1）侧凸角度测量：Cobb 法，在正位 X 线像，先确定侧凸的上终椎及下终椎，在主弯上端其上、下终板线向凹侧倾斜度最大者为上终椎，主弯下端者为下终椎。在上终椎椎体上缘及下终椎椎体下缘各划一平线，对此两横线各作一垂直线，这两条垂线的交角即为 Cobb 角（见中篇图 3-22B），用量角器可测出其具体度数。Cobb 法较常用，几乎为国际所统一。

（2）脊柱旋转测量：在结构性脊柱侧凸，常伴有脊椎的旋转，测定旋转的方法有：

1）以棘突为标记点：即在正位 X 线片，棘突位于椎体的中央为正常，如将椎体中线至椎体侧方边缘分为三等份，脊椎旋转则棘突向凹侧偏移，偏移 1 等份为 I 度，偏移

2 等份为Ⅱ度，3 等份为Ⅲ度，超过椎体边缘为Ⅳ度。

如将脊椎棘突偏离椎体中线的多少换算成度数。即棘突偏离中线若为半个椎体的 1/3，其旋转度数为 15°，2/3 为 30°，棘突投影在椎体边缘为 45°。

2）以椎弓根为标记点（Moe 法）：在正位 X 线片上，观察双侧椎弓根的位置，同样将半侧椎体分成三等份。正常椎弓根两侧对称，位于外 1/3。若椎体旋转，椎弓根位于中 1/3 为Ⅰ度旋转，位于内 1/3 为Ⅱ度旋转，椎弓根位于中线为Ⅲ度旋转，椎弓根旋转超过中线至另一侧为Ⅳ度旋转。

3）椎体楔形改变的测量：脊柱侧凸患者随着侧弯的加重，而产生椎体两侧高度不等，即楔形改变，椎体凹侧的高度减少。如将正常正位 X 线片的椎体高度分为 4 份，如椎体一侧高度减少 0 ~ 1/6 为Ⅰ度，1/6 ~ 1/3 为Ⅱ度，1/3 ~ 1/2 为Ⅲ度，超过 1/2 为Ⅳ度。

所有检查均应做好记录，以便在随诊中应用。

【中医辨证】

（一）辨证要点

本病属先天禀赋不足，后天发育不良，根据证候特点，分为肾气不足证、肾阳亏虚证和脾肾阳虚证。

（二）辨证分型

1. 肾气不足证　脊柱侧弯畸形，平时神疲乏力，气短、易劳累。舌质淡红，苔薄白，脉细弱。

2. 肾阳亏虚证　脊柱呈侧弯畸形，坐久后腰部隐隐作痛，酸软无力，肢冷，喜暖，舌质淡，脉沉无力。

3. 脾肾阳虚证　脊柱呈侧弯畸形，坐久后腰部隐隐作痛，酸软无力，肢冷，喜暖，纳差，倦怠懒言，气短乏力，大便稀溏，舌质淡红，舌体胖大，脉沉无力。

【治疗】

（一）治疗原则

理筋、调曲、练功。本症应早期发现，早期治疗。根据作者临床观察，脊柱侧凸症早期发生于腰椎侧凸，胸椎的侧凸是继发，而一般家长在发现孩子肩膀高低不对称时，已经是胸椎侧凸。因此，腰椎侧凸一旦出现，立即治疗，可控制胸椎的侧凸加重。其方法以调整肌力平衡为主，配合四维调曲法。

（二）治疗方法

1. 理筋

（1）针灸：选用腰椎华佗夹脊穴，每天 1 次，2 周为 1 个疗程。

（2）捏脊疗法：沿胸椎棘突以下捏脊松筋，每天1次，每次20分钟，配合推拿按摩。以恢复肌力平衡为主要目的。

2. 正脊调曲　采用四维调曲法，抬腿俯卧位，双下肢悬吊，支点在胸腰枢纽。

3. 药物治疗

（1）肾气不足证

治法：益气补肾。

主方：补骨脂丸（《普济本事方》）加减。

（2）肾阳亏虚证

治法：补肾壮阳。

方药：右归丸（《景岳全书》）加减。

（3）脾肾阳虚证

治法：温补脾肾。

方药：右归丸（《景岳全书》）合附子理中丸（《伤寒论》）加减。

4. 功能锻炼　选用"健脊强身十八式"中的第六式、第十四式及第十五式进行功能锻炼，加强腰背肌及腰大肌肌力，以增强其活力和韧性，维护脊柱内外平衡。

5. 电刺激疗法　近年，利用电刺激脊旁肌肉的方法以达到防止畸形进展、矫正畸形的目的。电刺激的方法可分为经皮刺激与体内埋入刺激两种。埋入体内的电刺激器为3101型半导体联机器。分为埋入体内接受系统及体外发射系统。电刺激器所产生的450KHz脉冲波每9秒钟重复1次，每次持续1.5秒。适用于特发性脊柱侧弯40°以下的9～12岁的病儿。对于电刺激疗法的治疗效果，目前尚有不同看法。有人对本法能否保持持久的效果表示怀疑，尚待进一步临床观察。

6. 支具疗法　脊柱侧弯所用的支具有多种，如Boston式、Kosair式等，而Milwaukee式则是较好的支具。Milwaukee支具是1945年Blount和Schmidt设计的，由合体的骨盆托、支架（背面两条，腹面一条）和颈托相连。颈托由颌下托和两块枕托组成，然后根据脊柱侧弯的部位与方向，在胸部或腰部添加各种压垫。Milwaukee对脊柱具有牵引和侧方压迫的作用力。

7. 手术疗法　对于脊柱侧凸明显畸形或经保守疗法无效，脊柱畸形继续加重者需行手术治疗，一般来说，脊柱侧凸明显是指胸椎侧弯45°以上及腰椎侧凸60°以上"S"形畸形。胸椎明显侧凸不仅影响外形，早发性侧凸者还易影响心肺功能，应考虑手术矫形。而腰椎畸形对心肺功能影响较小。

（三）注意事项

1. 一般两个疗程显效，临床疗效观察为4～6个疗程。

2. 本症年龄越小恢复越好，18岁以上整脊治疗困难。

3. 药熨、针灸、推拿均以肌肉萎缩侧为主。

4. 正脊骨法以旋转法为主，切忌暴力。

5. 药敷时温度以患者适应为宜，不能过烫，避免烫伤；所用药物尽量选择对皮肤刺激小的，敷后如局部皮肤有红点、出现过敏反应者，需停用本法。

【预防】

本症主要是早期发现，早期治疗。脊柱侧凸在 20°范围内，一般不影响功能，如超过 20°，需通过支具矫形，更严重者考虑手术矫形。

第五节　脊椎骨骺软骨病

在青春发育期，脊椎骨骺受损伤或病变，导致缺血，椎体软骨发育不良，称脊椎骨骺软骨病。

脊椎骨骺软骨病又称休门病。1921 年 Scheuermann 首次描述本病而得名，国外文献报道其发生率为 1%～8%，男女发生比例从 1:1 至 7:1 不等。其起病于青春期前后，典型的发病年龄在 8～12 岁，12～16 岁之间临床表现尤为明显。若不加治疗，会残留严重的外观畸形，并可能导致腰痛等不适。目前国内对该疾病自然史及治疗报道较少，中医学认为此为先天禀赋不足，肾气不盛所致，属"痿证"范畴。

【功能解剖与病因病理】

1929 年 Schmorl 认为该病是因椎体前缘骨骺环内压力加大，骨质被压缩，髓内压升高，骨骺环的血运受阻，使椎体造成缺血性坏死，应力作用压成楔状。在青春期前出现的僵硬的后凸畸形，伴有椎体的楔形变。目前临床上多采用 Sorensen 在 1964 年提出的定量诊断：至少 3 个相邻椎体的楔形变均大于 5°。但到目前为止该病的定义仍未完全统一，尚有其他的一些标准如：胸段后凸，椎间隙狭窄，终板不规则，至少有一个楔形变的椎体；后凸角度大于 45°，两个或以上的楔形变椎体；特征性的影像学发现（后凸畸形，椎体的楔形变，终板不规则，Schmorl 结节）等。

不同于侧弯诊断，胸椎的正常后凸也不恒定，SRS 标准认为生长期的青少年的正常值在 20°～40°，而部分作者则认为正常后凸的范围应该扩大到 45°。此外，各个年龄段的正常后凸的范围也不一样。这些都使得休门病的诊断标准存在争议。

休门病除了常见的胸椎、胸腰椎休门病之外，还存在腰椎休门病，有人称为 I 型休门病，部分学者认为其和胸椎休门病的发病机制不一样，该病通常发生于运动量大的男性青少年或经常搬运重物的人。主要临床表现为局部腰背痛和胸腰段的椎体改变，不存在明显的后凸畸形，可能伴有严重的 Schmorl 结节和不规则的终板，易误诊为感染、肿瘤等。腰椎休门病的发病公认和生物力学有关，可能是因为未发育成熟的腰椎轴向载荷过大。虽然腰椎休门病和胸椎休门病的影像学表现可能类似，但预后不一样。腰椎休门病为非进展性，治疗也不存在争议，可以通过休息、限制活动、理疗等缓解症状。

【诊断】

（一）诊断要点

1. 症状　背部疼痛，往往因驼背或胸背痛而来诊，无明显外伤史。自幼年缓慢发病，在成长过程中或有外伤，或有持续劳损。多发于 16～25 岁青少年。

2. 体征　腰背压痛、屈伸僵硬，脊柱胸段的脊骨向前弯曲增大，逐渐出现圆形驼背。后凸部位有压痛，并伴有骶棘肌痉挛。

3. 辅助检查

（1）X 线检查：胸椎的前上缘有压迹或形成缺损，前缘有形同骨"碎片"的 Schmorl 结节，出现楔形变，形成椎间隙变窄和后凸畸形。

（2）实验室检查：检查血沉和类风湿因子可排除风湿、类风湿，必要时查 HLA-B$_{27}$ 抗原，排除强直性脊柱炎。

（二）诊断分型

1. 轻型　胸背酸软，轻微疼痛，时作时止，略有胸背发僵，胸背后凸在 50°～60°。

2. 中型　胸背酸痛，时常发作，痛可忍，胸背后凸在 60°～70°。

3. 重型　胸背疼痛，持续发作，胸背僵硬，活动受限，胸背后凸在 70°以上。

（三）鉴别诊断

1. 强直性脊柱炎　有脊椎的韧带钙化，竹节样改变，骶髂关节间隙模糊或消失，90% 以上的患者组织相容性抗原 HLA-B$_{27}$ 阳性。

2. 脊柱结核　椎体软骨面有虫蚀样骨破坏，可见有寒性脓肿，破溃后形成窦道。

3. 胸椎间盘突出症　腰腿痛明显，直腿抬高试验阳性。

【中医辨证】

（一）辨证要点

本病属先天禀赋不足，肾气虚弱，后天发育不良。临床分为肝肾虚损证和气滞血瘀证。

（二）辨证分型

1. 肝肾虚损证　腰背疼痛，酸软乏力，面色无华，形消。舌质淡，苔白，脉虚滑。

2. 气滞血瘀证　腰背疼痛，胸背肌痉挛，局部压痛。舌质暗，少苔，脉弦。

【治疗】

（一）治疗原则

以理筋、调曲、练功为主，改善驼背畸形。

（二）治疗方法

1. 理筋

（1）药熨法：将活血化瘀、温经通络药物打成粗粉，加酒、醋各半拌匀，加热后纱布包裹，于胸背部热熨至皮肤潮红，每次 30 分钟。

（2）针刺法：取病椎局部夹脊穴，加电针，每次 30 分钟。

（3）推拿法：用推、拿、按、摩、擦、拍等手法，对胸背肌和骶棘肌行推拿，每次为 15～20 分钟，以舒筋活络。

2. 正脊调曲　牵引调曲法，胸椎后凸者，可应用"挂臂脊柱四维整脊牵引床"行四维调曲法治疗。

上述理筋、调曲疗法每日 1 次，10 次 1 个疗程，休息 1 日再行第 2 个疗程。

3. 药物治疗

（1）肝肾虚损证

治法：滋补肝肾，强筋壮骨。

方药：六味地黄丸（《小儿药证直诀》）加味。

（2）气滞血瘀证

治法：活血化瘀，行气止痛。

方药：活络效灵丹（《医学衷中参西录》）加味。

可局部敷贴活血止痛类膏药，如"消痛贴膏"。

（三）注意事项

由于本病是发育期得病，脊柱可以随发育得到代偿，因此，可以没有任何症状。但一旦过度劳累，局部会出现疼痛，或驼背严重出现脊髓神经症状，可以通过整脊疗法治疗。

【预防】

休门病的骨骺不愈合是终身的，出现症状对症治疗即可。嘱患者注意练功。

第六节　脊椎骨质疏松症

因脊椎各骨骨量减少，骨质有机成分不足和各椎骨骨组织微结构破坏为特征，导致脊椎骨骼脆性增加，椎骨骨质疏松，椎体塌陷，刺激脊髓、神经，引起疼痛和神经等症状，称脊椎骨质疏松症。属中医学"腰痛""痿证""骨枯"范畴。

【功能解剖与病因病理】

骨质疏松症并非一种独立的疾病，引起的原因很多，按照不同的病因，可分为原发性骨质疏松症和继发性骨质疏松症两种。不论哪一种骨质疏松症，它表现的形式都是一样的，即骨质吸收增多，单位骨含量减少，但现存的骨质仍属正常。

原发性骨质疏松症又分为绝经后骨质疏松症（Ⅰ型）、老年性骨质疏松症（Ⅱ型）和特发性骨质疏松症（包括青少年型）；绝经后骨质疏松症一般发生在妇女绝经后5～10年内，老年性骨质疏松症一般指70岁以后发生的骨质疏松，而特发性骨质疏松症主要发生在青少年，病因不明。继发性骨质疏松是由于非绝经和增龄因素导致的低骨量并可以确定诱因的骨质疏松症。

原发性骨质疏松症主要见于老年人和绝经后的妇女。据国外文献报道，50～60岁的男人和40～50岁的妇女都有不同程度的骨质疏松。国内文献也有同样的报告，老人和绝经后的妇女易患本病的原因很多，但主要的是生殖腺机能减退和活动量减少所造成的。

继发性骨质疏松症的原因很多，如体力活动减少，肢体长期固定，维生素C缺乏，太空飞行（失重状态），酒精中毒，肝病，皮质激素治疗后，肝素治疗后等都会继发骨质疏松。而且这些因素可以通过实验研究的方法证实使骨质减少。

由于脊椎骨质疏松后，脊椎骨骼脆性增加，易发生脊椎椎骨骨折，使椎体高度丢失，脊柱生理弧度发生改变，后凸畸形，相应节段骨折的椎骨后凸压抵椎管，刺激脊髓或神经根，引起胸背、腰背疼痛，叩击痛，下肢或双下肢放射性疼痛，麻木等。

中医学认为原发性骨质疏松症为肾虚所致。《黄帝内经》中就指出由于老年人精血衰竭，易发生"骨痿"，即骨质疏松症。"肾主骨，生髓"，老年人肾气虚不能生骨填髓，脾气运化功能降低，不能化生水谷之精微补先天之肾，骨的所需物质短缺，营养失调，久之必发生"骨痿"。而绝经后的妇女，骨的丢失率比男性同龄人还高，主要由于绝经后雌性激素骤减，造成雌性激素缺乏，导致骨质疏松的发生。近年来，我国骨伤科学者，根据祖国医学"肾主骨"学说的理论，进行了大量的临床与实验研究，深入探讨了骨质疏松症的发病原因和病理，应用中医中药的方法治疗骨质疏松症，取得了不少的成绩。

【诊断】

（一）诊断要点

1. 症状　发生骨质疏松部位的骨骼，可能有自发性骨痛或骨压痛。老年性胸、腰段疼痛可因骨质疏松引起，大多伴有骨质增生或增生性关节炎。严重骨质疏松可导致病理性骨折或压缩性骨折，特别是负重、活动度比较大的部位，如脊柱的第11胸椎到第2腰椎之间。

2. 体征　脊椎严重骨质疏松者，可有脊椎压缩性骨折，患者可能会出现驼背。

3. 辅助检查

（1）X线检查：骨质疏松是一种退行性变，骨骼中骨量减少，根据X线平片判定骨质含量较片面，只有骨丢失在30%～60%的情况下才能确定骨质疏松。发生骨质疏松的骨骼，表现为骨质的密度减低，骨皮质变薄而且不均匀，骨小梁减少，小梁间的缝隙增宽。早期的骨质疏松最容易出现在骨端的部位，骨质疏松的表现形式有呈斑点状，骨内出现多个小的透亮区，这种现象是骨质疏松的开始阶段，随着病情的发展，转变或弥散状骨质疏松，表现为骨的密度普遍降低。不论何种原因引起的骨质疏松，其 X 线的表现皆如此。

脊椎骨密度估计，分三度：Ⅰ度：纵向骨小梁明显；Ⅱ度：纵向骨小梁变稀疏；Ⅲ度：纵向骨小梁不明显，同时发生压缩骨折者，应测量楔形指数。楔形指数 =（椎体前高 – 后高）/ 后高。

标准 X 线平片仍然是诊断骨质疏松性脊柱骨折的非常重要的手段。椎体骨折的形状分为鱼椎样变形、楔状椎变形、扁平椎变。根据 Genant 分类法可将骨质疏松椎体骨折分为：Ⅰ度（轻度骨折），即椎体的高度压缩最严重处与该椎体高度正常值的高度差小于 20% ~ 25%；Ⅱ度（中度骨折），即高度差在 25% ~ 40% 之间；Ⅲ度（重度骨折），即高度差大于 40%。

（2）CT 检查：有助于在横断面上了解骨折程度和椎体周围的状况，特别是骨的椎体后方的骨突显示有助于手术椎管减压的评估、椎体前后壁完整性的显示有助于椎体成形术骨水泥流向的评估。

（3）MRI 检查：MRI 有助于做出诊断，确定病变范围和周围软组织累及情况。

（4）其他：随着科学技术的进步，20 世纪 60 年代以后经过 20 余年的不断努力，创造出了在体外测定骨密度的多种方法，例如定量 CT，光子吸收骨密度测量仪，光子散射法骨密度测量仪，中子活化分析法测量骨密度，放射性核素骨显像法测量骨密度等。这些高新技术的应用，使骨密度的测量越来越达到科学准确的地步，对了解人体骨丢失的程度提供了科学依据，使骨质疏松症的诊断建立在现代科学的基础上。

世界卫生组织（WHO）对骨质疏松症的诊断标准，介绍如下：

用同一性别峰值量——所测骨量值来衡量。

正常：骨密度（BMD）或骨矿含量（BMC）在正常青年人平均值的 1 个标准差（1SD）之内（≤ 1SD）。

低骨量：BMD 或 BMC 低于正常青年人平均值的 1 ~ 2.5SD 之间（> 1SD ~ < 2.5SD）。

骨质疏松症：BMD 或 MBC 低于正常青年人平均值的 2.5SD。

严重骨质疏松症：BMD 或 BMC 低于正常青年人平均值的 2.5SD，伴有 1 个或 1 个以上的骨折。

因种族、地域间存在差异，更严格标准：同地区、同种族、同性别的峰值骨量减去所测得的骨量值与标准差的关系来判断骨质疏松的程度。

（二）鉴别诊断

骨质疏松症根据患者的年龄，闭经日期，临床症状，X 线表现，对中度和重度型的患者一般不难做出诊断。但须与骨转移瘤、甲状旁腺功能亢进症、骨软化症、骨髓瘤等进行鉴别诊断。因为这些病有的有溶骨性破坏，有的有骨质结构不良，容易混淆，但各有特点，可鉴别之。

1.脊椎小关节骨关节炎　是由于可运动的脊椎小关节软骨变性、破坏而导致的关节软骨、滑膜、关节囊等关节组成成分的一系损害。其疼痛表现为关节开始活动时明显，随着活动继续，疼痛可逐步好转、消失。病情加重后可出现椎小关节变形，疼痛程度不断加重，关节活动逐步受限，脊柱主、被动活动时均有明显的疼痛。

2.腰肌劳损　有明显的腰扭伤病史或体力劳动史，多发生在健康的中青年人群。经过适当时间的物理治疗或休息，疼痛可完全消失。

3.外伤性脊椎压缩性骨折　有明显的外伤过程，表现以脊柱疼痛、活动障碍为主，相应受伤节段的皮下瘀斑、棘突叩击痛，或伴有相应受伤节段的脊髓受压迫症状。放射辅助检查可见受伤椎骨骨折或椎体楔形样变、爆裂变样。

4.多发性骨髓瘤　约6%的患者以疼痛为主要的首发症状，起病间歇、游走，类似风湿痛，以后逐渐加重，变为持续疼痛，或广泛的钝痛或剧痛。最常见的部位是脊柱腰段，其次是胸廓和肢体。患者常有消瘦、贫血、血沉增快，尿蛋白阳性，骨髓检查有异常的瘤细胞。

5.转移性骨肿瘤　多数转移癌症集中于躯干和四肢近端长骨的松质骨内，椎体也为转移癌最好发部位。多为溶骨型，少数为增生型，在少数病例中，二者能同时存在。主要症状为日益加重而由间歇性逐渐变为持续性的深部疼痛，疼痛常固定在骨瘤发生的部位，呈持续进行性加重，夜间疼痛难眠，在脊椎由于肿瘤对骨骼的破坏或向椎管内侵袭，可出现下肢瘫痪，患者常有消瘦、贫血、血沉增快，部分患者有原发性肿瘤病史。

【中医辨证】

（一）辨证要点

本病常与湿阻、气血运行、阴阳亏虚及气、血虚弱有关，临床分为阳虚湿阻证、气滞血瘀证、脾气虚弱证、肝肾阴虚证、肾阳虚衰证、肾精不足证、气血两虚证。

（二）辨证分型

1.阳虚湿阻证　腰部冷痛重着，转侧不利，渐渐加重，虽静卧亦不减或反加重，遇寒冷及阴雨天疼痛加剧，舌淡，苔白腻，脉沉而迟缓。

2.气滞血瘀证　骨节疼痛，痛有定处，痛处拒按，筋肉挛缩，骨折，多有外伤或久病史，舌质紫暗，有瘀点或瘀斑，脉涩。

3.脾气虚弱证　腰背酸痛，肢体倦怠无力，消瘦，少气懒言，纳呆，大便溏薄，舌淡苔白，脉缓弱无力。

4.肝肾阴虚证　腰膝酸痛，膝软无力，驼背弯腰，患部痠软微热，形体消瘦，眩晕耳鸣，或五心烦热，失眠多梦，男子遗精，女子经少经闭，舌红少津，少苔，脉沉细数。

5.肾阳虚衰证　腰背冷痛，酸软乏力，甚则驼背弯腰，活动受限，畏寒喜暖，遇冷加重，尤以下肢为甚，小便频多，或大便久泄不止，或浮肿，腰以下为甚，按之凹陷不起，舌淡苔白，脉沉细或弦。

6. 肾精不足证　患部酸楚隐痛，筋骨痿软无力，动作迟缓，早衰，发脱齿摇，耳鸣健忘，男子精少，女子经闭，舌淡红，脉细弱。

7. 气血两虚证　腰脊酸痛，肢体麻木软弱，患部肿胀，神倦乏力，面白无华，食少便溏，舌淡苔白，脉细弱无力。

【治疗】

（一）治疗原则

以理筋、调曲、练功为主要原则。

（二）治疗方法

1. 理筋

（1）药熨：取温经通络药物打成粗粉，加酒、醋各半拌匀，加热后纱布包裹，熨腰背部，改善肌肉功能，每次 30 分钟。

（2）针刺法：取颈、胸、腰夹脊穴，配肺俞、脾俞、肝俞、肾俞、曲池、合谷、髀关、风市、足三里、阳陵泉、三阴交。病变部位腧穴应反复叩刺，以局部微热或充血为度。

（3）推拿法：沿脊柱两侧行轻柔按摩，伴有下肢症状者，行下肢按摩手法以改善下肢血液循环。

（4）刺络放血拔罐法：用皮肤针重叩脊柱两侧，使之少许出血，加拔火罐。

2. 正脊调曲　选用仰卧位颈椎布兜牵引法和应用"挂臂脊柱四维整脊牵引床"辨证行四维调曲法治疗，调整颈、胸、腰曲度。

上述理筋、调曲疗法每日 1 次，10 次为 1 个疗程，休息 1 日，再行第 2 个疗程。

3. 药物治疗

（1）阳虚湿阻证

治则：舒筋通络，胜湿止痛。

方药：独活寄生汤加减。

（2）气滞血瘀证

治则：补肾通络，活血化瘀。

方药：身痛逐瘀汤加减。

（3）脾气虚弱证

治则：补益脾肾，壮骨止痛。

方药：补肾健骨汤加减。

（4）肝肾阴虚证

治则：补益肝肾，壮骨止痛。

方药：大补阴丸加减。

（5）肾阳虚衰证

治则：温补肾阳，壮骨止痛。

方药：右归丸加减。

（6）肾精不足证

治则：滋补肾阴，壮骨止痛。

方药：左归丸加减。

（7）气血两虚证

治则：益气壮骨，行气止痛。

方药：补中益气汤加减。

疼痛症状明显者可局部敷贴活血止痛类膏药，如"消痛贴膏"。

4. 外科手术治疗　C臂或G臂引导下行微创病椎椎体成形术。

5. 一般治疗和保健　骨质疏松症的治疗应针对病因进行，对原发性老年性骨质疏松症应注意供给富于蛋白质的食物，多做户外活动，多晒太阳，坚持力所能及日常生活劳动和体育锻炼，以预防或减轻骨质疏松的发生。对于有胃肠道功能障碍者，应积极治疗，以免影响胃肠道的吸收机能，对绝经后的妇女，有必要时可使用雌激素，但不可长期使用，应疗程有计划进行，以免发生副作用。对于长期固定的肢体应及时解除，恢复活动。不可多饮酒，保持良好的生活习惯。慎用皮质类固醇药物及肝素等，避免加速骨质疏松症的发生。

中医近年来对原发性骨质疏松症属老年型者，多主张益气补肾的治疗原则。药物有黄芪、鹿角、龟甲、人参、枸杞、熟地黄、杜仲、骨碎补、威灵仙、透骨草、生南星、伸筋草等，或配以丹参、枳壳、牡蛎、蛇床子、肉苁蓉、黑豆、酸枣仁、山楂、神曲等安神健脾、疏肝通络、滋阴潜阳之剂，使老年性骨质疏松症的临床症状明显得到缓解或消失，达到密骨、健身之目的。

对绝经后妇女的骨质疏松，应以补肾、壮阳、健胃，调节骨的代谢平衡为治疗原则。药物有黄芪、丹参、淫羊藿、木香、桃仁、黑豆、威灵仙、杜仲、熟地黄、骨碎补等，可填骨生髓、补肾壮骨，调节血钙及激素的平衡，有效地缓解因激素突然减少引起的骨代谢紊乱，改善临床症状，促进骨密度增加。

（三）注意事项

1. 做脊椎骨质疏松患者检查时，不宜做脊椎各段的被动活动。

2. 禁用正脊骨法。

3. 行颈椎布兜牵引法和四维调曲法牵引时，需要严格注意患者的承受能力。

4. 按摩手法切忌暴力。

5. 药敷时温度以患者适应为宜，不能过烫，避免烫伤；所用药物尽量选择对皮肤刺激小的，敷后如局部皮肤有红点、出现过敏反应者，需停用本法。

【预防】

本症主要是对症治疗。骨质疏松是人体衰老的一种生理性退化表现，与性激素的代谢和运动有关。

复习思考题

1.试述6种脊柱痹痿骨病的诊断依据。

2.简述骶髂类风湿性关节炎的病因病理及其治疗方法。

3.简述骶髂关节致密性骨炎和脊椎骨骺软骨病的概念。

4.强直性脊柱炎的病因病理是什么？

5.简述强直性脊柱炎的鉴别诊断。

6.简述脊柱侧凸症的临床分类及其治疗方法。

7.脊椎骨质疏松症的临床表现有哪些？

（王　松　沈　骏　秩荣昆）

第七章　脊柱其他疾病的诊断与鉴别诊断 ▷▷▷▷

第一节　脊柱结核

　　脊柱结核是骨关节结核中最常见的，约占全身骨关节结核的 43.7%。脊柱为人体的中轴器官，四肢运动的枢纽，脊髓纵贯脊柱的椎管内，脊柱结核病变如脓肿、窦道和病损后的畸形可压迫和损伤脊髓，导致截瘫。因此，脊柱结核是最严重的骨关节结核，经过病灶清除手术和正规的抗结核药物治疗，仍有 10% 左右的病例复发，而复发后的治疗更加困难。发病多在 20～30 岁青年人，属中医学"骨痨"或"骨痿"的范畴。

【功能解剖与病因病理】

（一）功能解剖

　　脊柱结核好发于松质骨，负重大，活动多，血流缓慢的椎体，以单个椎体破坏蔓延至邻近或相邻椎体为多见。在颈椎，结核脓液穿破椎体前方的骨膜和前纵韧带，聚集在颈前肌的后方。在胸椎，脓液可将病椎及相邻椎体的骨膜掀起，从而造成广泛的椎旁脓肿。在腰椎，脓液聚集在椎体和关节内，达到足够大的压力后，则穿过被结核肉芽侵蚀的前纵韧带或椎旁韧带，流注至椎旁腰大肌内，形成一侧或两侧的腰大肌脓肿。在骶椎，脓液聚集在骶骨前方，形成骶前脓肿，经坐骨大孔向股骨粗隆流注。

（二）病因病理

　　脊柱结核是一种继发性病变。因为结核杆菌不能直接进入骨与关节，脊柱结核绝大多数继发于肺结核（约占 95%），少数继发于消化道结核、淋巴结核等。在所有结核患者中，有 10%～15% 为肺外结核，骨结核占肺外结核的 10%，而脊柱结核占骨结核患者的近一半。骨结核虽然多数发病年龄较小，但近十余年来呈上升趋势，且发病年龄也有明显变化，30 岁以上发病比例在增高。

　　结核杆菌是一种可以经空气由呼吸道进入人体或经消化道进入人体的病原菌，机体抵抗力下降时病原体活跃，进入血液形成菌栓，扩散到椎体形成继发病灶，除了肺内结核菌经血液途径播散外，也可由淋巴管进入脊柱或脊柱附近的组织如胸膜等处，当病灶组织破溃后坏死组织中的菌栓可直接累及椎体。

椎体易于形成结核继发病灶，与脊柱负荷大，活动范围大，椎体的营养血管丰富，多为终末血管，易于结核菌滞留有关，故椎体结核的发病率较高。

脊柱结核的99%发生在椎体，椎弓结核仅占1%，其中腰椎结核最多，占40%，其次是胸椎结核占30%，最后是胸腰段和腰骶段的结核，颈椎和颈胸椎的发病率最低。

结核杆菌通过血液循环进入椎体。由于椎体血管多为终末血管，椎体间盘由无血循环的软骨盘相间隔，所以椎体结核以中心型为多，边缘型结核较少，椎体病灶向周围侵蚀破坏，结核菌产生的蛋白溶解酶很快破坏椎体的上下终板，侵入椎间盘，椎间盘组织坏死后，累及相邻的椎体。也有椎体病灶呈跳跃性多发，是由于结核菌经血或淋巴途径的扩散形成。

椎间盘除纤维环的边缘有血供外，是无神经血管的组织，依靠椎体内血管经软骨板弥散而来，在椎间盘未受累前，椎体已被结核杆菌严重破坏，形成死骨，死骨吸收后形成空洞，空洞被压扁形成椎体楔形变，临床上见到后凸畸形。中心型较边缘型形成死骨的概率高。病变发展到中、晚期，坏死灶中的结核菌和坏死组织形成脓液，破坏了椎体内血液循环，也易形成死骨。

椎体结核发展是一个慢性过程。当机体抵抗力下降时，形成的死骨和脓液产生压力，破坏椎体表面骨组织和椎旁组织，使形成的脓液破溃，累及邻近椎体和流注到椎旁软组织和沿椎旁肌间隙形成远处脓肿。形成的脓肿称为"寒性脓肿"，其内含有大量的结核性肉芽组织、干酪性物质、坏死的间盘及软骨。颈椎形成的"咽后壁脓肿"或"食管后脓肿"，胸椎形成椎旁"哑铃型脓肿"，腰椎可形成腰大肌脓肿、腹股沟脓肿和臀外侧脓肿等。脓肿一旦破溃，形成窦道，与外界相通，易引起混合感染，给治疗增加严重困难。脓肿也可进入椎管对脊髓、马尾和脊神经产生压迫，较早出现不全或完全性截瘫。

脊柱椎体的破坏，使脊柱出现后凸畸形。也可对脊髓产生压迫和磨损引起脊髓损伤。

脊柱结核经过手术和药物治疗后多可治愈，脓肿吸收、机化、死骨摘除或溶解替代，病灶可以痊愈，但椎体本身不能恢复正常椎间软骨板破坏吸收，上下椎体可产生骨性连接，使畸形不再加重，不易复发。继发的脊柱畸形可引起脊柱力线的改变，脊柱不稳，出现局部疼痛和脊髓神经的症状。

【诊断】

(一) 诊断要点

脊柱结核是慢性骨关节病变，发病缓慢，在发病最初的3~6个月内，X线检查难于发现，颈胸椎、腰骶椎、椎弓和椎管内的小的结核病灶或结核性肉芽肿，易被误诊，常与慢性劳损、风湿病相混淆，使之早期不能得到及时有效的治疗。

1. 症状

（1）全身结核中毒症状：低热、盗汗、慢性消耗表现，如消瘦，乏力，食欲减退，体重减轻，多灶性发病者可有弛张高热。

（2）局部症状：病变椎体相应部位在早期呈局限性钝痛，逐渐加重。劳动或活动后加重，休息后减轻或消失。如出现突然剧烈疼痛，多为椎体压缩病变累及神经根所致。所以除局部疼痛外，还出现根性痛，如胸椎结核可有肋间神经痛，腰椎结核可引起下肢放射痛。中、晚期由于椎体压缩，出现明显的后凸畸形，在畸形的上、下部位出现疼痛。

患者多有结核患者接触史或肺结核病史。

2. 体征

（1）局部炎症刺激，出现疼痛，影响脊柱活动，查体时颈椎和腰椎的各方向活动受限。

（2）早期局部无压痛，可引起叩痛，当出现后凸畸形时可出现棘突压痛。

（3）寒性脓肿，在对咽喉、髂窝、腹股沟和大腿周围检查时，可发现肿物，结合其他检查，应与血管瘤、囊肿和疝气等相区别，必要时行肿物穿刺加以鉴别。

（4）脊髓受压，炎症累及椎管或出现椎体楔形压缩时可影响脊髓，出现局部及所支配肢体的临床表现。

3. 辅助检查

（1）X 线检查：常规摄脊柱正侧位片，如椎弓结核加摄双斜位。X 线片可见：脊柱生理曲度改变；椎体病变早期可见局限性毛玻璃样改变，密度不均，病变发展广泛或死骨形成时，可见骨破坏，骨硬化，椎体高度变小，有些可见空洞形成，空洞内可见死骨。椎间隙变窄。椎体周围软组织影增大增深，呈梭形膨大。

（2）CT 检查：对椎体结核可提供多种信息，如椎体破坏区内呈碎片状，或在椎旁低密度软组织中碎片形影像；椎体前缘的骨破坏，椎旁有环形或半环形钙化灶呈骨膜下型；或破坏区周围有硬化带呈局限性骨破坏型。可清晰显示受累椎体的病变范围、间盘和椎管的情况以及是否有脊髓受压。

（3）MRI 检查：对脊柱结核的早期发现具有重要意义，受累椎体的 T1 加权像呈低信号；T2 加权像呈高信号。随着病变的发展，椎间盘破坏，椎间隙变窄或消失。受累椎间盘在 T1 加权像上多呈低信号；在 T2 加权像上常为不均匀混杂高信号。椎旁软组织影在 T1 加权像呈低信号，少数呈中等信号；在 T2 加权像上的多呈高低混杂信号，部分为均匀高信号。还可显示脊髓受压、炎症、水肿、软化、囊性变，对椎体和椎旁组织病变情况分析也极有帮助。

（4）实验室检查

1）血常规：常改变不明显，病程长者，可有贫血征象；合并其他细菌感染可使白细胞增高。

2）红细胞沉降率：一般均增高，如血沉＞50mm/h，说明病情活动或有大量积脓。

3）结核杆菌检查：在用药之前先行细菌学检查，可提高检查的阳性率。涂片抗酸性杆菌阳性率为11％，而从脓液、死骨、结核性肉芽组织培养可有60％的阳性率。

4）结核菌素试验：试验结果要综合分析，可提供帮助。

（二）鉴别诊断

1. 强直性脊柱炎　本病均有骶髂关节炎症，没有全身中毒症状，X线检查看不到骨破坏和死骨，胸椎受累后会出现胸廓扩张障碍等临床表现可以帮助鉴别。本病是以累及中轴骨关节为主的免疫性疾病。表现为脊柱的慢性进行性炎症。始发于骶髂关节，并逐渐向上蔓延至脊椎小关节及椎旁软组织，导致纤维性或骨性强直和畸形。好发于20岁左右的青、壮年，男女比为10:1，有明显家族史。临床表现为骶髂关节炎症，病变向上发展至脊柱可有驼背畸形，胸椎受累后会出现胸廓扩张受限等症状，无全身中毒表现。HLA-B$_{27}$检测多为阳性。X线可见骶髂关节间隙模糊、变窄，骨密度增高及关节融合，脊柱可见椎间盘的纤维环及前后纵韧带发生骨化呈典型的"竹节样"改变，无骨质破坏或死骨。

2. 椎间盘退化症　年龄40岁左右特别是体力劳动者，常见于颈椎和腰椎，表现患处慢性疼痛或并有所属神经根放射性疼痛。X线片椎间隙变窄，其相邻椎体边缘致密，或有唇样增生改变，椎旁无扩大阴影，患者体温和血沉正常。

3. 腰椎间盘脱出　多见于20～40岁男性，腰痛及坐骨神经痛，咳嗽时痛加重。检查可见腰侧弯，生理前凸减少或消失，患侧直腿抬高试验阳性但是患者血沉和体温均正常。第4～5腰椎或第5腰椎、第1骶椎椎体结核后侧病变常与混淆。

4. 先天性椎体畸形　多见于16～18岁，腰背疼痛，外观或有脊柱侧凸等畸形。X线片可见半椎体、椎体楔形改变，相邻两椎体融合或同时可见肋骨等畸形，两侧椎弓根横突，肋骨的数目不等，这类先天畸形应与治愈型椎体结核鉴别。

5. 化脓性脊柱炎　发病前，患者多有皮肤疖肿或其他化脓灶病多骤起，体温高，中毒症状明显，受累部疼痛明显，活动受限，局部软组织肿胀和压痛。X线片椎体可见骨质破坏，椎间隙变窄，常有死骨形成，多无脓肿形成，应行细菌和组织学检查确诊。本病分为化脓性骨髓炎和化脓性椎间隙炎。多发于成年人，化脓性椎间隙炎既往多有外伤史或有脊椎手术病史。临床表现为发病急、病程短、症状重，高热和疼痛等感染中毒症状明显。病变多好发于腰椎，进展很快，其次为胸椎，颈椎发病少。受累的椎体及椎旁脓肿范围均少于脊柱结核，但也可以形成腰大肌脓肿、咽后壁脓肿及骶骨脓肿等椎旁脓肿。血培养多可培养出金黄色葡萄球菌或白色葡萄球菌。X线早期可无异常发现，但一且出现病变进展较快。

6. 自发性寰枢椎脱位　常继发于咽部炎症之后。10岁以下儿童，患儿常用手托住下颌，有斜颈，颈部活动受限，X线片寰椎向前脱位，齿状突向侧位或后方移位，而无骨质破坏，无寒性脓肿阴影。CT检查有助诊断。

7. 扁平椎体　多见于儿童，表现为背痛，脊柱后凸畸形，活动受限，无全身症状，本病有椎体嗜伊红肉芽肿和骨软骨病两种常见病因。X线片患椎楔形改变，可残留一薄片，而相邻椎间隙正常，椎旁可见稍扩大的阴影，病变治愈后，椎体高度多能不同程度恢复。

8. 脊柱肿瘤　可分为原发和转移两大类：

（1）原发：常见于30岁以下患者，常见良性的有骨巨细胞瘤、骨软骨瘤、血管瘤；恶性的有淋巴瘤、脊索瘤、尤文肉瘤等。

（2）转移癌：多见于50岁左右患者，常见的有肺癌、乳癌、肾癌、肝癌、甲状腺癌、前列腺癌等，转移到椎体或附件，神经母细胞瘤则多见于5岁以下婴幼儿。脊柱肿瘤以脊柱转移瘤为主，多见于老年人。临床表现为疼痛逐日加重并伴有脊柱病理性压缩骨折。X线可见椎体后部、椎弓根及横突的破坏，而椎间隙一般无破坏或狭窄，一般椎旁软组织影多较浅，上下范围较局限，边界较清晰，两侧多不对称，与破坏的椎体病灶密度相近。

结核与脊柱转移瘤的鉴别点可总结为：①脊柱转移瘤病灶累及多个椎体，呈跳跃性骨质破坏，且边界多较清晰。而脊柱结核主要呈连续性骨质破坏；②脊柱转移瘤一般为椎体后缘发生破坏，而脊柱结核一般为椎体前缘发生破坏；③脊柱转移瘤不导致椎间盘的破坏及狭窄，而脊柱结核多伴有椎间盘的破坏，导致椎间隙狭窄甚至消失；④脊柱转移瘤椎旁软组织影较轻微，上下范围较局限，边界较清楚，两侧多不对称，与破坏的椎体病灶信号相近。而脊柱结核冷脓肿较弥漫，范围较广，信号与结核灶不同，T1WI呈等或稍高信号，T2WI呈高或稍高信号。⑤脊柱转移瘤病灶内无死骨，而脊柱结核病灶内可见死骨。

9. 慢性腰背肌筋膜炎　患者常年腰痛，劳累后加重。不少腰椎结核患者，早期都曾被诊断为腰肌筋膜炎，该病虽有腰痛和功能受限，但患者健康不受影响，无固定压痛点，X线片检查无骨质破坏。

10. 退行性脊柱骨关节病　为老年人常患的脊柱损伤之一，通常是由外伤或骨质疏松所引起，可累及单个或多个椎体。脊柱压缩骨折最常见于胸腰段。临床表现为背部疼痛及神经压迫症状，无全身症状，难与恶性肿瘤引起的压缩骨折和结核引起的压缩骨折区分。鉴别需结合有无肿瘤病史、结核病史和影像学诊断综合考虑。

11. 慢性感染　如梅毒、布氏杆菌病、伤寒杆菌等感染，有时也可引起脊柱感染、椎体破坏，X线片所见有时类似结核，须认真分析病史，结合实验室检查鉴别。

【中医辨证】

(一)辨证要点

本病可辨证分为阳虚痰凝证、阴虚内热证、肝肾阴亏证。

(二)辨证分型

1.阳虚痰凝证 初起患处红肿热不明显,病处隐隐酸痛,继则关节活动障碍,动则疼痛加重,初期全身症状不明显,舌淡,苔薄,脉濡细。

2.阴虚内热证 病情渐重,在病变部位形成脓肿,脓液流向周围或远处部位流注,伴午后潮热,颧红,盗汗,口渴咽干,纳差,舌红,少苔,脉细数。

3.肝肾阴亏证 病情进一步加重,脓肿进一步发展破溃流出,脓液清稀,有时有少许干酪样物,形成窦道,可见颈或腰背强痛,甚或见瘫痪,形体消瘦,面色无华,畏寒,心悸,失眠,自汗,舌淡红苔白,脉细数。

【治疗】

(一)治疗原则

脊柱结核治疗包括非手术疗法和手术疗法。病变早期或病变局限的病例可单纯药物治疗就可治愈。但已形成脓肿且较大,已形成死骨或压迫脊髓或神经宜选择手术治疗。但不能单纯依赖手术治疗,必须结合药物治疗,因为结核病治疗是一种综合治疗,才能达到清除病灶,杀灭结核杆菌,防止扩散和复发的目的。

(二)治疗方法

1.保守疗法

(1)全身支持疗法:总的原则是多接触阳光,多呼吸新鲜空气,多吃富有营养的食物,以及良好的休息。由于脊柱结核是慢性消耗性疾病,低热和大量脓液排出,应加强营养,给予高蛋白、高热能、高维生素饮食,阳光和空气不可缺少,增强机体抗病能力。在急性期和活动期,应卧床休息,在手术的早期也应休息,病情稳定后可适量增加活动。

(2)局部制动:局部制动可防止或减轻脊柱畸形发生和发展,减轻疼痛,稳定脊柱,可卧石膏床,使用石膏背心、石膏颈领,目前多用轻便有效的支具加以代替。根据临床表现和影像学表现来决定制动时间,一般佩戴4~10个月。

(3)药物治疗

1)西药治疗。根据北京结核病胸部研究所吴启秋报道的资料表明:用链霉素、异烟肼、乙胺丁醇 4 小时后，利福平 8 小时后和利福喷汀 24 小时后，上述药物渗入骨病灶内，其中链霉素和异烟肼的浓度为最低抑菌浓度的 10~20 倍，这为临床选择有效药物提供了依据。但目前结核菌的耐药性日趋严重。耐药率高达 27.8%。其中初治耐药率为 18.6%；获得性耐药率达 46.5%，为临床药物治疗带来一定难度。早期的脊柱结核单纯用药物治疗可以治愈。需要手术的病例，术前和术后也要正规用药，术前用药必须在 3 周以上，术后用药在 1~2 年，一般应在 18 个月。用药要正规，要联合用药，首选的抗结核药是异烟肼、链霉素和对氨基水杨酸钠，称为一线抗结核药，一般多采用异烟肼与链霉素联合运用。抗结核药均有一定的毒副作用，要定期复查肝肾功能和血常规，观察听力变化，辅以保肝药、营养神经药。对一线抗结核药产生耐药或因某些原因不能运用一线抗结核药时，也可使用其他二线抗结核药，如卡那霉素、利福平、乙胺丁醇及中药治疗。

2）中药分证论治

①阳虚痰凝证

治则：补肾温经，散寒化痰。

方药：阳和汤加减。

②阴虚内热证

治则：养阴清热，益气托毒。

方药：六味地黄丸合透脓散加减。

③肝肾阴亏证

治则：补益肝肾。

方药：左归丸加减。

2. 手术治疗　手术的目的是彻底清除结核病灶、提高组织修复能力、解除脊髓神经压迫、重建脊柱的稳定性、矫正和预防畸形的发展。

（1）手术指征：①已经过正规的保守治疗，仍有较大的寒性脓肿者；②结核病灶引起临近或远处长期不愈的窦道或已合并混合感染者；③ X 线片显示死骨和空洞存在；④治疗过程中有进行性脊髓神经或马尾神经受压表现者；⑤ CT 或 MRI 显示椎管内、硬膜内或外有结核肉芽肿。

（2）手术时机：是手术成功的关键。在早期全身结核中毒明显，持续高热 38℃以上，血沉处于进行性升高状态，此时不宜手术。应加强抗结核药物治疗 4~6 周，使其结核中毒症状减轻，体温低于 37.5℃，血沉逐渐下降，低于 40mm/h 时再行手术。

（3）手术方法：在有效抗结核药物治疗的基础上，采取彻底病灶清除是最基本的手术方法。植骨、一期内固定稳定脊柱，因人而定，视病情而选择，如多椎体破坏塌陷或缺失，尤其是儿童青春发育期之前，胸椎或胸腰椎破坏、缺损 1~2 个或更多椎体者，在病灶彻底清除的基础上，可行前路椎间植骨，以预防后凸畸形。对脊柱结核瘘管形成伴混合感染者，内固定物慎用，据研究提示：金黄色葡萄球菌对金属内固定器的黏力高于结核杆菌。

（三）注意事项

1. 避免劳累、负重，保持环境空气清新。
2. 保护性支具适合病变稳定者。
3. 后期合瘫痪者要加护理，预防肺炎，压疮，泌尿系感染和关节僵硬等并发症。
4. 抗结核治疗联合用药 2 年以上，应监测肝肾功能是否正常。

【预防】

1. 劳逸结合，锻炼身体，增强体质。
2. 加强营养，增强机体抵抗力。

第二节　化脓性脊柱炎

化脓性脊柱炎即发生于脊柱的化脓性脊髓炎。其发病机制类似于其他部位血源性骨髓炎，即由身体其他部位的化脓性病灶内的细菌经血行传播至脊柱。以金黄色葡萄球菌最为多见，占 60%～85%，其次为白色葡萄球菌、链球菌、大肠杆菌、伤寒杆菌等。属中医学"骨疽""骨痈疽"范畴。

化脓性脊柱炎发病率占全身骨骼脊髓炎的 0.2%～4%，随着认识的提高和诊断手段的进步，有报道其发病率达 17.6%，仅次于股骨骨髓炎而居第 2 位。化脓性脊柱炎多见于腰椎（54.6%），其次是胸椎（25.9%），颈椎最少（10.3%）。发病年龄多在 60～70 岁。

【功能解剖与病因病理】

（一）功能解剖

化脓性脊柱炎一般由椎体软骨下骨质开始，但也可起自椎体中心、骨膜下及附件。成年前的椎骨骺板与长管状骨骺板软骨很相似，血管经骨小梁进入软骨，小血管内的细菌易于进入软骨引起感染。成年后这些血管消失，但纤维环周围仍有血运，成年后椎间盘发生退行性改变，椎管内的血管可经破损的椎骨软骨下骨板进入间盘内引起感染。椎骨感染后，发生骨破坏，多出现骨质增生和骨硬化，一般不产生死骨，椎间盘被累及后也很快被破坏，椎间隙变窄，最后椎体间出现融合。

（二）病因病理

化脓性脊柱炎由非特异性感染引起，主要为血源性感染，因脊椎静脉系统有位于硬膜及脊椎周围无瓣膜的静脉丛，属腔静脉、门静脉、奇静脉外的独立系统，但又与上、下腔静脉有许多交通支直接联系。脊椎静脉系统内血流缓慢，可以停滞，甚至逆流。因此，任一静脉系统内有细菌栓子均可到达脊椎内。原发灶多为肺炎、急性扁桃体炎、疖肿、肠道感染、泌尿系感染等，也有发生于泌尿系手术或各种检查如血管造影等，在骨科行脊柱手术如椎间盘髓核摘除术、椎管减压手术、脊柱矫形手术均有发生椎体骨髓炎的报道。

有动物试验报道，骨内单纯存在的细菌并不足以引起感染，但当细菌在骨内停留时间较长，并在局部存在细菌生存、繁殖的条件，就可引起骨髓炎。尤其患有糖尿病的患者，更易促使感染发生。当局部创伤如外伤或手术，使该处存在凝血块及坏死组织，是促使细菌生长的培养基，在有细菌侵入时就可发生感染。

位于椎骨上的化脓性感染的病程过程，视病因不同而有所差异。血源性感染者，早期病变多位于椎体边缘的松质骨内，之后炎症再向椎骨中心及椎间隙处蔓延。外伤性者，多元入侵途径进入椎骨相应部位，例如：椎间盘穿刺后感染者先从椎间隙开始，而硬膜外麻醉后感染者则多于硬膜腔内初发。有椎旁脓肿侵蚀而引起者，则多从椎体周边韧带下骨质开始。由于椎体内压力升高，炎症则可向附件蔓延，包括椎弓根、棘突及横突等处也偶尔可见。脓液也可穿破骨皮质，进入椎盘软组织内，形成椎旁脓肿（此时多伴有神经症状，甚至截瘫），如再穿过硬膜，则出现脊脑膜炎，其后果十分严重。颈部感染可引起咽喉部或上纵隔脓肿，骶椎之感染则引起肛周或盆腔脓肿。椎体骨髓炎，早期骨质可有破坏，但后期以骨质增生为主，一般难以发现死骨。

中医学认为本病是因感受暑湿邪毒、热毒余邪流注或瘀血停滞化热成毒所致。

【诊断】

（一）诊断要点

1. 症状、体征　化脓性脊柱炎多呈急性起病，在身体某些部位有感染病灶或手术后，患者突然感到剧烈腰背痛，脊椎活动受限，不能坐立或行走，腰背肌肉紧张，压痛明显。病变累及到脊神经根或交感神经可出现反射痛，严重者可出现截瘫。患者可表现为髋关节疼痛，髋关节屈曲畸形，托马斯（Thomas）征阳性。患者可表现体温升高。

也有些化脓性脊柱炎呈亚急性发病，约有5%患者呈慢性起病，全身表现较轻，来就诊时已经发病数月，有些已经痊愈，在后来的X线检查时发现曾有过脊柱感染的病史。

2. 辅助检查

（1）X线检查：早期X线可正常，应注意复查，或进行CT和MRI检查。化脓性脊柱炎X线片表现因病变部位不同可分为边缘弥漫型、中心弥漫型、边缘局限型和脊椎附件型。典型的X线片可见有骨破坏、增生和硬化。早期呈骨质疏松和骨质萎缩表现，后期呈骨质硬化，骨质破坏严重可发生压缩性骨折，呈楔形改变，累及到椎体间隙可出现椎间隙变窄，甚至骨性融合。椎间盘手术引起的椎间隙感染，早期的X线片就可见相邻椎体关节面疏松、模糊、间隙变窄，较早出现间隙消失，一般3个月左右就可发生骨性融合。

（2）MRI检查：受累的椎间盘和相邻的椎体在矢状面T1加权像上呈较广泛的融合的低信号，椎间盘与椎体界限不清。在T2加权像上呈高低混杂信号，异常的椎间盘或隐约可见轮廓，或呈不均匀的线状，或表现为正常椎间盘形态的改变，即T2加权像上椎间盘中央的低信号影未消失，这种改变在结核中是不多见的。椎旁软组织肿块常常以病灶为中心，肿块较弥散，界限不清。

（3）血常规检查：显示白细胞总数和中性粒细胞明显增高，血沉增快，C-反应蛋白明显高于正常。

（二）鉴别诊断

1. 脊柱结核 全身有结核中毒症状，如乏力、消瘦、低热、盗汗等；患者发病缓慢，疼痛较轻，实验室检查出现血沉增快；脊柱结核常继发于肺结核，多伴有全身乏力、午后低热、夜间盗汗等慢性中毒症状；影像学检查显示，病变侵蚀椎间盘与相应椎体缘，并可形成椎旁寒性脓肿。MRI显示结核病灶T1加权像为低信号影，T2加权像为高信号影，增强后脓肿周缘有强化；给予短期正规抗结核治疗后，症状多有缓解。确诊可行穿刺病检和菌检。

2. 脊柱伤寒性骨髓炎 发病较少，与脊柱化脓性骨髓炎不同的是其有伤寒病史，白细胞减少，伤寒血清凝集试验阳性，病理检查可找到伤寒杆菌。

3. 布氏杆菌性脊椎炎 是由布鲁菌引起的人兽共患性传染病，是一种非常少见的脊柱炎，有牧区相关的接触史，对于牧区的腰背痛患者应考虑本病。典型表现为腰背部疼痛、午后高热大汗、椎间隙及椎体感染症状。少数患者可出现肝脾肿大，布氏杆菌凝聚试验效价在1:80以上；发热常发生于午后至午夜前，体温在38.5℃以上，持续1~3小时后可自行缓解，热退后可伴有全身大汗。其发热特点也称为波浪热。血培养可培养出布氏杆菌，布鲁菌凝集试验阳性。病变多位于腰椎，其次为胸椎，以椎间盘炎症表现为主。病灶位于椎间盘前方，通常无椎体破坏，椎旁脓肿少见。X线以骨硬化和椎间隙变窄为主。CT可见骨小梁粗大紊乱，结构不清，破坏灶边缘有不同程度的骨硬化、增生的骨刺、棘间和前纵韧带钙化，严重者可见骨桥形成。MRI可见椎体呈不均匀信号。

4. 脊柱肿瘤 发病缓慢，多为转移性肿瘤。X线片最特征性的区别是椎体软骨下骨板保持完整。

【中医辨证】

（一）辨证要点

据本病病理机制不同分为初期、成脓期、溃脓期和溃后体虚。

（二）辨证分型

1. 初期　发热恶寒，烦躁不安，或高热不退，精神萎靡，汗出，伴胸或腰部疼痛，喜冷饮，舌红，苔薄白，脉数。

2. 成脓期　高热，烦躁不安，胸或腰部剧痛，局部皮肤发红，舌红，苔少或干腻，脉数。

3. 溃脓期　发热口渴，胸或腰部疼痛，局部皮肤发红，溃口流出稠厚略带腥味脓液，舌红或红绛，苔黄，脉数或细数。

4. 溃后体虚　身热，胸或腰部疼痛，溃口流出清稀脓液，无味，舌淡红，苔薄黄，脉细数。

【治疗】

（一）治疗原则

化脓性脊柱炎宜早诊断早治疗。早期清热解毒，托脓生肌；康复后期可理筋、调曲、练功。

（二）治疗方法

1. 早、中期　化脓性脊柱炎的治疗与骨关节其他部位的化脓性感染治疗原则相同：

（1）全身支持疗法，给予高蛋白、高热能和高维生素饮食，必要时静脉给予相应营养。

（2）局部制动，卧床休息或行骨盆牵引，在病程的后期或发病缓慢的患者可用腰围或支架加以保护。

（3）抗生素药物是主要的治疗手段，最好根据细菌培养做出的药敏试验结果进行用药。

（4）感染严重，脓肿破溃到椎管内引起脑脊髓膜炎或截瘫表现，要进行穿刺或手术清除病灶、灌注冲洗等处理。手术方式有：切开排脓术、闭合性持续冲洗－吸引术、矫形术等。

（5）待病情稳定后，可酌情给予整脊理筋、调曲、练功。

2. 康复后期　辨证理筋、调曲、练功。

（1）理筋

1）药熨法及药物熏蒸法：将清热解毒、活血化瘀、温经通络的中药打成粗粉，加酒、醋各半拌匀，加热后纱布包裹，在病变的部位热熨至皮肤潮红。或将清热解毒、活血化瘀、温经通络的中药打成粗粉，和酒、醋各半后，加热熏蒸。

2）针刺法：多选用脊柱两侧相关穴位，如大椎、身柱、脊中、肾俞、腰俞、腰阳关等穴，合并坐骨神经疼痛者选用环跳、坐骨穴、委中、承山等穴。每次选 4 ~ 5 个穴位，每日 1 次。也可应用骨空针调压松筋法，选用华佗夹脊穴为主。

3）推拿法：对病变部位行推、拿、按、揉、擦等手法，以放松肌肉。

（2）正脊调曲

1）正脊骨法：40 岁以下年轻患者，骨质疏松不明显者，可选用按脊松枢法。

2）牵引调曲法：当椎曲异常时，应用"挂臂脊柱四维整脊牵引床"辨证行一维调曲法、四维调曲法。如脊柱后凸倾向（驼背）较为严重，可选用二维调曲法或四维调曲法，辨证施法。

（3）药物治疗

1）初期

治则：清热解毒，利湿化瘀。

方药：黄连解毒汤合五神汤加减。

2）成脓期

治则：清热解毒，凉血利湿。

方药：五味消毒饮合黄连解毒汤加减。

3）溃脓期

治则：清热解毒，托里透脓。

方药：托里消毒饮或透脓散加减。

4）溃后体虚

治则：补益气血。

方药：八珍汤或十全大补汤。

（三）注意事项

1. 对于易引起化脓性脊柱炎的疔、疮、疖、痈，以及外伤，要及时正确处理。

2. 本症不宜施行旋转复位和斜扳手法，禁用强力过伸法和足踩法。

【预防】

1. 避免引起化脓性脊柱炎的疔、疮、疖、痈，以及外伤。

2. 脊柱外科手术要严格无菌操作，严格控制继发脊柱感染。

3. 恢复期，全身情况恢复良好，要逐步合理进行户外身体锻炼，以增强体质，恢复脊柱功能。

第三节　脊柱肿瘤

脊柱肿瘤一般可分为原发性和转移性两大类。原发性脊柱肿瘤又分为原发良性与瘤样病变、原发恶性肿瘤。临床上脊柱肿瘤以转移性为多，原发性较少。据统计脊柱肿瘤占全身骨肿瘤中的 6%～10%。原发良性与瘤样病变占脊柱肿瘤的 34%，其中以骨巨细胞 Ⅰ、Ⅱ 级最多，其次是骨软骨瘤、成骨细胞瘤、骨血管瘤、神经纤维瘤和软骨瘤。原发恶性脊柱肿瘤占脊柱肿瘤的 43%，其中以脊索瘤最多，其次是骨髓瘤、骨恶性淋巴瘤、软骨肉瘤和尤文肉瘤。

20 世纪 80 年代国外统计原发性肿瘤中，发生于脊柱者占全身原发性骨肿瘤的 8.8%，其中良性占 19.2%，以骨巨细胞瘤最多。恶性占 80.8%，以骨髓瘤最多。根据国内外病理统计资料说明脊柱肿瘤并不太少见，而且以恶性骨肿瘤居多。肿瘤侵犯部位以胸椎最多，其余依次是腰椎、颈椎和骶椎。受累椎骨中以椎体最多（约占 80%），椎弓较少。活检是诊断脊柱肿瘤最确切的必不可少的手段。

脊柱肿瘤属中医学"骨疽""骨蚀""石疽""骨瘤"范畴。

【功能解剖与病因病理】

（一）功能解剖

人类的脊柱、胚胎及解剖构造复杂，有 33 节椎体，97 个以上的关节（包括少动关节）及无数的韧带。更多的神经、血管分布于脊柱，并且有诸多的肌腱附着于其表面。脊柱有别于其他骨骼组织，其胚胎来源于中胚层及外胚层（脊索），其组织结构类型包括骨、软骨、脊索、肌腱、韧带、周围及中枢神经、脂肪、造血组织、平滑肌、骨骼肌、血管及滑膜。这些组织均具有潜在的发生良性或恶性肿瘤的风险。而脊椎又是转移性肿瘤好发的部位。由于上述结构的复杂，常给临床诊断和治疗带来困难。

（二）病因病理

脊柱肿瘤与骨肿瘤一样其发病原因迄今不明，致病因素较为复杂，目前有以下 5 种学说：脊柱肿瘤的病毒学说、脊柱肿瘤的慢性刺激学说、脊柱肿瘤的胚胎组织异位残存学说、脊柱肿瘤的恶变学说。几乎各种类型的骨肿瘤都可以在脊柱见到，如骨肉瘤、骨样骨瘤、动脉瘤样骨囊肿，而转移性骨肿瘤则占脊柱肿瘤半数以上。

脊柱肿瘤起病隐匿，早期诊断非常重要，这是因为治疗后功能的结果依赖于就诊时的神经功能的状态。而脊柱转移瘤本身常无症状，常仅在行常规骨扫描检查时被发现。出现症状可能是下列一种或几种原因造成的：①椎体内逐渐增大的肿块突破骨皮质侵入椎旁软组织；②压迫或侵入邻近神经根；③椎体破坏继发病理骨折；④病理骨折后出现脊柱不稳定，特别是并发后侧附件溶骨性破坏时；⑤脊髓受压等。据统计广泛转移的癌症患者中约有 5% 的人发生脊髓受压。转移的肿瘤灶浸润椎体并使之强度下降，椎体发生部分塌陷，肿瘤组织或骨碎片随之侵入椎管，这是脊髓或神经根受压最常见的原因。

中医学认为，本病的起病与内外因素有关，内因有先天禀赋不足、正气亏虚、情志失调、脏腑功能紊乱，外因为外感六淫邪气、起居饮食不节。

【诊断】

（一）诊断要点

1. 症状、体征　脊柱肿瘤无论是原发性还是转移性，其病变的发展是椎骨破坏，造成脊柱不稳定所致的一系列症状，甚至发生不同程度的截瘫。根据脊柱受累节段不同，临床上可表现为颈肩痛、胸背痛、腰腿痛和腰骶痛，以致出现上、下肢功能障碍，大、小便困难。所以脊柱肿瘤患者常以颈肩腰腿痛为其主诉而就诊。

良性肿瘤病程长，发展慢，一般无全身症状，局部疼痛亦轻微（除骨样骨瘤外），易被忽略，常因剧烈活动或扭伤后才引起注意；多为持续性隐痛或胀痛，逐渐加重。患部有轻叩击痛，肌痉挛或腰背活动受限。椎弓肿瘤可出现肿胀或肿块；成骨或成软骨性者，肿块为骨性硬度。成纤维性者，肿块为韧性或囊性，边界清楚，表面皮肤正常。恶性肿瘤病程较短，发展快，全身可有低热、盗汗、消瘦、贫血、乏力、食欲减退、便秘等。局部症状常以持续性颈痛、肩背痛、腰背痛和坐骨神经痛开始，夜间尤甚，逐日加重，药物仅能暂时缓解。疼痛出现不久，即有运动减弱，步态不稳，下肢麻木，感觉减退，尿频及尿潴留，患部叩击痛和压痛明显，脊柱活动受限。椎弓肿瘤可有肿胀和肿块，质地硬韧，表面多不规则，界限不清楚，常成结节状或分叶状。

无论良性肿瘤还是恶性肿瘤，均逐渐发展，椎骨破坏加重，常造成病理性压缩骨折或肿瘤侵入椎管，压迫脊髓或神经根，引起四肢或肋间神经放射痛，麻木无力，大小便困难。颈胸椎患者，最后出现病损平面以下截瘫，大小便失禁。病变在第 2 腰椎以下的患者则出现马尾神经症状。

2. 辅助检查

（1）实验室检查：血常规、尿常规、血沉、血清钙磷和碱性磷酸酶的定量检查，良性脊柱肿瘤患者皆在正常范围内。在发展缓慢的低恶性肿瘤中，一般也在正常范围。儿童患者因发育活跃，碱性磷酸酶可超过正常值的 5%。在发展较快的恶性肿瘤中，大部分患者化验常有异常变化，一般可出现贫血、血沉增快、白细胞升高，碱性磷酸酶则根据成骨活跃的程度而有不同程度的升高。骨髓瘤患者血清总蛋白增高，白球比值倒置，蛋白电泳异常，血清钙升高，尿中出现蛋白和管型，本周蛋白阳性。

（2）影像学检查

1）X 线检查：①X 线检查是诊断脊柱肿瘤不可缺少的检查，凡疑有脊柱肿瘤时，都应进行 X 线片，包括以病椎为中心的正、侧、斜位，必要时可作断层照片。良性肿瘤多表现为囊状膨胀性阴影，比较规则，密度均匀，边界整齐，有比较明显的轮廓，无骨膜反应，椎间隙完整、椎旁无软组织肿块影。如良性骨巨细胞瘤呈多房性膨胀性溶骨破坏，常合并病理压缩性骨折；骨血管瘤常显示栅栏状或蜂窝状阴影；神经鞘瘤或神经纤维瘤常为溶骨性破坏合并神经孔扩大，椎管或椎弓根距离加宽；嗜酸性肉芽中常呈扁平椎。恶性肿瘤多为不规则的溶骨性破坏，密度不均，边界不整齐，无明显轮廓，椎体和椎弓多同时受累、椎弓根消失、椎旁可有球形软组织影，椎间隙存在，其中骨肉瘤可见成骨或骨膜反应；软骨肉瘤可有环状或云雾状钙化；脊索瘤常在骶、尾骨呈不规则的膨胀性溶骨性破坏。儿童白血病有一半以上的患者是有骨改变的。椎体溶骨性改变致高密度降低及骨质疏松、椎体塌陷和压缩。为此还应加摄长骨及颅骨 X 线片，其表现是干骺端有横行透亮区或皮质侵蚀及骨膜反应，骨骺硬化。颅骨 X 线片的改变对鉴别诊断甚有价值。即白血病患者，其颅骨透亮区多为椭圆形，骨髓瘤多为圆形。白血病患者的骨改变早于血象改变，尤其是白细胞缺乏型白血病。②合并截瘫时可作脊髓造影，骶椎有骶前肿块压迫直肠和膀胱症状时可作钡剂灌肠和静脉肾盂造影。颈椎可做椎动脉造影，以了解病变范围。

2）CT 扫描：由于各种组织影像的重叠，X 线图像的分辨率和灵敏度较低，而 CT 的灵敏度较高并消除重叠阴影，能直接显示软组织肿块，准确显示肿瘤的部位与浸润范围及与周围毗邻组织的关系，显示脊髓或神经根的受压和浸润情况，是诊断脊柱肿瘤的重要检查方法。

3）核素骨显像（SPECT）：核素骨显像有两种异常阴影，一般说来活跃病灶、血运丰富的病变和成骨的过程都表现为聚集的显影，即温结节或热结节；而一些发展缓慢或静止的病变，血运不佳和无明显成骨的过程都表现为松散或无显影，即凉结节或冷结节。这两种异常阴影在诊断脊柱肿瘤中虽无特异性，既不能肯定良、恶性肿瘤，更不能明显确定为何种肿瘤，但作为检查脊柱肿瘤的一种方法，其优点为获得阳性病变阴影的时间比 X 线检查要早数周甚至数月，平均 3 ~ 5 个月；因此，它可以较早期发现脊柱肿瘤，并用于脊柱多发性肿瘤和转移瘤的定位。

4）MRI 检查：磁共振是利用磁场和无线电波对人体内各种组织的核电引起共振而显影。他对人体无放射性损伤而不同于 X 线检查。根据需要可选用不同的显影程序，使被检查组织的显影对比变得非常清楚，准确性较高。骨肿瘤，特别是脊柱肿瘤的磁共振，可发现微小的病灶，对早期诊断很有帮助。由于它能清楚地显示肿瘤部位、浸润范围及与周围组织的毗邻关系，尤其能清楚地显示出骨内浸润特征，软骨受浸润的边界和肿瘤向软组织侵犯的轮廓。这对肿瘤的外科分期、活检部位的选择、手术方法的确定及术后随诊观察都有一定的帮助。是诊断脊柱肿瘤的重要方法之一。

（3）活检：活检虽然是诊断的重要依据，但也存在一定的片面性，甚至假阴性或假阳性。一方面是到目前为止，显微镜观察仍以组织形态为基础，对未分化的细胞来说，有时难以判断来源和种类，诊断难免有误差。另一方面，活检仅限于一小块组织，不一定代表肿瘤全貌。因此，在分析病理所见时，需结合临床和影像学表现综合考虑，必要时要做特殊染色、电镜观察、免疫组织化学等检查，才能获得正确诊断。

（二）鉴别诊断

脊柱肿瘤的鉴别诊断应先进行肿瘤与非肿瘤性疾病的鉴别；确定为肿瘤后，应进一步明确是原发性还是转移性。原发肿瘤需进一步明确良恶性及病理类型；转移瘤应尽可能明确原发部位及其病理类型。

1. 脊柱肿瘤与非肿瘤性疾病的鉴别

（1）脊柱结核：脊柱结核常继发于肺结核，多伴有全身乏力、午后低热、夜间盗汗等慢性中毒症状；影像学检查显示，病变侵蚀椎间盘与相应椎体缘，并可形成椎旁寒性脓肿。MRI 显示结核病灶 T1 加权像为低信号影，T2 加权像为高信号影，增强后脓肿周缘有强化；给予短期正规抗结核治疗后，症状多有缓解。确诊可行穿刺病检和菌检。

（2）脊柱退行性病变：是脊柱部位的常见病，常作为颈肩痛、腰背痛及肢体感觉、运动功能异常首要排查的疾病。一般而言，脊柱退行性病变产生的疼痛症状，多经过卧床休息可逐步缓解，少有夜间痛。而脊柱肿瘤产生的疼痛症状，卧床休息多不能缓解，并呈缓慢进行性加重，常合并有夜间痛。影像学检查，对于两者鉴别有重要意义。

（3）骨质疏松骨折：老年人群是脊柱恶性肿瘤（特别是转移瘤）的好发人群，同样也是骨质疏松的高发人群，而两类疾病均可导致椎体发生病理性骨折（分别称为恶性骨折和良性骨折）。因此，在老年人出现椎体病理性骨折，无论既往有无恶性肿瘤病史，都应对两类疾病进行鉴别。一般而言，骨质疏松多见于绝经后老年女性，脊柱椎体普遍受累及。由其引起的椎体骨折后 X 线片上表现为椎体呈鱼尾状或哑铃状。MRI 有助于两者鉴别，脊柱肿瘤椎体压缩骨折，弥散加权像表现为高信号影，且可以强化，骨破坏严重，可有软组织肿块影。

（4）化脓性脊柱炎：发病前，患者多有皮肤疖肿或其他化脓灶，病多骤起，体温高，中毒症状明显，受累部位疼痛明显，活动受限，局部软组织肿胀和压痛。X 线摄片椎体可见骨质破坏，椎间变窄，常有死骨形成，多无脓肿形成，应行细菌和组织学检查确诊。

2. 脊柱原发肿瘤与转移瘤的鉴别

（1）既往是否有肿瘤病史：既往有肿瘤病史者，需高度怀疑脊柱转移瘤的可能；

（2）病情进展速度：一般而言，脊柱转移瘤患者病情进展更为迅速，可出现剧烈疼痛，夜间痛明显，强效止痛药物镇痛效果差，可同时合并有恶病质表现；

（3）病变数目与发病部位：除多发性骨髓瘤、多发软骨瘤病，多发嗜酸性肉芽肿等特殊类型外，原发脊柱肿瘤多为单发病变；骨样骨瘤、骨母细胞瘤、动脉瘤样骨囊肿部部分类型肿瘤常发病于脊柱附件结构。脊柱转移瘤多为多发病灶，在多个节段呈跳跃式分布，并常合并肺脏、肝脏转移灶；全身骨扫描有助于了解肿瘤的全身发病情况。

（4）合并症状：脊柱转移瘤患者可合并有原发部位肿瘤所致结构破坏和功能障碍等表现。

【中医辨证】

（一）辨证要点

中医辨证分为正虚邪侵证、气滞血瘀证、肾虚精亏证。

（二）辨证分型

1. 正虚邪侵证　病变部包块，隐隐作痛，皮色不变，神疲乏力，面色无华，舌胖大，苔薄白，脉细无力。

2. 气滞血瘀证　病变部包块漫肿，色紫暗，肿块周围刺痛，痛有定处，舌紫暗或有瘀点，苔薄，脉弦涩。

3. 肾虚精亏证　病变部包块漫肿，轻度疼痛或不痛，压、叩痛，伴神疲乏力，五心烦热，潮热盗汗，唇淡懒言，舌淡胖，苔薄白，脉沉弦细。

【治疗】

（一）治疗原则

目前，对于脊柱肿瘤的治疗，一般需要首先通过活检明确诊断。原发脊柱肿瘤的治疗原则与肢体肿瘤相同。对于脊柱转移瘤的治疗主要有三种方法：化疗、放疗和手术。内外科治疗转移瘤的目标都是最大可能地改善生活质量。一旦转移瘤的诊断确立，则手术或手术联合其他治疗手段所能发挥的作用就是缓解疼痛、改善或维持神经功能和恢复脊柱结构完整性。确定脊柱转移瘤的治疗方案需要肿瘤内科、普通内科、放射科、放疗科、神经科和骨科等多科室共同制定。

（二）治疗方法

停止生长或缓慢生长的无症状的良性肿瘤和肿瘤样病变，可定期观察，无手术必要。对有症状或生长较快者，应以手术切除和刮除为主，手术尽可能彻底，以免复发。但对脊椎血管瘤，无症状者可随诊观察变化，有症状者首先考虑放疗，手术治疗者较少，一旦引起脊髓压迫、常因合并椎管内血管瘤，手术出血甚多，易增加脊髓损伤，故仍需放疗。对脊椎良性骨巨细胞瘤，动脉瘤样骨囊肿和骨嗜酸性肉芽肿，根据病变部位和全身情况，可手术切除，术后辅助放疗，估计手术困难者也可单纯放疗。对多发性嗜酸性肉芽肿，应以化疗为主，合并截瘫者才考虑手术治疗。

在原发性恶性肿瘤中，骨髓瘤、尤文肉瘤和恶性淋巴瘤对化疗敏感，应以化疗为主，同时对放疗的敏感性也高，对其孤立性病灶，可用根治性放射治疗；对有病理性骨折合并截瘫者，才考虑手术减压和稳定脊柱。对化疗和放疗不敏感的原发性恶性肿瘤，应以手术切除为主，手术前后辅助化疗、放疗和免疫治疗，以提高疗效。

脊柱转移性肿瘤中，多发性或原发病灶未切除者，应以处理原发病灶、全身化疗和对症治疗为主。对单发病灶或有截瘫和脊柱不稳，或化疗、放疗后复发或继续加重者才考虑手术治疗，或原发病灶不明的单发转移瘤在冰冻活检的同时施行切除术。

由于脊柱的部位深在，解剖关系复杂；加之脊柱肿瘤早期症状多无特异性且体征常不明显，诊断多被延误到出现脊髓神经症状，而这时肿瘤多已广泛浸润。因此，其治疗是骨关节中最困难者，手术既要切除肿瘤，解除对脊髓的压迫，防止损伤脊髓和大动、静脉，又要重建脊柱的稳定性，常存在一定的难度和危险性，有时因失血过多而失败。术者必须高度重视并应有充分的准备，严格掌握手术的适应证和手术方法。

此外，还可以按照中医辨证内服中药辅助治疗。正虚邪侵证，治当补正祛邪，方选十全大补汤加减；气滞血瘀证以行气活血、化瘀止痛为主，方选桃红四物汤加减；肾虚精亏证的治疗以补肾填精为主，方选左归丸加减。

（三）注意事项

1. 本病不宜行整脊治疗。

2. 行化疗时密切注意肝肾功能等生理指标的变化。

3. 病变的部位出现在脊柱不同部位的脊柱恶性肿瘤，手术切除的难易程度不同；下颈段、下胸段、胸腰段及腰段脊椎手术显露相对容易，手术切除相对容易进行，相应复发率低。位于上颈段、上胸段脊椎或骶区的恶性肿瘤，手术显露相对困难，手术切除相对难以进行，相应复发率较高，预后相对较差。行手术治疗一定要密切进行良好的医患沟通。

【预防】

1. 日常生活中如感觉身体有麻木、疼痛等症状，应及时就医，及早治疗。

2. 养成良好的姿势、习惯，注意保暖，防止受风寒侵袭，保护好颈椎、腰椎、胸椎等。

3. 减少和避免放射性辐射，尤其在青少年骨骼发育时期。

4. 避免外伤，特别是青少年发育期的长骨骺部。

5. 加强体育锻炼，增强体质，提高对疾病的抵抗力，增强免疫功能，预防病毒感染。

6. 宜多吃具有抗骨髓病、骨肉瘤的食物，如海带、紫菜、海蛤、裙带菜、杏仁、桃仁。骨痛宜吃龟甲、鳖肉、穿山甲、牡蛎、蟹、虾、核桃。忌辛辣刺激食物，忌霉变、腌制、油煎、肥腻食物，忌羊肉、鹅肉、猪头肉等发物。

7. 戒烟酒。

复习思考题

1. 脊柱结核、化脓性脊柱炎、脊柱肿瘤的诊断依据分别是什么？

2. 简述脊柱结核的病因病理。

3. 简述脊柱结核的治疗原则及治疗方法。

4. 化脓性脊柱炎如何与脊柱结核、布氏杆菌性脊椎炎、脊柱肿瘤相鉴别？

5. 简述脊柱肿瘤的治疗原则。

（王　松　沈　骏　秧荣昆）

第八章 脊柱创伤骨折 ▷▷▷▷

第一节 颈椎骨折脱位

颈椎骨折脱位是指由于颈椎受到直接暴力或间接暴力导致颈椎椎体、关节或附件的连续性和完整性发生改变并以疼痛及活动障碍为主要表现的疾病。本病属中医学"骨折""脱臼""出臼""脱骱""骨错"范畴。

【功能解剖与病因病理】

颈椎损伤根据损伤的解剖部位，分为上颈椎损伤、下颈椎损伤。前者包括寰枕关节脱位、寰枢关节半脱位及寰、枢椎的骨折，后者指第3颈椎以下的颈脊椎骨折、脱位，包括椎体、椎弓、小关节突、椎板、棘突的骨折和脊椎关节的脱位。这种分类方法直观而明确，最常被临床医师所采用。另一种是根据生物力学和损伤机制分类。这种分类可较直观地表明损伤的暴力类型及机制，因为临床所见的脊柱损伤常常并非单一损伤，而是几种暴力联合造成。这种分类常包括：

1.屈曲压缩性骨折 为屈曲暴力加压缩暴力引起，是最常见的损伤。此型系颈椎前中柱承受压力致椎体压缩性骨折呈楔形改变或爆裂性骨折。暴力严重时，中后柱承受张应力，可致棘突分离。

2.屈曲牵张性损伤 为屈曲暴力加牵张引起，多为颈椎后结构损伤，如小关节的脱位、半脱位，棘突或椎板的撕脱骨折。

3.牵张伸展型损伤 为伸展加牵张暴力引起，如颈椎过伸型损伤，颈椎前纵韧带撕裂，椎间盘急性突出，椎体前缘可有撕脱骨折。

4.侧屈压缩型骨折 为侧屈加压缩暴力引起，表现为椎体不对称性压缩骨折，同侧椎弓骨折，关节突骨折，严重者椎体前后方向有移位。

5.屈曲旋转损伤 表现为单侧或双侧关节突骨折或脱位。

6.垂直压缩 最典型的是颈椎爆裂性骨折，后缘骨折片可进入椎管。轻微者仅有椎体上下软骨板的骨折。

【诊断】

（一）诊断要点

1.症状、体征 颈部疼痛，活动障碍，颈肌痉挛，颈部广泛压痛。脊髓损伤除少数幸运者之外，一般均有程度不同的瘫痪体征，而且脊髓完全性损伤的比例较高。

2. 辅助检查　X线检查对于骨折脱位的诊断有非常重要的意义。骨折者可见X线片中骨的连续性中断，并可以观察骨折的移位情况、损伤程度和骨折线形态。通过X线检查还可以判断脱位的程度与方向，并可以观察是否合并有骨折。检查可观察到。对于X线片上显示不清，无法明确诊断者，可行CT检查，以发现细微的骨折情形，必要时可做三维重建。

（二）鉴别诊断

本病需要与脑外伤、脊髓内出血、蛛网膜下腔出血、硬膜下或硬膜外出血相鉴别。

【中医辨证】

（一）辨证要点

按照骨折脱位三期辨证论治。

（二）辨证分型

1. 骨折初期　由于筋骨脉络的损伤，血离经脉，瘀积不散，气血凝滞，经络受阻，可见局部肿胀、疼痛，痛有定处，夜间疼痛加重，大便干，舌黯红，脉弦。

2. 骨折中期　此期肿胀逐渐消退，疼痛明显减轻，但瘀肿虽消而未尽，骨尚未连接，仍有活动受限，舌黯红，苔薄白，脉弦缓。

3. 骨折后期　一般已有骨痂生长，症见肢体乏力，活动后局部隐隐作痛，如下肢下地后肿胀。舌淡，苔薄白，脉细缓。

【治疗】

（一）治疗原则

复位，固定，理筋，调曲，练功。

（二）治疗方法

1. 牵引、制动、复位和固定　无论何种颈椎损伤，牵引、制动都是必需的。根据损伤的性质为稳定或不稳定，可相应采用枕颌带牵引、颅骨牵引、头颈支架或石膏固定。多数颈椎骨折或骨折脱位可以采用闭合方法复位和固定。通常稳定性骨折采用非手术治疗；不稳定性损伤，要考虑手术治疗。

2. 理筋　在固定期间，可以使用中药外敷、药熨等外治法活血通络。待骨折脱位复位，病情稳定后，开始使用针刺、灸法、推拿等治疗。

3. 调曲　采用上病下治方法为主，重点应用四维调曲法，复原胸椎。牵引调曲具体操作方法及适应证、禁忌证、注意事项参照中篇"诊疗学总论"第四章"牵引调曲法"

中相应内容。

4. 药物治疗

（1）骨折初期

治则：活血化瘀，消肿止痛。

方药：复元活血汤或大成汤加减。

（2）骨折中后期

治则：接骨续筋，舒筋通络，调补肝肾。

方药：选用虎潜丸或补肾疏肝地黄丸。

5. 功能锻炼 选用"健脊强身十八式"中第五式、第六式、第七式、第八式、第九式、第十式或第十八式进行功能锻炼。

（三）注意事项

1. 颈椎骨折和脱位是一种严重损伤。但许多颈椎损伤者来院急诊时，并无明显神经损害，因此必须仔细检查，及早明确诊断，及时治疗。

2. 由于脊柱损伤常由巨大暴力造成，因此在收集外伤史和检查患者时应首先注意：有无休克及重要器官损伤；有无脊髓和神经损伤；先假定为不稳定性损伤，在检查和搬运时，注意保持脊柱平直，不使骨折移位加重。

【疗效评定标准】

本症临床疗效观察 6～8 周。

1. 治愈 症状、体征基本消失，影像学检查基本正常，椎曲恢复正常。

2. 好转 症状减轻，体征改善，影像学检查骨折脱位好转，椎曲改善。

3. 未愈 症状、体征无改善，影像学检查骨折脱位未复位或畸形愈合，椎曲无变化。

【预防】

应预防肺部感染、泌尿系感染及褥疮，维持水电平衡并给予充足的营养。

第二节 胸腰椎骨折

胸腰椎骨折是指由于外力造成胸腰椎骨质连续性的破坏。这是最常见的脊柱损伤。属于中医学"伤骨""骨折"范畴。

【功能解剖与病因病理】

胸腰椎骨折是脊柱脊髓损伤的发生最常见部位。这类损伤多见于男性（15～29岁），多由巨大的外力所致，如交通伤及外伤等；损伤的部位多集中在第 11 胸椎～第 1 腰椎节段（52%），其次是第 1～5 腰椎节段（32%）和第 1～10 胸椎节段（16%）。常见的暴力形式是垂直压缩损伤和屈曲损伤（约占90%），其次是伸展性、旋转性及侧屈性损伤。

中医对脊柱骨折最早的记载见于元代危亦林的《世医得效方》，文中记载脊柱骨折悬吊过伸复位法，"凡挫脊骨，不可用手整顿，须用软绳从脚吊起，坠下身直，其骨使自归窠，未直则未贵窠，须要坠下，待其骨直归窠"，还指出脊柱骨折是由于挫伤，也即是间接暴力引起，这种间接暴力往往造成脊柱压缩性骨折，所以危氏认为单纯手法复位是不可能的，因而采用悬吊复位方式，脊柱必须过伸才能复位。危氏悬吊复位法开拓了中国骨科学脊柱骨折治疗史，在世界医学史上也是创举，领先了英国学者戴维斯600多年（《世医得效方》公元1345年已记载该方法，英国的戴维斯1927年才应用悬吊法治疗脊柱骨折）。

【诊断】

（一）诊断要点

1.症状　有高处跌落、车祸、滑到或被重物压伤等外伤史，伤后见腰背疼痛，腰部活动功能受限。

2.体征　局部有血肿，触压时疼痛加剧，严重的有后凸畸形。小便潴留、下肢运动感觉障碍时，应考虑有脊髓损伤的可能。

3.辅助检查　X线检查可协助诊断，应拍摄胸腰段的正、侧位片，有关节突和椎弓根骨折的可疑迹象时，应拍摄左、右45°的斜位片。X线片应注意检查：椎体压缩情况和个数；椎管和椎间孔是否变形；关节突、横突、棘突是否骨折；棘突间距离的排列是否在一条直线上；椎间隙是否正常；关节突的关系是否正常。CT平扫加三维重建可以更加直观的了解骨折的部位和类型。MRI可以了解椎管内脊髓神经受压情况，脊柱周围软组织情况，并可以鉴别新鲜和陈旧性骨折。

（二）鉴别诊断

胸腰椎骨折需要鉴别排除胸腰椎原发性肿瘤、转移瘤、多发性骨髓瘤等病理性骨折，排除脊柱感染、结核等疾病。还需要鉴别陈旧和新鲜的骨折。可以借助病史、临床表现和影像学及实验室检查鉴别。

【中医辨证】

参照"颈椎骨折脱位"的辨证分型论治内容。

【治疗】

（一）治疗原则

复位、固定、理筋、调曲、练功。

（二）治疗方法

脊椎创伤的首要治疗原则是早期完全复位，以恢复脊柱的正常序列、重建脊柱的稳定性、恢复正常的椎管容积。避免脊髓的进一步创伤并给创伤的脊髓以恢复功能的机会。

对于屈曲性压缩骨折等稳定性脊椎创伤，应早期一次性过伸复位，然后保持过伸位，在保持复位情况下，尽早进行功能锻炼，一般应卧床 6～8 周，然后戴保持脊柱后伸的支架起床，再固定 4～8 周以上，起床后要预防愈合不坚固的椎体骨折压缩、畸形再复发。

对无脱位的单纯椎体压缩骨折，可选用的方法：

1. 复位

（1）俯卧悬吊复位，方法参照"诊疗学总论"第四章中牵引调曲法相应内容。

（2）攀门拽伸法：此法源自《回回药方》（1331 年），可以一次性复位。

2. 练功

（1）垫枕法：此法源自《回回药方》（1331 年）。让伤员仰卧在木板床上，骨折部下面垫枕，枕的中心在骨折部，逐步加枕垫高，每天坚持，一般要 2 个月左右时间（图3-8-1）。垫枕不能太高，每个垫枕大约高 10cm、宽 15cm、长 25cm。

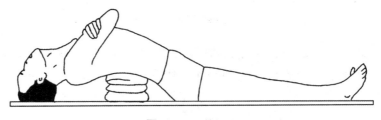

图 3-8-1　垫枕法

（2）仰卧练功法：仰卧练功分五个阶段进行。

第一阶段：伤后第 1 周开始。头部和两肘后部撑起①，让腰部逐渐腾空②（图3-8-2）。

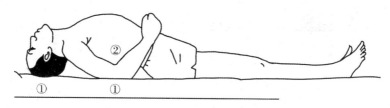

图 3-8-2　第一阶段练功

第二阶段：伤后 2、3 周开始。双肘关节合抱，放在胸前①，头部用力后仰②，使胸背部撑起③（图3-8-3）。

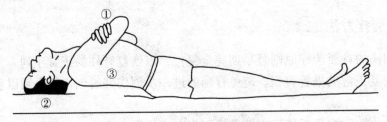

图 3-8-3　第二阶段练功

第三阶段：伤后第 3、4 周开始。让伤员仰卧，两肘屈曲，并向后外伸肩①，两膝关节屈曲②、双髋屈曲，用力收缩背伸肌，伸腰挺胸③，以头部、两肘、两脚（共五点）顶床④，使臀、腰、背离开床面⑤。这叫五点支撑法（图 3-8-4）。

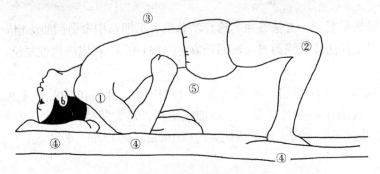

图 3-8-4　第三阶段练功

第四阶段：伤后第 4、5 周开始。两肘屈曲环抱在胸前①，两膝屈曲②，以两脚和头（共三点）顶住床③，腰部用力，使整个身体腾起④。这叫三点支撑法（图 3-8-5）。

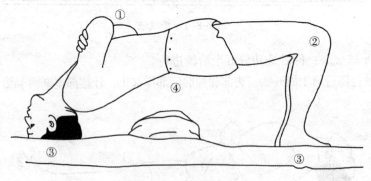

图 3-8-5　第四阶段练功

第五阶段：两上肢背伸，两臂后伸过顶，两手、两脚用力将身体完全撑起，形如拱桥，使躯干完全悬空，这叫四点支撑法（拱桥式练功法）（图 3-8-6）。

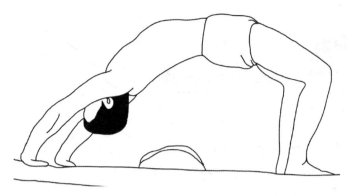

图 3-8-6　第五阶段练功

在练功的同时，夜晚睡觉时，创伤的部位要垫枕。一般椎体压缩骨折，经第二、三阶段练功后，大部分伤员可下床活动，部分伤员可在支架保护下下床活动，活动时间由短渐长，负重要晚些。

（3）过伸练功法：适用于第二阶段以后。①飞燕点水法之一：两臂后伸，头颈部抬起，使胸部离床（图 3-8-7）。②飞燕点水法之二：两下肢过伸，用力抬起，使两下肢离床面（图 3-8-8）。③喷气式飞机法：头、颈、胸和两下肢同时抬起，只让腹部与床面接触，整个身体像喷气式飞机那样（图 3-8-9）。

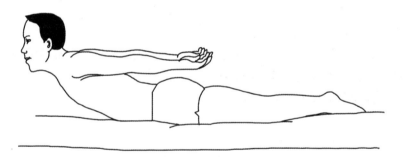

图 3-8-7　飞燕点水法之一

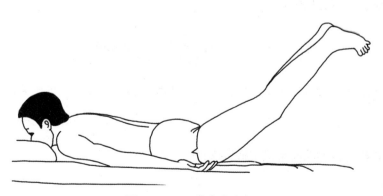

图 3-8-8　飞燕点水法之二

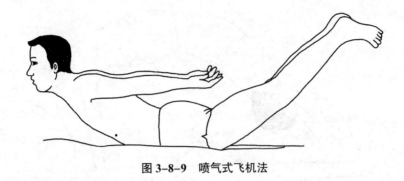

图 3-8-9　喷气式飞机法

3. 药物治疗　可局部敷贴韦骨膏、消痛贴膏等活血化瘀、消肿止痛、舒筋活络类膏药。

（三）注意事项

1. 单纯胸腰椎压缩性骨折，整脊能治愈。
2. 对合并脊髓损伤或骨折粉碎突入椎管者，需改手术探查、复位。
3. 腰椎骨折合并不全性截瘫也可用整脊疗法治疗，观察 2 周，截瘫无改善再选用手术探查。

【疗效评定标准】

本症临床疗效观察 6～8 周。
1. 痊愈　骨折复位，对位对线对轴，椎曲恢复，无侧方移位，症状消失。
2. 好转　骨折基本复位，残留侧方移位。
3. 无效　经 4 周治疗未能复位者。

【预防】

骨折脱位复位固定后，应鼓励患者早期进行四肢及躯干肌群康复训练、及早下地行走，避免长期卧床导致褥疮、肺部感染、泌尿系感染、肌肉萎缩、骨质疏松等并发症。一旦病情稳定，即可开始练功。

第三节　陈旧性胸腰椎骨折

胸腰椎压缩性骨折治疗 3 个月后，未能痊愈者，称陈旧性胸腰椎压缩性骨折。

【功能解剖与损伤病理】

参照胸腰椎骨折的功能解剖与病因病理。

【诊断】

（一）诊断要点

1. 症状、体征 腰背痛或下肢无力，间歇性跛行。有明显外伤骨折病史。

2. 辅助检查 X 线片或 MRI 有胸腰椎椎体楔状压缩性骨折并向后移位，椎曲消失。

（二）鉴别诊断

需要与胸腰退变性椎间盘疾病、胸腰椎肿瘤、感染、结核等疾病相鉴别。

【中医辨证】

参照"颈椎骨折脱位"的辨证分型论治内容。

【治疗】

（一）治疗原则

理筋、调曲、练功。

（二）治疗方法

1. 理筋

（1）腰背药熨膏摩。

（2）骨空针治疗：取骨折上下椎旁华佗夹脊穴。

（3）铍针松解：用铍针对骨折上下椎棘突旁进行松解。

2. 调曲法 选用四维调曲法，每天 1 ~ 2 次，每次 40 分钟。

3. 药物治疗 辨证内服中药的同时，也可以局部贴敷韦骨膏、消痛贴膏等活血化瘀、舒筋活络、消肿止痛膏药。

4. 练功 参照图 3-8-2 ~ 图 3-8-7 练功。

【预防】

加强功能锻炼，预防骨质疏松、骨折病及继发性骨折等并发症。

第四节 脊柱骨折、脱位并脊髓不完全性损伤症

脊柱骨折、脱位是临床上较常见的损伤之一，占全身骨折的 5% ~ 6%，由直接或间接外伤引起，脊柱骨折、脱位部位可分为颈椎、胸椎、腰椎骨折等，其中以胸腰椎骨折最常见。脊柱骨折多并发脊髓或马尾神经损伤。

【功能解剖与病因病理】

造成脊椎骨折和脱位的损伤有直接、间接暴力两种。直接暴力如打击、碰撞等。在颈、胸、腰椎多是横突或棘突骨折，在骶椎多是无移位的横断或粉碎性骨折。而脊椎骨折与脱位多因间接暴力所致。根据其发病机理可分为屈曲型和伸直型。屈曲型占脊柱损伤的 90% 以上。人由高处跌下时，脚或臀部着地，或重物由高处落下，冲击肩、背部，使脊柱受到暴力作用而骤然过度前屈，脊椎在屈曲位受伤，外力集中到椎体前部，同时受到上下椎体的挤压，故椎体往往被压缩成楔形。活动范围较大的椎体如第 1～6 颈椎，第 11、12 胸椎及第 1、2 腰椎等处好发。伸直型是由于外来的暴力，使脊柱过度后伸，前纵韧带断裂，椎体分离，后部附件结构骨折，较为少见。

脊椎骨折时，椎体或椎弓的骨折片可能刺伤或压迫脊髓；脊椎移位时，脊髓往往被移位的上下两脊椎呈剪式挤压，严重者可部分或完全断裂。脊髓损伤所引发的病理生理变化是一个复杂的级联反应。现已明确的脊髓损伤的发生发展过程包括两种机制，一是原发性损伤，受伤瞬间外力或骨折脱位产生的机械力量造成神经元和内皮细胞的直接损伤，破坏发生于损伤后短时间内，组织坏死、细胞死亡瞬间发生；二是继发性损伤，一般情况下，原发性损伤极少造成整个脊髓横切面的完全损害，继发性损伤才是脊髓损伤后神经功能恢复的主要障碍。

中医学认为，颈胸腰椎骨折伴脊髓损伤与督脉和足太阳膀胱经关系最为密切，颈胸腰椎主要靠督脉和足太阳膀胱经经气温养，颈胸腰椎骨折伴脊髓损伤的病机为瘀血和痰浊阻滞于督脉，进而累及其他经络和脏腑，从而出现相应的病理表现。督脉是"阳脉之海"，督脉损伤影响经气输布，经气不利，气血运行不畅，肢体失去温养，表现出麻木不仁、活动障碍；累及足太阳膀胱经，出现膀胱功能失常，小便功能障碍；督脉与肾关系密切，督脉损伤影响及肾，肾主骨，藏精，精生骨髓。肾的精气盛衰，直接影响骨骼的生长、营养、功能等，故骨折后期多见肝肾亏虚。肾开窍于二阴，肾司二便，肾气不足，气化失司则导致大小便功能障碍；肾主生殖，肾气不足则表现为性功能障碍。颈胸腰椎骨折伴脊髓损伤的病位在督脉，病机关键在于督脉阻滞不通，同时涉及经络、脏腑、气血多环节的功能失调，督脉阻滞不通为本，足太阳膀胱经和其他经络阻滞不通，二便功能障碍，下肢功能障碍为标。

【诊断】

（一）诊断要点

1. 症状、体征　颈部、胸背部或腰部疼痛，活动功能受限。局部有血肿，触压时疼痛加剧，严重的有后凸畸形。患者多有高处跌落或被重物压伤或撞车、滑倒等外伤史。若出现对称性感觉消失、迟缓性瘫痪、深浅反射消失、大小便失禁，则考虑有脊髓损伤的可能。脊髓损伤可因损伤部位的不同而有不同的临床表现：

（1）颈髓损伤：第4颈椎以上的完全横断，患者表现为四肢瘫痪，膈肌、肋间肌和腹肌瘫痪，呼吸困难；第5颈椎以下损伤，由于膈神经未受累，患者呈腹式呼吸，若脊髓横断，从锁骨以下的躯干和下肢瘫痪、感觉完全消失，而上肢则有区域性感觉障碍、部分运动丧失。横断水平越低，上肢瘫痪越不完全。

（2）胸髓损伤：胸髓损伤则下肢呈痉挛性瘫痪，膝、踝反射亢进，感觉消失平面高者达腋窝，低者达腹股沟，二便不知，初为不通，而后失禁。第1~5胸髓节段损伤，肋间肌尚能保留活动，常发生姿势性高血压。第6~9胸髓损伤，腹直肌上部未损害，脐孔被牵拉向上。第10胸髓损伤，腹直肌下部功能存在，腹壁反射上、中部存在。第12胸髓损伤，全部腹肌功能良好，腹壁反射存在，而提睾反射消失，下肢呈痉挛性瘫痪。

（3）腰髓损伤：多为第10、11胸椎骨折脱位的并发症。下肢运动与感觉完全或部分消失，呈痉挛性瘫痪，膝、踝反射亢进，初伤二便不通，久则形成反射性排尿。第1腰髓损伤，下肢运动、感觉全部消失。第2~3腰髓损伤，感觉平面达大腿前上1/2，能屈髋。第4~5腰髓损伤，屈髋、大腿内收及伸膝均有力，患者可站立，走路呈摇摆步态，下肢后部、小腿前部和鞍区感觉消失。

（4）骶髓损伤：多为第12胸椎与第1腰椎骨折的并发症。足部活动功能部分障碍，下肢后侧及鞍区感觉消失，膀胱、直肠和性功能失常。

（5）马尾神经损伤：伤后出现不完全性弛缓性瘫痪，若马尾神经完全撕裂，损伤平面以下感觉、运动、反射均消失，膀胱亦失去神经支配，不能自主排尿，出现满溢性尿失禁，大量尿液潴留膀胱中，呈现为无张力性膀胱。

2. 辅助检查

（1）X线检查：目前脊柱骨折最常用的影像学检查。X线片应注意检查：椎体压缩情况和个数；椎管和椎间孔是否变形；关节突、横突、棘突是否骨折；棘突间距离的排列是否在一条直线上；椎间隙是否正常；关节突的关系是否正常。

（2）CT检查：其广泛应用于脊柱损伤的诊断，对椎体附件损伤及椎管情况能清楚地显示这些结构复杂的解剖关系。CT能显示椎间盘突出于硬膜囊的关系，对椎体、椎弓根、椎板及小关节是否有骨折、脱位及移位情况都能很好地显示，对了解外伤后椎管破坏情况和损伤累及范围、脊髓或神经根是否遭受压迫均能提供更可靠的根据。

（3）MRI检查：具有无创伤、多方位成像的能力和良好的软组织分辨力，MRI检查能够在脊柱矢状面和横切面成像，观察脊柱脊髓变化，尤其对于脊髓、椎间盘、黄韧带等软组织变化及其病变范围能够清楚地显示；对观察脊髓损伤后病理变化、指导治疗、判断预后有不可替代的作用。

（二）鉴别诊断

1.应与脑血管病、格林－巴利综合征、多发性硬化、运动神经元病、周期性瘫痪等原因导致的肢体瘫痪相鉴别，根据有无外伤史以及脊柱、脊髓影像学检查即可鉴别。

2. 脊柱肿瘤　脊柱肿瘤多为转移性，而脊柱转移瘤本身常无症状，但随着椎体内逐渐增大的肿块，或者继发病理骨折的骨折片侵入椎旁软组织，可压迫或侵入邻近神经根，引起瘫痪或神经根压迫症状；MRI 可与之鉴别。

【中医辨证】

参照"颈椎骨折脱位"的辨证分型论治内容。

【治疗】

（一）治疗原则

卧床、理筋、调曲、练功。

（二）治疗方法

1. 整复方法

（1）屈曲型脊椎骨折时，可通过手法整复，加大脊柱背伸，前纵韧带由皱缩变为紧张，附着于韧带的椎体前部及椎间盘有可能膨胀，回复其压缩前的外形。

1）双踝悬吊法：患者俯卧，两踝部垫上棉垫后用绳缚扎，将两足徐徐吊起，使身体与床面约成 45°角。术者用手掌在患处适当按压，矫正后凸畸形。复位后患者仰卧硬板床，骨折部垫软垫。

2）垫枕法：此法患者仰卧硬板床，骨折部置软垫，垫枕可逐渐加压，使脊柱过伸。此法配合练功疗法效果更好。

（2）伸直型脊椎骨折若颈椎部损伤时，可采用颈椎中立位枕颌布托牵引，必要时可使颈椎稍向前屈曲。无脊髓损伤者，持续牵引 4～6 周后，换颈托或石膏围领保护。腰椎部损伤时，应避免脊柱后伸，根据需要将脊柱安置于伸直或略屈曲的位置。

2. 针刺　颈胸腰椎骨折伴脊髓损伤如有脊髓受压需尽早手术减压，如无脊髓受压，即可行针灸治疗。选穴宜取伤椎节段膀胱经上的穴位，如关元、中极、天枢、八髎、冲门、血海、承扶、委中、足三里、解溪、阳陵泉、丘墟等穴。重视针刺手法，特点是边摇边刺，近骨时上下提插如摩刮骨样，深达骨质表面或者产生麻木胀痛等强烈针感为佳；靠近神经干的穴位，以针刺至神经干附近效果为佳；其余穴位针刺深度以在肌肉组织中间为佳。

胸腰椎骨折伴脊髓损伤的病机关键在于督脉阻滞不通，督脉穴位采用温通，温针灸腰阳关、命门，使督脉上下贯通，阳气通达。重视足太阳膀胱经，脊髓损伤后，督脉瘀阻严重，督脉经气不利，可针刺伤椎上下各 1 节段和伤椎的两侧膀胱经上穴位以疏通督脉以及足太阳膀胱经经气，恢复督脉与其他经脉的联系。

3.练功　胸腰椎骨折通过练功活动可以达到复位与治疗目的，不但能使压缩的椎体复原，保持脊柱的稳定，而且由于早期活动可增加腰背肌肌力，不至于产生骨质疏松现象，亦可避免或减少后遗慢性腰痛。

具体练功方法同本章第二节胸腰椎骨折的练功内容。

脊柱骨折脱位合并有脊髓损伤，早期练功可促进全身气血流通，加强新陈代谢，提高机体抵抗力，防止肺炎、褥疮、尿路感染等并发症。受伤早期，应在注意脊柱稳定性的同时尽早进行肢体活动。若全身情况许可，受伤1周后即应开始上肢的锻炼，如"左右开弓""双手举鼎"等。3个月后可练习抓住床上支架坐起或坐轮椅活动，继而学习站立位所需要的平衡动作。可采用靠墙手推双膝法，或使用简便、轻巧、合适的下肢架保护，在双杠扶手中学习站立。站稳后，再练习在双杠中做前进和后退的步行动作，最后逐渐练习用双拐站立和步行。此外，还可练习开门、关门、上下楼梯、上下轮椅等动作。

（三）注意事项

脊椎骨折脱位合并截瘫后，如无严重合并伤，X线显示椎管内无骨折片，感觉障碍固定在一定的水平，无进行性上升趋势者，可施行闭合复位。胸腰椎压缩骨折和脱位合并截瘫者，可采用双踝悬吊法、垫枕法整复移位的椎骨。但无论采用何种复位法，动作均宜轻巧柔和，避免加重脊髓损伤。颈椎骨折脱位应采用颅骨牵引快速复位，然后持续牵引。

脊柱骨折脱位并脊髓损伤的患者，由于二便不利和长期卧床，容易发生褥疮、尿路感染、关节强直等并发症。尤其是褥疮和尿路感染，若处理不当，可能危及生命，因此，在患者卧床期间，要做好相应的护理工作。

【疗效评定标准】

1.痊愈　骨折复位，对位对线对轴，椎曲恢复，无侧方移位，症状消失，神经功能恢复。

2.好转　骨折基本复位，残留侧方移位，症状及神经功能有改善。

3.无效　经4周治疗未能复位者。

【预防】

1.单纯胸腰椎压缩性骨折，整脊能治愈。

2.合并有脊髓损伤或骨折碎片突入椎管者，需手术探查，复位。

3.脊柱骨折合并不全性截瘫可用整脊疗法治疗，观察2周，截瘫无改善再选用手术探查。

≫≫　复习思考题

1.简述颈椎骨折脱位的治疗方法。

2. 陈旧性胸腰椎骨折的诊断依据是什么?

3. 简述陈旧性胸腰椎骨折的治疗原则及方法。

4. 脊柱骨折脱位并脊髓不完全性损伤症的诊断依据是什么?

5. 简述脊柱骨折脱位并脊髓不完全性损伤症的治疗原则。

6. 脊柱骨折脱位并脊髓不完全性损伤症的康复疗法有哪些?

（赵　帅　陈文治　张盛强）